JN047330

シンプル病理学 改訂第8版

編集 笹野公伸
　　　岡田保典
　　　安井　弥

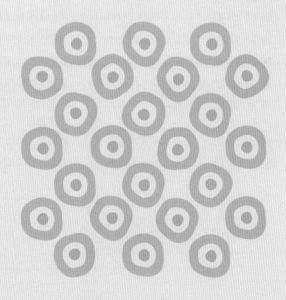

南江堂

執筆者一覧（執筆順）

笹野公伸	ささの　ひろのぶ	東北大学 名誉教授・客員教授
土橋　洋	どばし　よう	国際医療福祉大学医学部病理学教室 教授
梅澤明弘	うめざわ　あきひろ	国立成育医療研究センター研究所 所長
藤島史喜	ふじしま　ふみよし	東北大学病院病理部 准教授
豊國伸哉	とよくに　しんや	名古屋大学大学院医学系研究科生体反応病理学 教授
堤　　寛	つつみ　ゆたか	つつみ病理診断科クリニック 院長／四日市看護医療大学臨床検査学科 特任教授
菅野祐幸	かんの　ひろゆき	信州大学医学部病理組織学教室 教授
松原洋一	まつばら　よういち	国立成育医療研究センター 理事／東北大学 名誉教授
岡田保典	おかだ　やすのり	順天堂大学大学院医学研究科運動器疾患病態学講座 教授／慶應義塾大学 名誉教授
鈴木　貴	すずき　たかし	東北大学大学院医学系研究科病理検査学分野 教授
新井冨生	あらい　とみお	東京都健康長寿医療センター病理診断科 部長
髙松哲郎	たかまつ　てつろう	京都府立医科大学医学フォトニクス講座 教授
田中秀央	たなか　ひでお	京都府立医科大学大学院医学研究科細胞分子機能病理学 教授
松原　修	まつばら　おさむ	平塚共済病院病理診断科 部長／防衛医科大学 名誉教授
高田　隆	たかた　たかし	周南公立大学 理事長・学長／広島大学 名誉教授
安井　弥	やすい　わたる	広島大学 名誉教授
味岡洋一	あじおか　よういち	新潟大学大学院医歯学総合研究科分子・診断病理学分野 教授
坂元亨宇	さかもと　みちいえ	国際医療福祉大学医学部 学部長
阿部正文	あべ　まさふみ	福島県病院事業管理者／福島県立医科大学 名誉教授
降幡睦夫	ふりはた　むつお	高知大学医学部病理学講座 教授
森谷卓也	もりや　たくや	川崎医科大学病理学 教授
加藤哲子	かとう　のりこ	弘前大学大学院保健学研究科生体検査科学領域 教授
渡邉みか	わたなべ　みか	東北公済病院病理診断科 部長
清水道生	しみず　みちお	博慈会記念総合病院病理診断センター センター長／埼玉医科大学 名誉教授
武山淳二	たけやま　じゅんじ	宮城県立こども病院臨床病理科 科長
船田信顕	ふなた　のぶあき	がん・感染症センター都立駒込病院病理科

改訂第8版の序

　ヒトの疾患の本質的な理解には，「どのようにして疾患が生じ，なぜ個体に種々の悪い影響が出現するのか」という観点から学習することが重要である．すなわち，疼痛，発熱，下痢などの症状・徴候をいかに詳細に観察しようとも，科学的な所見に基づいてこれらの症状の原因となっている病因・機序を理解していなければ，患者の的確な診断/治療を行うことは不可能である．病気の原因や疾患の進展機序の理解に基づく臨床症状の解釈とそれへの対応には病理学の知識は必須であり，病理学は医学分野の必須科目と位置付けられている．一方，近年の臨床医学の進歩は目覚ましく，ヒト疾患の様相も非常に複雑になってきた．これに伴い病理学が取り扱う領域も幅広くかつ複雑化し，ともすれば学生にとって取っ付きにくい学問体系の1つになっていることが懸念される．このようなことから病理学の教育に従事する者には，いかにして昨今の学生に分かりやすく病理学を教授するかが強く求められている．

　本書は1990年に初版が発行され，医療技術系の学生を対象とした病理学の教科書の中では最も多くの学生に読まれてきた．2004年の改訂第4版では，全国レベルで編者・執筆者に専門領域の適任者を選び，内容的にも大幅な改訂を行って，多くの教育施設で指定教科書として採用されてきた．改訂第5版と改訂第6版では，看護師，管理栄養士，臨床検査技師，柔道整復師，理学療法士，作業療法士の国家試験出題基準をほぼ完全に網羅するように全面的な改訂が行われ，本書1冊で各領域の国家試験受験に向けた最低限の知識が得られるように内容が整えられた．医療技術系の養成課程では，病理学の年間講義数が限られていることから，学生・教官のニーズに沿った教科書の編纂を目指して，病理学の教官並びに学生に対するアンケート調査を行った．改訂第6版では可能な限りそれらの意見を取り入れて，コンパクトかつミニマムな項目を漏れのないようにカバーし，種々の病理組織所見・肉眼画像をオールカラーで示し，しかも値段を据え置いたことで，教官・学生双方にとって非常に使い勝手の良い病理学の教科書を実現した．さらに，改訂第7版では，再生医療などの医学の最新内容をアップデートし，かつより読みやすいように文章表現を改訂した．

　病理学は肉眼/顕微鏡レベルの数多くの画像を学習する学問領域であり，画像所見の理解が肝要である．しかし，多くの学生にとっては画像所見を文章による説明だけで正確に理解することは容易ではない．そこで，改訂第8版では，学生にとって重要な画像に関しては，画像加工の追加やシェーマ化をはかり，より効率的に理解できるようにした．本書はヒト疾患の理解を深めるために非常に良い教科書となっており，医学部・歯学部の学生にとっても病理学の入門書として優れており，いわゆる"病理学アレルギー"をなくす意味でも適している．これまでの何回かの改訂を経て，本書の読者対象は広がってきているが，改訂第8版においては，どのような養成課程においても，「病理学入門書として最適な教科書」という位置付けがよりいっそう確固としたものになったと自負している．

2020年6月

笹野公伸
岡田保典
安井　弥

初版の序

　この「シンプル病理学」は，主として看護婦(士)，助産婦，保健婦，薬剤師，臨床検査技師，細胞検査士，放射線技師，理学療法士，作業療法士などのメディカル分野を志す方達に，病理学のあらまし，エッセンスを理解していただくことを主眼として編まれたものである．

　上記のメディカル分野を目指す方達のための病理学の教科書に盛りだくさんの内容は必要でない，という考え方もあるかも知れない．しかし，たとえば看護や介護にあたって，あるいは臨床検査の実施や成績の判読にあたって，その患者さんの病気をできるだけ正確に，できるだけ広く理解しておくことは大切なことである．そして，その病気の成り立ちをよく理解するためには，その手助けとなるようなわかりやすい解説が必要と考えられる．

　そこで本書では，次のような点に配慮した．

1.　各章の冒頭にその章の全体をおおづかみできるよう，また重点事項に注意を向けやすいよう，前文を掲載した．

2.　わかりやすい記述を心掛け，しかも，重要な事項はやや大き目な活字を用い，できるだけくわしく解説し，一方，あまり重要でないと思われる事項は病気の名前をあげる程度にとどめた．また，難しい専門用語には，わかりやすい説明を「注：」としてつけた．

3.　国家試験を念頭におき，基本的な用語(太いゴシック体を使ってある)は洩れなく記載するとともに，各章の末尾に「設問」を設けた．

4.　とくに看護や介護に必要な事項は一項を設けるか，文中で注意をうながした．

5.　写真は肉眼像を中心に代表的な例を選び，難解な組織像をできるだけ少なくした．一方，挿図は本文の理解の助けとなるようわかりやすく描くよう努力した．

6.　専門用語として日常よく使われている，あるいは臨床検査データなどによく出てくる"略語"にとまどうことのないよう，巻末に略語表を設けた．

　最後に，今後さらに学習上に役立ち，しかも親しみやすい教科書として育ててゆきたいと考えている．広く愛読して下さるとともに，御意見や御要望などお気づきの点をお寄せ頂ければ幸いである．

1990 年 9 月

綿貫　勤
若狭治毅
並木恒夫
大西義久

目　次

第9章　腫　瘍　　　　　　　　　　　　　　　　岡田保典　**103**

第10章　代謝異常　　　　　　　　　　　　　　　鈴木　貴　**127**

第11章　老　化　　　　　　　　　　　　　　新井冨生　**137**

II．各　論

第12章　循　環　器　　　　　　　　　　　　　　　　　　**151**

第13章　呼吸器
松原　修　**173**

第14章　口腔・唾液腺
高田　隆　**189**

第15章　消 化 器　　　　　　　　　　　197

第16章　内分泌系

第17章　血液および造血器系

第18章　泌尿器系

第19章 生殖器

第20章　感　覚　器　　　　　　　　　　　　　　　　笹野公伸　**307**

第21章　運　動　器　　　　　　　　　　　　　　　　渡邉みか　**311**

第22章　皮　膚
清水道生　**335**

第23章　小児病理
武山淳二　**345**

第24章　脳・神経系
船田信顕　**353**

第25章　病理組織細胞診断

笹野公伸　**375**

I. 総 論

1 病理学とは何か

学習目標
・ヒトの疾患に関係する職業につくすべての者にとって，なぜ学生時代に病理学を学ぶことが卒後に業務にあたるうえでも欠かせないのかを理解する.
・疾患の病因/病理を知ることが，実際の患者に接するに際し，どれだけ重要であるのかを理解する.
・現在の病理学ばかりでなく，すべての現代医学の基礎をなしている細胞病理学の2つの基本概念を，よく整理してわかりやすく説明できるようにする.
・疾患の内因と外因との相互関係を，具体例も含めてよく整理し説明できるようにする.

1-1 われわれはなぜ病理学を学ぶ必要があるのか

　学生にとって洋の東西を問わず，病理学は非常にとっつきにくく敷居が高い学問体系と思われることが多い．とくに，病理学には覚えなくてはならない複雑な用語，定義などが多く，しかも顕微鏡などのどちらかというとアナログ的な画像所見が基本となっている．このようなことから，論理的というよりは経験的な要素あるいは過去の知見の単なる蓄積に基づいて進められる学問領域だという印象を持つ学生が，正直多いのではないだろうか.

　しかし病理学は，英語で pathology（この言葉はもともとギリシャ語で"病気"に相当する"pathos"という言葉と，"学問"を意味する"logos"という言葉から構成されている）と表記されることからわかるように，すべてのありとあらゆる病気，疾患を対象とする学問であり，病気のなりたち，原因，経過など，疾病の基本/本質的な面を対象とするきわめて論理的な学問分野である．さらに病理学は，その対象が何であれ少しでも病気を取り扱う教育課程においては，いわば全員が学ぶべき義務教育科目として位置付けられている．すなわち，いかに徴候・症状や個々の検査データ等を一生懸命学ぼうとも，病理学をしっかりと習得しない限りは，卒業後も日々の職業活動の基礎がおろそかになり，最終的には医学人としての活動を遂行するのに大きな支障が生じてしまう．一例をあげると，高熱と激しい咳を伴う呼吸困難が認められる患者に対して，症状を正確に把握し，たとえば解熱剤と咳止めを与えることは，理にかなっているがあくまでも対症療法にすぎない．ここで，高い熱を引き起こし，呼吸しにくくしている原因を正確に解明してそれに対する治療を行わない限りは，患者の容態の改善は不可能だということはよく理解できると思う．すなわち，この患者の高熱と呼吸困難を引き起こしている原因は何なのだろうか？と考えることが病理学の第一歩である．この病理学の考え方を用いて，

たとえば上述の患者では細菌性の肺炎によって症状が生じているということが明らかになる．病因がわかると抗生物質を投与するなどの根治療法を行うことができ，高熱，呼吸困難等の患者を苦しめていた症状も改善する．すなわち，病理学の知識なしにはこの患者に対しての根治療法は不可能であることがよくわかる．

　上記のような背景から，病理学は世界中で，医学，歯学，獣医学，薬学，看護学，臨床検査医学，作業療法学，理学療法学，医療福祉学，歯科技工学，歯科衛生学，臨床栄養学など，疾患を対象とするきわめて幅広い領域の教育課程において必修の講義として取り入れられている．このようにいずれにしろ病理学を学ばなくてはならないのであれば，少しでも効率よく，わかりやすく学べることが望まれるのはいうまでもない．とくに最初の動機付け，導入が重要である．そこで本章では，病理学がなかったならば，あるいは病理学という学問体系がこの世に確立されていなかったならば，われわれの現代の健康はどのような状況になっていたのかということを考察する．そこから病理学をなぜ学ぶ必要があるのかをよく考えてもらいたい．

1-2　疾患の概念の変遷と近代病理学の確立

　人類が狩猟生活で移動していた時代には，その厳しい生活環境から，外傷などの外的な要因での死亡例がかなり多かった．その後，人類が定着し農耕が始まると，他者との接触も多くなり，このため感染症に罹患する頻度がきわめて高くなった．この時代の遺跡から出土した骨の解析からも，とくに結核などが蔓延していたことがわかっている．もちろん当時はこれら感染症の原因はわかっておらず，診断法・治療法も，薬草や漢方薬などの先人の経験に基づくもの以外はほとんどないに等しい状況であった．ちなみに当時，これらの疾患は，たたり，精霊，悪霊などの超自然的な現象により生じてくると考えられていた．そのため，祈禱術や悪魔払いなどにより，これらの感染症に罹患した患者を治療しようという試みがなされた．もしここで病理学の知識が用いられ感染症の原因が病原体であるとわかっていたならば，抗生物質などの治療法がなくとも，患者との接触を控えるといった種々の対処法によって，その経過はかなり異なるものになっていたと想像できる．感染症は決して古代ばかりの問題ではない．中世の欧州の歴史・社会を大きく変えた黒死病（ペスト），天然痘などについても，その病因，すなわち病理が少しでもわかっていたならば，人類の歴史は大きく変わっていただろう．

　その後，体液の異常が種々の疾患の原因，すなわち病理であるとするいわゆる"液性病理学"という概念が，ヒポクラテスに代表される古代ギリシャで樹立され，以降の西洋医学の中心をなす考えとなった．現在でも，この考えは悪液質などといった言葉に残されているし，血液型による諸々の分類もこの概念に基づいている．この概念は長期にわたり，医学，とくに西洋医学の中心を占め，悪い体液，血液によりすべての病気が起こるという病理学の学問体系が生まれた．病気の原因に対して治療を行おうとするのは現在も当時も同じであることから，中世の欧州では悪い血液を取り除くことを目的として，身体から血液を抜くことが頻繁に行われた．この説のやっかいなところは，従来の悪霊や精霊などを原因とする病因論よりもヒポクラテスの名前とともに一見科学的に聞こえることであり，ルネサンスに代表される古代ギリシャの学問体系の再評価とあいまって，西欧社会では説得力を有した．しかしこの説がまったく的をはずれていることは，今振り返れば明らかであり，ヒポクラテスの知られざる"dark side"として医学，薬学，看護，臨床検査領域他に従事しようとする者すべてが認識することが，血液一滴ですべての癌が前癌病変も含めて確定診断されるなどの妄言がはびこる現在で

はより重要となる.

　その後顕微鏡の発明により, 今まで肉眼的観察しかできなかった現象をミクロのレベルで検討が可能となり, ここで初めて近代医学および疾患の概念が科学的に樹立された. とくに欧州では, 教会の権威の失墜とあいまって, ルーベンスの有名な絵画にみられるように死体の病理解剖に対する社会的な抵抗が徐々になくなってきた. そして剖検の所見を臨床所見と対応させることにより, 患者の生前の疾患が与えた影響, さらには病因の推定も可能になってきた. わが国でも解体新書が医学に大きなインパクトを与えたように, イタリアのモルガーニ Morgani らにより病理解剖で個々の患者の疾患の原因を明らかにしようとする試みがなされるようになり, ようやく科学的実証, 今でいうとエビデンスに基づく近代医学が形成され始めた.

　このような学問の流れの中で, 疾患の病因・経過を含む近代医学の基本的概念を明確に規定し, それまでの液性病理学に基づいていた概念を 180 度正しい方向に変えたのが, 1858 年にプロイセンのルドルフ・ウィルヒョー Rudolf Virchow が記した著書 "細胞病理学 Cellularpathologie" であった. この中でウィルヒョーは, 近代病理学ないしは近代医学の確立に関して, 2 つのきわめて重要な概念を提唱している. 1 つは, 現在でも生命科学に従事するすべての者が知っておくべきくらい, 非常に有名な言葉となっている Omnis cellula e cellula, すなわち "**すべての細胞は細胞から発生する**" ということである. もう 1 つは "**すべての生物はどのように複雑であっても部分である細胞からなりたっており, 細胞の異常が疾患を引き起こす**" ということである. これらの考え方は現在からみるとごく当たり前のようにも思われるが, "血液などの体液が悪い, 行いが悪いので病気になった" などというヒポクラテスの液性病理学的概念が横行していた当時, 顕微鏡による形態学的観察のみでこのような説を樹立したことはきわめて画期的である. 以後, この "細胞病理学" の概念に基づき, 病理学, 医学ばかりではなく生物学, 遺伝学も飛躍的に進歩することになった. そして, この概念が確立されたからこそ, 現在のきわめて発達した疾患の診断・治療が生まれてきたといっても過言ではない. その後 150 年近くたちヒトの遺伝子がすべて解析された今日に至るまで, 人類の疾患の基本的概念としてウィルヒョーの記した "細胞病理学" をこえるものは皆無である. むしろ, 遺伝子診断・治療/代替・再生医療などで人体の構造, 生理, 病理を十分に理解していない人たちが誤った結論を出し, 情報の錯綜や混乱を生み出している今日の風潮では, この "細胞病理学" の内容, とくにその基本となった地道な顕微鏡観察による病理形態学の概念にしっかりと立ち返ることが強く望まれる. すなわち, これから学ぼうとする病理学, さらには医学の本質がこの "細胞病理学" の概念に含まれており, これをしっかりと理解している者は "STAP 細胞" を代表とする虚偽の報告が出回っていたとしても, 決して惑わされはしない. このことから, "細胞病理学 Cellularpathologie" は, 現代医学においていわば聖書やコーランのような位置付けにあるといえ, 少なくともこの概念を理解しないでヒトの疾患を取り扱うと, 大きな間違いに陥る可能性がある.

1-3 疾患の病因と病理学

　前述のように, 病因・原因がわかって初めて疾患の対応ができるようになったことはいうまでもない. たとえば 2003 年に猛威を振るった SARS(severe acute respiratory syndrome:**重症急性呼吸器症候群**)も, 病因がコロナウイルスの一種とわかったからこそ的確な対応が可能となり, 病勢が収束し今まで再発は生じていない. そこで, 前述したように病理学の重要な対象として, 疾患の原因やなり

たち, すなわち病因を明らかにすることがあげられる. 古来, 病因は大きく外因と内因とに分類される. 外因は以下のように5つに分けられる.

①生物学的因子：いわゆる感染症を生じさせる細菌, ウイルス, リケッチア, 寄生虫などがこの因子に該当する. この生物学的因子の重要性は今でも同様で, 昨今の新型インフルエンザにみられるように, 全生物共通の病原体を中心に, 新しい感染症を引き起こす因子が毎年のように出現してくる可能性がある.

②物理的因子：放射線, 熱, 圧力などの外から人体に侵襲を与える因子である. たとえば原発事故による影響などもこれに含まれることから, この因子の与える影響を理解することもきわめて重要である.

③化学的因子：種々の毒物を含む化学物質などである. 近年では, 典型的な毒物ばかりではなく生活環境に由来する内分泌攪乱物質, アレルギーを生じさせる種々の物質, さらにシックハウス症候群を生じさせるホルムアルデヒドなどといった家庭内の化学物質も, 大きな注目を集めている.

④栄養学的因子：これは過剰に摂取すると疾患を生じる正の外因と, 逆に欠乏すると異常を生じてくる負の外因に大別される. 前者はアルコールなどが代表的であるが, 近年ではいわゆる生活習慣病としての肥満, 高血圧, 糖尿病などのメタボリックシンドロームと関連して, 過食も外因として注目されている. 後者にはビタミン欠乏症などがあげられるが, その頻度は以前よりはかなり少ない.

⑤社会的因子：職場や家庭環境により種々のストレスがかかり, このストレスが生体の内分泌環境などの恒常性を攪乱することにより, 種々の疾患を引き起こす. また前述の肥満などの生活習慣病, メタボリックシンドロームの原因として, 過食に加え運動不足もあげられており, これも社会的因子として考えられる.

内因としては, さまざまな代謝異常, 遺伝子異常, 年齢・性別, 免疫異常などがあげられる. 外因が疾患の原因になっている場合でも, たとえば化学物質を例にとると, その化学物質そのものの作用により組織や細胞が直接傷害を受ける状態に加え, 化学物質に対してのアレルギー反応などにより障害が発生してくる場合もある. すなわち, ある化学物質に対する感受性の程度には個人差がみられ, この場合, 化学物質は内因と位置付けられる. さらに, 同じ量の食物を食べていても肥満しやすい者としにくい者がいるなど, 個々の体質の問題もあり, 体質の一部は遺伝子の変異により規定されている可能性が出てきている. このように外因が種々の障害を生体に及ぼす場合でも, 実際の疾患の成立には, 個々の遺伝的素因, 体質, 代謝状態, 免疫や内分泌機能を含む防御適応能力が複雑に関与している. すなわち, 実際のヒト疾患の病理はきわめて奥が深いといえる.

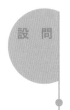

設問

1. なぜわれわれは病理学を学ぶ必要があるのかを, 病因との関係で説明せよ.
2. ウィルヒョーが提唱した細胞病理学は, 近代医学, 病理学の概念を樹立するのに大きな貢献があったが, その骨子となる2つの概念を述べよ.
3. 疾患の外因に関して代表的なものを5つ述べ, そのおのおのに関して具体的な例をあげて説明せよ.
4. 疾患の発症に際して外因と内因とが相互に関係する例をあげよ.

2 細胞傷害と細胞増殖

- 細胞の微細構造について，細胞膜，細胞質(その中の細胞内小器官と3種の細胞骨格)，核に分けて理解する．
- 細胞増殖の基本的な機序(細胞周期の観点から)と，増殖細胞の形態学的特徴を理解する．
- 刺激に対する適応反応，細胞傷害の種類について，原因別に学習する．
- 代表的な物質沈着について，原因や意義を理解する．
- 細胞死について，4種類の様式を理解し，それぞれの形態学的特徴と，その組織学的な確認方法について学習する．
- 遺伝子傷害の修復機構と責任遺伝子について，またその遺伝子の異常に起因する疾患について，代表的な例で学習する．

　ヒトの臓器の構成成分は"組織"であり，"組織"は"細胞"によって構成されている．本章では，"細胞"の形態・機能，および増殖・傷害・死といった根本的な現象の病理と病態生理について述べる．

2-1 細胞の微細構造と機能

　細胞は，個々の臓器および組織において，独自の合目的的な機能を担当し，各臓器，各組織は他にない独自の細胞群を持っている．病変が起こった際には，それに対応する形態学的変化が細胞内・細胞外双方で現れる．本章では，まず細胞内の正常構造について説明し，次に病的な状態における細胞内変化について述べる．

　高等生物における細胞の超微形態学的構造を模式化したのが図2-1である．一番外側には，細胞を包む**細胞膜(形質膜)**が存在する．これは**リン脂質**の2重構造からなり，細胞膜の内側(細胞質側)，外側(細胞外側)にはリンを含む親水性の部分，その間を埋める形で膜内に疎水性の脂質部分が2層にわたって存在する．この膜内には細胞内外に突出する形で種々のタンパク質(膜タンパク質)が組み込まれており，ナトリウムポンプ機能，イオンやグルコースなどが流入出するためのチャンネル機能を持つタンパク質，細胞の増殖因子などに対する受容体タンパク質などが含まれる．膜は常に静止状態にあるのではなく，**リン脂質**もこれらのタンパク質も膜内を流動しながら一定の形態を保持している．膜タンパク質は細胞骨格タンパク質(後述)との結合性を有し，細胞膜上の一定の領域に局在することが多い．

　細胞膜の機能としては以下の3つがあげられる．

　①細胞外環境と遮断することで細胞内の環境を一定に保つ．

　②しかし完全な遮断ではなく選択的バリアとして機能し，グルコースやイオンなどの流入などは行いながらも細胞障害を惹起する物質の流入は防ぐ．

　③隣接する細胞とシグナル伝達を行う．

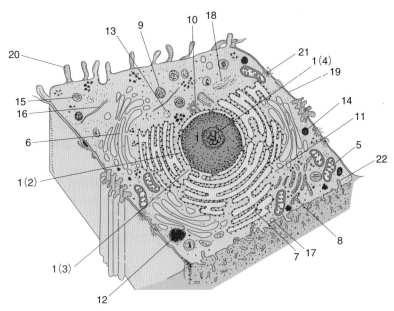

図 2-1　細胞の微細構造を示す模式図

1：核，1(2)：核膜，1(3)：核膜孔，1(4)：核小体，5：ミトコンドリア，6：ゴ
ルジ装置，7：粗面小胞体，8：滑面小胞体，9：分泌顆粒，10：中心小体，11：
グリコーゲン顆粒，12：脂肪滴，13：遊離リボソーム，14：ライソゾーム，15：
ペルオキシソーム，16：微小管，17：飲小胞，18：微細線維，19：形質膜，20：
微 絨 毛，21：接着装置，22：基底陥入．
[渡　伸三，宮澤七郎(監修)：よくわかる立体組織学，学際企画出版，p28，1999
より引用]

　細胞膜の内側には，核をはじめ種々の**細胞内小器官**と呼ばれる構造物が存在する．核以外の構造物
をまとめて**細胞質**と呼び，これはゾル状・ゲル状の原形質，細胞骨格，細胞内小器官をあわせた名称
で，実際の光学顕微鏡レベルの観察では一見これら全体がほぼ均質な無構造物質のようにみえる．

　核は，高等生物ではほとんどすべての細胞にあるが，例外的に皮膚の角化した細胞，赤血球，血小
板は脱核した後の細胞であるため核を持たない．また，核は核膜という脂質二重膜によって囲まれて
おり，核膜は粗面小胞体の扁平な袋構造と連続している．核膜に空いた多くの穴(核膜孔)を通じて，
核と細胞質間では物質輸送が行われる．核内には染色体が保持されており，これは遺伝子の本体であ
る **DNA**(deoxyribonucleic acid：**デオキシリボ核酸**)がヒストンタンパク質に巻き付きながら凝縮され
たもので，細胞の遺伝情報のほとんどすべてを有している．DNA は，アデニン(A と略される)，チミ
ン(T)，グアニン(G)，シトシン(C)という 4 種の構成成分(塩基)の連続した鎖状の構造物である．核
DNA は約 31 億塩基対あり，核内で 24 種の線状 DNA に分かれて染色体を形成する．各染色体は約
5,500 万～2 億 5,000 万塩基対からなる．24 種類の染色体は，22 種類の常染色体と X・Y の 2 種類の性
染色体に大別される．核を持つ体細胞は 2 倍体であり，同じ種類の常染色体 2 本ずつ，性染色体 2 本
(女性は X と X，男性は X と Y)の合計 46 本の染色体を持っている．生殖細胞(精子，卵子)は 1 倍体
であり，常染色体 1 本ずつ，性染色体 1 本の合計 23 本の染色体を持っている．染色体上にのっている
ヒトの遺伝子数は約 2 万 2,000 個前後と推定されている．人体は約 60 兆個の細胞からなり，各細胞に
すべての遺伝子が含まれる．DNA の遺伝情報は核で **RNA**(ribonucleic acid：**リボ核酸**)に転写され，こ
れが**翻訳**されてアミノ酸の鎖が形成され，その後細胞内小器官でさまざまな修飾を受けて成熟型タン

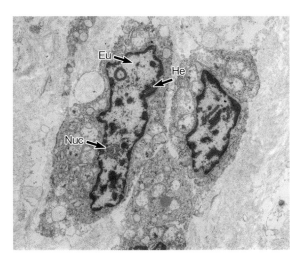

図 2-2　細胞の電子顕微鏡像
核内に核小体(Nuc)，ユークロマチン(Eu)，ヘテロクロマチン(He)がみられる．

パク質となる．DNA が結合タンパク質と複合体を構成している染色体は，**クロマチン** chromatin と呼ばれる構造をとっている．クロマチンは 2 種類に分けられる．ユークロマチン euchromatin(Eu)は，DNA が立体的によく伸展し多種のタンパク質と結合しているため，RNA 転写活性が高く，DNA が多く存在する領域である(図 2-2)．一方のヘテロクロマチン heterochromatin(He)は DNA と結合タンパク質の複合体が凝集された状態になっているため遺伝子発現が不活性化されている．その他，核内には核小体 nucleolus(Nuc)と呼ばれる構造が 1 個以上観察され，これは RNA の集合体である．
　細胞質の中には，特別な形態と機能を有する細胞内小器官が存在する．

1　ミトコンドリア

　ミトコンドリア mitochondria は二重膜で包まれた中腔器官で，直径は 0.5～10 μm 程度，形状は球形，円筒形のものが多い．ミトコンドリアは細胞あたり 1～数千個存在し，絶えず分裂と融合を繰り返している．特徴的な構造として，内側の膜から腔内にひだ状に突出したクリスタがみられ，多細胞動物では通常，図 2-1 の「5」に示したようにミトコンドリアの長軸に直交して平板状に描かれるが，真核生物全体では管状のものが一般的である．その二重膜の内側には解糖系の酵素，内外膜間には TCA サイクルの酵素が存在し，内膜内にはチトクロムオキシダーゼなどの電子伝達系の反応を司り ATP の形でエネルギーを産生する酵素が内在する．つまり，ミトコンドリアはクリスタによって内膜の表面積を増し，ATP 合成能の増大に寄与している．実際，外膜と内膜の表面積の比は細胞の ATP 需要と相関しており，肝臓では 5 倍ほどに及ぶ．その他，ミトコンドリアは約 16,000 塩基対からなる独自の環状DNA を持ち，さらに細胞質のリボソームの他に独自のリボソームを持ち，ミトコンドリア独自のタンパク質合成を行っている．

2　小 胞 体

　小胞体 endoplasmic reticulum は袋状の構造物で，表面にリボソームが付着する**粗面小胞体**と，リボソームがなく表面が平滑な**滑面小胞体**の 2 種類がある．粗面小胞体ではリボソームでアミノ酸が鎖状に付加されてタンパク質がつくられる．小胞体膜の膜貫通タンパク質を通じて小胞体の内腔に頭を突入させながらアミノ酸鎖が伸びていき，細胞を構成するタンパク質や細胞外に分泌されるタンパク質が合成される．その後，小胞体内で生成されたタンパク質への糖鎖の付加，折りたたみ・切断などの

工程が加えられ，正しい三次元構造が形成される．正しい三次元構造を形成できなかった異常タンパク質は，再び膜貫通タンパク質を通じて今度は小胞体の外へ出され，分解を受ける．完成したタンパク質は，小胞体から出芽する輸送小胞により，主にゴルジ装置を経由して他の細胞内小器官や細胞膜へ輸送される．一方，滑面小胞体は，通常細管状の網目構造をとり，粗面小胞体とゴルジ装置との移行領域や粗面小胞体に連続する部位に存在する．細胞によって異なる機能を有するが，基本的にはタンパク質，脂質(トリグリセリド，コレステロールなど)の合成に関与している．たとえば，副腎皮質細胞ではステロイドホルモン，肝細胞では解毒酵素(チトクロム P450 など)やグリコーゲンの分解酵素などの合成にかかわる．その他，骨格筋や心筋，胃底腺壁細胞などにも多く存在する．

3　ゴルジ装置

　ゴルジ装置 Golgi apparatus も袋状構造物の集合体であり，厚さ 0.5 μm ほどの扁平な袋状の膜構造が 20〜30 nm 程度の一定の間隔で 10 枚前後，あるいはそれ以上重なっている．袋の辺縁部やゴルジ装置両面の層は網目状になっており，小胞体，核膜，細胞膜といった他の膜と連続している．動物細胞では核を半ば取り囲むように存在し，いわゆる "ゴルジ野" と呼ばれるやや明澄な部分を形成する像がしばしばみられる．ゴルジ装置では，**リボソーム**と小胞体でつくられ輸送されてきたアミノ酸鎖，つまりタンパク質前駆体に対し，切断，さらなる糖鎖付加，脂肪の濃縮などを行って成熟型へと変換し，細胞膜に運搬する．ゴルジ装置は周辺の細胞小器官との物質の交換や，分泌小胞・分泌顆粒・ライソゾームの形成などにも関与している．こうして分泌型のタンパク質は最終的に細胞外に放出され，膜型タンパク質(受容体など)は小胞に突き刺さったまま小胞の一部ごと細胞膜に組み込まれ，膜上に現れる．

4　ライソゾーム

　ライソゾーム lysosome は主としてタンパク質分解酵素，とくに加水分解酵素をはじめとする種々の酵素を含む小胞状の器官で，機能的には異物，老廃物，死細胞などを消化する器官である．エンドサイトーシスやオートファジー(後述参照)によって膜内に取り込まれた不要な分子はここで加水分解され，細胞質に吸収されるか，エキソサイトーシスによって細胞外に放出される．

　ライソゾームの形成過程は 2 段階に分けられる．まず，ゴルジ装置から被覆小胞として出芽したばかりの小胞で，分解すべき対象物質を含有しない一次ライソゾームがある．分解すべき物質を含んだ小胞と融合すると二次ライソゾームとなり，いくつかの経路で形成される．1 つはエンドサイトーシスに由来する経路で，細菌など巨大な異物を取り込んだファゴソーム(貪食小体)やパイノソームと呼ばれる微細な分子を含んだ小胞と一次ライソゾームとが融合すると，ファゴライソゾーム(貪食融解小体)となり，取り込んだ物質を分解する．もう 1 つはオートファゴソームに由来する経路で，細胞内小器官が老化した場合や細胞が飢餓状態に置かれたときに，小胞体由来の二重膜が消化すべき細胞内小器官を包むことで形成される．オートファゴソームに一次ライソゾームが融合し，一重膜の構造体であるオートライソゾームとなり，同様に分解が行われる．この一連のプロセスがオートファジーと呼ばれる現象である．このように，細胞内にはさまざまな段階のライソゾームがあるが，その内容はグリコシダーゼ，リパーゼ，ホスファターゼ，ヌクレアーゼなどの加水分解酵素群である．

5　細胞骨格

　細胞内小器官は細胞内に浮かんでいるのではなく，細胞の形態を維持するための支持組織である "細

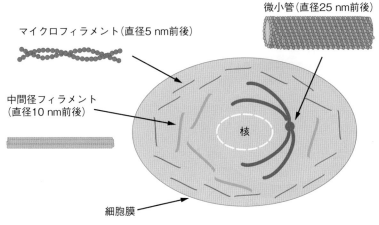

図 2-3　細胞骨格の 3 種類

胞骨格 cytoskeleton”により支えられ，互いに空間的に制御されている．細胞骨格は大きく 3 種類に分類される（図 2-3）．細胞膜のすぐ内側に存在し，膜の形態保持，変形，細胞の移動に関与するのが**マイクロフィラメント**（微細線維）である．これは直径 5 nm 前後ときわめて細いため“マイクロ”フィラメントと呼ばれ，**アクチンやミオシン**が代表的である．マイクロフィラメントに結合するのが，直径 10 nm 前後の**中間径フィラメント**である．より直径の大きい微小管（約 25 nm）とマイクロフィラメント（5 nm）の中間の直径を有するので“中間径”フィラメントと呼ばれている．中間径フィラメントには細胞種により特異性があり，上皮細胞にはケラチン，筋細胞にはデスミン，間葉系細胞にはビメンチン，神経細胞にはニューロフィラメントが存在する．3 種類の細胞骨格の中で一番太い微小管は，核分裂の際に染色糸を規則的に配列させる役割を持つ．

2-2　細胞増殖と進行性病変

　生物体における生理的・病理的現象の根本となるのが，細胞の増殖と細胞死である．どちらも複雑な機序で制御されており，その機序は細胞種によって異なっている．

1 細胞の増殖

　生物体内のすべての細胞が増殖するわけではない．増殖し続ける細胞としては，上皮細胞（皮膚の重層扁平上皮，消化管の円柱上皮，尿路上皮），骨髄の造血細胞などがある．これに対して，潜在的には増殖能を持っており細胞損傷時にのみ増殖する細胞（静止細胞）があり，結合組織の線維芽細胞，血管内皮細胞などが含まれる．一方，神経細胞，心筋の細胞など，高次機能を有する状態に分化した細胞は増殖しないと考えられてきた．しかし，最近の再生医学の研究で，骨格筋や神経細胞もある状況下では増殖することが明らかになった．

　“増殖”を制御している基本的な機序が**細胞周期**である．細胞周期は図 2-4 のように便宜上 4 期に分けられる．DNA 複製が行われる **S**（synthesis）期，核分裂が行われる **M**（mitosis）期，その間に位置する **G1，G2** 期（gap phase），さらに増殖しない静止期として **G0** 期が想定され，各期に働く分子も詳細に明らかにされている．細胞周期の回転は，**サイクリン** cyclin ファミリー分子と**サイクリン依存性キナー**

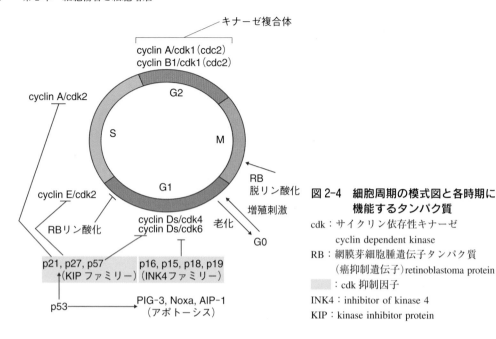

**図2-4　細胞周期の模式図と各時期に
機能するタンパク質**

cdk：サイクリン依存性キナーゼ
　　　cyclin dependent kinase
RB：網膜芽細胞腫遺伝子タンパク質
　　　（癌抑制遺伝子）retinoblastoma protein
　　：cdk 抑制因子
INK4：inhibitor of kinase 4
KIP：kinase inhibitor protein

ゼ cyclin dependent kinase（**cdk**）ファミリー分子が複合体（サイクリン・キナーゼ複合体）を形成し，下流分子をリン酸化することで進行する．細胞周期の各時期に発現するサイクリンとそれに結合するcdk の組み合わせも決まっており，G1 期ではサイクリン D1，D2，D3/cdk4，cdk6，G1/S 期でサイクリン E/cdk2，S 期ではサイクリン A/cdk2，G2〜M 期ではサイクリン A/cdc2，サイクリン B/cdc2 となっている．これらのキナーゼ複合体がリン酸化するタンパク質の1 つに，癌抑制遺伝子の**網膜芽細胞腫遺伝子タンパク質** retinoblastoma protein（**RB**）がある．本来は DNA 合成の始まる S 期の前の G1 期で細胞周期の回転を抑制している RB は，リン酸化を受けることでその機能を失い，細胞周期は S 期へと進行する．一方，**cdk 抑制因子**と呼ばれる一群のタンパク質は cdk による細胞周期の進行に対して抑制的に機能する．いずれの cdk ファミリー分子とも結合する KIP（kinase inhibitor protein）ファミリーのp21，p27，p57 タンパク質と，cdk4，cdk6 特異的抑制因子である INK4（inhibitor of kinase 4）ファミリーがあり，INK4 には p16，p15，p18，p19 の4 種のタンパク質が同定されている．

　細胞増殖に関するイベントは核内で起こり，最終的には遺伝子の複製を制御するが，多くの場合，細胞外からの刺激が細胞膜受容体を介して伝達され，細胞質内の多種類の分子の活性化により核内に伝達される（**シグナル伝達**）．もっとも重要な刺激はポリペプチド性増殖因子であり，これが特定の細胞で産生されて別の細胞に作用する様式を**パラクリン系**，増殖因子を産生した細胞が自己の細胞膜上にある受容体でその刺激を受ける様式を**オートクリン系**と呼ぶ．オートクリン系によって増殖因子による刺激を受けて細胞が増殖すると同時に，その刺激によってさらに増殖因子を産生するという正のフィードバック機構が，癌における細胞増殖の1 つの機序として注目されてきた．代表的な増殖因子としては，主として上皮細胞の増殖を促進する**上皮成長因子** epidermal growth factor（EGF），血小板から産生され幅広い細胞への増殖活性を示す**血小板由来成長因子** platelet-derived growth factor（PDGF），細胞により増殖を促進したり抑制したりする**形質転換成長因子** transforming growth factor-β（TGF-β），血管内皮の増殖活性を有する**血管内皮成長因子** vascular endothelial growth factor（VEGF），線維芽細胞に対する増殖刺激活性が高い**線維芽細胞成長因子** fibroblast growth factor（FGF）などがあげられる．一例として，上皮成長因子の刺激による増殖促進のシグナル伝達経路の一部を図 2-5 に示した．注目す

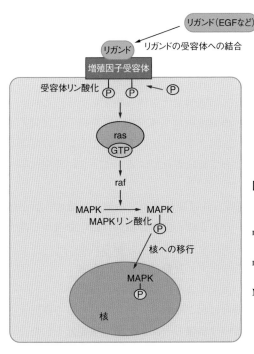

図 2-5　増殖因子(EGF)が核内 DNA まで増殖シグナルを送る過程の 1 つのシグナル伝達経路

ras：生体機能に関与するシグナル伝達経路にかかわる GTP アーゼ.

raf：ras の下流の経路を活性化し, 細胞増殖や分化を促進する遺伝子発現を誘導する酵素.

MAPK：分裂促進因子活性化タンパク質キナーゼ. 細胞の機能発現において重要な働きを持ち, 核内に外からの数々のシグナルを伝える鍵となる.

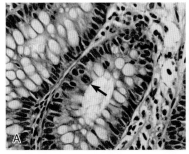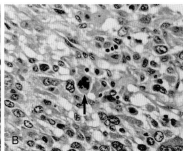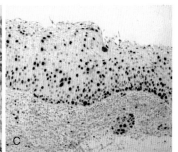

図 2-6　ヒトの組織における細胞増殖

A：光学顕微鏡レベルでみられる核分裂像. 大腸粘膜の上皮で, 矢印の細胞内では核膜が消失し, 染色体が両極に 2 分されつつある (矢印).

B：腫瘍に特異的な異型核分裂像. 肉腫でみられた細胞の 3 極分裂で, 染色体が 3 方向に分裂しつつある (矢印).

C：増殖能を有する細胞の病理組織切片上での同定. 細胞増殖能を表すマーカーである Ki-67 タンパク質に対する免疫染色を行うと, 核に茶褐色の陽性像を確認することができる. 標本は子宮頸部の異型上皮 cervical intraepithelial neoplasia(CIN)である.

べき点は, 増殖因子の受容体には前癌遺伝子として分類されるものがあり, その過剰発現や遺伝子変異により癌遺伝子として機能する可能性があるということである(第 9 章 9-13 ②の項参照). このように増殖因子受容体が細胞増殖に大きくかかわっていることから, その機能を抑制して癌治療に応用する目的で研究が行われ, 乳癌で HER2 タンパク質に対する抗体(**トラスツズマブ**), 肺癌で EGF 受容体の酵素活性を担う**チロシンキナーゼ**に対する抑制薬(**ゲフィチニブ**, エルロチニブ, オシメルチニブなど)が開発され, 臨床使用されている.

　一方, 実際のヒトの細胞, とくに腫瘍細胞の増殖能を, 病理組織切片上で光学顕微鏡により観察することができる. 核分裂像は通常のヘマトキシリン・エオジン Hematoxylin-Eosin(HE)染色でも観察

できる（図2-6 A，B）．また，細胞周期が回転している細胞で発現している Ki-67 タンパク質などを免疫染色することで，細胞増殖能を評価することが可能である（図2-6 C）．

2　進行性病変

　進行性病変とは，細胞あるいは組織の機能が亢進し，形態的変化を伴う病変をいう．これは，刺激に対する組織や細胞の"適応反応"の一種である（2-3の項参照）．一般的には，①肥大，②過形成，③再生，④化生，⑤肉芽組織形成・創傷治癒に分類される（図2-7）．必ずしも病的な現象だけではないが細胞増殖を伴うことが多い現象であり，進行性病変として分類されている．②～⑤の詳細は第3章を参照のこと．

　①肥大 hypertrophy は，外界からの刺激に対し細胞数自体は変化せずに細胞や組織の体積が増大することで機能を増加させ適応する反応，変化である．たとえば心筋や骨格筋は細胞分裂する能力に乏しいため，運動負荷が加わると筋線維が肥大する．肥大は以下のように分類される．

　　A．生理的肥大：病的ではない負荷によって起こる肥大．運動選手の筋肉など．
　　B．病的肥大：病的な負荷によって起こる肥大．以下のように細分類される．
　　　a．作業性肥大：必要以上の負担がかかる場合に起こる肥大．高血圧による心筋肥大など．
　　　b．代償性肥大：複数ある臓器の1つ，あるいは組織の一部が欠損，機能低下したために，残存臓器，細胞がそれを補うために機能亢進して肥大する．腎臓摘除後のもう一方の腎臓の肥大など．
　　　c．内分泌性肥大：ホルモンの影響による肥大．成長ホルモン過分泌による手足の指の末端肥大症など．
　　　d．再生性肥大：組織の欠損を補うために残存細胞が再生する場合．骨折の治療時に接合部に骨組織が肥大した仮骨ができるなど．
　　　e．特発性肥大：原因不明の肥大．特発性心筋症など．

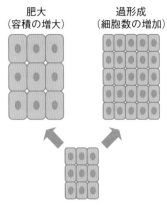

正常細胞に異常刺激が長く加わると…

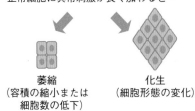

図2-7　適応反応の種類

②過形成 hyperplasia は狭義では細胞数のみの増加を指すが，実際には肥大と過形成は共存することが多く，いずれも基本的には原因となる刺激が取り除かれれば正常に戻る．

③再生 regeneration はある組織の欠損が起こった場合に，残存する同一細胞によって欠損が補充されることを意味する．

④化生 metaplasia は分化した組織や細胞が，異常な刺激が長く続いた場合，新たな環境に適応するため形態的・機能的に他の分化した組織の性格に変化する反応で，これも可逆的である．気管支や子宮頸部の扁平上皮化生などがあげられる．

⑤肉芽組織形成・創傷治癒は第3章を参照されたい．

2-3 細胞傷害と退行性病変

1 細胞傷害の原因とその機序

細胞は外界からのさまざまな刺激にさらされており，中には増殖の促進や抑制を起こしたり，場合によっては細胞の生存を危機に陥らせるような刺激もある．それらの刺激を**ストレス**と呼ぶ．ストレスに対して細胞は適応し，それなりの安定状態を維持する方向へ持っていき，萎縮，肥大，過形成などをきたす（適応反応）．しかし，ストレスが過度にかかると，細胞は対応しきれずに破綻して**細胞傷害**が生じる．ストレスの強度や持続時間により傷害の程度は異なり，ある一線をこえると不可逆的な変化が起こり，細胞は壊死に陥ってしまう．細胞傷害の原因としては，外傷（事故による組織の損傷），温熱のストレス（凍傷や熱傷による物理化学的な損傷），低酸素状態（血管の閉塞による支配領域の組織の傷害），薬物（毒物を含む），外来微生物の感染（ウイルス，細菌感染），放射線や紫外線などがあげられる．これらの種々の原因によって起こる細胞傷害の機序には，以下の4種がある．

①DNA の二本鎖の構造変化，あるいは DNA ポリメラーゼの障害のため，DNA 複製に支障をきたす（放射線や紫外線）．

②ミトコンドリア傷害で，ATP を利用した好気性呼吸が不全となる（青酸カリなどの毒物）．

③リボソーム，ゴルジ装置などが傷害を受け，タンパク質の合成機能が低下する（抗生物質などの薬物，ある種の毒物）．

④細胞膜の透過性に異常が起こり，細胞内外の生理的イオン濃度，浸透圧の平衡が破綻する（微生物，抗生物質などの薬物，輸液による影響，放射線によって生じた活性酸素種など）．

④にあげた活性酸素種は原子の最外軌道に対をなさない1個の電子を持つ分子で，他の分子と反応しやすい状態にある．そのため，産生されるとただちに細胞膜を構成しているリン脂質の不飽和脂肪酸と反応し，それらを傷害したり核酸のチミンと結合して DNA 鎖を切断したり複製を阻害しやすい．こうした性質上，細胞傷害の根本的な原因物質となる．活性酸素種は低酸素状態，薬物，化学物質（四塩化炭素など），放射線や毒物により産生され，一例としては，電離放射線 ionizing radiation のエネルギーにより水がヒドロキシラジカル（OH·）あるいは水素ラジカル（H·）へと変化する現象があげられる（図2-8）．また，スーパーオキシドラジカル（O_2^-）はミトコンドリア電子伝達系からの漏出や，炎症反応の際にマクロファージにより産生され，H_2O_2 に変換，その後に他の活性酸素種も産生される．過酸化水素（H_2O_2）は多量になると反応性の強い OH· に変換される．こうした炎症細胞が産生する活性酸素種による細胞傷害は関節，肺などの多くの疾患に関与している．外界からの刺激がない場合でも生

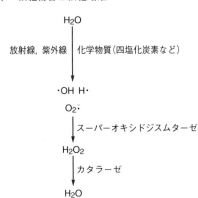

$$H_2O$$

放射線, 紫外線 | 化学物質(四塩化炭素など)

$$\cdot OH \quad H\cdot$$

$$O_2^{\cdot -}$$

スーパーオキシドジスムターゼ

$$H_2O_2$$

カタラーゼ

$$H_2O$$

図2-8　活性酸素種の産生とその分解経路

理的に産生されており，呼吸時には分子状態の酸素から $O_2^{\cdot-}$，H_2O_2，$OH\cdot$ などが産生されるが，細胞は特異的な酵素による防御機構を持っている．$O_2^{\cdot-}$ は**スーパーオキシドジスムターゼ**により速やかに分解され，細胞内のペルオキシダーゼ(カタラーゼ)は H_2O_2 を水と酸素に分解する反応を触媒する．

　こうした活性酸素種による細胞傷害を利用して抗癌剤がつくられ，癌に対する放射線治療が考案されてきたという歴史もある．また，一方で活性酸素種は，細胞の酸化的防御機構の主役として，好中球によるタンパク質分解酵素などの放出を誘導し，外来微生物，壊死物質，貪食物質の分解の担い手となる．

② 細胞傷害による組織の変化：退行性病変

　細胞傷害を起こすストレスが作用すると，その結果として細胞に機能障害が生じ，種々の病理形態像の変化を示す．この現象を"**変性 degeneration**"という．変性した細胞では機能低下を生じるが，傷害因子が除去されると機能や形態の異常は可逆的に正常化する．しかし，傷害の程度が強いと変性はさらに進み，"**萎縮 atrophy**"，さらに細胞死を伴う場合もある．以上の病変群を，病理学的には退行性病変と総称しており，細胞や組織の代謝障害によって生じる．とくに変性の過程では，その状態に応じて特定の物質が細胞内あるいは細胞外に過剰蓄積(沈着)する．ここでは傷害を受けた細胞や組織の変化(変性)，次に細胞傷害の結果としての物質沈着について解説する．

a．変　　性 degeneration

「**機能障害とともに，生理的には存在しない異常物質，あるいは生理的に存在する物質でも局在，ないし量的な異常の認められる物質が細胞内外に認められる状態**」を変性と定義する．異常物質は，体液などによる他の部位からの運搬，あるいは，その部位の成分に分解等の化学反応が生じた場合など多様な機序によって出現する．形態的には次のように分類されてきた．

　①水腫様変性：低酸素症や化学物質による傷害で，細胞内に水分が増加し，細胞が膨張する．しばしば細胞間質にも水分が増加するため臓器全体が膨張する．腎臓の混濁腫脹が代表例である．組織学的には空胞がみられることから空胞変性とも呼ばれる．多くの場合，この空胞は腫脹した細胞内小器官である．

　②硝子滴変性：細胞内にタンパク質による好酸性の小滴が出現し，次第に充満する状態である．腎炎などでタンパク尿が生じた場合の腎尿細管上皮細胞での出現が有名である．薬物や毒物(水銀など)によって細胞からのタンパク質放出機構が障害されることでも起こり得る．

③**好酸性変性**：細胞内に好酸性の物質がみられる病態であるが，肝細胞などのごく限られた例を指して用いられている．アルコール性肝炎におけるマロリー小体は肝細胞内の中間径フィラメントの凝集体である．

④**硝子様変性（硝子化）**：膠原線維などの間質成分が変性し，電子顕微鏡による観察ではフィラメント状構造を示す物質が細胞外の結合組織に沈着する病態である．動脈硬化における血管壁，慢性糸球体腎炎の糸球体間質などへの沈着が代表例である．HE染色で好酸性を示し，薄ピンク色を呈する．

⑤**粘液変性（ムコイド変性）**：間質に，あるいは細胞内にムチン（ムコ多糖類）を含む糖タンパクが沈着した状態である．粘液の同定に使われる特殊染色であるアルシアンブルー Alcian-blue 染色で青色，PAS（periodic acid/Schiff）染色で赤紫色になる．

形態分類がある一方で蓄積物質の種類による分類もされており，重要な項目について以下に述べる．

①**タンパク質変性**：上記形態分類の②〜⑤のいずれの形もとり得る．

　a．**アミロイド変性**：アミロイドと呼ばれる健常者の体内には存在しない異常な線維性タンパク質が細胞外に沈着した状態である．HE染色ではアミロイドは硝子化に類似するが，コンゴレッド染色を施すと淡橙赤色に染まり，さらに偏光顕微鏡で黄緑色の偏光を放つ無構造物質がみられることで同定される．アミロイドの沈着しやすい臓器は，肝臓，脾臓，心臓，腎臓，膵臓，血管などで，沈着した臓器は腫大し，硬度を増す．沈着が著しいと既存の組織構築は失われ，肉眼所見では臓器の割面は蝋様ないし硝子様外観を呈する．アミロイド沈着をきたす一群の疾患をアミロイドーシス amyloidosis と呼ぶ．

　b．**フィブリノイド変性**：フィブリン fibrin（線維素）に類似した物質が沈着した病態で，主に悪性高血圧，自己免疫疾患［結節性多発動脈炎（PN），全身性エリテマトーデス（SLE）など］患者の血管壁にみられる．沈着物は免疫（抗原抗体）複合体を含む血漿由来タンパク質が主体である．

②**脂肪変性**：低酸素症，アルコール・高脂肪食の摂取による脂肪の酸化，あるいは脂肪分解後，脂肪酸やモノグリセリドに細胞外放出障害が起こると，細胞質内に脂肪小滴が出現する．肝臓の脂肪変性が代表的である．また，動脈硬化は血管内膜のマクロファージや中膜平滑筋にコレステロールが沈着する．

③**グリコーゲン（糖原）変性**：グリコーゲン glycogen が細胞内に過剰に蓄積する病態である．グリコーゲンはPAS染色で赤紫色を呈する．主に糖尿病などの糖質代謝異常によって起こる．その他，糖原病（第10章参照）では，グリコーゲンが肝臓，心筋，骨格筋に主に蓄積され，糖原変性の所見としてみられる．

④**カルシウム（石灰）変性（病的石灰化）**：正常ではみられない組織に血液，あるいは細胞外液中のカルシウム（石灰）がカルシウム塩となり，細胞内外に沈着する状態である．石灰沈着には主に2つの要因が考えられている．1つは高カルシウム血症 hypercalcemia をきたしている場合である（転移性石灰沈着）．副甲状腺ホルモンが過剰に分泌される病態（副甲状腺機能亢進症）やビタミンD過剰症などの他，腫瘍の骨転移によって骨組織が破壊される場合にしばしば認められる．このような石灰沈着はどの臓器にも起こり得るが，腎臓，肺，血管壁などで生じやすい．もう1つの様式は，高カルシウム血症を示さない局所的なものであり，組織が壊死に陥った後に石灰化を示す場合である（異栄養性石灰沈着）．顕微鏡的な沈着から触ってわかる程度のものまでその大きさはさまざまで，心臓の弁組織，肺の結核病巣，硬化性動脈壁などの石灰沈着はよく知られている．

⑤**結晶体変性**：代表例としては，尿酸の代謝障害により関節に尿酸の結晶が沈着する痛風，痛風と

似た症状を呈するが，沈着物がピロリン酸カルシウムである偽痛風が知られている．

　⑥色素変性：沈着物には外来性色素と内因性色素によるものがあり，前者は炭粉など，後者はリポフスチン，メラニン，ヘモジデリン，ビリルビンなどがある．

　　ａ．リポフスチン lipofuscin：消耗色素とも呼ばれ，タンパク質と脂質の混合物で加齢や機能低下などに伴って心筋細胞や神経細胞などに出現する褐色色素である．リポフスチンが高度に沈着すると臓器は褐色調となり，萎縮を伴う場合は褐色萎縮と呼ばれる．

　　ｂ．メラニン melanin：皮膚，眼（網膜），毛髪などに正常でも存在する不溶性の黒色色素で，通常は紫外線を吸収して防御的機能を担う．メラニン代謝に異常が生じれば皮膚の色素沈着が起こる場合があり［アジソン Addison 病（慢性副腎皮質機能低下症）］，日焼けもメラニン細胞でのメラニン産生の亢進による症状で，また，メラニン産生細胞の局所増生の結果が母斑（いわゆる，ほくろ）である．悪性黒色腫といわれる皮膚腫瘍では，腫瘍細胞がメラニンを産生する．

　　ｃ．ヘモジデリン hemosiderin：鉄代謝産物の1つで，褐色を呈する．鉄は赤血球に多く含まれるため，陳旧化した出血巣のある臓器などで，赤血球を貪食分解するマクロファージの細胞質内にしばしば認められる．ヘモジデリン沈着が広範囲にみられる病態をヘモジデローシス hemosiderosis といい，脾臓，肝臓，骨髄などにみられやすい．

　以上の変性後に細胞，組織がもとの状態に復帰できず，"適応反応"を起こす場合がある．既述の進行性病変（2-2 ②の項参照）の他，萎縮が含まれる．

ｂ．萎　　縮 atrophy

正常に発育した組織や臓器の体積が減少する病的状態である．萎縮の形式により，個々の細胞の体積縮小による単純萎縮と実質細胞数の減少による数的萎縮とに分類される．原因は以下の7種類に集約される．萎縮の際の細胞内ではタンパク質合成能が低下し，タンパク質分解系が活性化され得る．

　①加齢性萎縮：老化により，細胞死に対して再生が追いつかず，結果として細胞数が減少するいわば生理的萎縮である．

　②栄養障害性萎縮：必須の栄養素の欠乏により，十分な細胞増殖ができない状態で起こる萎縮．

　③廃用性萎縮：活動，運動の停止や制限を原因とし，外傷や手術などにより，長期間使わなかった身体の一部，とくに筋肉の細胞が減少する．

　④圧迫性萎縮：骨折に対するギプスなどで四肢の一部を強く圧迫すると，血行障害も加わり，細胞増殖が阻害される．

　⑤神経性萎縮：神経原性のミオパチーにみられるように，神経に病変が生じると，その神経により支配される筋群の細胞数，細胞の体積が減少する．

　⑥内分泌性萎縮：ホルモンの欠如や不足を原因とする場合がある．

　⑦貧血性萎縮：局所の貧血を原因とする萎縮．

　萎縮に対して，臓器や組織が正常な体積にまで成長，あるいは増殖しなかった場合を低形成と呼び，区別される．

2-4 細胞死

　かつて"細胞死"には生存プロセスの破綻によってもたらされる受動的な生命現象である**"壊死"**の概念しかなかったが，"プログラム細胞死"という概念の確立を契機に，能動的な生命現象としての細胞死もあると考えられるようになった．1972年にオーストラリアのKerrが，より自然な死の形として，木の葉の落ちるさまをイメージして"apo（下へ）"と"ptosis（垂れ下がる）"をあわせた言葉により**アポトーシス**（"アポプトーシス"と読めるがKerrの命名に従って"アポトーシス"と発音する）の概念を提唱したことに端を発する．さらに，新たな非アポトーシスとして"オートファジー"，"アポトーシスの形をとる壊死"として"ネクロトーシス"といった概念も認められるに至った．

　ここでは以下のように4つに大別して説明する（表2-1）．

　　1．ネクローシス necrosis：受動的な細胞死で，狭義の壊死．

　　2．アポトーシス apoptosis：能動的なプログラム細胞死．

　　3．オートファジー細胞死：細胞が自己を消化することでもたらされる死．

　　4．ネクロトーシス necroptosis：壊死の形態をとる能動的なプログラム細胞死．

1 ネクローシス（狭義の壊死）

　古典的な病理学の定義では，"外部からの強力な刺激により受動的に起こる細胞死"とされてきた（表2-1）．外界からの刺激（物理的，化学的刺激，放射線など）を受けた場合，つまり細胞が物理化学的に強いストレス下に置かれた場合など，定常状態に破綻をきたすような状態でみられる．ATPの枯渇が主な原因で，血流が障害されて酸素が欠乏したときの組織の死（梗塞）などが代表的である．病理学的に，組織全体としては細胞内タンパク質の凝集や，小器官の形態的変化が特徴で心臓，腎臓，脾臓などの実質臓器にみられる．顕微鏡下でタンパク質が凝固したようにみえる**凝固壊死**（図2-9）と，脳などにみられる**融解壊死**がある．脳は脂質含有量が多く，梗塞とそれに続く炎症細胞による細胞由来タンパク質の加水分解により脂質が融解して流失するため，融解壊死となる．病理組織切片上では，多数の一群の細胞が死滅するため，その部分がエオジン染色により一様に好酸性に染色され，その部分の細胞群の形態は輪郭すら同定できなくなるのが特徴である．個々の細胞では，細胞内小器官の機能異常，形態的には細胞質やミトコンドリアの瞬時の膨張などの変化が最初に起こるため（表2-1），細

表2-1　細胞死の分類と特徴

	タイプ	特徴
1	ネクローシス（狭義の壊死）	ATP枯渇による受動的細胞死 ①細胞容積の増加 ②細胞内小器官の膨張（とくにミトコンドリア），細胞膜の破壊
2	アポトーシス	①細胞質と核の萎縮，クロマチン凝集，膜のブレブ，核破砕像，断片化 ②DNAの断片化 ③カスパーゼの活性化
3	オートファジー	①ATPを消費する能動的細胞死 ②オートファゴソーム形成
4	ネクロトーシス	①細胞内小器官，細胞膜の膨張 ②RIP1，RIP3の活性化

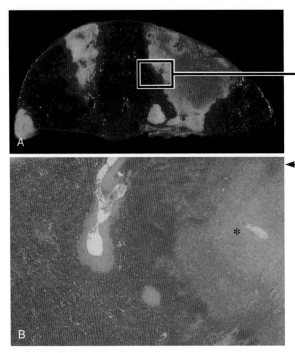

図2-9　壊死の形態像

A：脾臓の梗塞．楔状の白色部分が脾梗塞
　　と呼ばれ，壊死が観察される．

B：壊死の組織像．写真右半分の壊死部分
　　（＊）では個々の細胞の輪郭や細胞質と
　　核の区別が不明になっているのが特徴
　　である．

胞質の変化がはじめに観察され，核の変化は後から観察される．死細胞は膨潤し，最終的に破裂する
ため，細胞内容物がばらまかれ，結果として周囲には炎症が惹起される．

2 アポトーシス

　多細胞生物において，余剰な細胞，遺伝子の損傷を受けた細胞，老化細胞，ウイルスに感染した有
害な細胞を死へと誘導する制御機構に基づいた死である．そのため細胞による自律的機構であるプロ
グラムされた形の死 programmed cell death と考えられている．生理的に重要な例として，胎児期の発
生過程における過剰な神経系細胞の死，オタマジャクシの尾の消失などがある．細胞内での変化はま
ず核で起こることが多く，DNAの断片化という独特の分子病態像を示す（図2-10 A）．病理組織学的
には，広範な領域の細胞死を伴うネクローシスと異なり，個々の細胞で核内のクロマチンの凝集像（図
2-10 B，C），核のバルーニングと呼ばれる不規則な膨張，細胞質と核の両方の萎縮（図2-10 C），最終
的には核の膨張，破砕像，細胞の断片化（図2-10 B）などを示す．アポトーシスでは死滅していく細胞
の内容物は周囲に漏れず，最終的にマクロファージなどの食細胞が除去するため，その細胞が存在し
た痕跡は残らない．病理組織切片でアポトーシスに陥った細胞を特異的に染色する方法には，切断さ
れたDNAの"傷"を認識する **TUNEL**（TdT-mediated dUTP nick end labeling）法（図2-10 D）および
一本鎖となったDNAを認識する抗体を用いた免疫染色などが行われている．

　アポトーシスは外界の刺激によっても起こることが明らかにされている．細胞培養では通常，培養
液中に牛血清などを栄養分として添加するが，この血清を加えない培養液中では細胞は速やかに死ん
でしまう．これは細胞のDNAの断片化パターンからアポトーシスによることが明らかになっている
（図2-10 A，B）．また放射線，抗癌剤などによっても起こり，実際の医療の現場でもこの性質を利用し
て悪性腫瘍の治療が行われている．細胞がアポトーシスを誘導するタンパク質を持っている場合があ
り，その一例として **Fas**（ファス）**抗原**がある．細胞表面に発現したFas抗原にFas抗体，Fasリガンド

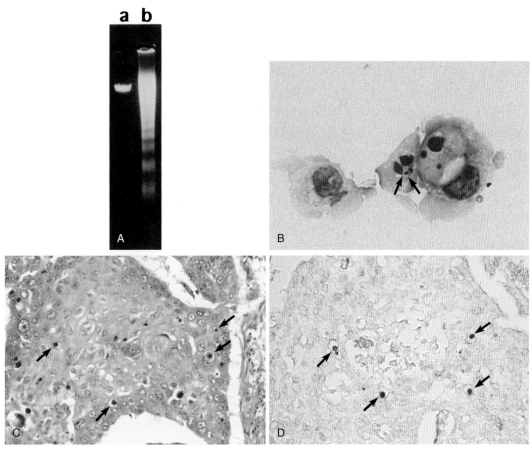

図2-10 アポトーシスの病態病理像

A：培養細胞からDNAを抽出して電気泳動した際にみられるアポトーシスのDNAパターン．aのレーンは培養液中に血清を加えて栄養状態が十分な環境で培養した細胞のDNAを泳動したもので，高分子DNAと呼ばれるバンドが上方に1本認められる．bのレーンは培養液中に血清を添加せずに，飢餓状態にして培養した細胞のDNA．断片化して"はしご状"にみえるDNAが特徴である．

B：Aの飢餓状態でアポトーシスに陥った細胞の形態像．中央の細胞では，好塩基性が増した核（クロマチンの凝集により，このようにみえる）が，ちぎれたように破片化して観察される（矢印）．

C：ヒト肺癌の病理組織切片上でみられるアポトーシスに陥った細胞の形態．矢印の細胞にみられるように，細胞質は狭小化あるいは消失し，核クロマチンが凝集した所見を認める．（HE染色）

D：アポトーシスに陥った細胞のTUNEL染色による同定．核に茶褐色のTUNEL染色陽性像を確認できる．（Cと同じヒト肺癌組織の連続切片）

が結合すると，細胞内にシグナルが伝わり，カスパーゼcaspaseと呼ばれる酵素群の活性化を通じてアポトーシスが誘導される．一方，アポトーシスを抑制するタンパク質も多数明らかになっており，その1つに**BCL-2**タンパク質がある．

　なお"プログラム細胞死"は一般的には"外界からの刺激あるいは外界の環境の変化と無関係に起こり得る，細胞内でプログラムされた形の死"と考えられており，これとアポトーシスは同義ではない．発生・成長段階でのプログラム細胞死にはアポトーシスの形態をとらない細胞死があり，またDNAの断片化やカスパーゼの活性化を抑制してもある種のプログラム細胞死（ネクロトーシスなど）は起こり得る．現在のところ，アポトーシスの定義は"カスパーゼの活性化を介した細胞死"と理解されている．

3 オートファジー細胞死

　オートファジー（自食）と呼ばれる過程が過剰に進むことで起こる細胞死である．細胞は飢餓状態に置かれると，細胞小器官などをライソゾームに運んで分解するシステムが機能する．つまり，生きるための最小限の細胞内要素だけを確保して，他は分解される．この自食過程をオートファジーと呼び，本来は飢餓，ストレスや病原菌感染下での細胞保護的な機能である．前述のように，二重膜により自己細胞質を隔離し，ライソゾームに運搬・融合（オートファジー空胞＝オートファゴソームを形成）し，分解・消化する．しかし，細胞に強いストレスが加わった場合やオートファジー関連遺伝子（*ATG* 遺伝子と呼ばれる）タンパク質の過剰な活性化が起こると，オートファジーが過度に亢進した状態となり，大量の細胞小器官が除去され，細胞機能も不可逆的に障害されるために細胞死，すなわちオートファジー細胞死が誘導される．

4 ネクロトーシス

　“あらかじめプログラムされた遺伝子発現によって細胞自らが起こす壊死”と定義されるプログラム細胞死の1つで，外界からの刺激による偶発的・受動的な壊死から独立してきた概念である．“制御的ネクローシス”とも呼ばれる．ネクロトーシスの厳密に制御されたシグナル伝達の機序は，近年ようやく明らかになってきた．細胞死受容体 death domain receptor と総称される細胞膜上の受容体である腫瘍壊死因子受容体 tumor necrosis factor receptor-1（TNFR-1），Fas 抗原（Fas/CD95），TNF 関連アポトーシス誘導リガンド受容体 TNF-related apoptosis-inducing ligand-receptor（TRAIL-R），トル様受容体 Toll-like receptor-3，4（TLR-3，4）などを介したシグナルが細胞内に伝達されて誘導され，受容体共役タンパク質1 receptor interacting protein-1（RIP1）および RIP3 タンパク質の活性化により細胞死へのシグナルが伝達される（図2-11）．特徴として，アポトーシスではカスパーゼの活性化が必須と定義されているが，それが抑制された状態でも刺激が伝達される．そのため生化学的には“RIP1 抑制により回避できる形の細胞死”とも定義できる．しかもこのプログラムされたネクローシスは，試験管内の現

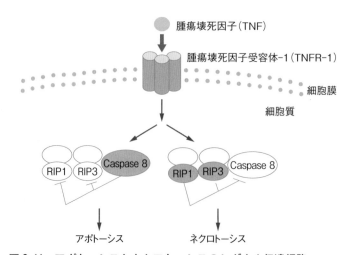

図 2-11　アポトーシスとネクロトーシスのシグナル伝達経路
腫瘍壊死因子 tumor necrosis factor（TNF）などによる刺激がカスパーゼ8を活性化すると（Caspase 8）アポトーシスの系に，受容体共役タンパク質1，3を活性化すると（RIP1，RIP3）ネクロトーシスの系にシグナルが伝達される．

象にとどまらず，TLR 刺激，T 細胞抗原受容体刺激，ウイルス感染などの刺激で生体内でも起こることが確認されている．ネクローシスと同様に細胞内小器官や細胞膜の膨化を形態上の特徴とするが，細胞膜の破裂がみられない点が異なる．またアポトーシスでみられる核の凝集や，オートファジーで認められる二重膜小胞の形成なども観察されない．

2-5　遺伝子傷害とその修復

　細胞傷害を起こす刺激は，遺伝子にも傷害を起こすことがある．代表例として，放射線や発癌物質などがあげられる．こうした持続性の刺激による発癌作用は理論上ではかなり高率と考えられるが，実際の癌の発生率が低いのは，DNA に傷害を**修復**する機構があるからである．塩基配列に間違いがあったときには，まず**切断酵素（ヌクレアーゼ）**により間違いのあった塩基や DNA 鎖が切り取られる．DNA が傷害を受けて，あるべき塩基が脱落していた場合も含めて，次のステップで**塩基鎖を延長させる酵素（ポリメラーゼ）**が働いて，正しい塩基を付加，挿入する．さらに **DNA 同士の結合を行う酵素（リガーゼ）**が，切れた DNA 鎖を再びつなぎ合わせる．こうした一連の修復により，DNA が切断されたままで放置されたり，間違った塩基配列が複製されたりすることを未然に防いでいる．間違った塩基が挿入されて通常とは異なる塩基対が形成されてしまうことを"ミスマッチ mismatch"と呼ぶ．ミスマッチに対する特異的な修復機構を"ミスマッチ修復 mismatch repair"と呼び，そこに関与する酵素群が存在することが明らかになっている．その中で重要なものが，DNA が正しく複製されているかどうかを確かめる"**校正 proofreading**"**酵素**群である．これには *MLH*，*MSH*，*PMS*，*MYH* などがあり，その修復の機序は，以下のように説明されている．たとえば，本来グアニン（G）と対になる塩基はシトシン（C）であるが，DNA 複製の過程で C の入るべき位置にチミン（T）が入った場合，G-C ではなく G-T という誤った塩基対ができる．それをまず **MSH2 タンパク質**が認識し，その複合体に **MLH1-PMS1** という酵素タンパク質の複合体が結合して，それから前述のような修復の作業が始まる．家族性に大腸に癌が生じる**遺伝性非ポリポーシス性結腸癌**という症候群では，*APC* 遺伝子の異常により起こる**家族性大腸腺腫症**（大腸に多発性のポリープが発生し，それが癌化していく症候群）とは対照的に，ポリープが生じずに遺伝性に大腸に癌が発生する．この疾患では *MLH1*，*MSH2*，*6* のタンパク質をコードする遺伝子に変異が認められる．

　その他，**色素性乾皮症** xeroderma pigmentosum は切断された DNA を認識するタンパク質である *XP* **遺伝子**に変異あるいは欠失があり，傷害された DNA の修復ができない遺伝性疾患である．患者は紫外線に対する感受性が非常に高く，皮膚癌が高率に発生する．

　修復遺伝子は大腸菌から哺乳類に至るまで種をこえて広く保存されており，それが欠損あるいは変異を起こした患者で高率に癌が発生することなどからも，修復遺伝子の重要性が明らかとなっている．

設　問

1．細胞膜の構造について，組成成分も含めて説明せよ．

2．とくに重要な6種の細胞内小器官と3種の細胞骨格について，その超微細構造と主たる機能を説明せよ．

3．細胞増殖を司る細胞周期の4期または5期について，またその進行の制御機構について，簡単に説明せよ．

4．細胞の増殖を確認できるヘマトキシリン・エオジン染色上の組織学的な所見をあげ，また細胞増殖能を反映する特殊染色名をあげよ．

5．細胞傷害の種類について，原因別にその傷害の細胞内ターゲットとあわせて説明せよ．

6．細胞傷害に対する適応反応をあげ，簡単に説明せよ．

7．細胞死について，4種類の様式の相違点を簡単に説明せよ．

8．アポトーシスについて，ヘマトキシリン・エオジン染色でみられる顕微鏡的な所見と，またそれを確認するための特殊染色法をあげよ．

9．遺伝子傷害の修復機構とその際に関与するタンパク質の代表的な例をあげ，それらのタンパク質をコードする責任遺伝子の異常に起因する疾患について，代表例をあげて簡単に説明せよ．

3 組織，細胞の修復と再生

学習
目標
・細胞や組織が傷害を受けたときに，どのように正常に近い状態に戻すのか，その機能回復の機序を理解する．
・再生・創傷治癒・異物処理のメカニズムを説明できるようにする．
・再生・化生・肉芽・瘢痕・器質化などの用語を整理して理解する．

第2章では，細胞増殖と傷害のメカニズムやそれに伴う病変について学んだ．そこで本章では，細胞傷害により機能を失った組織が，いかにしてもとどおりに回復していくのかを学習する．欠損組織に対して同じ組織内の細胞，または別種の細胞による補充のしくみや創傷の治癒過程が組織・臓器により異なることなどを解説する．

3-1 再　　生

再生 regeneration とは，体内で失われた細胞がもとの細胞・組織の増殖によって補われ，もとどおりになる現象をいう．生体を構成する細胞には寿命があり，病的状態でない限り，失われた細胞はもとの細胞に絶えず置換されている．たとえば，表皮や粘膜細胞，造血細胞は消費されるが，そのスピードとほぼ同じ程度に再生し，補充が繰り返される．

1 再生能力

欠損部位が本来の細胞・組織によって置換されないと，血管および遊走細胞によって補填され（肉芽組織の形成），やがて結合組織に置き換わり，**瘢痕** scar となる．細胞の再生能は細胞の増殖能，つまり細胞分裂能と関連する．

再生能力は，組織によって異なるばかりか，種によって異なる．原始的な動物ほど高く，ヒトでは複雑な再生は生じない．さらに加齢によって低下し，老人では皮膚欠損や骨折が治癒しにくい．また，ヒトの細胞はその種類によって再生能がまったく異なっている．

a．再生能力の高い組織

個体が生き続ける限り，分裂を続ける細胞がある．表層上皮細胞（皮膚，口腔，子宮頸部扁平上皮），消化管上皮，膀胱の移行上皮，骨髄の造血細胞である．これらの細胞は傷害を受けると，**幹細胞** stem cell から分化した細胞によって再生される．肝細胞も再生能が高い（図 3-1）．切除されてももとの大きさまで戻り，この再生能を利用して肝移植は行われる．生体部分肝移植においては，供与することにより小さくなった供与者（ドナー）の肝臓も，移植を受けた宿主の肝臓も，数ヵ月のうちに正常の大きさに回復する．

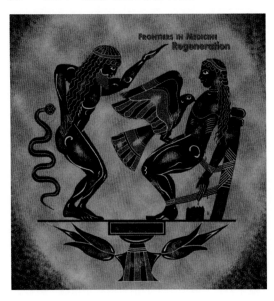

図 3-1　肝臓の再生能を示すギリシャ神話

肝臓は，ギリシャ神話の頃から再生することが知られていた．プロメテウス(右)は人間をつくり，地を耕し作物をつくること，道具を使うこと，羊や牛を飼い慣らすこと，言葉で話すことなど，たくさんのことを人間に教えた．最後に火を使うことを教えるため，ヘリオスの太陽の馬車から火を盗んだ．罰としてゼウス(左)によって岩に縛られ，ゼウスの放った大鷲に襲われて肝臓を食べられたが，翌日も肝臓は再生し，くる日もくる日も肝臓をついばまれた．すなわち，この時代から肝臓が再生することは知られていたわけである．

[Frontiers in Medicine：Regeneration. Science 276：4 April, 1997 より引用]

b．再生能力の低い組織

　骨格筋や平滑筋は低いながらも再生能力を有している．しかし，骨格筋の再生能はわずかであり，その傷害はもっぱら肥大によって補われる．消化管の平滑筋は，潰瘍で欠損しても時間はかかるがゆっくりと再生する．

c．再生能力のない組織

　出生直後からは細胞分裂が起こらない細胞である心筋細胞，神経細胞がこれに相当する．これらの細胞は死ぬと再生することはない．たとえば中枢神経で神経細胞が壊死・脱落すると，その修復は神経細胞の支持組織である神経膠細胞の増殖によってなされる．また，心筋に壊死が生じると，線維性組織に置換され瘢痕となる．心筋胼胝（べんち）ともいわれる(図3-2)．近年，心筋組織，神経組織の再生能が確認され話題となっているが，今後の十分な検証が必要とされる．

② 再生の機序

　再生の機序は傷害を受けた細胞の再生能力による．

a．表皮，上皮の再生

　表皮および消化管や気管支の上皮では，最上層の細胞が生理的に絶えず変性・剝脱し，基底部にある細胞の再生によって補われている．潰瘍形成など，病的に上皮細胞が欠損すると，近傍の基底層細胞の再生，分化によって欠損が補われる．その場合，上皮細胞下の血管，結合組織からなる支持組織の存在が細胞の再生に重要な役割を果たす．たとえば，欠損部が深層に及ぶ際には，結合組織などによって欠損が補充された後に，再生が生じる．

b．間葉系細胞の再生

　未熟な間葉系細胞は種々の傷害に抵抗性で，再生能も実質細胞と比較してはるかに高い．また，多分化能を持ち，骨，軟骨，脂肪組織など，支持細胞の中でも特殊に分化した細胞になる．

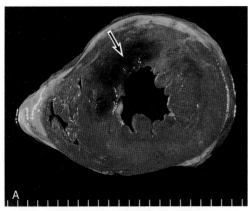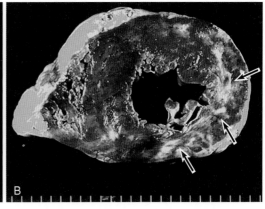

図 3-2　再生力のない心筋組織（横断面）

A：ヒト急性心筋梗塞の心横断面．赤く出血しているところ（矢印）は，心筋が壊死に陥った部位である．

B：陳旧性心筋梗塞の肉眼所見．古い心筋梗塞の部分では，心筋は消失し線維性成分で完全に置換され白くみえる（矢印）．コラーゲン線維が心筋を置換しているために，心筋としての機能はまったくない．

[梅澤明弘：再生医療—病理解剖ならびに病理検体から学ぶこと．病理と臨床 21：725-731，2003 より許諾を得て転載]

c．血管の再生および新生能

血管の再生および新生能はきわめて高く，胎児期の臓器・器官形成をはじめ，すべての組織の形成および創傷治癒過程で重要である．血管の再生と新生は既存の血管から発芽することによってなりたつ．すなわち，内皮細胞の分裂，増殖，血管腔の形成という一連の機構が存在する．

d．血液細胞の再生

血液細胞の再生能もきわめて高く，生理的，病的な血液の消耗，血球の破壊に対して，造血臓器である骨髄で速やかに血球が再生され補われる．赤血球の生理的な寿命は 120 日前後であり，その損失に対応するために赤芽球が増殖・分化し，赤血球が補われる．

一方，白血球も大量に消費されると，未熟な白血球が血液中に出現する．また，骨髄の機能が著しく低下すると，胎生期で造血を営んでいた肝臓，脾臓で造血が起こる．これを髄外造血と呼ぶ．

③　現代医療における再生医学の役割

細胞の再生能力を利用した再生医学が，臨床の場で行われている．再生医学は，ヒトより分離した細胞や組織を培養・加工し，必要に応じて医療材料と組み合わせ，これを損傷または欠損した患部に注入することにより，組織や臓器機能の回復を目指す治療法である．従来から行われている臓器移植（骨髄移植，皮膚移植，心臓移植，心臓弁移植，角膜移植，骨移植，腎臓移植，肝臓移植）とは区別されるが，臓器移植同様に，機能が欠落した組織，器官や臓器などの損傷に対し，正常な機能を有する細胞や組織を移植して機能回復を図るため，根治療法となり得る要素が含まれている．

a．体性幹細胞を用いた再生医学

再生は生体内で生じる現象であり，体内で失われた細胞がもとの細胞・組織の増殖によって補われる．一方，再生医学では，生体内にて生じる細胞・組織を試験管の中で増殖させた後に，傷害を受けた組織・臓器に移植する．体内で生じている細胞増殖を，増殖因子およびホルモンを利用して体外で

行うことで細胞数を担保する．増殖する細胞は幹細胞と呼ばれる．また，それぞれの組織・臓器に由来する幹細胞は体性幹細胞と呼ばれ，体外で増殖させる細胞の供給元は，本人の組織を利用する場合と他人の細胞を利用する場合がある．

　現在臨床現場では，細胞を静脈内ないしは局所へ注射することにより，組織・臓器の再生を促す治療法が広く用いられている．骨髄移植は，ドナーから供与を受けた造血幹細胞を含めた骨髄細胞を静脈内注射により移植することにより，血球系細胞を生涯にわたって再生させることができる．また，前述した肝臓移植（3-1①a の項参照）と同様に，肝細胞を門脈内に投与することで肝機能を回復させる治療も試みられている．造血幹細胞および肝細胞といった再生能力が高い組織に出来する細胞は臨床に用いられることが多い．その他の例として表層上皮細胞（皮膚，口腔）および消化管上皮細胞は皮膚欠損部や消化管粘膜欠損部に移植されている．患者の皮膚から作製された表皮細胞シートを，熱傷患者および遺伝的に皮膚に難治性潰瘍を生じる患者の皮膚創面に適用すると，移植された本人の表皮細胞が生着することによって創面が上皮化し，速やかに創を閉鎖することができる．

b．ES 細胞と iPS 細胞を用いた再生医学

　再生医学では，体性幹細胞を中心として多くの研究が進展し，その知見が集積してきた．体性幹細胞とともに，現在，注目を浴びているのが胚性幹細胞 embryonic stem cell（ES 細胞）および人工多能性幹細胞 induced pluripotent stem cell（iPS 細胞）である．ES 細胞および iPS 細胞はいずれも三胚葉すべての細胞に分化する多能性を持ち，かつ無限に増殖することより，多能性幹細胞と呼ばれる．マウスのES 細胞は 1981 年に Evans ならびに Martin によって初めて樹立され，遺伝子機能の解析や多くの疾患モデルマウスの作製に貢献している．その後，1998 年には Thomson らによってヒト ES 細胞が樹立され，ヒトの再生医学への道が開かれた．2006 年，山中らはマウス線維芽細胞に 4 つの遺伝子（OCT3/4，SOX2，KLF4，c-MYC）を導入することにより，ES 細胞に匹敵する多分化能を有する細胞を樹立し，iPS 細胞と名付けた．この技術により，分化が進んだ体細胞を数個の転写因子のみで初期化，多能性を持たせることが可能となり，患者自身の体細胞から目的の細胞，組織，そして臓器をもつくり出すことが現実的となった．2007 年にはヒト iPS 細胞が樹立された．

　近年，ヒト ES 細胞および iPS 細胞を用いた再生医学への応用が急速に進められている．これら 2種類の多能性幹細胞を用いて，ドーパミン産生神経，角膜，網膜色素上皮，心筋，血小板，赤血球，造血幹細胞，肝細胞，膵 β 細胞，下垂体，腎臓，軟骨，骨格筋，毛包，分泌腺，歯に関する再生医学に関する研究が進められている．とくに日本において，iPS 細胞に由来する細胞を用いた臨床研究が進み，世界においては ES 細胞に由来する細胞を用いた臨床研究が行われている．対象疾患には，加齢黄斑変性症，重症心不全，1 型糖尿病，脊髄損傷，パーキンソン病および先天性代謝異常症などがあげられている．

c．液性因子による再生医学

　増殖因子，ホルモン，サイトカインとも呼ばれる液性因子を投与することで細胞の再生を亢進させる方法が知られている．具体的には，顆粒球コロニー刺激因子およびエリスロポエチンを静脈内投与することで，顆粒球および赤血球を増加させることができる．また，塩基性線維芽細胞成長因子 basic fibroblast growth factor（bFGF）は，線維芽細胞，血管内皮細胞，血管平滑筋細胞や表皮細胞といった創傷治癒にかかわる細胞に対し増殖を促進することで，褥瘡・皮膚潰瘍治療に用いられている．

3-2　過剰再生

　再生現象が盛んになり再生組織が過剰に形成されることがあり，**過剰再生**と呼ばれる．このような現象は，再生能力の高い末梢神経の切断端で**断端神経腫**として認められる．神経線維が切断されると，その部から末梢の神経線維は変性に陥り，この切断部は直接癒合することはなく，断端部の軸索が切断されたシュワン Schwann 鞘内に侵入し再生する．切断された神経の断端が遠い場合は，再生された神経が接続する場所がなく，球状に増殖し腫瘤を形成する．骨折の治癒過程においても過剰再生はみられる．また，手術創の治癒過程に生じる肥厚性瘢痕やケロイド形成も，真皮における線維芽細胞増殖とコラーゲン産生による過剰再生である．

　なお，似た言葉で，「過形成」がある．過形成とは，組織を構成する細胞数が増加することによって，組織・臓器が限局的もしくは全体的に増大することを呼ぶ．高齢男性においてホルモンに反応して生じる前立腺肥大は，前立腺の過形成である．また，炎症によって生じる胃および腸管のポリープもまた，過形成である．過形成については，腫瘍性変化との区別を理解する必要がある(第9章参照)．

3-3　化　　生

　分化成熟した組織，細胞が，異なる形態，機能を持つ他の細胞に変化する現象を**化生** metaplasia という．慢性の炎症や物理化学的な慢性刺激に対応して起こる再生増殖細胞の分化異常である．化生は可逆的変化で，再生することが契機となって起こる．一定に分化・成熟した細胞は胚葉をまたがって化生を生じることはない．

　代表例として上皮の化生がある．**胃の腸上皮化生** intestinal metaplasia(図3-3)は，しばしば起こる変化である．本来の胃粘膜が慢性の刺激を受けて，杯細胞やパネート Paneth 細胞を伴った腸粘膜上皮の性格を帯びるようになる．この化生は日本人に頻度が高い．また，気管支上皮である線毛円柱上皮が扁平上皮に置換される化生もよく知られる(**扁平上皮化生**)．乳腺の導管上皮が増殖性疾患の際にアポクリン腺に置き換わるのは，アポクリン化生としてよく知られている．このような化生は癌細胞にもみられることがある．

3-4　創傷治癒

1　肉芽組織

a．肉芽組織とは

　創傷治癒 wound healing は損傷部に肉芽組織が形成されることから始まる．**肉芽組織**の形成は，充血した毛細血管からの滲出と炎症細胞の遊走に始まる．続いて毛細血管の新生と線維芽細胞の増殖が起こり，鮮紅色で軟らかな組織を形成する．

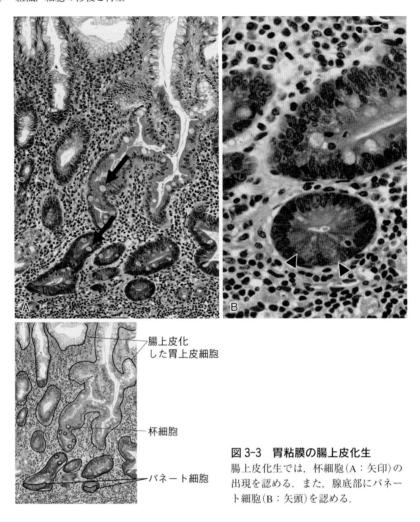

腸上皮化
した胃上皮細胞

杯細胞

パネート細胞

図3-3　胃粘膜の腸上皮化生
腸上皮化生では，杯細胞（A：矢印）の
出現を認める．また，腺底部にパネー
ト細胞（B：矢頭）を認める.

b. 良い肉芽組織と悪い肉芽組織

　良い肉芽組織といわれるものは，血流が多く，顆粒状で緊張しており，速やかに局所を治癒に導く．肉芽組織が瘢痕組織に近づいている状態である．一方，悪い肉芽組織は血流が少なく浮腫状で，顆粒状の盛り上がりにも乏しい．炎症細胞が多く，線維芽細胞や毛細血管は少ない．線維化の傾向に乏しいため，治癒ははかばかしくない．局所の感染や糖尿病の際にみられる．

2 瘢痕組織

　肉芽組織では，時間が経過するとともに，細胞間に膠原線維（こうげん）が形成され，好中球に代わってリンパ球，形質細胞が血管周囲に限局して出現するようになり，それも最終的には消失する．膠原線維の増生とともに線維芽細胞は少なくなり，毛細血管もだんだん消失するようになる．完全に線維化に陥ったものを**瘢痕組織**という．瘢痕化するにしたがってその局所は収縮する．これを瘢痕性収縮といい，気道，消化管，尿路の狭窄を生じさせる．

3 創傷治癒の様式（図3-4）

　創傷とは，体表面を覆う皮膚・粘膜あるいは内臓臓器・組織の損傷や欠損をいう．このような創傷が生体反応によって治癒に向かう現象を，創傷治癒と称する．創傷治癒は損傷部に肉芽組織が形成されることから始まり，第一相と第二相に分かれる．

a．創傷治癒の第一相，肉芽組織の形成

　肉芽組織のなりたちは局所の血管透過性の亢進に基づく血液細胞の血管外遊走が契機となる．その初期に主役となるのは好中球である．引き続いて毛細血管の旺盛な新生と幼若な線維芽細胞の活発な増殖によって，肉芽組織が形成される．肉眼的には赤色調を示す．肉芽組織はその刺激の種類（たとえ

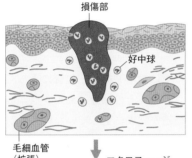

1～3日：血管反応
（血管の拡張，出血，滲出，浮腫，好中球の浸潤）

3～7日：肉芽組織の形成初期
（マクロファージによる清浄化，線維芽細胞増殖，膠原線維・毛細血管の新生，上皮の再生）

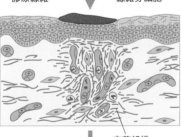

数～10日：肉芽組織の完成
（線維芽細胞・毛細血管・膠原線維の増加，リンパ球・形質細胞の浸潤，上皮の再生）

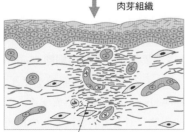

10日以降：瘢痕形成
（膠原線維の増加，線維芽細胞・毛細血管および浸潤細胞の減少）

図3-4　創傷治癒のプロセス

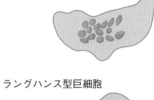

図3-5　炎症に出現する多核巨細胞
異物に対する肉芽腫型反応巣にみられる異物巨細胞（上）を示す．結核による肉芽腫に存在するラングハンス型巨細胞（下）を比較に示す．

ば炎症性，異物処理，創傷治癒)によってやや異なった性状および形態を示す．同じ炎症であっても，起炎菌の種類によって異なる．結核菌による炎症の際には，典型的な肉芽腫である結核結節が形成される．マクロファージ系由来の**類上皮細胞**と**多核巨細胞**(ラングハンス型巨細胞)(図3-5)からなる小結節性病変で，病因と結び付いた構造を示す．

b．創傷治癒の第二相

　欠損組織が肉芽組織とその線維化によって置換され，再生など修復に至る過程である．線維芽細胞の増生，毛細血管新生，実質細胞の再生による構成成分の再構築がみられる．創傷治癒の過程で瘢痕組織として膠原線維が過剰に生じることを**ケロイド** keloid という．

　組織の欠損がわずかであり，肉芽組織をほとんど形成することなく治癒する場合を第一次治癒という．一方，組織の欠損が大きい場合や，壊死組織があるためその除去を必要とする場合には，大量の肉芽組織の形成が治癒に必要となる．そのような創傷治癒過程を第二次治癒といい，大きな瘢痕組織を残すことになる．

4　骨折の治癒(図3-6)

　骨の治癒過程は，骨折において典型的に認められる．まず，欠損部では線維芽細胞と血管によって肉芽組織が形成され，さらにエオジン好性無構造の**類骨組織**が形成される．その部分にカルシウム塩が沈着し，**仮骨**を形成する．この時期にはまだ骨組織としての正常構造が完成に至っていない．やがて仮骨に破骨細胞 osteoclast が出現し，過剰な骨を吸収し，骨梁を整え，骨髄腔が形成される．さらにハバース Havers 管が形成され，血管，神経組織が同部に伸張し，骨組織として完成する．骨折断端が癒合しないと**偽関節**となる．

3-5　異物の処理

1　異　物

　生体内に侵入する異物 foreign body としては，炭粉，珪酸結晶，寄生虫，手術の縫合糸が代表的なものである．異物が生体内にとどまると傷害を招くので，異物を排除しようとするか，あるいは肉芽組織によって無害な状態にしようとする生体の異物処理の反応が起こる．

2　異物処理

a．吸収，貪食

　生体の異物処理反応は異物の大きさ，種類によってやや異なる．異物が微小な場合，たとえば細菌の場合は主に白血球または単球で，生体および外来色素，結核菌などは組織球に由来するマクロファージによって処理される．マクロファージで処理できないような大きさの異物は，**異物巨細胞** foreign body giant cell(図3-5)によって処理される．異物がさらに大きくなると，その周囲に肉芽組織ができ，マクロファージ，白血球および異物巨細胞とともに**異物肉芽腫** foreign body granuloma を形成する．たとえば寄生虫卵や縫合糸などが組織内に存在する場合には，それらの異物に対して異物巨細胞の出現がみられる．この肉芽腫によって吸収・融解されない場合は肉芽組織が瘢痕化し，その異物の周囲に

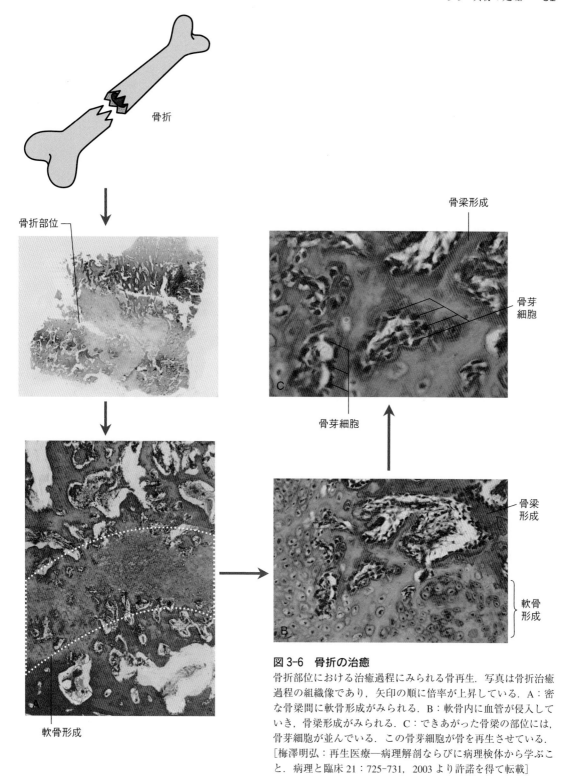

図 3-6　骨折の治癒

骨折部位における治癒過程にみられる骨再生．写真は骨折治癒過程の組織像であり，矢印の順に倍率が上昇している．A：密な骨梁間に軟骨形成がみられる．B：軟骨内に血管が侵入していき，骨梁形成がみられる．C：できあがった骨梁の部位には，骨芽細胞が並んでいる．この骨芽細胞が骨を再生させている．
［梅澤明弘：再生医療―病理解剖ならびに病理検体から学ぶこと．病理と臨床 21：725-731，2003 より許諾を得て転載］

膠原線維からなる被膜が形成される（被包化）．

b．器質化

外来または体内で生じる病的な物質に対して，肉芽組織が形成されてこれを処理し，結合組織で置き換える生体反応を**器質化** organization と呼ぶ．すなわち，異物の存在が血管，間葉系組織に刺激となり，その増殖を惹起する．肉芽組織によってそれらが吸収され，無害化する生体反応である．異物，血栓，膿瘍（のうよう），壊死部の器質化がある．

1．ヒトにおいて，再生能力のない組織，弱い組織，強い組織をあげ，それぞれの組織の修復様式を説明せよ．

2．化生とは何か．例をあげて説明せよ．

3．肉芽組織とは何か．

4．瘢痕組織とは何か．

5．創傷の治癒過程を説明せよ．

6．偽関節とは何か．

7．ケロイドとは何か．

8．異物処理の過程を説明せよ．

9．器質化とは何か．

4 循環障害

学習
目標
- 身体を構成する循環器系のしくみとそれぞれの解剖・組織学的特徴を理解する.
- 循環系の組織学的特徴と器官・組織によるそれぞれの違いをあげられるようにする.
- 循環系の生理的機能・役割をあげられるようにする.
- 循環障害を局所と全身とに分けて, それぞれにみられる病態を理解する.
- 循環障害に関連して起こるさまざまな現象に対する用語とその内容を理解する.
- 循環障害の際にみられる直接的な臓器の組織学的変化の特徴をあげられるようにする.
- 循環障害に関連してみられる間接的な影響とその病態, 特徴をあげられるようにする.
- 循環障害の原因に対する治療の原理を述べられるようにする.

　生体にとっての循環とは, 図 4-1 のように血管やリンパ管の中を血液やリンパ液が流れて酸素や栄養, さらに二酸化炭素や老廃物を運んで生体の活動性を維持することである. その他に, さまざまな物質の交換を行い電解質のバランスを保ち, ホルモンや免疫細胞の流路ともなっている. したがって, 循環障害が起こると細胞や組織の機能は低下し, 時には死(壊死)に至る. 循環に直接関連した臓器としては, 図 4-1 のように心臓, 血管(動脈, 静脈), さらにリンパ管などがあげられるが, その個々の疾患については循環器(第 12 章参照)に譲り, ここでは循環としての一般的な現象, 病態を解説する.
　循環障害は大きく, 局所的なものと全身的なものに分けられる.

4-1 局所的循環障害

1 充血とうっ血

a．充血とうっ血の違い

(1) 充　血 hyperemia

　図 4-2 のように小動脈側の拡張が起こり, 末梢での局所的な流量が増加することである. 充血は組織の機能亢進や炎症の際に血管を拡張させる, 以下のような因子の刺激によって起こる. ①プロスタグランジンや種々のケミカルメディエータ, ②自律神経の反応, ③温熱, 紫外線, 放射線などである(第 5 章参照). 充血は, 結膜炎のような炎症に伴う発赤, 腫脹, 局所の温度の上昇の際などにみられるが, 運動時の筋などでもみられる.

(2) うっ血 congestion

　静脈側の血流が妨げられるために起こる, 血流の停滞である. うっ血には全身性のうっ血と局所性のうっ血がある. 全身性のうっ血は, 心疾患などで血液の流れが円滑でなくなり, 全身の臓器に血液の貯留がみられる. これに対して局所性のうっ血は, 腫瘍による壁の薄い静脈の圧迫, 静脈内部に生じた血栓, 腸管などの捻転により血流が停滞する場合などにみられる. 肺の慢性うっ血では, 図 4-3

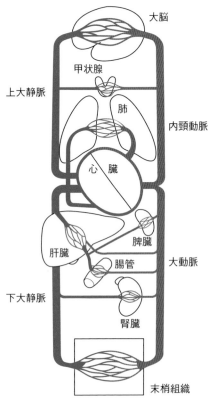

図4-1　体循環と肺循環
全身の循環動態は心臓を中心として体循
環系と肺循環系より構成される.

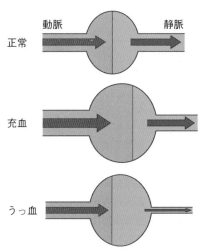

図4-2　充血とうっ血
充血：**小動脈の拡張**による末梢での
局所的な血液量の増加.
うっ血：末梢組織における毛細血
管・静脈内で**静脈血が停滞**すること.

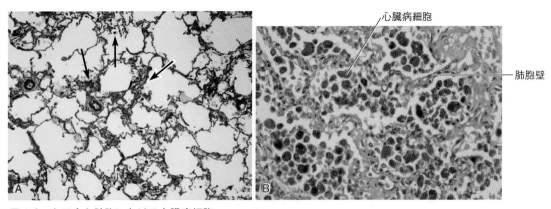

図4-3　心不全と肺胞における心臓病細胞
A：肺胞を流れる毛細血管のうっ血が高度になり，一部は赤血球が血管外にはみ出している像（出血，矢印）もみられる.
B：肺胞内に認められるヘモジデリンを貪食するマクロファージ. 心不全に伴う肺のうっ血, 出血に際してしばしばみ
　られることから心臓病細胞とも呼ばれる.

のように毛細血管から肺胞腔内に出血が起こり，これを処理しようとするマクロファージが浸潤して，
赤血球の成分であるヘモジデリンを貪食する（**心臓病細胞**）. また，肝臓に慢性的にうっ血が起こると，
小葉中心部が赤血球の貯留により暗赤色のまだら状の紋理を呈する. その他，脾臓や腎臓はうっ血に

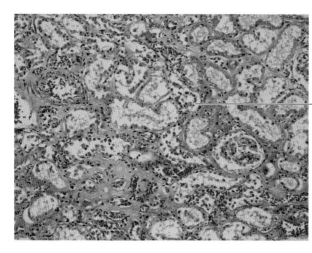

尿細管上皮の
剥離変性

図 4-4　ショック腎の組織所見
ショックの際の急性腎障害でみられる
尿細管上皮の変性や脱落.

より臓器全体として容積を増し，長期化すると硬くなる.

b．うっ血に関連した現象

①**うっ血性水腫**：うっ血に伴い局所の毛細血管から血液中の液体成分が血管外に漏れる.
②**出血**：うっ血が高度になると，赤血球が血管外に出ることがある(4-1 ④ の項参照).
③**うっ血性硬化**：うっ血が長く続くと，毛細血管周囲の結合組織が増加して組織が硬くなる.

② 虚　血

虚血 ischemia とは，組織を支配する動脈の血流低下により，細胞および組織の機能低下，あるいは死(壊死)に至るようになることをいう.

虚血の原因には，血管のけいれんや低血圧のような組織の変化を伴わない機能的なものと，動脈硬化，血栓，塞栓あるいは血管の外部からの圧迫など組織の変化を伴う器質的なものがある.虚血の場合，酸素，栄養障害により細胞機能の低下がみられるだけでなく，細胞容積が小さくなる.また，虚血の程度が高度になると，細胞，組織の壊死が起こる.虚血の例としては心筋梗塞，脳梗塞などがあるが，梗塞については後で学ぶ.

虚血に関連する細胞・臓器構造の特異性：血液中に含まれる酸素の量に対する細胞，組織の感受性や血管支配の構築の差異により，虚血の状況が異なる.酸素供給量の変化に敏感な細胞は，心筋細胞，腎臓の尿細管上皮(図 4-4)，大脳の海馬の神経細胞や小脳のプルキンエ細胞などであり，壊死に陥りやすい.また，臓器の血管は図 4-5 のように吻合の多い血管，終末動脈，二重支配の血管などの特徴を示すが，その中でも**終末動脈**と呼ばれる吻合を持たない血管では，通過障害が起こると回り道する血行路がないため，組織は壊死に陥りやすい.脳，心臓，脾臓，腎臓などがこれにあたる.

③ 血 栓 症

血栓症について説明する前に簡単に血管の基本構造について述べる.筋性動脈である冠状動脈(心臓を養う動脈)は内膜，中膜，外膜から構成され，内膜は薄く，中膜は平滑筋細胞が輪のように取り巻いている.詳細は第 12 章で述べるが，動脈硬化は内膜組織が増殖し厚くなった状態である.

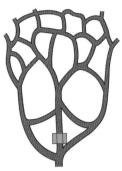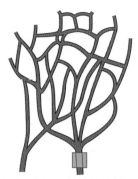

A　吻合の多い動脈系　　　　B　終末動脈（貧血性梗塞）　　　C　動脈二重支配（出血性梗塞）

図 4-5　循環の様式
A：吻合枝の多い様式．循環障害は起こりにくい．
B：終末動脈．支配領域の動脈が閉塞すると組織の梗塞（壊死）が起こる．
C：動脈の二重支配．比較的壊死にはなりにくいが，一方が閉塞して障害が起こると他方から
　　の血液が流れ込んで出血性の壊死になる．

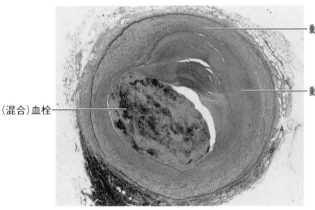

動脈中膜

動脈硬化

（混合）血栓

**図 4-6　冠状動脈（心臓を養う動脈）に生じた
　　　　血栓**
赤色血栓と白色血栓の混じった混合血栓の形を
している．血栓は動脈硬化の上に形成された．

a．血栓症の定義

　血栓とは，図4-6のように心臓や血管内にできる血液成分の凝固塊をいい，血栓の形成される過程を血栓症 thrombosis という．血栓は血管の閉塞を起こしたり，形成された血栓が剥離して血流にのって他の臓器の血管にひっかかり（塞栓症，後述），細胞，組織の壊死を引き起こす．血栓の形成過程については，はじめに血管の内腔を裏打ちしている内皮細胞に傷害が起こると血小板の付着が起こり，血小板から血液の凝固因子が放出され，やがて血液中のフィブリンが不溶性の網目を形成して血栓ができあがる．したがって，血栓の構造は血小板の塊が縦横に骨組みを形成し，その間を線維状のフィブリンが埋めるという形であるが，後に赤血球，白血球も加わるようになる．

b．血栓形成の要因

　血栓のできる原因には以下の3つがある．
　①**血管壁の変化**：内皮細胞の直接的な損傷や炎症（外傷，動脈硬化，血管炎）．
　②**血流の変化**：血流がゆっくり流れたり，停止したり，あるいは渦巻きなどが生じる場合．この場合，血流の乱れにより内皮細胞の損傷が生じやすくなる（動脈瘤，静脈瘤，静脈圧迫）．

③**血液性状の変化**：線維素(フィブリン)の濃度の増加，血液凝固因子の機能亢進，血小板粘着性の増加や線維素溶解系の機能低下がある場合(高脂血症，術後，妊娠時の胎盤早期剥離等)．

c．血栓の種類

血小板，フィブリンを中心に最初にできる部分を**白色血栓**といい，これに対して後方，下流にできるフィブリン，赤血球から構成される部分を**赤色血栓**という．また，白色血栓，赤色血栓両方が混在しているものを**混合血栓**という．その他，凝固系が亢進したためにフィブリンを主体として毛細血管に生じる血栓をフィブリン血栓といい，播種性血管内凝固症候群(DIC)(図 4-16 参照)などでみられる．血栓はどの部位にも形成される．たとえば**壁在血栓**(心臓の内側壁)，**弁膜血栓**(静脈弁，心臓弁)などはよく知られているが，他に**閉塞性血栓**(血管内を閉塞)，**球状血栓**(心房内に球状に遊離)などのように血栓の発生する場所，性状によりさまざまな呼び方をされる．

d．血栓の転帰(運命)

①融解する．線維素溶解の機序による．外傷，止血の後にみられ，血管の内面はもとに戻る．

②生成の場所で閉塞する．末梢側組織は壊死(梗塞)になる．心筋梗塞，脳梗塞など動脈硬化に合併することが多い．

③再疎通をきたす．閉塞性血栓では，血栓内に毛細血管が新生して血管網を形成し，これらの融合で再疎通が生じる．心臓を養う冠状動脈，四肢の閉塞性動脈炎などにもみられる．最近の遺伝子治療は，血管新生を促し再疎通を促進している．

④塞栓になる．血栓が剥離し，血管内を流れて他の部位にひっかかり，梗塞をつくる(塞栓，後述)．

⑤血栓の器質化．血栓付着部の壁側から線維芽細胞，平滑筋細胞，マクロファージなどが直接血栓内に侵入し，毛細血管や線維の増生がみられる．

4 出　血 hemorrhage, bleeding

出血とは，血液，とくに赤血球が血管外に出ることをいう．出血した血液が組織に集積すると凝血が生じる(**血腫** hematoma)．

a．出血の種類

出血には，破綻性出血，漏出性出血の 2 種類がある．

①**破綻性出血**：血管が破れて起こる出血．

　原因：外傷，高血圧，潰瘍，動脈瘤，壊死．

　例：外傷，脳出血(図 4-7)，出血性胃潰瘍，血管壊死．

②**漏出性出血**：血管が破れていないのに毛細血管や小静脈の周囲に赤血球が漏れ出ること．

　原因：長期うっ血，出血性素因．

　例：肺のうっ血，白血病，紫斑病．

b．出血を伴う疾患

①血管の脆弱性：細菌・ウイルス感染，薬剤過敏症，ビタミン欠乏症．

②血小板減少症および機能不全．

　・血小板の減少(再生不良性貧血，白血病)．

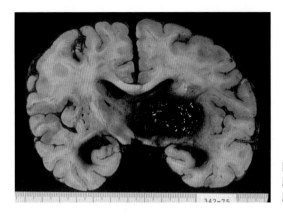

図4-7　脳出血
脳実質にみられた広範な出血．出血は
脳実質から脳室に穿破している．

・血小板寿命の減少(特発性血小板減少性紫斑病，DIC)．
・脾機能亢進症．
・血小板の機能障害．
　③血液凝固系の異常：先天的なものとしては血友病A(第Ⅷ因子の先天的異常)，血友病B(第Ⅸ因子の先天的欠損)があり，筋，関節内に出血する．後天的なものとしては肝硬変，重症肝炎などの凝固因子産生障害があり，皮下の斑状出血などがみられる．
　④線維素溶解の亢進：播種性血管内凝固症候群(DIC)などが代表としてあげられる．

c．出血に関連した事項
　①血腫：出血した血液が塊をつくり周囲を圧迫するようになること．
　②紫斑：皮膚や粘膜の組織中にみられる出血．
　③斑状出血：紫斑のうち斑状を呈するもの．
　④点状出血：紫斑のうち点状を呈するもの．
　⑤喀血：気管や肺からの出血．肺結核，気管支炎．
　⑥吐血：上部消化管からの出血．食道静脈瘤破裂，胃潰瘍，十二指腸潰瘍．
　⑦下血：下部消化管からの出血．腸炎．
　⑧血尿：血液が混ざった尿．腎炎，膀胱炎．

5　塞栓症

　塞栓症embolismとは，心臓や血管内で形成された血栓や，血管外から血管内に入ってきた遊離物質が血流にのって他の末梢の血管腔を閉塞した状態をいい，塞栓症を起こした物質を塞栓(栓子)embolusという．栓子としては，血栓，脂肪，腫瘍，ガス，骨髄，細菌，羊水などがあげられる．

a．塞栓症の種類
　①血栓塞栓症：塞栓症のほとんどが血栓によるものであり，たとえば手術後の病巣や点滴部位など静脈系にできた血栓は，剝がれて肺に達する．とくに大腿静脈にできた血栓が肺動脈に達して閉塞を起こすと急死することもある(図4-8)．また，動脈系にできた血栓や塞栓は諸臓器に梗塞を生じるが，中でも脳や腸管の血管を閉塞した場合は重篤な結果を引き起こすことがある．とくに僧帽弁や大動脈弁の置換術後には血栓や疣贅が付着しやすく，塞栓の原因になりやすい．

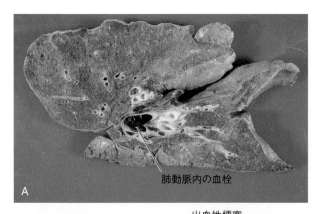

肺動脈内の血栓

A

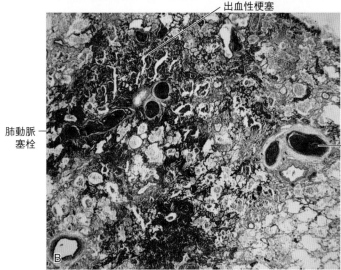

出血性梗塞

肺動脈
塞栓

肺動脈
塞栓

B

図 4-8 肺動脈塞栓
A：肉眼像.
B：組織像. 肺の動脈に認められた
新鮮な塞栓と肺の出血性梗塞.
（A とは別症例）

②**脂肪塞栓症**：骨折，外傷などで生じた骨髄や皮下の脂肪組織の小塊が血液循環に入り，静脈系を経由して肺動脈に入ることで呼吸不全を呈するようになる.

③**空気塞栓症**：手術，出産，静脈注射，人工気胸術の際に，外気が血管内に入ることにより生じる.また，深い海などの高圧下では多量の気体が血液中に溶解しているが，急に通常の気圧に戻ると，細かい気泡が発生して栓子となって脳や肺などの血管を閉塞し，組織の壊死を生じる. これは<ruby>潜函病<rt>せんかん</rt></ruby>caisson disease と呼ばれる.

④**腫瘍塞栓症**：腫瘍細胞が血管に入り，塞栓症を起こす. とくに，図 4-9 のように胃や腸に発生した悪性腫瘍は門脈に塞栓を形成しやすい.

⑤**細菌塞栓症**：化膿菌を含む血栓が遊離し，塞栓となって脳など全身に<ruby>膿瘍<rt>のうよう</rt></ruby>を形成する. とくに，細菌性心内膜炎における血栓の形成と塞栓はよく知られている. 僧帽弁や大動脈弁の置換術後にも血栓や疣贅が付着しやすい（図 4-10）.

⑥**羊水塞栓症**：妊娠時の母体に起こるもので，羊水が血液中に入り，急性の肺胞障害や凝固系の異常を引き起こし，肺に塞栓を形成する.

⑦**その他の血栓**：アテローム血栓，血小板血栓などがあげられる. 前者は動脈硬化の際に生じるアテロームが剥がれて末梢の血管を閉塞すること，後者は血栓の初期に生じる血小板の集塊が剥がれて

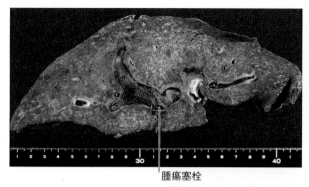

図4-9　腫瘍塞栓
肝臓内の門脈にできた腫瘍塞栓．胃癌からの転移である．

腫瘍塞栓

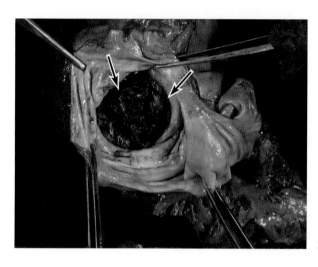

図4-10　人工弁（僧帽弁）に付着した
**　　　　疣贅（矢印）**
左房内から僧帽弁を観察したところ．

塞栓になることをいう．

b．塞栓の転帰

　①梗塞：塞栓となってさまざまな臓器に壊死（梗塞）を生じる．中でも，肺，脳，心臓などにおける梗塞は致命的となることがある．
　②転移：腫瘍塞栓は，癌細胞が原発巣から血流を介して他臓器に転移を形成する（第9章参照）．

［エコノミークラス症候群］

　長時間同じ姿勢を保ち続けることにより静脈のうっ血が長く続いた結果，下肢の静脈に血栓が形成され，立ち上がって動いたのをきっかけに血栓が遊離して塞栓となり，肺の動脈を閉塞する．エコノミークラスのように座席が狭く自由に足を動かせない状態で長時間飛行機に乗っている際にしばしばみられることから，このように呼ばれている．

6　梗　　塞

　梗塞 infarction とは，局所の血流障害で起こる組織の壊死をいう．通常は動脈の血栓と塞栓によるものが多いが，少数例ながら静脈血栓による場合もある．動脈閉塞の原因としては，他に機能的収縮，圧迫，捻転，絞扼性による血行障害などがあげられる．これは吻合枝を持たない終末動脈でみられや

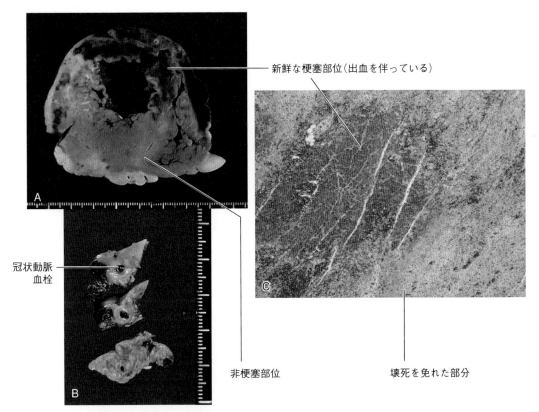

新鮮な梗塞部位（出血を伴っている）

冠状動脈
血栓

非梗塞部位

壊死を免れた部分

図 4-11　心筋梗塞の肉眼所見と組織所見
A，B：急性心筋梗塞（A）と冠状動脈の新鮮な血栓形成（B）．本例では出血性梗塞となっている．
C：心筋には循環障害によって壊死を起こしている部分と壊死を免れた部分が認められる．

すい．その原因としては動脈硬化，動脈炎，血栓，塞栓などがあげられる．梗塞には貧血性梗塞（図 4-11），出血性梗塞がある．
　①**貧血性梗塞**：脾臓や腎臓にみられる，楔状，限局巣の灰白色の壊死巣．壊死部の周辺には充血がみられる．これは終末動脈の支配領域に沿って形成されるものである．梗塞巣は，時間とともに肉芽組織が周囲から内部に入り込み器質化が進行し，最終的には瘢痕化する．脳では例外的に融解壊死がみられ，大きな囊胞が形成される．
　②**出血性梗塞**：肺などの二重血行支配の組織や，腸などのように吻合枝の発達している組織では，出血を伴う梗塞がみられる（図 4-5，4-8 参照）．これは，一方が閉塞しても他方からの血液が送り込まれることにより圧が上昇し，血管の破裂に至るためである．また，静脈の遮断によって起こる場合では，静脈の流れが滞り，場合によっては逆流するためにみられる．例としては，精巣捻転，腸捻転，絞扼性ヘルニア，あるいは静脈洞の閉塞でも起こり，色調は暗赤色である．

4-2　全身的循環障害（全身性循環不全）

　全身性の循環障害に関連するものとしては，**うっ血，ショック，播種性血管内凝固症候群，浮腫，脱水症，高血圧**などがあげられるが，高血圧については循環器（第 12 章）に譲り，ここでは前の 5 つに

ついて説明する.

1　全身性のうっ血

　うっ血については局所の循環障害でも述べたが，なんらかの原因で静脈側の流れが遮断されて停滞することによって，臓器に血液が貯留し，機能が障害されることをいう．全身性のうっ血は心不全によるものが多いが，病態としては左心不全，右心不全とに分けて考える．

a．左心不全

　左心不全というのは左心機能が十分に働かなくなったためにみられる現象である．その影響は全身臓器への血液が供給できなくなることと，肺のうっ血という状態で現れる．さらに，この左心不全も，心筋梗塞のような急性の場合と，僧帽弁狭窄にみられるような慢性の場合に分けられる．肺の慢性うっ血においては肺胞壁の毛細血管の拡張，浮腫がみられ，時に小さな出血も生じる．この出血処理のため，肺胞腔内に赤血球のヘモジデリンを貪食するマクロファージが浸潤する(**心臓病細胞**または**心不**

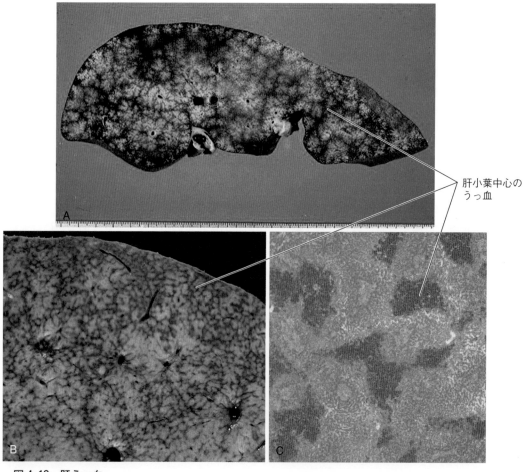

肝小葉中心のうっ血

図4-12　肝うっ血
　A：右心不全による肝うっ血．肉眼所見がにくずくnutmegの割面のようにみえることから，にくずく肝といわれる．
　B，C：肝組織は小葉中心性のうっ血を伴い，残存した肝細胞が地図状に分布し，斑状にみえる．

全細胞 heart failure cell）（図 4-3 参照）．なお心筋梗塞患者の尿量の減少は拍出する血液の量が減少するために起こるものであり，胸水の貯留は肺のうっ血によるものである．

b．右心不全

　右心不全は，右心機能が低下して血液を肺に拍出することができないときにみられる．右心不全は左心不全に引き続いて生じることが多いが，孤発性に右心不全を引き起こす疾患として，肺の血管抵抗が上昇する肺高血圧症があげられる．肺高血圧症の病態をつくるのは，原因が不明な原発性の場合と肺線維症や僧帽弁狭窄などに伴う二次性の場合がある．肺動脈の血圧は通常 10 mmHg 程度であるため，肺の血管抵抗が上昇すると，右心房の拡張，大静脈系の拡張，肝臓，脾臓でのうっ血がみられるようになり，臓器は腫大し，とくに肝臓では図 4-12 のように**にくずく肝**（ナツメグ肝 nutmeg liver）と呼ばれる特徴的な紋理を形成する．その他に，末梢では静脈の圧が上昇し，毛細血管に影響が及んで浮腫性変化を示すようになる．

　以上，心不全を左心不全と右心不全に分けて述べたが，心不全というのは必ずしも両者を分けられない場合が多い．

② 門脈圧亢進症

　門脈は主として消化器領域に関連した静脈循環の 1 つであるが，その病態から通常の静脈とは異なる特徴を有し，また病態の及ぼす影響が全身的に大きい．そのためここでは本来の静脈とは独立した項目を設けて説明する．

a．門脈の解剖学的特徴

　門脈とは，静脈の中で，主に消化管の小静脈が合流して大きな静脈となり，肝門部で肝動脈，胆管系とともに肝臓内に入り，肝静脈となって下大静脈に合流するまでをいう．

　具体的に述べると，門脈は図 4-13 に示すように上腸間膜静脈と脾静脈の 2 つの静脈の合流したものであり，機能的には胃腸管，膵臓，脾臓などで発生した栄養分，老廃物などを肝臓に運ぶ．門脈は肝臓に流入する血液の 3 分の 2 を運ぶといわれるが，酸素供給に関しては半分以下である．この門脈圧が上昇することを門脈圧亢進症という．その原因はさまざまで，正常での門脈圧は 100〜150 mmH2O で，常時 200 mmH2O（14.7 mmHg）以上に上昇した場合を門脈圧亢進症と呼ぶ．門脈圧亢進症の結果，胃食道静脈瘤，痔静脈瘤（痔核），腹壁静脈瘤（メドゥーサの頭）などの静脈瘤が形成されることが多い．また，胃食道静脈瘤（図 4-14）では吐血をみることがあり，場合によっては生命にとって重篤となり得る．その他，腹水や脾腫も頻度の高い合併症である．

　門脈圧亢進症の病理・病態を考えるとき，その障害部位を 3 つに分けて考えると理解しやすい．①肝前性，②肝内性，③肝後性である．この中で，もっとも**門脈圧亢進症の合併頻度が高いのは②肝内性に含まれる肝硬変である**．①〜③のそれぞれの原因と徴候については表 4-1 にあげた．

③ ショック

　ショック shock とは，組織の血液還流が全身の血管容積に対して減少し，高度の血圧低下などが現れる臨床症状をいう．主な臨床症状としては，血圧低下の他に，冷汗，顔面蒼白，頻脈，無尿などがあげられる．ショックの発生機序は血圧維持の 3 つの面から考えると理解しやすい．つまり，**血圧**（P）**＝循環血液量**（I）**×末梢血管抵抗**（R）という，電気回路と同じ考え方である．

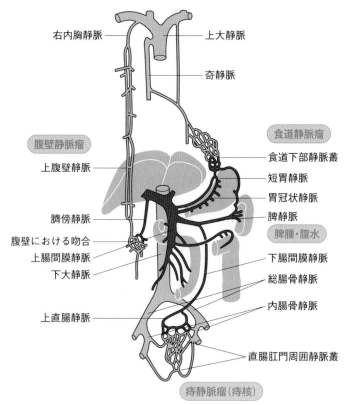

右内胸静脈 — 上大静脈

奇静脈

腹壁静脈瘤

食道静脈瘤

上腹壁静脈 — 食道下部静脈叢

短胃静脈

胃冠状静脈

臍傍静脈 — 脾静脈

腹壁における吻合 — 脾腫・腹水

上腸間膜静脈 — 下腸間膜静脈

下大静脈 — 総腸骨静脈

内腸骨静脈

上直腸静脈 — 直腸肛門周囲静脈叢

痔静脈瘤（痔核）

図4-13 門脈を中心とした循環図

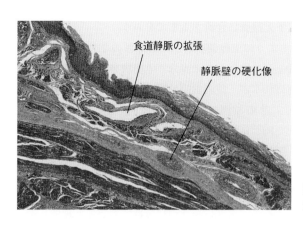

食道静脈の拡張

静脈壁の硬化像

図4-14 食道にみられた静脈瘤
食道静脈の拡張と壁肥厚がみられる.

①**心原性**（心臓の収縮力の低下）：血圧(P)の基本となるのは心臓の拍出力である. 急性心筋梗塞, 不整脈などの場合は, 左心室の拍出力が低下して血圧が低下する.

②**出血性**, 失血性：循環血液量(I)の減少, 出血あるいは外傷, 熱傷により血液や体液が減少する.

③**敗血症性**：細菌性, とくにグラム陰性桿菌の産生するエンドトキシンによるものであり, **エンドトキシンショック**ともいわれる. この場合, エンドトキシンにより炎症性のメディエータが分泌され, とくに腫瘍壊死因子 tumor necrosis factor(TNF)-αやインターロイキン interleukin(IL)-1などが主役をなして, 血液凝固系, アラキドン酸代謝系, 補体系, キニン, ヒスタミンなどの機能を亢進させ, 細

表 4-1　門脈圧亢進症の分類，原因，症状

分類	原因	症状
①肝前性	門脈血栓症(肝硬変) 腫瘍 感染(化膿性門脈炎) 血液凝固亢進状態 膵炎 外科手術	食道静脈瘤 脾腫 腸管うっ血
②肝内性	肝硬変 住血吸虫症 類洞閉塞症候群 特発性門脈圧亢進症	腹水 食道静脈瘤 肝腫大
③肝後性	肝静脈血栓(Budd-Chiari 症候群) 肝静脈閉塞症 ピロリジンアルカロイド(ある種のお茶の成分) 抗癌剤 放射線療法	腹壁皮下静脈怒張 腹水 肝腫大

小血管を拡張させて血管抵抗(R)を低下させる.

④**神経原性**：脊髄損傷などで神経機能の低下が起こり，末梢血管の拡張をきたして，つまり血管抵抗(R)が低下して血圧が下がる.

⑤**その他**：アナフィラキシー，薬物性のショックなどがあげられ，これも循環器をはじめ全身の臓器に作用して血圧の低下をきたす.

a．病態生理

ショックが起こると，生体では自分で回復しようという力が作用する. 血流を維持しようとし，とくに血流の低下に対してはレニン-アンジオテンシン-アルドステロン系が作用して水分を保持しようとする. さらに，副腎のカテコールアミンが作用して末梢血管を収縮させ，血圧を維持させようとする結果，血管の収縮により頻脈，顔面蒼白になり，細胞，組織にとっては逆に不利な病態にもなる. とくに腎尿細管や消化管の上皮細胞は，壊死に陥り非可逆的になることもある.

b．ショックの全身臓器にみられる変化

①**心臓**：心筋における初期の虚血性変化としては，心筋線維の壊死，**contraction band necrosis** や Z-band の細片化が生じる.

②**肺**：ショック肺と呼ばれ，呼吸不全に至る. 初期浮腫，時間とともに硝子膜(しょうしまく)の形成から器質化に至る. これは**びまん性肺胞傷害 diffuse alveolar damage(DAD)**と呼ばれるが，臨床的には**急性(成人)呼吸窮迫症候群 acute(adult) respiratory distress syndrome(ARDS)**と呼ばれる.

③**腎臓**：腎皮質の血流低下により急性尿細管壊死をきたす. 急性腎障害の像を示し，ショック腎といわれる(図 4-4 参照).

④**消化管**：粘膜に出血やびらんを生じる.

⑤**肝臓**：ショックに対して中心静脈の周囲に肝細胞の急性の壊死，脱落がみられるが，これは急激な血圧の低下によって血流が減少するために起こる.

　⑥副腎皮質：脂質の減少は網状帯で限局性に始まり，束状帯に拡大する．

　⑦脳：血圧が低下すると脳細胞の脱落が起こり，虚血性の変化がみられる．とくに皮質の神経細胞では乏血性変化が起こりやすい．また海馬の神経細胞と小脳のプルキンエ細胞は低酸素に対して感受性が高いため，傷害が現れやすい．

4　播種性血管内凝固症候群 disseminated intravascular coagulation（DIC）

　種々の疾患において全身の小血管に微小血栓が生じる状態をいう．その進行過程では，血管内皮細胞の傷害あるいは血栓形成因子の放出→微小血栓形成→血小板減少と凝固因子の消費→線維素溶解機構の亢進→出血傾向（消費性凝固障害 consumption coagulopathy）がみられるが，一方では血栓形成のため臓器の虚血，梗塞を引き起こす．

a．凝固・線溶系

　DICの原因と病態を図4-15に示す．ここでは凝固系と線溶系のバランスが崩れ，フィブリン血栓による臓器障害と出血傾向がみられる．検査学的にはフィブリン体分解物 fibrinogen and fibrin degradation product（FDP）の上昇を伴う．

b．病態生理

　フィブリン血栓のよくみられる臓器は腎臓，皮膚，肺などであり，その他に脳，肝臓などにも認められる（図4-16）．

　①腎臓：急性尿細管壊死→乏尿，無尿．

　②肺：浮腫，フィブリン析出→びまん性肺胞傷害（DAD），急性（成人）呼吸窮迫症候群（ARDS）．

　③脳：小出血，壊死→意識障害，けいれん．

5　浮腫（水腫）

　浮腫 edema とは，組織，細胞間に間質液である水分が異常に増加した状態をいう．水分は体重の60%を占めるが，40%は細胞内，20%は細胞外に存在する．20%を占める細胞外水分の15%が組織間に存在し，5%は血漿である．心嚢，胸腔，腹腔に水分が貯留することを腔水症という．このうち比重1.015以上，タンパク質含量が4%以上の場合を滲出液，これ以下の場合を漏出液という．全身に高度の浮

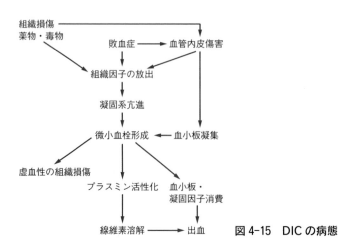

図 4-15　DIC の病態

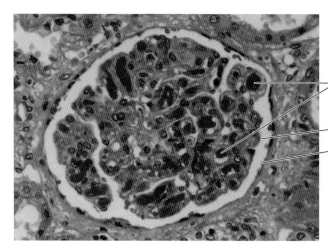

フィブリン血栓

糸球体係蹄

糸球体ボウマン嚢

**図4-16　DICにおいて腎糸球体でみられる
フィブリン血栓**
腎臓の糸球体でみられるフィブリン血栓．このような DIC に伴う毛細血管でのフィブリン血栓は肺や皮膚にもみられる．

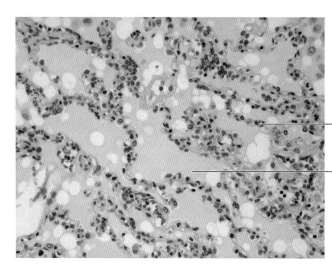

肺胞壁

肺浮腫

図4-17　肺浮腫
肺胞腔内にタンパク質成分を含んだ浮腫がみられる．この場合，タンパク質成分の濃い場合を滲出，薄い場合を漏出と呼ぶ．一般に炎症に伴う場合は滲出，心不全などに伴う胸水は漏出である．

腫をきたした状態を**アナサルカ** anasarca と呼ぶが，浮腫は血圧，浸透圧，組織圧のバランスの崩れによって生じる．また，脱水とは体液の著明な減少をいう．

a．浮腫（水腫）の原因

①心性浮腫：うっ血性心不全のため右心房の静脈圧が上昇し，その影響を受けて毛細管圧が上昇するために生じる．とくに下肢では重力の影響を受け浮腫が生じやすい．また，心不全のため拍出量が低下して循環血液量が減少するため，**レニン-アンジオテンシン-アルドステロン系** renin-angiotensin-aldosterone system（RAAS）が働いてナトリウムと水の吸収を亢進させることにより，全体として生体内の水分が増す．

②腎性浮腫：腎疾患では糸球体の障害によりアルブミンが尿中に排泄され，低タンパク血症となって血漿膠質浸透圧が低下するため，全身の浮腫になる．もっとも代表的なものはネフローゼ症候群である．

③肝性浮腫：肝細胞の機能低下によりアルブミン合成が減少し，結果として血漿浸透圧が低下することにより浮腫が生じる．

b．浮腫に伴う病理組織像

　右心不全や下肢の循環障害では下肢の浮腫，腎不全では全身性の浮腫などがみられ，これが続くと結合組織の反応性増殖が起こり，水腫様硬化になる．肝臓では，肉眼的には腫大，組織学的にはディッセ Disse 腔の拡大がみられる．肺浮腫ではびまん性に弾力性のある硬さを示し，組織学的には肺胞腔内に均質なタンパク質成分を含んだ液がみられる（図4-17）．脳浮腫では脳溝の狭小化，脳回の腫脹，平坦化を示し，組織学的には血管周囲腔（ウィルヒョー・ロバン Virchow-Robin 腔）の拡大と脳実質の間隙拡大をみる．

6　脱　水　症

　脱水症 dehydration とは体液の異常な減少をいう．皮膚，腎臓，消化管から水分が失われると，細胞内の水分が減少する．水分摂取不足，過剰発汗，下痢，嘔吐の他，内分泌器官の機能不全や腎不全などによる．高度の脱水症状では，血液は濃縮され，尿量は減少する．その結果，血中の非タンパク性窒素（残余窒素）が増加して酸血症（アシドーシス）になる．体液の 15% が失われると生命の維持ができなくなるため，輸液が必要である．とくに小児と高齢者は予備力がないので脱水症に陥りやすいが，他にも高温・多湿の場合や，高温下での激しい運動などにより発汗作用が高度な場合にもみられる．

設　問

1．充血，うっ血の病態とこれを発生する機序について述べよ．
2．うっ血が長期化するとそれぞれの臓器にどのようなことが起こるか．
3．虚血の定義，タイプと虚血が臓器に与える変化を述べよ．
4．血栓が発症する原因を3つあげ，それぞれの病態を説明せよ．
5．赤色血栓，白色血栓，混合血栓についてその特徴を述べよ．
6．血栓の転帰を説明せよ．
7．出血の定義および破綻性出血と漏出性出血について述べよ．
8．塞栓の定義とその原因となるものをあげよ．
9．エコノミークラス症候群とは何か．
10．梗塞の定義および貧血性梗塞と出血性梗塞について述べよ．
11．左心不全の病態とこれに関連した臓器の変化を述べよ．
12．右心不全の病態とこれに関連した臓器の変化を述べよ．
13．門脈圧亢進の起こる機序・原因と症状をあげよ．
14．ショックの病態を説明し，これを引き起こす原因をあげよ．
15．ショックのときに臓器にみられる変化をあげよ．
16．播種性血管内凝固症候群（DIC）の病態とその組織学的特徴について述べよ．
17．浮腫の病態とその原因を3つあげよ．
18．滲出液と漏出液の違いを述べよ．

5 炎　　症

**学習
目標**
・炎症における一連の現象が生体の防御システムにおいてその主要部分であることを理解する.
・炎症には血管，血管内外の細胞，液性因子の3要素が関与していることを理解する.
・急性炎症と慢性炎症の基本的な相違を理解する.
・肉芽腫性炎症の概念を理解する.
・サイトカインストームに伴う臓器傷害を理解する.
・炎症後の組織修復機構を理解する.

5-1　炎症とは何か

　"炎"という字からも連想されるように，炎症 inflammation とは，熱く燃え盛るものである．たとえば，顔のにきび(尋常性痤瘡(ざそう)，化膿性毛嚢炎(もうのうえん))がひどくなると，その部位が腫れて熱を持ち，痛いと感じる．また，蚊に刺されると，かゆみと赤みを伴う膨疹が形成される．急性虫垂炎では，激しい腹痛，発熱，末梢血での好中球の著明な増多を認める．炎症とは**細胞傷害を伴う刺激に対する生体反応**であり，**血管・細胞・液性因子**という3要素の変化を伴うものである．本来，炎症は個体をまもるための**生理的な反応**であるが，悪循環により組織の傷害が持続しながら進行する過剰反応がみられることがある．そのような際には，炎症の影響は局所にとどまらず全身反応を引き起こすため，治療が必要となる．

1 炎症と細胞傷害の違い

　細胞の傷害は1つの細胞をはじめとするあらゆる状況で起こるが，炎症は，1種類の細胞よりなる培養細胞やアメーバのような単細胞生物では決して観察されない．炎症反応は血管の存在する多細胞生物においてのみ認められるものである．

2 炎症の原因

　細胞傷害を惹起するすべての刺激は炎症を引き起こすが，細胞傷害の原因は大きく以下のように5つに分類される．
　①**物理的刺激**，②**化学的刺激**，③**循環障害**，④**感染**，⑤**自己免疫反応**(アレルギー)．
　①物理的刺激には，高温，低温，圧力，摩擦，紫外線，放射線，電撃(落雷)などがあり，②化学的刺激には塩酸や砒素などの一般的化学物質以外に，キノコの毒素，ヘビ毒など，生物がつくり出すものもある．皮膚を強くたたくと赤くなるのは，もっとも身近な炎症である．フリーラジカルや活性酸素による酸化的ストレスも化学的刺激に分類できる．③循環障害とは，酸素の豊富な動脈血が届かなかったり，静脈血が異常に貯留したりすることを指す(第4章参照)．④感染には，細菌，ウイルス，

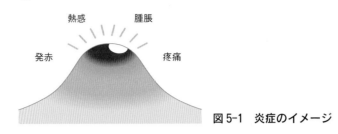

図 5-1　炎症のイメージ

真菌(カビ)，原虫，寄生虫などがある(第 6 章参照)．⑤自己免疫反応とは，免疫機構の異常により，自らの免疫システムで自分の細胞や分子を攻撃してしまうことをいう(第 7 章参照)．これらすべては細胞傷害の原因であり，その結果，炎症が開始される．究極的には，体外からの侵入分子(生物・無生物)と自らの壊死物質が炎症の起始点といえよう．ただし，細胞傷害の原因の多くは複合的であり，細胞傷害の程度や組み合わせによっては炎症がほとんど起こらずに，アポトーシスやオートファジー(第 2 章 2-4 の項参照)が起こることもある．

3　炎症の目的

　炎症の目的は，**傷害の原因を取り除き，あるいは中和し，その影響を修復する**ことである．たとえば，細菌感染に対する炎症反応の目的は，細菌を殺すことにより体内における増殖や拡散を防止し，その悪影響を中和することである．また，炎症反応は細菌により傷害を受けた組織の修復にも重要である．しかし，すべての炎症反応がこのような目的を達成できるわけではなく，場合によっては炎症の行き過ぎにより副作用のほうが前面に現れてくることもある．

4　炎症の徴候

　炎症の古典的徴候は，①**発赤**，②**疼痛**，③**熱感**，④**腫脹**，それに伴う⑤**機能障害**である．図 5-1 にそのイメージを示す．

5　炎症の理解に必要な 3 要素

　すべての炎症過程においては，多数の要素が協調して活性化されたり，不活性化されたりするが，炎症反応は以下の 3 つの主な要素に分類される．
　①**血管の反応**(図 5-3，5-4 参照)，②**細胞の反応**(図 5-2，5-4〜5-11 参照)，③**液性反応**(細胞より放出される化学物質)(5-3②，5-4③の項参照)．

6　炎症にかかわる細胞(図 5-2)

　①**好中球** neutrophil：炎症開始初期の 36 時間における炎症局所においてもっとも増加する細胞である．好中球は骨髄で分化・増殖を遂げ，末梢血に出てくると，その寿命は短く 7 日程度である．血管外へ出た後は，任務を遂行し 1 日程度で死亡する．貪食細胞であり，その細胞質に存在する顆粒には，ミエロペルオキシダーゼ(過酸化水素と塩素から，活性酸素である次亜塩素酸や一重項酸素を産生する)，リゾチーム(別名ムラミダーゼ；グラム陽性菌細胞壁のペプチドグリカンを分解する)，ラクトフェリン(細菌・真菌の増殖に必須である鉄を吸着し回収する)，ディフェンシン(広い抗菌スペクトルを示す塩基性タンパク質)などの殺菌に役立つ酵素やタンパク質を含む．細菌や異物を認識する能力を有するが(走化性)，寿命が短いため情報の記憶能力はなく，また抗体を介して分子や細胞を認識

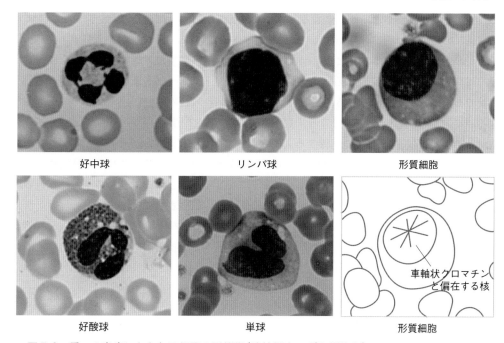

図 5-2　種々の炎症にかかわる細胞の形態像(塗抹標本，ギムザ染色)
実際の生体においては種々の炎症細胞が同時にみられることが多い．赤血球の直径は 7 μm であるため，よい内部コントロールになる．
[日本血液検査学会評議員 平井通雄氏 提供]

することもできない．いわば"特攻隊"的な存在である．血液検査で好中球が増える原因として，**細菌感染症**と**梗塞**(循環障害)が重要である．最近，好中球は死に際に破裂して細胞外に網目構造を形成し，細菌を吸着することが明らかになった(ネトーシス)．

　②**リンパ球** lymphocyte：ウイルス感染に対する主たる炎症細胞であり，単球・マクロファージおよび形質細胞とともに慢性炎症の主役を務める．B 細胞，T 細胞，NK(ナチュラルキラー)細胞から構成されている．B 細胞は抗原提示細胞でもあり，主として液性免疫にかかわり，T 細胞は液性免疫と細胞性免疫の双方にかかわる．どの細胞も多彩な液性因子(サイトカイン)を放出する．サイトカインとは，種々の細胞から放出され，細胞間のコミュニケーションに寄与する微量生理活性タンパク質である．さらにキラー T 細胞と NK 細胞は，細胞膜破壊性タンパク質であるパーフォリンやグランザイム B を放出することができる．リンパ球は刺激により芽球化し，分裂・増殖する．

　③**形質細胞** plasma cell：B 細胞から最終分化した細胞で，抗体である免疫グロブリンを産生し分泌する．炎症の消退期や慢性期に多く存在し遊走能を欠くため，末梢血や体腔液には出現しない．粗面小胞体が豊富であるため，細胞質は好塩基性を呈する．核が偏在し，クロマチンが車軸状にみえるのが特徴である．

　④**好酸球**：I 型アレルギー反応や寄生虫感染における主たる炎症細胞である．細胞質にある顆粒成分の主要塩基性タンパク質は寄生虫に毒性を示す．増殖能はない．

　⑤**好塩基球**と**肥満細胞**：IgE 受容体を有し，アレルゲン刺激に応じて血管拡張やかゆみを引き起こすヒスタミンを放出する．好塩基球は増殖しないが，肥満細胞は組織内で増殖できる．

　⑥**単球・マクロファージ**(monocyte/macrophage)：炎症が始まり 2～3 日以降になると，炎症巣では好中球は徐々に単球・マクロファージに置換されていく．骨髄で分化・増殖した単球が血管外へ遊走

すると，マクロファージへと名前が変わる．マクロファージと同じ機能を果たしながら，生まれたときから組織にいる細胞は組織球 histiocyte と呼ばれている．これらの細胞は，より大きな粒子状物質を貪食でき，細胞寿命が長く年単位とされ，炎症巣内での分裂・増殖が可能である．殺菌性物質としてリゾチームやカテプシン D を有する．マクロファージは忍者のようにさまざまな形態変化を示し，肺では塵埃である炭粉を貪食しているのがよく観察され，肺うっ血の場合には赤血球のヘモグロビンに由来するヘモジデリン（鉄の不溶化物）の貪食が目立つ（心不全細胞）．脂肪を貪食した泡沫細胞（黄色腫細胞）は，アテローム性硬化症の進行する動脈内膜や皮膚，消化管で認められる．マクロファージの形態が細長く変化した類上皮細胞は肉芽腫の主要な構成成分であり，ラングハンス型巨細胞や異物巨細胞もマクロファージ由来である．マクロファージは炎症の原因を除去できないときに多数の細胞が合体し，多核の巨細胞を形成するという特徴がある．また，細胞表面に抗原を提示し，その情報をリンパ球に渡すことができる．同時に種々の液性因子（サイトカイン）を分泌し必要な細胞を招集している．種々の細胞はサイトカインを産生することにより，炎症や免疫のコーディネートを行っている．あるサイトカインは炎症の初期に関与するのに対して，他のサイトカインはもっと後期に作用したり，骨髄で細胞の増殖を促進したりする．

　⑦**樹状細胞**：抗原提示を専門的に行う細胞であり，表皮内ではランゲルハンス細胞と呼ばれる．神経細胞のような長い樹状突起を持っているのが特徴である．リンパ節や脾臓を中心に全身に存在する．

5-2　急性炎症──炎症の開始とその分子機構

　急性炎症は，細胞や組織の傷害・破壊に対する初期反応であり，微小循環系の変化と炎症性細胞反応を誘発する．傷害組織と炎症細胞の産生する液性因子が重要な役割を果たす．

1　急性炎症における毛細血管の3つの重要な変化（図 5-3）

　①**血流の増加**：細動脈の拡張により毛細血管や細静脈に血液貯留が起こり（充血），血流が遅くなる（発赤・熱感）．

　②**血管壁の透過性の亢進**：毛細血管や細静脈において内皮細胞間の隙間が増加し，血清タンパク質や水分が血管外へ漏れやすくなる．初期はブラジキニンやヒスタミンによるとされ，次第にマクロファージやリンパ球から放出される多彩なサイトカインの作用により引き起こされるようになる．血管壁の透過性亢進は，免疫グロブリンなどの重要な防御タンパク質が血管外へ漏出するのを容易にしている．

　③**好中球の血管外遊走**：血管内の好中球は，内皮と基底膜よりなる毛細血管壁を変形しながらくぐり抜け，血管内から炎症部位へ到達する．

2　好中球遊走の原理（図 5-4）

　①**血管壁近くへの移動**：血流が遅くなることで，好中球は血管内で内皮細胞の近くへと移動する．

　②**ローリング**：好中球は毛細血管内で内皮細胞と持続的に接触しながら，コロコロと血管壁を転がるようになる．この現象には，血管内皮細胞の表面に発現するセレクチンと好中球表面の糖タンパクとの反応が関与する．

　③**接着**：やがて，好中球は血管内皮に完全に接着する．この現象は，血管内皮細胞の表面に発現す

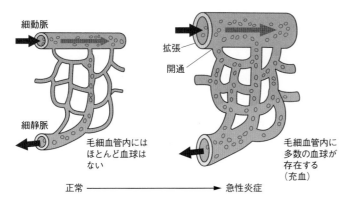

図5-3 急性炎症における
毛細血管の変化

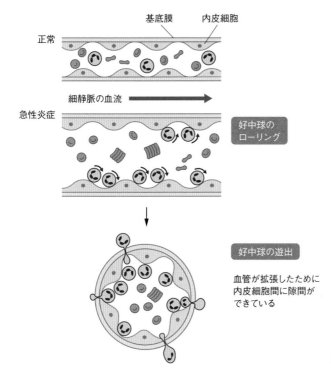

図5-4 好中球遊走のメカニズム

る免疫グロブリンファミリーの細胞間接着因子・血管性細胞接着因子，ならびに好中球表面のインテグリンが媒介する．

　④**血管外の細胞傷害部位への遊走**：内皮細胞に接着した好中球は，活性化され，アメーバのような形となり，内皮の間を通って血管外へ出て細胞傷害部位へ浸潤する．この際，好中球はC5aのような補体成分，ロイトコトリエンB leukotriene Bのようなアラキドン酸産物やサイトカインの濃度の高いほうへ惹かれて移動する性質がある（**走化性**）．好中球は，細菌に接着し，貪食を行う．有毒な細菌を包み，貪食しやすくする分子を**オプソニン**と呼び，免疫グロブリンや補体のC3bが代表的なものである．好中球に貪食された細菌は，食胞内で，次亜塩素酸や一重項酸素などの活性酸素や，鉄を奪い取られることによって殺菌される．

3 急性炎症の病理形態学的分類

渗 出 物(タンパク質含量の多い液体成分)の量的あるいは質的な違いから，形態学的に急性炎症は以下のように分類される．

① 漿 液性炎：上皮の破壊が少なく，血清成分および少量の好中球の渗出がみられる．肉眼的には，粘膜の濁りと充血を認めるのみの軽度の炎症である．粘膜の漿液性炎は，しばしば粘液の過剰産生を伴い，**カタル性炎**と呼ばれる．

②線維素性炎：線維素(フィブリン)析出の目立つ炎症であり，肉眼的には 絨 毛状を呈する．

③化膿性炎：好中球の渗出が目立つ炎症(図 5-5)で，肉眼的には膿 pus の存在が特徴的である．膿は，顕微鏡的に多量の好中球，血清成分，組織の壊死物質よりなる．組織融解が肉眼的にもわかる限局性化膿性炎症を膿瘍 abscess と呼び，びまん性の好中球浸潤が結合織にみられる場合を**蜂窩織炎**(蜂巣炎)と呼ぶ．また，副鼻腔や胸腔などの体腔に膿が貯留した状態を**蓄膿**という．壊死に細菌感染が伴った場合を**壊疽性炎**と呼び，フィブリン析出が厚く黄白色の膜様構造が粘膜表面を覆い，血管侵入を受けている場合を**偽膜性炎**と呼ぶ．

④**出血性炎**：出血が前面に出る炎症所見である．とくに免疫不全の場合，動員される炎症細胞が少ないため，出血壊死性炎を起こしやすい．

4 急性炎症の転帰

炎症は原則的に傷害因子が取り除かれると回復へ向かう．どの程度早期に傷害因子が取り除かれたか，どの程度の量の壊死が起こったかにより回復の早さが異なる．図 5-6 に急性炎症に伴い発生する浮腫，好中球浸潤，単球・マクロファージ浸潤の標準的時間経過を示す．転帰は以下のように分類される．

①**治癒**：傷害因子が除去された場合，組織の構造と機能はもとどおりに回復する．その経過に関しては，再生・創傷治癒に準じる(第 3 章参照)．マクロファージが壊死物質をすべて処分し，再生が起こるのである．

②**膿瘍化** abscess：膿で満たされた空間である膿瘍は，通常，細菌感染で生じ，どのような臓器にでも起こる可能性がある．膿瘍の周囲には時間経過とともに結合織が増生し，被膜の形成がみられるようになる．これは，身体が**傷害原因の隔離**をしようとしている現象であると理解される．内容物は次

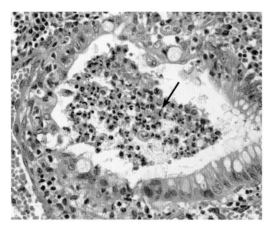

図 5-5　潰瘍性大腸炎にみられる急性炎症の組織所見(HE 染色)
大腸腺管の陰窩の内腔内に多数の好中球が浸潤しており(矢印)，陰窩膿瘍 crypt abscess と呼ばれている．

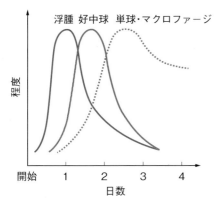

図5-6　急性炎症に伴い発生する浮腫，好中球浸潤，単球・マクロファージ浸潤

第に液状化する．自然あるいは外科的に排膿できれば治癒する．

③**潰瘍化** ulceration：上皮細胞表面における急性炎症の結果，上皮が欠損したもの．消化管では，欠損が粘膜筋板にとどまるものを**びらん** erosion，粘膜下あるいはそれより深部に至るものを**潰瘍** ulcer という．消化性潰瘍と皮膚潰瘍が代表的である．

④**瘻孔形成** fistula：炎症に伴い，2つの臓器間，あるいは1つの臓器と皮膚・粘膜・漿膜間に異常な交通が生じることをいう．痔がひどくなり，炎症により直腸粘膜と皮膚の間に異常な交通を生じて肛門周囲の皮膚から便が漏れるようになることを痔瘻という．

⑤**瘢痕化** scar：線維化によって組織が変形し機能異常を生じるもの．

⑥**慢性化**：急性炎症に伴う一連の現象によって傷害因子を除去できない場合，後述の慢性炎症に移行する．

5-3 炎症の全身への影響

1 急性炎症による全身反応

急性炎症に特徴的であるが，慢性炎症の活動期にも同様の全身反応が認められる．これらは，炎症局所で産生されるサイトカインなどのさまざまな化学物質の作用が全身に及んだものである．

①**発熱**：外因性発熱物質の代表はグラム陰性桿菌のリポ多糖である．マクロファージの産生するプロスタグランジンやサイトカインは内因性発熱物質として働く．

②**末梢血における白血球増多**：細菌感染やその他の急性炎症では好中球，寄生虫感染や1型アレルギー（喘息，スギ花粉による鼻炎など）では好酸球，慢性炎症ではリンパ球や単球が増加する．ただし，感染症が重篤なときやウイルス感染では白血球が減少することもある．

③**リンパ節腫大**：急性炎症の所属リンパ節は腫大する．リンパ球の増殖など，免疫システムの活性化によるものである．全身感染症ではしばしば脾臓や肝臓も腫大する．

④**赤血球沈降速度（赤沈）の亢進**：非特異的反応だが，簡便でどこででもできる検査として広く使用されてきた．免疫グロブリンやフィブリノーゲンの増加によって，赤沈は亢進する．貧血によっても亢進するため，鑑別には注意を要する．

⑤**急性相反応タンパクの増加**：C反応性タンパク（CRP），補体，フィブリノゲンといった$\alpha \sim \beta$グロ

ブリン分画の急性相反応タンパクは，炎症発生後1〜2日の早期に血中濃度が上昇するため，臨床検査で炎症の程度を評価するのに重要である．

2　全身性炎症反応症候群・サイトカインストーム

サイトカインとは種々の細胞から分泌されるポリペプチド(タンパク質)であり，種々の細胞が産生することにより，炎症や免疫反応のコーディネートを行っている．クローニングされた一部のサイトカインはインターロイキン interleukin("白血球間で"という意味である)と呼ばれ，番号が付けられている．歴史的な経緯より，腫瘍壊死因子 tumor necrosis factor(TNF)，インターフェロン，ケモカインなど違う名前が付いているものもあるが，すべてサイトカインの仲間である．炎症の初期に活性化したマクロファージから分泌される代表的サイトカインに，腫瘍壊死因子とインターロイキン-1がある．最初の刺激は，細菌のエンドトキシンや免疫複合体産物である．これら2つのサイトカインの主な役割は血管の内皮細胞の活性化である．ところが，この反応が行き過ぎると，内皮細胞が傷害され，血栓が毛細血管などにできることになり，播種性血管内凝固症候群 disseminated intravascular coagulation(DIC)とほとんど変わらない病態となる．最終的にはすべての臓器に傷害が波及するが，毛細血管が多い肺，腎臓，肝臓が最初の標的となる．こうした状態は**全身性炎症反応症候群** systemic inflammatory response syndrome(SIRS)あるいは**サイトカインストーム**と呼ばれる．

劇症型A群レンサ球菌感染症(いわゆる人食いバクテリア症)は1994年に週刊誌で取り上げられた．その症状は，四肢の疼痛から始まり，手足の壊死が数十時間で進行し，同時に多臓器不全を起こすものである．致死率は約30%ときわめて高いが，劇症型の菌だけが持つ毒素がサイトカインストームを起こし，血管傷害を起こしているものと理解される．インフルエンザなどのウイルスでも同様の反応を生じることがあるが，その病原性の強さの予測はなかなか困難である．

また，グラム陰性桿菌(大腸菌，肺炎桿菌，緑膿菌など)の細胞壁のリポ多糖はエンドトキシンと呼ばれる．エンドトキシンはトル Toll 様受容体により，自然免疫の機構でも認識されるようになっている．末梢血中に細菌が多量に存在する重篤な感染症を**敗血症** sepsis と呼ぶ．グラム陰性桿菌による敗血症では，血中に多量のエンドトキシンが放出されるため，**エンドトキシンショック症候群**を呈することがある．その臨床所見は，血圧低下，呼吸困難，低酸素血症，アシドーシスであり，心不全，呼吸不全，肝不全，腎不全やDICを併発する．

こうした病態は，感染症のみならず，外傷，熱傷，膵炎，手術などの種々の高度な侵襲を誘因として発生する．細菌感染で死亡するときにはほとんどの症例でサイトカインストームが起こっており，多量のサイトカインにより炎症の原発巣以外の臓器が傷害されることがあることは，記憶にとどめておくべきである．

5-4　持続する炎症(慢性炎症)

数日以内に快方へ向かわない急性炎症は，慢性炎症へと移行していく．はっきりした急性炎症がわからないまま，慢性炎症として初めて認識されることもある．表5-1に急性炎症と慢性炎症の違いをまとめた．

表 5-1　急性炎症と慢性炎症の違い

	急性炎症	慢性炎症
炎症のスタート	速い：数分から数時間で燃え盛る	ゆっくり：数週間でスタートし，何十年と続くこともある
関与する炎症細胞	主として好中球	単球・マクロファージとリンパ球
組織傷害・線維化	軽重はさまざまだが局所的で，もとの組織の枠組みは残っている．壊死が主病変で線維化は軽微	しばしば組織傷害は激しく，進行性で，組織の正常構造が残存しない．壊死を伴わないこともあり，線維化が強い
局所的・全身的徴候	局所や全身反応は顕著	全身反応はかえって軽微である

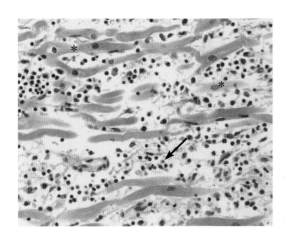

図 5-7　急性ウイルス性心筋炎の組織所見 (HE 染色)

心筋の変性壊死像(＊)と著明なリンパ球の浸潤(矢印)を認める．ウイルス感染のため，急性でもリンパ球が主体となっている．図 5-5 も参照せよ．

1 慢性炎症の特徴

　単核球(マクロファージ，リンパ球，形質細胞を一括したもので，多核である好中球に対する用語である)，線維芽細胞，新生血管が主役である．しばしば瘢痕化や組織構築の改変・変形を伴うため，正常組織の構築の変化は急性炎症より強い．C型肝炎ウイルス感染による慢性活動性肝炎から小葉構造の改変を伴う肝硬変への移行などが代表例である(第 15 章 C の項参照)．細胞成分の増殖を伴うため，増殖性炎とも呼ばれる．急性炎症の遷延化の他，多くのウイルス感染症，リケッチア感染症では病初期からこのタイプの炎症反応を示す(図 5-7)．

　高度の線維化を伴う慢性臓器炎には，慢性肝炎(図 5-8)，慢性膵炎，間質性肺炎などがあげられる．慢性リンパ球性甲状腺炎(橋本病)(図 5-9)や慢性唾液腺炎(シェーグレン症候群)といった自己免疫疾患では，B 細胞が集まりリンパ濾胞が形成される．慢性炎症が急性増悪を反復する場合には，慢性活動性炎症と呼ばれる．胃粘膜への持続的な多量のピロリ菌感染は，好中球の出現も伴う慢性活動性胃炎を引き起こす．

　年余にわたる慢性炎症は**発癌のリスク**を有意に増加させる．その分子機構は，炎症細胞がつくり出す活性酸素への慢性的な曝露あるいは慢性炎症に伴う局所の鉄過剰がゲノム DNA の情報を改変するもの(変異)と考えられている．たとえば，慢性肝炎・肝硬変は肝細胞癌と，消化管の慢性炎症疾患である潰瘍性大腸炎(図 5-5)やクローン病は大腸癌と，ピロリ菌による慢性胃炎は胃癌・悪性リンパ腫と，慢性甲状腺炎は悪性リンパ腫の発生と関連していることが，疫学的に確かめられている．

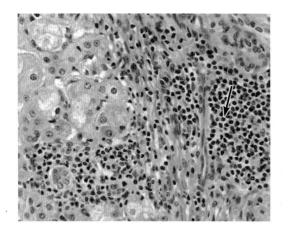

図5-8　慢性活動性肝炎の組織所見
（HE染色）

グリソン鞘への著明なリンパ球浸潤（矢印）と肝小葉周辺の肝細胞の変性・壊死を認める．肝炎ウイルスによる慢性活動性炎症であり，感染細胞を免疫機構が排除しようとしているものである．

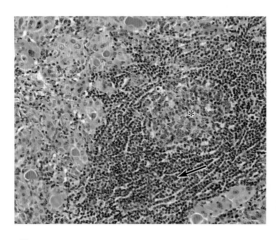

図5-9　慢性リンパ球性甲状腺炎（橋本病）
の組織所見（HE染色）

甲状腺間質へのリンパ球浸潤（矢印）とともに，胚中心を伴うリンパ濾胞（＊）が形成されている．

2　慢性炎症の原因

慢性炎症の原因には以下のものがある．

①治癒せず持続する急性炎症（遷延する細菌性肺炎など）．

②容易には排除できない持続感染症（C型肝炎ウイルスや結核菌など）．

③長期にわたる有害分子への曝露（喫煙やアスベスト繊維への曝露など）．

④異物（手術時に体内に残された糸やガーゼなど）．

⑤自己免疫疾患：免疫系の機能異常により自己抗原に対する免疫反応が起こっている．そのため，炎症は長期にわたる．

⑥移植細胞や臓器に対する拒絶反応．

⑦原因不明の慢性炎症性疾患（間質性肺炎など）．

3　慢性炎症におけるマクロファージの機能

急性炎症においても1日後より多量に炎症巣に出現するマクロファージは，慢性炎症においても最前線で活躍し，T細胞の右腕となっている．抗原提示細胞としてT細胞に情報を提供するだけでなく，以下に示す多彩な液性因子を分泌している．

①インターロイキン interleukin-1 や腫瘍壊死因子のようなサイトカインを分泌して，炎症にかかわ

る多彩な細胞の機能を調整する.

②細胞の走化性に関与したサイトカインである多数のケモカインにより，仲間のマクロファージやリンパ球を炎症の場に呼び寄せる.

③活性酸素を発生して，取り込んだ細菌やウイルス感染細胞を除去する.

④線維芽細胞成長因子 fibroblast growth factor(FGF)や血小板由来成長因子 platelet-derived growth factor(PDGF)のような種々の増殖因子(成長因子)を分泌して，線維芽細胞や内皮細胞の増殖を促す.

⑤タンパク質分解酵素を分泌し，傷害を受けた細胞や間質成分を除去する.

⑥細胞膜に存在するアラキドン酸の代謝産物であるプロスタグランジンを介して，炎症反応を促進する.

4 肉芽腫性炎症

肉芽腫性炎症 granulomatous inflammation は特異的慢性炎症とも呼ばれる. 肉芽腫性炎症の肉芽腫 granuloma は肉芽組織 granulation とはまったく異なるもので，肉芽腫性炎症は，**類上皮細胞**(空胞やライソゾームの増加により細胞質がきわめて広いマクロファージが，互いに密に接しながら上皮様に集まっているもの)，リンパ球ならびに多核の巨細胞よりなる肉芽腫の存在で特徴付けられる(図 5-10).

5 肉芽腫の形成

肉芽腫は，容易に除去できない結核菌のような抗酸菌や真菌，または細胞性免疫を活性化するような分子により，マクロファージが活性化されて形成される. マクロファージは，活性化されると上記のような液性因子を分泌すると同時に，類上皮細胞へと形を変え，肉芽腫から動かなくなる. そして，インターフェロンγの影響下で合体し，多核の巨細胞となる. 結核の肉芽腫病変に出現するラングハンス型巨細胞は，細胞の周辺に沿って馬蹄形状に並ぶ核が特徴である(図 5-10, 5-11).

6 肉芽腫の原因

次のような病変が肉芽腫性炎症をもたらす.

①**感染症**：結核，非定型性抗酸菌症(非結核性抗酸菌症)，らい，梅毒，真菌症(クリプトコッカス，ヒストプラズマ，ブラストミセス，コクシジオイデス)，ネコひっかき病，野兎病(いずれも細胞内寄生性病原体が原因である). 結核では中央に乾酪壊死(肉眼的にクリームチーズ様)を伴うのが特徴である.

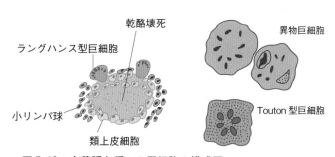

図 5-10 肉芽腫と種々の巨細胞の模式図
類上皮細胞とラングハンス型巨細胞が乾酪壊死を取り囲んでいる. 小リンパ球は最外層に分布する. 結核にみられる所見である.
異物巨細胞と Touton 型巨細胞も示す.

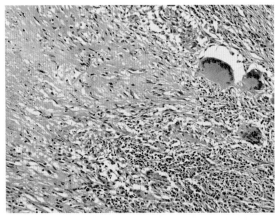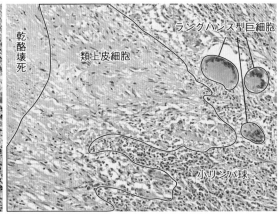

図 5-11　肺結核における乾酪壊死を伴う肉芽腫（HE 染色）
乾酪壊死の周囲に肉芽腫の形成を認める．核が肉芽腫の周囲に馬蹄型に並ぶ多核巨細胞（ラングハンス型巨細胞）が認められる．肉芽腫の外側にはリンパ球浸潤を伴っている．

②**自己免疫疾患**：多発血管炎性肉芽腫症（旧名ウェゲナー肉芽腫症），リウマチ結節．

③**腫瘍**：ホジキン型悪性リンパ腫，レンネルト型悪性リンパ腫，癌の所属リンパ節におけるサルコイド様反応．

④**異物**：異物型多核巨細胞（図 5-10）が特徴的．皮膚の最表面にあるケラチンも，真皮に入ると異物として認識され，異物肉芽腫の原因となる．

⑤**脂質**：脂肪を貪食した泡沫細胞と Touton 型巨細胞（図 5-10）が特徴的である．脂質代謝異常で出現する．

⑥その他の原因不明の疾患：サルコイドーシス，クローン病．

設問

1．1 種類の細胞よりなる培養細胞では炎症は起こらない．これはなぜか説明せよ．
2．急性炎症の古典的徴候を 5 つあげよ．
3．炎症の原因を整理せよ．
4．炎症に関連する細胞をすべてあげ，その役割とおおよその寿命をまとめよ．
5．好中球が血管外へ遊出する際の分子機構について述べよ．
6．オプソニンとは何か，その概念を述べよ．
7．好酸球浸潤がみられる炎症にはどのようなものがあり，なぜ好酸球が出てくるのかを述べよ．
8．サイトカインとは何か，その概念を述べよ．
9．膿瘍，蜂窩織炎，蓄膿症の違いを述べよ．
10．炎症に伴う全身反応について述べよ．
11．サイトカインストームの成因と病態を記せ．
12．慢性炎症を病理学的に説明せよ．
13．肉芽腫性炎症の組織学的特徴を述べよ．
14．肉芽腫性炎症はどのようなときにみられるのか述べよ．
15．肉芽組織と肉芽腫の違いを述べよ．
16．類上皮細胞について説明せよ．
17．ラングハンス型巨細胞はどのような病態で出現するか説明せよ．また，その形態的特徴を述べよ．

6 感　染　症

学習目標	・病原体の種類を理解し，それぞれによって生じる代表的な感染症の特徴を知る． ・病原体に対する生体防御反応を理解する． ・病原体の形態的特徴を説明できるようにする． ・細胞外寄生性病原体と細胞内寄生性病原体を説明できるようにする． ・内因性感染と外因性感染，日和見感染を説明できるようにする． ・病原体に対する中和抗体と細胞性免疫を説明できるようにする． ・感染経路別感染防御対策を説明できるできるようにする． ・病原体の感染経路を知り，感染防御対策を理解する．

6-1　病原体の種類

　病原体が生体を傷害し，また，生体の細胞がその病原体に対して反応する過程を**感染症**と称する．ヒトに感染症を引き起こす病原体は，小さいものから，ウイルス，細菌，真菌(カビ)，原虫，蠕虫(寄生虫)に分けられる．蠕虫以外は肉眼的に確認できないため，微生物と呼ばれる．ウイルスは自力では増殖できず，必ず宿主細胞への感染が必要である．ウイルスは DNA ウイルスと RNA ウイルスに分けられる．細菌では①球菌と桿菌とらせん菌，②グラム陽性菌とグラム陰性菌，③好気性菌と通性嫌気性菌と偏性嫌気性菌，④細胞外寄生菌と細胞内寄生菌などに分類される．また，特殊なものとして，抗酸菌，莢膜産生菌，芽胞産生菌をぜひ知っておきたい．リケッチア，クラミジア，スピロヘータも特殊な細菌の仲間である．真菌は菌糸形成菌と酵母型菌に分けられる．単細胞生物である原虫は，根足虫類（アメーバ），鞭毛虫類，繊毛虫類，胞子虫類に分けられる．蠕虫は線虫，吸虫，条虫に分けられる．

6-2　定着と発症，常在菌と病原菌

　腸管内，口腔・咽頭，腟，皮膚などには**常在細菌叢**が分布し，正常機能の発揮に共生関係が成立している．常在細菌叢は，非病原性微生物のみならず，一定量の病原性細菌も分布しているが，感染症を生じることはない．微生物がそこにいること(定着)と感染症の成立(**疾病発症**)の違いを認識する必要がある．**病原性微生物**がヒトからヒトへと伝染する状態が持続する個体を**保因者**(細菌の場合は保菌者)と呼ぶ．症状や異常所見を認めない場合は健康保因者と称される．

　常在細菌叢として，大腸腔の大腸菌，ビフィズス菌や嫌気性菌，口腔・咽頭における緑色レンサ球菌，腟の乳酸桿菌(デーデルライン桿菌)，皮膚における表皮ブドウ球菌があげられる．

　常在細菌叢が抗生物質の服用などの理由で消失すると，病原菌や耐性菌が繁殖して，感染症が成立する．この現象は**菌交代現象**と呼ばれる．

6-3　感染の成立

感染の成立には，①病原体の存在，②感染経路，③宿主の感受性の3条件がそろう必要がある．

1　病原体の感染力

病原体の**感染力**は疾病の重症度や慢性化を決定する．病原性は，病原決定因子の産生のみならず，組織・細胞侵襲性，組織傷害性，病原体の増殖性に依存する．

腸炎ビブリオは増殖速度のもっとも速い細菌である（**世代時間** 7.5分）．結核菌の増殖速度は著しく遅い（11〜12時間）．メチシリン耐性黄色ブドウ球菌 methicillin-resistant *Staphylococcus aureus*（MRSA）の増殖速度（1.5〜2時間）はメチシリン感受性黄色ブドウ球菌（MSSA）のそれ（1時間）より遅いため，抗生物質を使わない状況では非病変部に定着したMRSAは徐々にMSSAに置換されていく．

感受性者を発症させるのに必要な菌数は，病原体によって異なる．腸管出血性大腸菌，チフス菌や結核菌は比較的少数（10^1〜10^3）の菌で感染が成立するのに対して，コレラ菌の場合は10^4〜10^6，食中毒菌の場合は10^5〜10^8といった大量の菌の摂取を必要とする．

2　感染経路

同一世代，同一集団内における病原体の感染（水平伝播）は，①接触感染，②飛沫感染，③空気感染，④一般媒介物感染，⑤節足動物媒介感染に大別される（表6-1）．

接触感染では，直接的あるいは器具などを介して間接的に保菌者間を微生物が移動する．**飛沫感染**は，コロナウイルスの場合も含めて咳，くしゃみ，会話などで飛び散る飛沫を介する感染である．**飛沫**はそのほとんどが1m以内に落下し，空中に浮遊することは原則的にはない．机などに落下あるいは手に付着した飛沫を介した接触感染も生じる．**空気感染**は径5μm以下の**飛沫核**（飛沫が気化した後の微生物を含む小粒子）による感染で，空気の流れによって広くまき散らされる．乾燥に強く，少数の吸引で感染が成立する病原体に限られる（結核，麻疹，水痘の3種のみ）．**一般媒介物感染**では，汚染された食物，水，薬剤，器具などによって病原体が伝播される．**節足動物媒介感染**は，蚊，ハエ，ダニ，ノミなどに媒介される．なお，2020〜2021年に世界を震撼させた新型コロナウイルス（SARS-CoV-

表6-1　感染経路別にみた病原体

接触感染	性感染症病原体，黄色ブドウ球菌（膿痂疹，MRSA），疥癬，腸管出血性大腸菌 O157，出血熱ウイルス
飛沫感染	髄膜炎菌，インフルエンザ菌，百日咳菌，マイコプラズマ，インフルエンザウイルス，風疹ウイルス，ムンプスウイルス
空気感染	結核菌，水痘ウイルス，麻疹ウイルス
一般媒介物感染	食中毒菌，病原性大腸菌，コレラ菌，ポリオウイルス，A型肝炎ウイルス，赤痢アメーバ，腸管寄生虫
節足動物媒介感染	日本脳炎ウイルス，黄熱ウイルス，デング熱ウイルス，リケッチア，野兎病菌，マラリア，フィラリア，リーシュマニア，トリパノソーマ
経皮感染	鉤虫，糞線虫，住血吸虫，野兎病菌
血中ウイルス感染	B型・C型肝炎ウイルス，ヒト免疫不全ウイルス（HIV）
母子感染	成人T細胞白血病ウイルス，B型肝炎ウイルス，ヒト免疫不全ウイルス（HIV），風疹ウイルス，パルボウイルスB19，梅毒スピロヘータ，トキソプラズマ

2)の感染経路は，飛沫感染に加えてマイクロ飛沫感染(空気感染に限りなく近い)が提唱されている．

　その他，a)病原体が正常皮膚を通過して感染する**経皮感染**，b)輸血や血液・体液で汚染された医療器具の切創事故(針刺し事故を含む)により感染が成立する**血中ウイルス感染**，c)病原体が胎盤ないし産道を介して胎児・新生児に感染する**母子感染**(垂直伝播)がある．

3 ヒトからヒトへと伝播する感染症(伝染病)，伝播しない病原体

　感染症新法に規定された病原体の多くは，ヒトからヒトへと伝播する．エボラ出血熱，痘瘡(天然痘)，ペストなどの**一類感染症**(計7種)は，伝染力と致死性がともに高い．2003年に中国を中心に流行したSARS(severe acute respiratory syndrome：重症急性呼吸器症候群)は一類感染症に追加されたが，2006年12月に法改正によって二類感染症となった．指定感染症に分類されていた鳥インフルエンザ(H5N1)も，2008年5月の法改正に伴い，SARS，ジフテリア，ポリオ(急性灰白髄炎)，結核，中東呼吸器症候群(MERS)，鳥インフルエンザ(H7N9)とともに**二類感染症**(計7種)に分類されている．これらは伝染力が強いが，予防法，治療法が確立されている．2020年5月現在，COVID-19新型コロナウイルスは指定感染症に認定され，上記の二類感染症と同等の扱いを受けている．**三類感染症**(計5種)に分類される腸管出血性大腸菌感染症O157，細菌性赤痢，腸チフス，パラチフス，コレラは，ヒトからヒトへの感染性が高いため，飲食業者に就業制限が課される．動物→ヒト感染を生じる44疾患は**四類感染症**(診断後ただちに届出)，その他の感染症(全数届出24種，起点届出25種)は**五類感染症**として取り扱われる．2013年3月からマダニによって媒介される重症熱性血小板減少症候群(SFTS)が四類感染症に，同年10月から感染性胃腸炎(ロタウイルス感染症)が五類感染症に追加された．

　一方，すべての病原体がヒトからヒトへと伝播するとは限らない．**ヒト→ヒト伝播を生じない病原体**としては，レジオネラ，非結核性抗酸菌，アスペルギルス，クリプトコッカス，誤嚥性肺炎を引き起こす口腔内常在菌，膀胱炎の原因となる大腸菌，食中毒菌があげられる．四類感染症を含む節足動物を介して感染する疾患(日本脳炎，ツツガムシ病，オウム病，ネコひっかき病，住血吸虫症)も，ヒトからヒトへの直接感染は生じない．アメーバ赤痢患者が排出するアメーバ栄養体に感染リスクはない(キャリアが排出する囊子は感染性あり)．寄生虫(線虫)のうち，蟯虫では感染力のある受精卵が肛門周囲に付着する．回虫や鉤虫の受精卵が感染性を獲得するには土壌中での熟成を要するため，排便直後の受精卵や単独寄生したメス回虫が産む虫卵(未受精卵)に感染力はない．

　表6-2，6-3に，**伝播媒体**と**伝播距離**の視点から病原体の伝播をまとめた．表6-2には**ヒト→ヒト伝**

表6-2　ヒト→ヒト伝播の媒体，伝播距離と対策

媒体	伝播距離	感染症	感染防止対策
水	長距離	赤痢，コレラ，腸チフス，ポリオ，A型肝炎	塩素消毒
蚊	中〜長距離	マラリア，黄熱，デング熱	ボウフラ対策
空気	中距離	結核，麻疹，水痘	微粒子用N95マスク着用，個室隔離，換気
飛沫	短距離	インフルエンザ，風疹，ジフテリア，髄膜炎	サージカルマスク着用，個室隔離，うがい，手洗い
手	短距離	鼻かぜ，ポリオ，A型肝炎，赤痢，O157，MRSA感染症	手洗い，手指消毒
粘膜接触	ゼロ距離	AIDS，性感染症	コンドーム装着
血液	ゼロ距離	B型・C型肝炎，AIDS	注射針のリキャップ禁止，安全器材の導入

表6-3　動物→ヒト伝播の媒体と伝播距離

媒体	伝播距離	感染症
水	長距離	クリプトスポリジウム(塩素消毒無効)
食品	長距離	サルモネラ症，腸管出血性大腸菌感染症
蚊	中～長距離	日本脳炎，デング熱，マラリア
空気・ほこり	短～中距離	オウム病，ハンタウイルス感染症，ラッサ熱
直接接触(傷)	ゼロ距離	狂犬病，Bウイルス症，ネコひっかき病

播を示す病原体を，表6-3には**動物→ヒト伝播**の，すなわち，**人畜共通感染症**に属す病原体をまとめた．前者には，有効な感染防止対策を付記した．

4 宿主の抵抗性

　麻疹(はしか)，風疹(3日はしか)，水痘(みずぼうそう)，ムンプス(おたふくかぜ)，A型肝炎，B型肝炎など，急性一過性の全身感染を生じるウイルス感染症は全身の免疫系を刺激し，一生持続する免疫記憶をもたらす．これら"二度なし"の疾患には有効な**ワクチン**がある．二度目は，粘膜局所には感染するが，血中の**中和抗体**のおかげで**ウイルス血症**が生じないため，標的臓器はまもられる．

　一方，インフルエンザやロタウイルス下痢症のようなウイルス血症を伴わない局所感染症では，免疫記憶は長続きせず，再罹患が生じる．RNAウイルスが変異しやすい点とともに，インフルエンザワクチン接種が毎年必要な理由となっている．

　細菌感染症でワクチンが有効なのは，ジフテリア，百日咳，破傷風に代表される**毒素産生性細菌**である．肺炎球菌，髄膜炎菌，インフルエンザ菌に対する**莢膜ワクチン**は，細菌性髄膜炎の予防に有効だが，わが国でも最近になってようやく肺炎球菌とインフルエンザ菌に対するワクチン接種が始まった．毒素，莢膜抗原は特異的中和抗体を誘導しやすい．唯一の抗細菌生ワクチンである BCG(Bacille de Calmette et Guérin)の結核予防効果は疑問視され，現在では乳幼児期以外の BCG 接種は行われない．

6-4　感染の体内進展

病原体が体内に侵入したのちに他の組織へと散布される経路を以下にまとめる．
①**局所散布**：外毒素の作用で病巣が拡大する．
②**リンパ行性散布**：結核菌やネコひっかき病がその代表で，所属リンパ節が腫脹する．
③**血行性散布**：ウイルス血症と菌血症は病原体が受動的に血中を流れるのに対して，敗血症では血中での病原体増殖を伴い，しばしば敗血症性ショックを随伴する．
④**体腔液散布**：腹膜炎，胸膜炎をきたす．
⑤**経神経散布**：狂犬病ウイルスや帯 状 疱疹ウイルスは神経に沿って移動する．

6-5　病原体の標的細胞，標的臓器

　微生物には**標的細胞，標的臓器**がある．ブドウ球菌は皮膚に常在する一方，レンサ球菌は歯肉裂隙や咽頭の陰窩に常在する．腟常在菌であるデーデルライン桿菌は，乳酸産生により腟内を酸性に保つ

が，さまざまな要因で腔内が中性化すると消失する．

　ピロリ菌は強力なウレアーゼ活性によってアンモニアを産生し，胃酸を中和しつつ胃粘膜に感染する．下痢原性細菌では，コレラ菌，腸炎ビブリオ，サルモネラは小腸に，赤痢，腸管出血性大腸菌，腸炎エルシニアは大腸に，カンピロバクターは両者に感染する．

6-6 感染症の経過

　病原体が感染してから感染症として発症するまでの期間を**潜伏期間**と呼ぶ．病原体が個体に適応して増殖し，発症に必要な数量に達するまでの期間であり，病原体の種類(ウイルスでは通常2～3週間)，侵入した病原体量，侵入経路，個体の免疫状態に依存する．発症以前にすでに病原体が体外へ排出される場合がある点は，感染防止対策上重要である(麻疹や風疹，COVID-19が代表的)．個体の防御反応が病原体の病原性を上回ると，症状は沈静化し治癒する．個体の防御機能が上回る場合は**不顕性感染**となる．

　免疫反応が宿主に不利な病態をもたらすことがある．ウイルス性劇症肝炎では，多数の感染肝細胞が免疫反応により消失する．A群溶連菌感染による扁桃炎では，急性糸球体腎炎(免疫複合体病)やリウマチ熱性弁膜症(自己組織に対するIgGの交差免疫)が続発する．

　感染すればほぼ全例が発症する病原体としては，麻疹，水痘および狂犬病が有名である．一方，不顕性感染の確率が高い例として，ポリオウイルス，日本脳炎ウイルス，A型肝炎ウイルス，サイトメガロウイルス，エプスタイン・バー(EB)ウイルス，トキソプラズマなどがあげられる．

　沈静化に向かっていた症状が再び増悪する場合は**再燃**，治癒後に同一病原体に再び感染する場合は**再感染**と呼ばれる．**後遺症**，すなわち臓器・組織の機能障害(中枢神経障害，関節拘縮，線維性癒着)を残す場合や，経過中に**合併症**(化膿菌や真菌の二次感染，菌交代現象)が誘発される場合もある．

　ヘルペスウイルス属(単純ヘルペスウイルス，水痘・帯状疱疹ウイルス，サイトメガロウイルス，EBウイルス)では，標的細胞にウイルスが**潜伏感染**する(細胞内に潜伏するウイルスに血清中のIgGは反応できない)．宿主の免疫状態が悪化すると，再活性化(再燃)によるウイルス増殖が生じる．

6-7 感染防止対策

　感染防止対策の3原則は，①**感染源対策**，②**感染経路対策**，③**感受性宿主対策**であり，6-3 感染の成立の項に対応する．

1 感染源対策

　感染源対策は，動物→ヒト伝播の場合にとくに有効である．1997年に香港で新型インフルエンザウイルス(H5N1型)がニワトリからヒトに伝播して6名が死亡したときの対策は，香港中のニワトリ150万羽の殺処分だった．一方，ヒト→ヒト伝播型病原体の場合は，患者の**個室隔離**が行われる．逆に，非感染状態の易感染患者が**予防隔離**されることもある．

2 感染経路対策

　ヒト→ヒト伝播型病原体による感染症の予防対策には，**感染経路対策**（感染経路を絶つこと）がもっとも重要である．感染経路を絶てば，理論的には感染は成立しない．接触感染，飛沫感染，空気感染および切創事故による感染が，院内感染・業務感染のルートとして重要である．

　接触感染対策の基本は**手洗い**の徹底にある．最近，アルコールを主剤とする速乾性手指消毒薬による**手指消毒**が普及しているが，基本は石けんを用いた徹底的な手洗いとなる．必要に応じて手袋を着用する．飛沫感染防止は有病者の場合には**マスクの着用**が他者への感染を防止する点から重要である．病原体を含む飛沫が落下したテーブルなどの表面を手指が触れる可能性が高いため，手洗いの実施も飛沫感染防止対策にはマスク着用以上に欠かせない．空気感染防止には，医療者の**N95 微粒子用特殊マスク**（孔径 1 μm で，飛沫核を捕捉する）の着用，患者のサージカルマスク（飛沫を捕捉する）の着用，患者の個室隔離，および病室の十分な**換気**が求められる．切創事故防止には，注射針の**リキャップの禁止**，**非貫通式針捨てボックス**の使用，**安全器材**の導入が求められる．手袋を着用すると，切創時の体内への刺入血液量が減る．表6-2を参照されたい．

3 感受性宿主対策

　ワクチンのある病原体に対して，**ワクチン接種**（能動免疫）およびガンマグロブリン投与（**受動免疫**）が行われる．医療者やケア実施者，医療系学生は，予期せぬ切創事故に備えたB型肝炎ワクチンの3回接種が義務といえる．血中 HBs 抗体（中和抗体）が陽性になれば，B型肝炎は発症しない．

　11月下旬にインフルエンザワクチンを接種すべき対象は，高齢者（とくに福祉施設入所者），小児，車椅子生活者，血液透析患者と医療者である．医療者はハイリスクの患者に密接に接触する．したがって，ワクチンを受けてインフルエンザを免れ，患者への院内感染を防ぐ義務がある（患者のためにワクチンを接種する）．福祉施設で働く人，介護ヘルパー，高齢者をケアする家族も同様である．廃棄物処理業者や葬儀業者にもワクチン接種を実施したい．病棟でインフルエンザがアウトブレイクした場合，未発症患者や医療者への抗インフルエンザ薬（タミフルなど）の予防投与が行われる．

　ワクチンのないC型肝炎や後天性免疫不全症候群 acquired immune deficiency syndrome（AIDS）に関しては，切創事故の予防が大切である．AIDS 予防のための一般標語"**知識という名のワクチン**"の考え方は，肺結核症の業務感染の予防にも応用できる．結核や肝硬変だから注意するのではなく，**スタンダード・プレコーション**（すべての血液・体液には感染性があるとみなして対処する考え方，つまり，すべての患者や医療者を病原体の保因者とみなして行動する）に基づく対策をすべてのケアに実施したい．

6-8 感染防御機構

　皮膚における角質層，粘膜表面の粘液層の存在や分泌液の流れ，気道粘膜における線毛運動は，病原体の侵入に対する**物理的バリア**となる．皮膚，粘膜表層の常在細菌叢は，病原菌の増殖を防ぐ防御線として作動する．たとえば消毒薬でうがいをすると，口腔内常在菌が減少して，風邪をひきやすくなることが証明されている．さらに，腺分泌液は，リゾチーム，ラクトフェリン，ディフェンシンといった**非特異的抗菌物質**を含有する．

　好中球およびマクロファージは，**貪食作用**により病原体を**非特異的に殺菌・溶菌**する．貪食細胞の殺菌性酵素として，リゾチームとミエロペルオキシダーゼがある．リンパ球では，ナチュラルキラー細胞(NK細胞)が非特異的キラー活性を示す．これら細胞群は，特異的な免疫反応(中和抗体反応や細胞性免疫反応)が成立するまで(感染後2週間ほど)の期間における生体防御反応の主役となる．

　病原体に対する**特異的感染防御機構**には，B細胞の産生する特異抗体と補体の作用による液性免疫およびT細胞(キラーT細胞)と活性化マクロファージの作用による細胞性免疫がある．血清中の特異抗体が主としてIgGクラス(単量体)なのに対して，粘膜分泌液中の特異抗体は二量体の分泌型IgAである．細胞反応からみた病原体の特徴を以下にまとめる．

1 好中球反応を惹起する病原体

　化膿性細菌の代表はブドウ球菌とレンサ球菌である．腸内細菌群(大腸菌，肺炎桿菌など)，緑膿菌，インフルエンザ菌，髄膜炎菌，淋菌，放線菌も**好中球反応**を惹起する．真菌では，アスペルギルス，ムコールなどの菌糸形成性糸状真菌が含まれる．**膿**は，好中球を含む炎症性滲出物，壊死組織と細菌が混合した黄色の液体である．病変は，**膿瘍**あるいは**蜂窩織炎(蜂巣炎)**を呈する．いずれも**細胞外寄生性病原体**(細胞外で増殖する病原体)である．好中球は病原体を貪食し，殺菌・消化する．莢膜産生菌(肺炎球菌，髄膜炎菌，インフルエンザ菌)は好中球に貪食されにくい(図6-1)．化膿性髄膜炎をきたす．

2 好酸球反応を惹起する病原体

　蠕虫(多細胞性寄生虫)の幼虫が体内に侵入すると，**好酸球反応**が惹起され，末梢血の好酸球増多症を伴う(幼虫移行症)．なお，消化管内腔に成虫が寄生する場合，生体反応は誘発されない．

3 リンパ球浸潤が主たる細胞反応である病原体

　ウイルスおよびリケッチア感染症の主たる細胞反応は，標的細胞ないし小血管の周囲におけるT細胞を主体とするリンパ球浸潤である．マクロファージや形質細胞が目立つ場合もある．病原体の増殖の場は細胞内である(細胞内寄生性病原体)．

4 肉芽腫反応を惹起する病原体

　抗酸菌(結核菌，非結核性抗酸菌，らい菌)および梅毒トレポネーマ(第3期梅毒)では，ラングハン

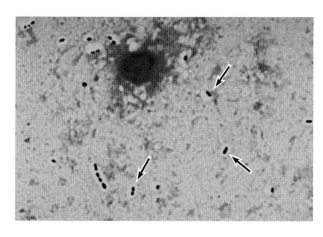

図6-1　肺炎球菌のグラム染色所見(喀痰塗抹)

グラム陽性(青く染まる)の双球菌(菌が2つ連結してみえる：矢印)のまわりが白く抜けてみえ，莢膜産生を反映している．好中球(上部中央)の貪食を免れている．

ス型巨細胞を伴う**類上皮肉芽腫**が形成される.結核では肉芽腫中央部が**乾酪壊死**(肉眼的に乾いたチーズに似る)を示す(図5-10, 5-11参照).陳旧化した結核性肉芽腫では線維性被膜が病巣を取り囲み,**被包乾酪巣**を形成する.壊死部は石灰化する(異栄養性石灰化).ハンセン病では,黄色肉芽腫(らい腫らい)ないしは非乾酪性肉芽腫(類結核らい)の形態をとる.第3期梅毒では,ゴム腫と称される壊死性肉芽腫がみられる.クリプトコッカスやヒストプラズマなどの酵母型真菌も肉芽腫を惹起する.

　これらは**細胞内寄生性病原体**であり,細胞性免疫により病原体とともに感染宿主細胞も除去される.

6-9　中和抗体と持続感染

　IgG型**中和抗体**を産生する液性免疫反応が惹起される急性感染症(ワクチンが有効な感染症)では,血清抗体価の上昇と治癒(病原体の消失)が一致する.急性発疹性ウイルス(麻疹,水痘,風疹)およびA型・B型肝炎ウイルスが代表的である.毒素産生菌(ジフテリア,百日咳,破傷風)や莢膜産生菌感染症(髄膜炎菌,肺炎球菌,インフルエンザ菌)でも,血清中和抗体と補体が感染防御の主役を果たす.

　一方,**持続感染**では,血中抗体価の上昇が病原体の存在を意味する(中和抗体は産生されない).ヒト免疫不全ウイルスhuman immunodeficiency virus(HIV),成人T細胞白血病ウイルス,C型肝炎ウイルスhepatitis C virus(HCV),EBウイルスの感染症が含まれ,患者は病原体の**保因者**となる.B型肝炎ウイルス感染症では,血中の抗HBs抗体が治癒を意味するが,C型肝炎では血中HCV抗体の存在がウイルスの感染持続状態を示す.ピロリ菌感染症でも,血中IgG抗体価上昇は胃粘膜への持続感染を反映する.臨床的に無症候の場合は健康保因者と称される.

　成人T細胞白血病ウイルス,EBウイルス,ヒトヘルペスウイルス8型,ヒト乳頭腫ウイルス(とくに16型,18型),B型・C型肝炎ウイルス,ヒトポリオーマウイルスの一部では,持続感染が感染細胞の**癌化**につながる.

6-10　日和見感染症

　抗癌剤療法,免疫抑制療法,放射線療法,再生不良性貧血,AIDS,糖尿病,腎不全,未熟児,加齢などにより抵抗力の低下した**易感染宿主**は,健常者には感染しない弱毒病原体に感染しやすい.これは**日和見感染症**と呼ばれる.機能低下をきたす防御系により以下のように分けられる(表6-4).

表6-4　病原体,防御系と組織反応

防御系	病原体	特性	組織反応	易感染状態
好中球	アスペルギルス,カンジダ(深在性),化膿菌,腸内細菌	細胞外寄生	膿瘍	骨髄抑制 無顆粒球症
T細胞/マクロファージ	カンジダ(表在性),クリプトコッカス,結核菌,ヘルペス属ウイルス,原虫	細胞内寄生	肉芽腫	AIDS ステロイド投与
中和抗体/補体	髄膜炎菌,肺炎球菌,インフルエンザ菌	有莢膜菌	蜂窩織炎	補体欠損症
	単純ヘルペス,水痘,B型肝炎,麻疹	持続感染	封入体形成	限定的免疫抑制

1 骨髄抑制（好中球減少）

高度の**骨髄抑制**の際には主として**好中球が減少**するため，好中球が防御反応の主役を演じる病原体，すなわち，化膿性細菌，腸内細菌，アスペルギルスの感染が生じやすい．糖尿病では，好中球の機能不全により，これらの菌に感染しやすくなる．好中球機能が正常の AIDS やステロイド投与による免疫抑制状態では，化膿性細菌による感染症は少ない．

2 細胞性免疫不全（リンパ球減少）

ステロイド療法や AIDS で**リンパ球が減少**すると，ウイルス，結核菌，クリプトコッカス，原虫類など，細胞内で増殖し**細胞性免疫**により感染が防がれる病原体に感染しやすい（表 6-4）．

3 液性抗体産生不全

莢膜産生菌感染症では，液性抗体と補体が協力して感染防御に働く．先天性の補体欠損症では莢膜産生菌に感染しやすい．

4 局所的な免疫抑制状態

全身の免疫状態に異常がなくても，局所的に**常在細菌叢の乱れ**が生じると日和見感染が成立する．抗生物質内服で**菌交代現象**が生じると，嫌気性菌，緑膿菌やカンジダが，腸管・気道粘膜へ日和見感染する．偽膜性大腸炎は嫌気性菌・芽胞産生菌であるディフィシル菌による日和見感染症である．皮膚にステロイドを外用すると，糸状菌（水虫）やカンジダが感染しやすい．膀胱や血管内などにカテーテルを留置すると，感染を誘発しやすい（カテーテル感染）．

6-11 内因性感染症と外因性感染症

消化管や皮膚に常在する微生物による感染症は**内因性感染症**と称される．MRSA による院内感染の大部分は医療者の手指を介した接触感染であり，**外因性感染症**の代表である．真菌では，クリプトコッカスやアスペルギルスは外因性感染，カンジダは内因性感染を示す．抗生物質使用による菌交代現象や宿主の免疫不全状態による日和見感染症の多くが内因性感染症である点は，感染防止の観点から重要である．咽頭粘膜に定住した MRSA が肺内に誤嚥されて生じる MRSA 肺炎は，内因性感染症の側面を有する．マスクやエプロンの着用，無菌室の運用で防ぐことができるのは外因性感染症に限る．

6-12 病原体ないし感染細胞の形態学的特徴

細菌や真菌の感染巣では，膿瘍，肉芽腫といった病変内に特徴的な形態所見をとる病原体が証明される（球菌，桿菌，らせん菌，放線菌顆粒，糸状真菌，酵母型真菌など）．ウイルス感染細胞の一部には特異的な封入体が認められる．DNA ウイルスは標的細胞の核内に感染し，**核内封入体**を形成する．サイトメガロウイルス感染ではフクロウの目様の大型封入体細胞が出現し，細胞質内封入体を伴う点が特徴である（図 6-2）．単純ヘルペスウイルスと水痘・帯状疱疹ウイルスの核内封入体は顕微鏡的に

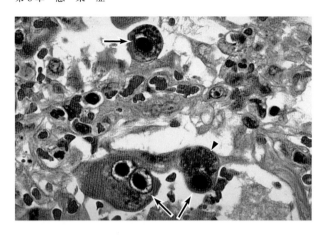

**図6-2　サイトメガロウイルス
感染細胞(肺：HE 染色)**
フクロウの目のような大型の核内封
入体(矢印)と顆粒状の細胞質内封入
体(矢頭)が肺胞上皮細胞に観察され
る.

区別できない. アデノウイルスやポリオーマウイルスも類似の核内封入体を形成する.

　インフルエンザウイルス, エンテロウイルス, C 型肝炎ウイルスなどの RNA ウイルスは細胞質で増殖するが, 感染細胞に封入体をつくらない.

　感染症の病理診断には, 臨床的所見や培養・血中抗体価といった検査成績とともに, 病変の肉眼像, 組織反応様式や封入体の確認が基本となる. 組織・細胞内に病原体を証明する目的で, さらにグラム染色(図6-1), ギムザ染色, PAS 染色, グロコット染色, チール・ネールゼン(抗酸菌)染色などの**特殊染色**の他, 特異抗体を利用する免疫組織化学(酵素抗体法), 特異的核酸プローブを利用する *in situ* hybridization 法や polymerase chain reaction(PCR)法が行われる.

設　問

1. 菌交代現象を解説せよ.
2. 病原体の感染経路を列記し, それぞれに代表的な病原体を 3 つずつあげよ.
3. 空気感染と飛沫感染の違いを述べよ.
4. ヒトからヒトへと伝播しない病原体の例をあげよ.
5. 一度罹患すると免疫反応が一生持続する"二度なし"の感染症を列記せよ.
6. 細菌感染症に対する有効なワクチンは, 細菌の産生する毒素あるいは莢膜を抗原としている. それぞれの代表例を 3 種ずつあげよ.
7. 不顕性感染とはどのような状態か.
8. 院内感染防止対策の 3 原則をあげよ. そのうち, もっとも有効な手段はどれか.
9. 結核に対する効果的な感染防止対策を述べよ.
10. 医療者がインフルエンザワクチンの接種を求められる理由を述べよ.
11. 好中球が感染防御の主役を演じる病原体をあげ, 共通の感染様式を述べよ.
12. 肉芽腫を形成する病原体に共通の特徴は何か.
13. B 型肝炎ウイルスに対する HBs 抗体は感染に対する抵抗性を意味するのに対して, C 型肝炎ウイルスに対する HCV 抗体は持続感染状態を意味する. 理由を述べよ.
14. 持続感染が癌化につながる病原体を列記せよ.
15. AIDS 患者では, MRSA やアスペルギルスに対して易感染性を示すわけではない. 理由を考察せよ.
16. AIDS 患者が結核菌に罹患すると重症化しやすい. 理由を述べよ.
17. グラム陽性菌はグラム染色で何色に染色されるか.
18. 肺炎球菌のグラム染色所見を模式図で示せ.

7 免疫機構の異常

学習目標
・どのような細胞がどのような方法で役割を果たしているのかを学びながら，免疫機構を理解する．
・アレルギーや自己免疫疾患など，免疫機構がさまざまな疾患の原因にもなることを知り，どのような免疫機序が疾患の発症や病態に関与しているかを勉強する．
・免疫機能が失われる疾患や病態を学ぶことにより，免疫機構の重要性や生体に果たす役割を理解する．

　われわれの体は，日々，実に多くの刺激にさらされている．多細胞生物が変性や感染などに抗して**恒常性**を保つには，ある一定の専門細胞集団により監視がなされる必要があり，免疫はこの役割を担当する．免疫というと，感染予防機構のみを思い浮かべがちであるが，実際はそれをはるかにこえた守備範囲を受け持つ．免疫機構は種々の細胞が相互に作用しあうことで進行する．そこにはさまざまな機能分子や化学物質が介在している．種々の疾患の病態を考えるうえで免疫機構の関与はきわめて重要であり，免疫機構の異常による疾患も数多く知られている．

7-1 免疫反応の守備範囲

　免疫機構の及ぶ範囲は広く，感染性微生物の排除，変性・炎症部分の修復と排除，腫瘍の排除，同種移植片の排除などがこれに含まれる(図 7-1)．この広い守備範囲をカバーするために，免疫監視が絶え間なく行われる必要がある．そのため免疫担当細胞は，結合組織中に少量定着し，加えて即座に動員可能なように，白血球として大量に流血中を循環する．

　免疫監視機構の原則は，正常な生体成分には反応せず，異常な成分(感染因子そのもの，感染により変化した生体成分，腫瘍化した生体成分，移植組織など)に限って反応することである．言い換えれば，**自己への寛容**を確立したうえで，**変化した自己**を排除することである．この場合，感染因子を含め，上記の異常成分すべてが変化した自己とみなされる(図 7-1)．免疫監視機構は体中のすみずみを巡り間断なく自己の確認を行い，変化した自己を発見し排除するように働く．

　免疫反応は局所やリンパ組織で営まれる．骨髄・胸腺は**中枢性リンパ組織**と呼ばれ，免疫系の分化・成熟を司る．**末梢性リンパ組織**は効率的な免疫反応を営む組織で，リンパ節，脾臓，扁桃組織，粘膜関連リンパ組織 mucosa-associated lymphoid tissue(MALT)などがある．

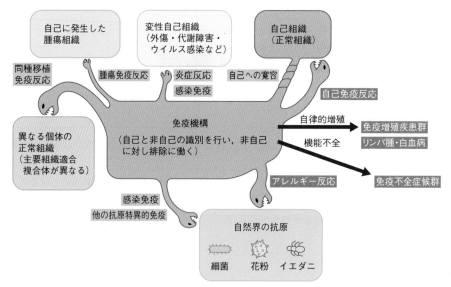

図7-1　免疫機構が営む生体現象，病的現象
自己免疫反応，アレルギー反応，免疫不全症候群，免疫増殖疾患群，リンパ腫，白血病など
は免疫機構自体の病的現象と考えられる．

7-2　免疫機構の構成要素

1　自然免疫と獲得免疫

　歴史的にいえば，特定の病原体が原因となる感染症に"二度罹りなし"が免疫の概念の始まりである（**獲得免疫** acquired immunity）．これに対し，感染が起こる前から体が備えている，より選択性の低い抵抗力があり，これを**自然免疫** innate immunity と呼ぶ．従来，自然免疫を担うものとして顆粒白血球やマクロファージの貪食作用や活性酸素放出，ナチュラルキラー細胞などが考えられてきたが，近年になり，主にマクロファージやBリンパ球などに発現し，微生物の構成分子や変性した自己成分の特徴的な構造を認識する受容体［トル様受容体 Toll-like receptor（TLR）などのパターン認識受容体］の作用を介してこれらの細胞を活性化し，サイトカインなどの生理活性物質の産生を誘導して免疫系を活性化する機構が明らかとなった．また，獲得免疫で活躍する抗原特異的リンパ球（7-2 ②の項参照）とは異なり，抗原特異的受容体を持たない自然リンパ球 innate lymphoid cells（ILCs）の存在も明らかとなってきた（表7-1）．

　免疫反応を引き起こすタンパク質，糖，脂質などを抗原と総称する．獲得免疫反応は抗原特異的に反応して多くの感染防御的な免疫反応の主体をなし，免疫グロブリンにより媒介される**液性免疫**と細胞成分により媒介される**細胞性免疫**とに大別される．多くの免疫反応ではこれらが混在する．免疫反応の主役はリンパ球であり，主に液性免疫を行うBリンパ球（B細胞）と主に細胞性免疫を行うTリンパ球（T細胞）に分類される．T細胞の一部は液性免疫を介助する（**ヘルパーT細胞**）．抗原特異的反応においては，その抗原の一部の構造（抗原エピトープ）が抗原特異的受容体により認識される．抗原特異的受容体はB細胞とT細胞の細胞膜表面に存在し，それぞれB細胞受容体（細胞表面免疫グロブリン）とT細胞受容体と呼ばれる（図7-2）．たとえばジフテリア菌は人体に抗原特異的反応を惹起する

表 7-1　自然免疫と獲得免疫の対比

	自然免疫	獲得免疫
担当細胞/受容体	マクロファージ/TLR NK 細胞/NK 受容体 ILCs/抗原受容体なし 顆粒白血球/TLR	B 細胞/免疫グロブリン T 細胞/TCR
反応時間	迅速	期間を要する
抗原選択性	緩い	厳格
作用分子/機序	サイトカインなどによる 免疫ネットワーク活性化	免疫グロブリン/液性免疫 細胞傷害性 T 細胞/細胞性免疫 サイトカインなどによる免疫 ネットワーク活性化

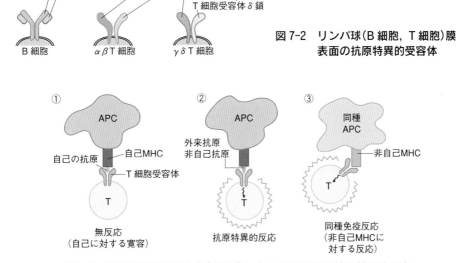

免疫グロブリン重鎖
免疫グロブリン軽鎖
T 細胞受容体 α 鎖
T 細胞受容体 β 鎖
T 細胞受容体 γ 鎖
T 細胞受容体 δ 鎖

B 細胞　　αβT 細胞　　γδT 細胞

図 7-2　リンパ球（B 細胞，T 細胞）膜
　　　　表面の抗原特異的受容体

① APC
自己の抗原　自己MHC
　　　　　　T 細胞受容体
T
無反応
（自己に対する寛容）

② APC
外来抗原
非自己抗原
T
抗原特異的反応

③ 同種
APC
非自己MHC
T
同種免疫反応
（非自己MHCに
対する反応）

図 7-3　主要組織適合複合体（MHC）を介する T 細胞の抗原特異的反応
　　　　とその遺伝的拘束性
APC：抗原提示細胞，T：T 細胞.

が，ジフテリア菌の持つ抗原エピトープは多数にのぼる．そのおのおのに対して抗原特異的反応が起こるわけである（表 7-1）．

2　免疫担当細胞群

a．抗原提示細胞

　T 細胞による抗原特異的反応には，抗原提示細胞の細胞表面に存在する**主要組織適合複合体**（MHC）分子が利用される．ヒト MHC は HLA と呼ばれる．抗原特異的反応に際して T 細胞受容体は，MHC 分子に結合した状態の抗原のみを認識することができる．適切な抗原認識は自己 MHC から提示された場合に限って起こる（**抗原認識の遺伝的拘束性**）が，もし非自己 MHC（ヒトでいえば HLA が異なる他人や兄弟など）により提示されると，抗原に対する反応ではなく，むしろ非自己 MHC 自体に対する反応が激烈に現れる（図 7-3）．これが後述する同種移植免疫反応の本態である．強力な抗原提示細胞

として，**樹状細胞**，皮膚の**ランゲルハンス** Langerhans **細胞**などがあり，マクロファージ，B 細胞，血管内皮細胞にも抗原提示能がある．

b．抗原特異的リンパ球

　抗原特異的反応の主体は B・T リンパ球により担当される．これらはそれぞれ **B 細胞受容体**，**T 細胞受容体**を持ち，これらの受容体の特性により，抗原に特異性の高い免疫反応がなされる．リンパ球は自然界に存在するほぼ無数の抗原に対して特異的反応を行うことができる．B 細胞受容体は細胞表面の免疫グロブリンタンパク分子であり，T 細胞受容体も TCR と呼ばれる細胞表面タンパク分子で α/β あるいは γ/δ のサブユニットからなる（図 7-2）．抗原特異的受容体あるいはそのサブユニットは，いずれも 1 個の基本となる遺伝子から形成される．この遺伝子は B 細胞・T 細胞の発生・分化の過程で**再構成**を受け，無数にも近い数の受容体タンパクをコードすることができるようになり，自然界に存在するほぼありとあらゆる抗原に対し特異的に結合できるようになる．

　B 細胞，T 細胞はおのおのの抗原受容体遺伝子を再構成しながらそれぞれ骨髄，胸腺で成熟する．ある特定の B 細胞・T 細胞表面にはただ 1 種の受容体しか存在せず，単一の抗原エピトープにしか反応しない．異なる組み合わせの遺伝子再構成が行われた細胞には異なる抗原エピトープに反応する受容体が形成される（図 7-4）．

　免疫担当細胞はさまざまな機能分子を細胞表面に発現している．それらの分子の多くには，系統的な名称，**CD**（clusters of differentiation）番号が与えられている．CD3 分子は T 細胞受容体を含む複合体の一部である．CD4 分子はヘルパー T 細胞のマーカー，CD8 分子は細胞傷害性 T 細胞のマーカー，CD56/57 分子はナチュラルキラー細胞のマーカーで，これらの細胞の機能にも深いかかわりを持っている．たとえば CD4，CD8 分子は MHC 分子の一部分と結合し，T 細胞受容体と MHC・抗原複合体の結合を補助する役割を持つ．CD4 分子はヒト免疫不全ウイルス human immunodeficiency virus（HIV）感染の受容体ともなっている．

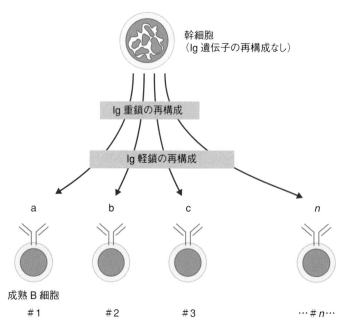

図 7-4　B 細胞の成熟
成熟 B 細胞にはおのおの 1 種類の特異性を持つ受容体（Ig），a，b，c，…，n，が存在する．遺伝子再構成により自然界に存在する抗原ほぼすべてに反応することが可能となる．

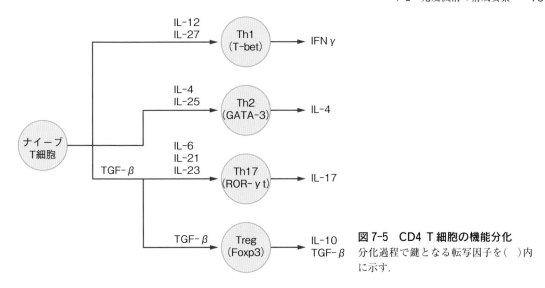

図7-5 CD4 T細胞の機能分化
分化過程で鍵となる転写因子を（ ）内
に示す．

CD4分子を細胞表面に持つT細胞の多くは，ヘルパーT細胞としてさまざまな免疫機能調節作用を担う．こうした免疫調節作用の機能分化においては後述するサイトカインが大きな役割を示し，主に細胞性免疫を活性化するTh1細胞，液性免疫や即時型アレルギーを促進するTh2細胞，さまざまな免疫疾患との関連が示唆されているTh17細胞，さらに免疫系を抑制する作用のあるTreg（抑制性T細胞）などへと分化させる（図7-5）．

CD8分子を細胞表面に持つT細胞の多くは，細胞膜上の抗原受容体によって抗原特異的な細胞傷害性を示す．この**細胞傷害性T細胞** cytotoxic T lymphocyte（CTL）は，標的細胞を傷害する際にリンホトキシンやパーフォリンなどの細胞内酵素を放出することが知られている．

c．ナチュラルキラー細胞

ナチュラルキラー natural killer **細胞**（NK細胞）はCTLに比べると抗原特異性の低い細胞傷害性細胞である．しかしNK細胞もまた，NK受容体を細胞表面に持ち，ある種の細菌抗原やウイルス感染細胞，および癌化した自己細胞成分などの傷害を行う．NK細胞はパーフォリンなどを放出して細胞を傷害する．

d．自然リンパ球（ILCs）

主に粘膜表面の免疫制御に関連する自然免疫系の細胞で，リンパ球系に分類されるものの，抗原受容体は発現していない．獲得免疫系のCD4陽性T細胞と同様に転写因子の関与により分化し，産生するサイトカインの種類により獲得免疫系のヘルパーT細胞と対応関係にある3つのサブタイプに分類される．すなわち，Th1細胞に対応するILC1細胞，Th2に対応するILC2細胞，そしてTh17に対応するILC3細胞である．

e．清掃細胞

主に**マクロファージ**や**好中球**が清掃細胞として機能し，特異的免疫反応や非特異的反応により傷害・除去された非自己成分および局所で死滅した自己成分などを処理する．

3　サイトカイン，ケモカインと接着分子

　多様な可溶性物質が，免疫担当細胞間や免疫担当細胞と非免疫担当細胞の間で受け渡しされ，免疫反応は調節される．放出された可溶性物質が特異的受容体に結合すると，細胞内にシグナル伝達が起こり，種々の細胞機能が調節される．これらの可溶性物質は**サイトカイン**と総称され，主に免疫反応や細胞増殖を制御する生理活性物質である．サイトカインは多種多彩で，インターロイキン interleukin (IL) やインターフェロン interferon (IFN) と総称される多数のタンパク質分子が知られている．**ケモカイン**はある特定の分子構造を持つ低分子量のサイトカイン様物質であり，サイトカイン同様の免疫反応調節作用を持つ．ケモカインの多くは化学遊走作用を持ち，リンパ球などを誘導する．これらのサイトカイン，ケモカインは，抗原提示細胞と T 細胞・B 細胞との間，T 細胞間（ヘルパー T 細胞と細胞傷害性 T 細胞との間）などの細胞間の情報伝達（**クロストーク**）に重要である．

　接着分子は細胞表面に存在し，同一種類あるいは異なる種類の細胞間の特異的接着を媒介し，細胞間相互作用を補助する．接着分子の機能は免疫作用にとどまらず，個体発生・形態形成など生体の広汎な機能を支えている．接着分子は同種の分子相互の結合（相同性接着）や異種分子の特異的な"鍵-鍵穴"的な結合を示し，免疫担当細胞同士や免疫担当細胞と血管内皮細胞との接着をはじめ，さまざまな細胞相互の接着を媒介する．接着分子には，**ICAM-1** などの免疫グロブリン族，**LFA-1** などのインテグリン族，**E-selectin** などのセレクチン族など多数のものが知られている．接着分子は単に接着を媒介するのみならず，細胞の遊走や細胞内情報伝達などの多彩な細胞機能にも関与している．

4　免疫グロブリンと補体

　免疫グロブリン immunoglobulin (Ig) は B 細胞受容体の分泌型・可溶型であり，血清中に存在する液性抗体の本態で抗原特異的な結合反応を示す．免疫グロブリン/B 細胞受容体は T 細胞受容体と異なり，MHC の補助なしに直接抗原と結合できる特性を持っている．**血中抗体価**として知られるものはある特定の抗原に対する免疫グロブリンの相対的な血中濃度であり，抗 B 型肝炎ウイルス抗体価，抗ヒト免疫不全ウイルス抗体価など，日常診療で大いに利用されている．免疫グロブリンにはいくつかの重要な種類（**アイソタイプ**）が存在し，それぞれ固有の機能を持つ．免疫グロブリンは重鎖と軽鎖からなり，いずれもそのアミノ末端に抗原特異的な結合部位が存在する．重鎖のカルボキシ末端は Fc と呼ばれ，重鎖と軽鎖のアミノ末端側結合タンパクの Fab と区別される（図 7-6）．抗原特異的反応ではこれらのアイソタイプは特徴的な出現パターンを示す．すなわち，抗原に対する初回の反応においては IgM が最初に現れ，次いで IgG が現れる．一方，2 回目以降の反応では IgG 性の反応が最初から顕著に現れる．一般に IgG による抗原特異的反応の結合力のほうが IgM より高いため，2 回目以降の液性免疫による反応は速やかかつ高度に起こるということができる（図 7-7）．

　B リンパ球は，その細胞膜上の B 細胞受容体（＝免疫グロブリン）を介した特異的抗原結合反応が起こると，細胞内シグナル伝達を介して受容体そのものを大量に分泌する細胞へと変貌する．B リンパ球が変化して生じた免疫グロブリン分泌細胞を**形質細胞**と呼ぶ．形質細胞は B リンパ球とは形態が異なり，分泌細胞としてのゴルジ装置，粗面小胞体の発達が顕著で特徴的な車軸核を持つ．

　補体は一群の酵素系であり，抗原と特異的結合をしている抗体の Fc 部分と結合し活性化される．補体は活性化されると細胞膜の溶解や組織傷害を媒介する．補体と結合する活性を持つ免疫グロブリンのアイソタイプは IgM と IgG が代表的であり，補体活性化の**古典的経路**の補体成分が次々と活性化される．また IgA は**副経路**と呼ばれる補体活性化経路の補体成分の活性化を媒介する．この結果，IgM，

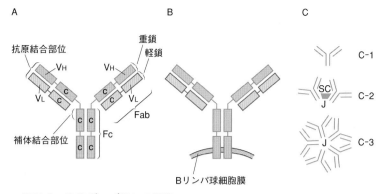

図7-6 免疫グロブリンの構造

A：可溶型 IgG の基本構造(抗原結合部位, 補体結合部位, Fab, Fc, 重鎖, 軽鎖を示す).

B：膜結合型免疫グロブリンを示す. この構造が B 細胞受容体に相当する. 可溶型と比べると細胞膜を貫通するタンパク質部分が加わっている.

C：IgG, IgE, IgD, 血清中 IgA は C-1 で示すような単量体からなる. C-2 は分泌型 IgA(SC：secretory component, J：J 鎖). C-3 は IgM の基本構造で J 鎖を介した五量体からなる.

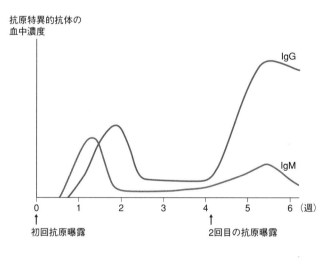

図7-7 抗原再曝露時の免疫反応増強現象

初回の抗原曝露では抗原特異的 IgM が IgG より早期に血中に出現する(一次免疫反応). 一方, 2 回目の抗原曝露では抗原特異的 IgG がより早期に多量・持続的に出現する(二次免疫反応).

IgG, IgA の結合した細胞やその近傍の組織の傷害が起こる.

7-3 生体防御反応としての免疫反応

1 移植免疫反応

移植治療においては患者(受容者 recipient)に対し非自己組織(移植臓器 graft)が供与される. 供与者 donor がヒトである場合は**同種移植**, ブタの心臓弁膜などの非ヒト臓器・組織である場合は**異種移植**と呼ぶ. 移植臓器が受容者と異なる同種 MHC を持つ場合は, MHC そのものに対し激烈な反応を起こす(図7-3). これが急性拒絶反応の根幹をなす. したがって同種移植の場合, 供与者と受容者との間で MHC(HLA)を適合させることで拒絶反応の程度を弱めることができる.

　同種移植免疫反応では自己と異なる同種 MHC 抗原を T 細胞受容体で認識した CD8 陽性 T 細胞が移植片への傷害反応を起こす．また免疫グロブリン産生を介した反応も生じる．**拒絶現象**はその時間的経過により，急性拒絶，慢性拒絶，超急性拒絶などに分類され，それぞれ主に T 細胞，免疫グロブリン，既存の IgM 抗体と補体などにより媒介される．急性拒絶反応などの抑制にシクロスポリンなどの免疫抑制薬が投与される．

2　侵入細菌の排除

　主に抗原特異的な免疫グロブリンによる液性免疫性反応が，細菌の表面抗原に対し起こる．免疫グロブリンが菌体抗原と特異的結合をすると，血清中に含まれる補体が局所で活性化され，免疫グロブリンと結合した細菌成分を溶解させる（補体依存性傷害）．一方，細胞内寄生性細菌（結核菌，リステリア菌）は主に T 細胞性の細胞性免疫を介してマクロファージの活性化を誘導する．

3　ウイルス感染細胞の排除

　ウイルスに感染しウイルス抗原を発現した自己細胞は，変性自己細胞として免疫系から認識される．変性自己細胞表面の主要組織適合複合体（MHC）上に提示されたウイルス抗原ペプチドは，細胞表面の T 細胞受容体により認識され，この結果，細胞傷害が誘導される．たとえば B 型肝炎ウイルス hepatitis B virus（HBV）に感染した肝細胞中には，HBV を構成するさまざまなタンパク質，ペプチドが産生される．肝細胞表面の MHC 分子に HBV ペプチド（HBc 抗原の一部など）が結合すると，CD8 陽性 T 細胞による肝細胞傷害が起こり B 型肝炎となる．

4　腫瘍化した細胞の排除

　ある細胞が腫瘍化し増殖する過程で，腫瘍細胞の少なくとも一部は免疫系により排除されると推測されている．免疫抑制状態では種々の悪性腫瘍の発生が増加することが知られているが，この事実も抗腫瘍細胞性免疫反応の存在を支持している．臨床的にみられる末期悪性腫瘍は，その成長の過程で免疫監視機構をすり抜けた細胞からなると考えられる．

　腫瘍細胞の持つ多くの遺伝子の構造・発現の異常により，多くの異常タンパク質や癌胎児性抗原が産生される．悪性黒色腫ではメラニン産生系酵素などが癌特異的抗原となり得ることが示されている．ウイルス（HPV：ヒト乳頭腫ウイルスなど）関連腫瘍ではウイルス抗原が重要な腫瘍関連抗原となる．そのような"抗原"を持つに至る腫瘍細胞は非自己とみなされ，抗原特異的な免疫反応が誘導されると考えられる．この機構は腫瘍細胞の異常タンパク質（**癌特異的抗原**）が腫瘍細胞表面の MHC と結合し，T 細胞により認識され傷害を受けるというものである．一方，腫瘍細胞のうち細胞表面の MHC の発現が低下ないし消失した細胞も現れるが，これらは MHC 発現低下に基づく NK 細胞による細胞傷害反応により傷害される．

　腫瘍細胞が免疫監視機構を逃れる場合には，癌特異抗原の消失，MHC 抗原の発現減弱，腫瘍由来の免疫抑制物質の産生などの種々の機構が作用すると考えられてきた．近年の研究では，新たに腫瘍細胞が T 細胞の活性化を阻害する分子を発現するという機序も明らかとなり，癌免疫療法に応用されている．

　T 細胞はその活性化に際して T 細胞受容体からの刺激だけでは十分に活性化できず，別の膜タンパク質分子からの補助刺激が同時に作用することで活性化し，標的を攻撃できるようになる．一方，こうした活性化の補助刺激とは逆に T 細胞の活性化を抑制するような阻害刺激を生じさせる膜タンパ

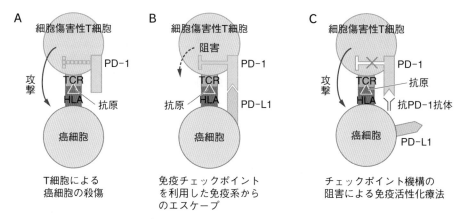

図7-8 免疫チェックポイント機構とその阻害による癌免疫療法

ク質分子も存在する．この系は抗原提示細胞がT細胞に抗原提示する際などにT細胞による細胞傷害を抑制する免疫チェックポイント機構を構成している（図7-8 A）．T細胞に発現しているこうした分子の代表がPD-1（programmed cell death-1）だが，腫瘍細胞はPD-1に結合するPD-L1（本来抗原提示細胞などに発現している）などの分子を発現することで，T細胞による攻撃を免れていることが最近明らかとなった（図7-8 B）．現在では，このPD-1とPD-L1の結合を阻害するPD-1およびPD-L1に対するヒト型抗体が，肺癌他の癌患者に対しての治療薬として臨床現場でも用いられている．この薬剤の投与により，抑制がかからない状態として免疫系の活性化状態が維持され，腫瘍細胞を殺し一部の患者ではきわめて顕著な治療効果をあげており，生命予後の改善にも大きく貢献している（図7-8 C）．

7-4 アレルギー反応とその種類

　免疫反応は非自己を認識しそれを有害なものとみなして取り除く反応であり，本来は生体に有益なものである．ところが，免疫反応が起こった結果として生体に有害な症状が現れる場合があり，これらの病態を総称して**アレルギー反応**という．アレルギー反応は以下の4ないし5型に分類されるのが通例で，原因となる抗原と接触してから症状発生までの時間経過に応じて，即時型と遅延型（Ⅳ型）に大別される．即時型はさらに3型（Ⅰ，Ⅱ，Ⅲ型）に分類される（表7-2および図7-9）．

1 Ⅰ型アレルギー（アナフィラキシー反応）

　抗原が生体に入ってから数分程度の時間経過で顕在化する反応である．抗原は，抗原特異的なIgEを細胞表面に結合した肥満細胞と反応する．この結果，肥満細胞からヒスタミンなどの化学伝達物質を含む顆粒の放出が起こる（**脱顆粒現象**）．化学伝達物質の作用は迅速で，血管透過性亢進や平滑筋の収縮などが招来される．イエダニ抗原の吸入により気管支壁に存在する肥満細胞の脱顆粒が即時に発生し，気道収縮などの発作が起こる．病理組織学的には気道分泌の亢進，気管支平滑筋の収縮，血管透過性亢進による気道粘膜の浮腫などがみられる．これが**気管支喘息症**である．イエダニ抗原に加え，花粉・動物の毛などさまざまな抗原が気管支喘息を誘導する．食物アレルギーでは，飲食により体内に取り込まれた特定の食物が抗原となってⅠ型アレルギー反応が起こり，食後早期に皮疹，下痢，喘息発作などの症状が出る．原因となる食物としては，幼児期では鶏卵や牛乳の場合が多いが，青年期

表7-2　アレルギー反応の分類

分類と名称	関与する免疫成分	主な発症機序	代表的疾患
I型 (アナフィラキシー反応)	肥満細胞，血管，平滑筋など	肥満細胞表面に存在する抗原特異的 IgE と抗原との結合による脱顆粒反応	花粉症，気管支喘息，アレルギー性鼻炎，蕁麻疹，虫刺症によるアナフィラキシーショックなど
II型 (細胞傷害性反応)	抗体，補体，NK 細胞，マクロファージなど	抗体の抗原特異的結合による補体の活性化あるいは Fc 依存性細胞傷害など	不適合輸血，自己免疫性溶血性貧血，橋本病，グッドパスチャー症候群，薬剤アレルギーの一部など
III型 (免疫複合体反応)	抗体(抗原抗体複合体)，補体，好中球など	免疫複合体(抗原抗体複合体)の組織沈着による補体，好中球の活性化	免疫複合体腎炎，アルサス反応，血清病など
IV型 (遅延型反応)	T リンパ球，マクロファージなど	抗原特異的 T 細胞からのサイトカインによるマクロファージの持続的活性化	結核，接触性皮膚炎など
V型 (機能亢進型反応)	抗体など	細胞機能に重要な膜表面受容体などに対する異常な抗体産生反応などによる細胞機能の異常活性化	バセドウ病など

以降ではエビやカニなどの甲殻類，ソバや小麦などの穀物，果物などが増えてくる．近年，患者数は増加しており，またアナフィラキシーショックを起こして生命にかかわる場合もあり注意が必要である．**花粉症，アレルギー性鼻炎，蕁麻疹，虫刺症によるアナフィラキシーショック**などもこの型のアレルギーに属する．

2　II型アレルギー(細胞傷害性反応)

細胞に対する抗体が傷害を起こす反応であり，抗原が入った後，数分から数時間程度で顕在化する反応である．補体依存性細胞傷害または Fc 受容体を持つ NK 細胞依存性の細胞傷害反応や，またマクロファージなどの貪食細胞が Fc 受容体を介して標的細胞を貪食する反応もこれに属する．**不適合輸血**の際の溶血や**自己免疫性溶血性貧血，橋本病，グッドパスチャー症候群** Goodpasture syndrome，および**薬剤アレルギー**の一部がこれに含まれる．

3　III型アレルギー(免疫複合体反応)

抗原と抗体との結合物(**免疫複合体**)が組織沈着を起こし，沈着部位で補体の活性化などを介して組織傷害が起こる．抗原が入った後数分から数時間程度で顕在化する反応である．**免疫複合体腎炎，アルサス** Arthus **反応，血清病**などが属する．病理組織学的には，出血，浮腫，好中球浸潤，組織・血管のフィブリノイド(類線維素)壊死がみられる．

4　IV型アレルギー(遅延型反応)

ツベルクリン型のアレルギー反応とも呼ばれ，抗原特異的な T 細胞性免疫を介する．抗原が侵入した後 1~2 日をピークとして起こる反応である．液性免疫である抗体(免疫グロブリン)を介する即時

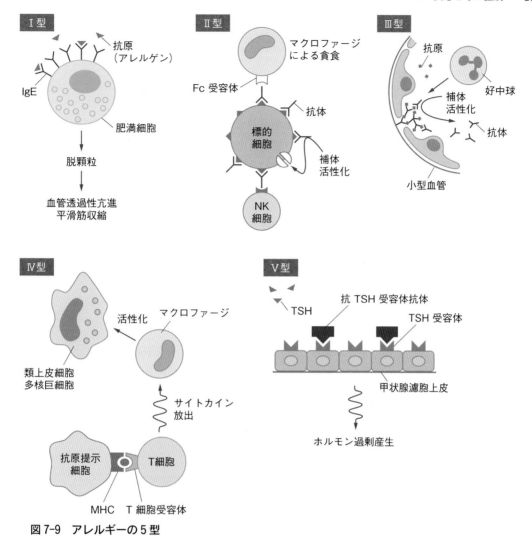

図7-9 アレルギーの5型

型のⅠ，Ⅱ，Ⅲ型と異なり，細胞性免疫を介するために時間がかかる反応である．T細胞とその産生するサイトカインなどが病像の形成に重要な因子となり，マクロファージも関与する．病理組織学的には，リンパ球と活性化マクロファージが多量に出現し，類上皮細胞性肉芽腫を形成する．**結核**や**接触性皮膚炎**がこれに属する．

5 Ⅴ型アレルギー（機能亢進型反応）

通常，アレルギーは上のⅠ〜Ⅳの4型に分類するのが一般的であるが，ここで述べるⅤ型を加えた5型に分類する場合もある．免疫現象，とくに自己抗体との反応によって，ある臓器，組織，細胞の機能亢進が招来され，有害な症状を呈するものである．甲状腺刺激ホルモン（TSH）受容体に対する抗体（**LATS**：long-acting thyroid stimulator とも呼ばれる）などによる**バセドウ病** Basedow disease（グレーブス病 Graves disease）が例としてあげられる．つまり，受容体に対する抗体結合が受容体のリガンド結合同様の作用を持つ場合である．

7-5　自己免疫疾患の機序

1　免疫寛容と胸腺内T細胞分化

　免疫反応の自己・非自己の判別の前提は，免疫系が自己に反応しないことである（**自己に対する寛容**）．生体は，自己に対して強く反応するリンパ球を消去することによって，自己に対する寛容を成立させる．まず胸腺の皮質において，未熟なTリンパ球のうちMHC分子とこれに結合した自己のタンパク質由来ペプチド複合体を認識できるT細胞受容体を持った細胞にのみシグナルが入り，これらは生き残ることができる（正の選択 positive selection）．さらに髄質へと移動する過程で，同様のMHC-自己ペプチド複合体と強く結合するT細胞受容体を持っている細胞は，受容体からの強いシグナルによりアポトーシスを起こして死滅する（負の選択 negative selection）．結果として，胸腺を出て末梢リンパ組織に分布する成熟T細胞はMHC-自己ペプチド複合体とごく弱く反応するT細胞受容体を持つことになる．これにより，免疫寛容と遺伝的拘束性が同時に獲得されることとなる．

2　自己免疫疾患

　ある病的状態においては免疫寛容が破綻し，自己に対するさまざまな免疫反応が起こる．これが自己免疫現象である．これにより組織傷害が引き起こされると，自己免疫疾患が発症することになる．**自己免疫疾患**には種々の疾患が知られている（表7-3）．自己免疫疾患には，臓器特異的なもの（橋本病，バセドウ病，シェーグレン Sjögren 症候群など）および全身性のもの（SLE，関節リウマチなど）がある．全身性の自己免疫疾患の多くでは膠原線維性の結合組織においてフィブリノイド（類線維素）壊死が起こるため，**膠原病**と総称されることがある．

　全身性紅斑性狼瘡（全身性エリテマトーデス systemic lupus erythematosus：**SLE**）は若年女性に多い全身性自己免疫疾患で，顔面皮膚の特徴的な蝶形紅斑や漿膜炎，腎炎（ループス腎炎）など多彩な全身症状が発症する．SLE患者血清中には抗原抗体複合体が形成され，腎糸球体に沈着する（**免疫複合体腎炎**）（図7-10）．SLEの自己抗原は不明であるが，赤血球，リンパ球，核，好中球などに対する多種多様の自己抗体が血中に出現する．SLEにはステロイド治療や免疫抑制療法が有効である．

　橋本病は中年の女性に多い臓器特異的自己免疫疾患で，主にⅡ型アレルギーを介した破壊性の甲状腺炎を発症し，甲状腺機能低下をきたす．甲状腺は左右対称性に腫大し，胚中心形成を伴うリンパ球の浸潤により甲状腺濾胞が萎縮・破壊され，間質に線維化が起こる．抗甲状腺抗体が患者血中に出現する．治療は甲状腺ホルモンの補充が主体である．

　寒冷刺激により手足の指先にしびれや色調の変化がみられる現象を**レイノー現象** Raynaud phenomenon という．これは末梢血管の攣縮によるもので，種々の自己免疫疾患でみられる．基礎疾患が不明な場合はレイノー病という．

　血管に炎症をきたす血管炎症候群も，結合組織に病変がみられ広い意味で膠原病に含まれる．病変が形成される血管のサイズにより細かく分類されており，このうち，比較的小型の血管が罹患し抗好中球細胞質抗体 anti-neutrophil cytoplasmic antibodies（ANCA）が検出される ANCA関連血管炎では自己免疫の関与が明らかである．ANCA関連血管炎は，検出されるANCAの抗原分子の差異や病変部位，臨床症状などにより，多発血管炎性肉芽腫症 GPA（旧名ウェゲナー肉芽腫症 Wegener's granulomatosis），好酸球性多発血管炎性肉芽腫症 EPGA（旧名チャーグ・ストラウス症候群 Churg-Strauss syn-

表7-3　主なヒト自己免疫疾患

疾患名	病変部位	主な病態	主な自己抗体関連検査所見
全身性紅斑性狼瘡 (SLE)	血管，結合組織，漿膜，腎臓，脾臓など	免疫複合体腎炎，漿膜炎，蝶形紅斑など	抗核抗体，抗 dsDNA 抗体，抗 Sm 抗体，低補体血症など
関節リウマチ (RA)	滑膜，血管など	多発性関節炎，リウマチ結節など	抗 CCP（シトルリン化ペプチド）抗体，リウマトイド因子など
ANCA 関連血管炎	小型血管，腎糸球体など	壊死性血管炎に伴う多彩な全身症状，腎障害	抗好中球細胞質抗体（ANCA）など
進行性全身性硬化症 (PSS)	小血管，結合組織，皮膚，食道，肺など	強皮症，肺線維症，嚥下困難など	抗トポイソメラーゼ I (Scl-70)抗体，抗セントロメア抗体など
橋本病	甲状腺	甲状腺機能低下	抗甲状腺抗体（抗サイログロブリン抗体，抗ミクロソーム抗体）
自己免疫性溶血性貧血（AIHA）	赤血球	溶血性貧血	クームス試験陽性
重症筋無力症	骨格筋	骨格筋易疲労性，筋脱力	抗アセチルコリン受容体抗体
シェーグレン症候群	唾液腺，涙腺，まれに肝臓，肺など	乾燥症候群（眼球乾燥症，口腔乾燥症など）	抗 SS-A 抗体，抗 SS-B 抗体など

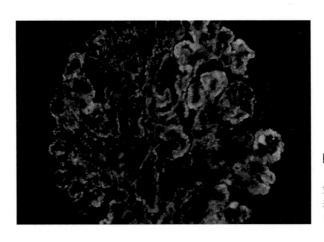

図7-10　SLE 患者にみられた免疫複合体腎炎（ループス腎炎）
免疫グロブリンが糸球体壁に沿って沈着し，腎機能障害（糸球体腎炎）を起こしている（蛍光抗体法）.

drome），および顕微鏡的多発血管炎 MPA に分けられる.

　一方，大動脈やその主要分枝に主に病変を形成する大動脈炎(高安動脈炎)，頸動脈の分枝や時に大動脈に病変を形成する巨細胞性動脈炎(側頭動脈炎)，筋性動脈が主に傷害される結節性多発動脈炎 polyarteritis nodosa(PN)，心臓の冠状動脈に好発する川崎病などでは，自己免疫の関与は明らかではない.

7-6　免疫不全症候群

　生体の恒常性の維持に免疫系が不可欠であることを述べてきた．免疫系が不全な状態においては，さまざまな感染症や悪性腫瘍が発生し，生体の恒常性が攪乱される．免疫不全状態は，先天性・後天性いずれの機序からも発症する．どの免疫系成分(T 細胞，B 細胞，貪食細胞)が選択的に機能不全であるかによって，病態・症状は異なる．免疫系機能障害が広範に及べば，ニューモシスチス肺炎，サイトメガロウイルス感染症，アスペルギルス肺炎，トキソプラズマ脳症などの弱毒性感染因子の感染が起こる(日和見感染)．

1　先天性免疫不全症

　B 細胞性，T 細胞性，B/T 細胞混合性などの免疫不全症が先天的に発症する．ディジョージ症候群 DiGeorge syndrome は先天的に胸腺が欠如するもので，胸腺において発生分化する T 細胞性免疫の不全が招来される．先天性無ガンマグロブリン血症は先天的に B 細胞性免疫不全が起こるものであり，遺伝形式から伴性のものと常染色体劣性のものなどが知られている．伴性のものは *BTK* 遺伝子の異常により発症する．ある特定の免疫グロブリンアイソタイプ(IgA，IgM，IgG)の先天的欠損を示す疾患もみられる(IgA 欠乏症など)．また重症複合型免疫不全症 severe combined immunodeficiency(SCID)は B 細胞・T 細胞の複合機能不全となる重篤な病態であり，伴性のものはサイトカイン受容体共通 γ 鎖の欠損が原因となる．加えてアデノシンデアミナーゼ adenosine deaminase(ADA)欠損症などが知られる．先天的な補体成分の欠損や清掃細胞系の不全も知られている．その中でもチェディアック・東症候群 Chédiak-Higashi syndrome では，好中球内微小管異常により遊走能低下や殺菌能低下が起こる．また慢性肉芽腫症では好中球膜チトクロム b 複合体の異常があり，細菌に対する免疫不全症状をきたし発症する．

2　後天性免疫不全症

　後天性の免疫不全状態は，いわゆる後天性免疫不全症候群 acquired immune deficiency syndrome(AIDS)および悪性腫瘍の際の化学療法や同種移植の際の免疫抑制療法などにより招来される．また血液透析，ネフローゼ，栄養失調，飢餓などでも発症する．世界的規模でみると，栄養失調，飢餓による後天性免疫不全がもっとも多い．AIDS は世界的に数千万人もの感染者を発生したウイルス感染症である．その原因ウイルスは，ヒト免疫不全ウイルス human immunodeficiency virus(HIV)と呼ばれる RNA ウイルス(レトロウイルス)である．HIV は CD4 陽性 T 細胞や樹状細胞などに感染し，とりわけ CD4 陽性 T 細胞の数を減少させ，免疫不全状態を起こす．感染経路は性交(異性，同性)が主体であるが，全血輸血，血漿製剤輸血や針刺し(医療事故，麻薬中毒など)等もその経路の 1 つである．HIV は肝炎ウイルス hepatitis virus(HV)，とくに HBV や HCV などに比べ感染力が弱いとされる．症状はニューモシスチス肺炎 pneumocystis pneumonia(PCP)，真菌症，カポジ Kaposi 肉腫などが特徴的である．カポジ肉腫の発生には重感染したヒトヘルペスウイルス 8 型(HHV8)が病因的な役割を持つ．現在ではプロテアーゼ阻害薬をはじめとする種々の治療薬が開発され，HIV 感染者の予後は改善された．AIDS 以外の後天性免疫不全でも，ニューモシスチス肺炎，カンジダ症などの日和見感染に加え，エプスタイン・バー Epstein-Barr(EB)ウイルス感染 B 細胞の増殖に由来するリンパ増殖性疾患 lymphoproliferative disorder(LPD)がみられる．

設問

1. もしも感染微生物が存在しなければ免疫機構は必要ないといえるか答えよ.
2. 環境中には無数の抗原が存在するが,免疫機構が多様な抗原に対して特異的な対応ができる理由を説明せよ.
3. 一卵性双生児間の臓器移植で拒絶反応が起こらない理由を述べよ.
4. ツベルクリン検査ではツベルクリン接種後の皮膚発赤を何時間後に判定すべきか答えよ.
5. 花粉症の治療に抗ヒスタミン薬が用いられるのはなぜか説明せよ.
6. 自己免疫疾患における組織傷害は一種のアレルギーと考えられるか答えよ.
7. ウイルスは細胞内に存在するのに,免疫機構がウイルス感染細胞を認識できる理由を述べよ.
8. 白血病で無菌室治療が行われる理由を述べよ.
9. 抗 PD-1 抗体による癌免疫療法を説明せよ.

8 遺伝と先天異常

- 染色体・遺伝子の基本的な構造をふまえたうえで，遺伝的異常による先天異常発症の原理が説明できる．
- 代表的な染色体異常症および遺伝性疾患について知識を得る．
- 種々の遺伝子診断法とその臨床応用を理解する．

8-1 先天異常の病因

　生まれつきなんらかの身体的異常を持つことを**先天異常**と呼ぶ．先天異常の病因としては，大きく分けて遺伝要因と環境要因が考えられる（表 8-1）．遺伝要因としては，先天異常を持つ患者自身における染色体や遺伝子の異常がある．一方，環境要因としては，妊娠中の放射線被曝，薬品・環境化学物質による汚染，感染症，母体の代謝異常などの影響が知られている．実際には，これらのいずれによるものか明確ではないことが多く，遺伝要因と環境要因が複雑に絡み合って発症すると考えられる．

　先天異常のうち，形態学的な異常は**先天奇形**と呼ばれる．先天奇形には，特徴的な顔貌や四肢の形態異常などの**外表奇形**と，先天性心疾患や脳奇形などの**内臓奇形**がある．これらは個体発生の過程で形態形成の時期になんらかの異常が起こったために生じる．複数の特定の奇形の組み合わせを持つものは**奇形症候群**と呼ばれ，ある特定の染色体異常や遺伝子異常であることを診断する手掛かりになることも多い．

　本章では，遺伝および遺伝子の基礎知識を整理するとともに，遺伝要因によって生じる先天異常である，染色体異常症と遺伝病を取り上げる．

8-2 遺伝病

1 遺伝，遺伝子

　遺伝 heredity とは，からだの形態や機能などの生物学的な特徴（これを**形質 trait** という）が，親から

表 8-1　先天異常の病因

1）遺伝要因	染色体異常 遺伝子の異常
2）環境要因	放射線 薬品・環境化学物質（アルコール，有機水銀，サリドマイドなど） 感染（風疹ウイルス，トキソプラズマなど） 母体の代謝異常（糖尿病，葉酸欠乏など）
3）不明	遺伝要因と環境要因の相乗作用？

子へ，そして子から孫へ伝わっていくことを指す．この遺伝は，次世代に**遺伝子** gene が伝えられることによって起こる．遺伝子は，からだをつくる設計図の役割を果たしており，その本体は **DNA**(deoxyribonucleic acid：**デオキシリボ核酸**)である．

a．DNA

ヒトのからだは多種類の細胞によって構成されており，それぞれの細胞内には核がある．この核の中に遺伝子の本体である DNA が存在している．DNA は，糖(デオキシリボース)とリン酸の繰り返し骨格の上に塩基が結合する形をとっており，この塩基にはアデニン(A)，グアニン(G)，シトシン(C)，チミン(T)の4種類がある(図 8-1 A)．この4種類の塩基の配列・組み合わせによって，さまざまな遺伝子の特異的な機能が決定されている．たとえば，細胞内におけるタンパク質合成において，どのアミノ酸をつなげていくかという情報は，すべて3塩基の組み合わせで決定されている．これを**遺伝暗号**と呼ぶ．たとえば，ACG という塩基の組み合わせはスレオニンというアミノ酸を意味する暗号(コドン)で，GGG はグリシンを意味するコドンである．

鎖状となった DNA は，2本の分子鎖がらせん状に絡まった二重らせん構造をとっている(図 8-1 B)．このとき，2つの鎖の塩基は，A に対しては T，G に対しては C が向かい合って互いに水素結合している(図 8-1 A)．このようにペアとなった塩基(塩基対)の総数は1細胞あたり約30億で，その全長はおよそ 1.8 m に達する．1つの遺伝子は，数千〜数百万個の塩基から構成されており，ヒトの遺伝子数は全部で約2万数千存在する．これらの遺伝子全体を総称して，**ゲノム** genome と呼んでいる．

実際にタンパク質が合成されるときには，設計図面にあたる DNA から必要な部分の遺伝子だけを抜き出してコピーした mRNA(作業図面にあたる)が作成され，それをもとにアミノ酸が連なってタンパク質がつくられる．mRNA の化学構造は DNA と少し異なっており，とくに塩基の T の代わりに U(ウリジン)が入っていることが特徴である．作業図面としての mRNA は短寿命で，役目が終わると細胞内で分解される．

b．染色体

前述の二重らせん DNA は，さらにヒストンなどの核タンパク質と結合して**クロマチン** chromatin と呼ばれる複合体を形成している(図 8-1 C)．クロマチンは，細胞分裂の中期になると凝集して**染色体** chromosome(図 8-1 D)を形成する．染色体は，顕微鏡下で観察することができる(図 8-2)．ヒトの染色体は46本存在し，44本の常染色体と2本の性染色体よりなる．細胞分裂中期における染色体の数と形態を図式的に示したものを**核型** karyotype という．常染色体は，同じ大きさと形を持ったものが2本ずつ(**相同染色体**と呼ぶ：1本は父親由来で，もう1本は母親由来)存在しており，大きさの順に染色

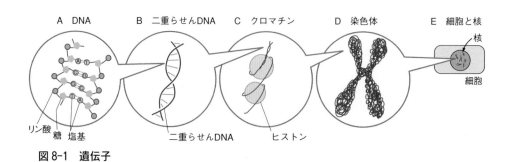

図 8-1　遺伝子

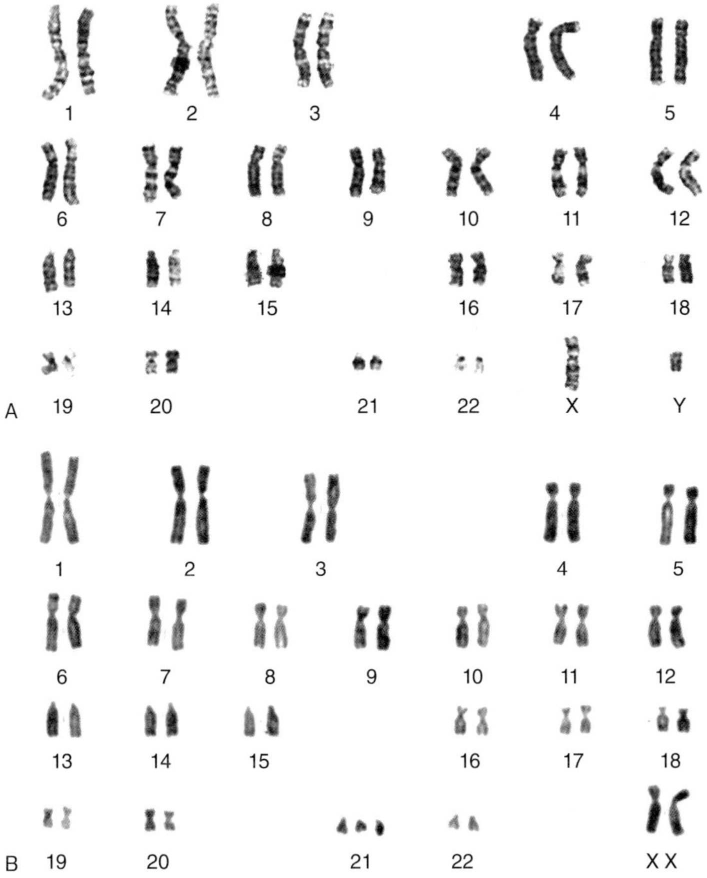

図 8-2 染色体
A：男性．細胞分裂中期には，顕微鏡下に 46 本の染色体を観察することができる．1〜22 は常染色体で，X および Y は性染色体である．
B：21 トリソミーの女性．21 番染色体が 3 本認められる．

体 1 番から 22 番までの番号が付けられている．性染色体には X 染色体と Y 染色体の 2 種類があり，女性は X を 2 本，男性は X と Y を 1 本ずつ持っている．染色体をその大きさで区別することは困難である．しかし，種々の染色法を用いて染め分ける（分染と呼ぶ）と，各染色体に対応したバーコードのような特有の縞模様が現れるため，それぞれを比較的容易に区別することができる（図 8-2）．図 8-2 A は正常男性の染色体，図 8-2 B は 21 トリソミーの女性の染色体である．染色体各部の名称を図 8-3 に示す．

　染色体の記載は，最初に染色体総数を示し，引き続いて性染色体構成を記載する．たとえば，正常男性は 46, XY，正常女性は 46, XX となる．

c．減数分裂

　父親と母親のからだの細胞に存在する染色体数はいずれも 46 本である．一方，子どもは父親と母親から，染色体 23 本ずつを受け継ぐ．このため，精子および卵子などの配偶子をつくる過程において染色体数が半分となる必要がある．この過程を**減数分裂**と呼ぶ．

d．ゲノムの多様性

　ヒトゲノムは 30 億塩基対（ペア）から構成されているが，その中にはヒトによって少しずつ異なる部分が存在している．そのようなゲノムの多様性を遺伝子多型と呼ぶ．

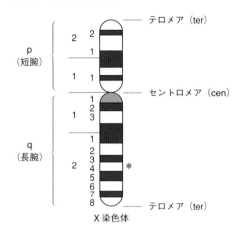

テロメア（ter）

p（短腕）

2
1
1

2
1
1

セントロメア（cen）

q（長腕）

1

1
2
3

2

1
2
3
4 ＊
5
6
7
8

テロメア（ter）

X 染色体

図 8-3　染色体各部の名称
たとえば，＊印を付けた部位は Xq24 と表記される．

遺伝子多型には，A・C・G・T の塩基が別の塩基に置き換わっている一塩基多型 single nucleotide polymorphism（SNP），数〜数十塩基からなる反復配列（繰り返し配列）の違いによる反復配列多型，遺伝子のコピー数多型 copy number variation（CNV）などがある．

一塩基多型は約 1,000 塩基に 1 つの割合で存在している．塩基の反復配列多型では，トリプレットリピート（CAG，CGG などの 3 塩基反復配列）が代表的である．遺伝子のコピー数多型はゲノムの数千箇所にわたって認められる．

これら遺伝子多型のほとんどは形質（表現型）の相違や異常を引き起こさない中立的なもので，突然変異によって生じたものが次世代に伝えられていったと考えられる．しかしながら，その中の一部には形質（表現型）に影響を及ぼして遺伝的な個性・体質を形成するものがあり，それらの遺伝子の機能が大きく損なわれる場合には，遺伝性疾患や疾患易罹患性（ある病気にかかりやすい体質）を引き起こすことになる．

遺伝子多型は，遺伝学的研究を行う手掛かりとして用いられたり，犯罪捜査などにおける個人識別の手段として活用されたりしている．

2 遺 伝 病

a．遺伝子の異常

遺伝子の異常によって起こる疾患が，広義の遺伝病である．このうち，顕微鏡下で検出可能な染色体の数の異常や構造異常などを区別して，**染色体異常症**と呼ぶ．このような大きな異常は，その部位に存在する数多くの遺伝子に影響を及ぼして病的状態を引き起こす．染色体異常症の多くは配偶子生成過程での異常などで起こり，親から子へ疾患そのものが遺伝したわけではない．

一方，遺伝子の一部が欠落したり（欠失），別の塩基で置き換えられたり（置換），あるいは余分な塩基が入り込んだり（挿入），さらには構造の一部が入れ替わったり（再構成），また反復配列（とくに CAG などの 3 塩基配列の繰り返し）が増加することによっても，その遺伝子の機能に異常が生じて病態を引き起こす．わずか 1 塩基の異常（点変異）によって疾患が生じることも多い．これらの異常は遺伝子の複製過程などにおける突然変異によって生じるが，いったん発生した変異遺伝子はそのまま次の世代に伝達されるため，遺伝していく．これが狭義の遺伝病である．

1 塩基の異常がアミノ酸をコードする遺伝子領域に起こった場合，その遺伝子から産生されるタンパク質のアミノ酸配列に異常が生じる（図 8-4 A）．あるアミノ酸が別のアミノ酸に変化するものをミ

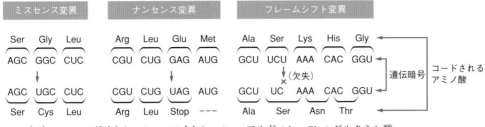

Ser：セリン，Gly：グリシン，Leu：ロイシン，Arg：アルギニン，Glu：グルタミン酸，
Met：メチオニン，Ala：アラニン，Lys：リジン，His：ヒスチジン，Cys：システイン，
Asn：アスパラギン，Thr：スレオニン，Stop は終止コドン

Ａ．１塩基の異常によるアミノ酸変異

THE　CAT　CAN　EAT　AND　RUN
　　　　↓（欠失）
　　　　×
THE　CAC　ANE　ATA　NDR　UN

Ｂ．フレームシフト変異を英単語にたとえると

図 8-4　遺伝子変異によるアミノ酸の変化

スセンス変異，終止コドンに変化してタンパク質合成がそこでストップしてしまうものを**ナンセンス変異**，塩基欠失（または挿入）で３塩基ごとの読み枠がずれてしまうものを**フレームシフト変異**と呼ぶ．フレームシフト変異は，図 8-4 Ｂ に示すように，ちょうど３文字ごとに英単語を形成して意味のある文をつくっているもの（この例では，The cat can eat and run：そのネコは食べて走ることができる）が，１文字が欠けることによって，まるで意味をなさない文に変化してしまう現象に似ている．

ｂ．遺伝形式

　遺伝病は，その遺伝形式によって，メンデル遺伝病，非メンデル遺伝病，多因子遺伝病に分類することができる．

（1）メンデル遺伝病

　単一遺伝子の異常によって起こり，メンデルの法則に従って遺伝するものを**メンデル遺伝病**という．
　常染色体上の各遺伝子は，父親由来と母親由来の１対からなっており，これを**対立遺伝子** allele と呼ぶ．この対立遺伝子のうち１つが変異を持つ病因遺伝子であれば，もう片方が正常であっても病気を発症するものを，**常染色体優性遺伝** autosomal dominant という．一方，対立遺伝子の双方ともに変異を持っている場合にのみ病気を発症するものを**常染色体劣性遺伝** autosomal recessive という．常染色体劣性遺伝性疾患では，通常，患者の両親はともに，対立遺伝子の片方だけに変異を持つ保因者である．保因者自身は，疾患を発症せず健康である．
　病因遺伝子がＸ染色体に存在するものを，**Ｘ連鎖遺伝** X-linked と呼ぶ．多くの場合，病気を発症する罹患者はＸ染色体を１本しか持たない男性に限られ，Ｘを２本持つ女性は健康であるが保因者として次世代に変異遺伝子を伝える（Ｘ連鎖劣性遺伝，伴性劣性遺伝）．
　メンデル遺伝病における遺伝形式を図 8-5 に示した．

（2）非メンデル遺伝病

　単一遺伝子の異常によるものでもメンデルの法則に従わないものがあり，**非メンデル遺伝病**という．

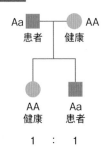

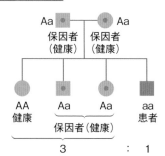

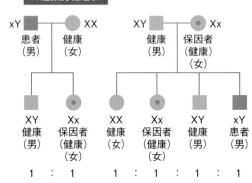

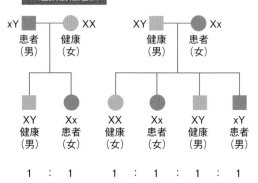

図 8-5　メンデル遺伝病の遺伝形式

　核染色体とは別に，細胞内小器官であるミトコンドリア内にも 16,569 塩基からなる環状の**ミトコンドリア遺伝子**が存在している．このミトコンドリア遺伝子は，母親からのみ遺伝すること（**母系遺伝**）が特徴で，父親のミトコンドリア遺伝子は子に伝わらない．また，1 つの細胞の中には多数のミトコンドリアが存在し，しばしば遺伝子異常を持つミトコンドリアと正常なミトコンドリアが混在している．これらのことから，ミトコンドリア遺伝病の遺伝形式は，メンデルの法則に従わない．

　核に存在する対立遺伝子は父母双方から受け継いだものであるが，その中には，父親由来（あるいは母親由来）の遺伝子だけが機能する（発現する）ものがある．この現象は，**ゲノム刷り込み** genomic imprinting と呼ばれる．発現するはずの対立遺伝子のほうに変異が生じたり，あるいは片方の親からだけ 2 本の発現しない相同染色体を受け継いだ場合に病気を発症する．

（3）多因子疾患

　複数の遺伝子とさまざまな環境要因の相互作用で起こるものを，**多因子疾患**と呼ぶ．高血圧や糖尿病などの生活習慣病，アレルギー，関節リウマチ，あるいは口唇・口蓋裂などの疾患がこれにあたると考えられている．たとえば，高血圧発症における遺伝因子の割合は 30〜70% 程度と推定されており，さらに食生活（とくに塩分摂取量），肥満，喫煙，運動不足，ストレス，加齢などの環境因子がかかわっている．多因子疾患の発症にかかわる個々の遺伝子は疾患への"かかりやすさ"の要因となっているが，1 つの遺伝子だけで発症するかどうかが決まるわけではない．複数の因子の総和が，ある"閾値"をこえたときにその疾患が発症するというモデルが想定されている．

8-3 染色体異常症

1 染色体数の異常

　数の異常としては，本来ペア(2個)で存在する相同染色体が3個ある**トリソミー**と，1個しかない**モノソミー**がある．これらは，配偶子形成過程の減数分裂における染色体不分離によって生じる(図8-6)．常染色体トリソミーとしては，13番染色体，18番染色体，21番染色体によるものがある．性染色体数の過剰によるものとしては，XXX，XXY(クラインフェルター症候群)，XYY などが認められる．また，X染色体モノソミー(ターナー症候群)は，ヒトでみられる唯一のモノソミーである．なお，3組以上の染色体を有する**多倍体**は，癌細胞などでみられることがある．

　なお，同一個体の中で，異なる染色体数を持つ細胞が混在していることを**モザイク**という．これは，受精卵の細胞分裂初期に染色体不分離が起こることなどによって生じる．

2 染色体の構造異常

　染色体の構造異常としては，欠失，挿入，重複，逆位，転座，イソ染色体，環状染色体などがある(図8-7)．

　欠失は染色体の一部分が欠損したもので，欠けた部分に存在する遺伝情報が失われる．**挿入**は，別の染色体断片が入り込んだものを指す．**重複**は，染色体の一部が重複して挿入されたものである．**逆位**は，染色体の一部が切れた後，180度回転して逆の方向に再挿入されたものである．

　転座は，染色体の一部が切れて，相同ではない他の染色体に結合したものである．相互転座では，2本の染色体が互いにその一部を交換した形になっている．全体として遺伝子数の均衡がとれている場合(**均衡型転座**)には，転座保因者はなんら症状を示さない．しかしながら，転座保因者の配偶子(精子・卵子)形成段階における減数分裂の際に不均衡が生じるため，その子どもに染色体異常症が生じる可能性が高い．均衡型転座を持つヒトは，一般集団の1,000人中1〜1.5人存在している．

　イソ染色体は，細胞分裂の際に染色体が誤って短腕同士と長腕同士に分かれてしまうものをいう．

　環状染色体は，染色体の両端に起こった切断点が互いに融合して，ループ状となったものをいう．

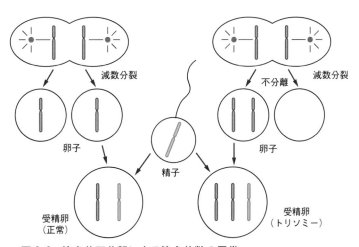

図 8-6　染色体不分離による染色体数の異常

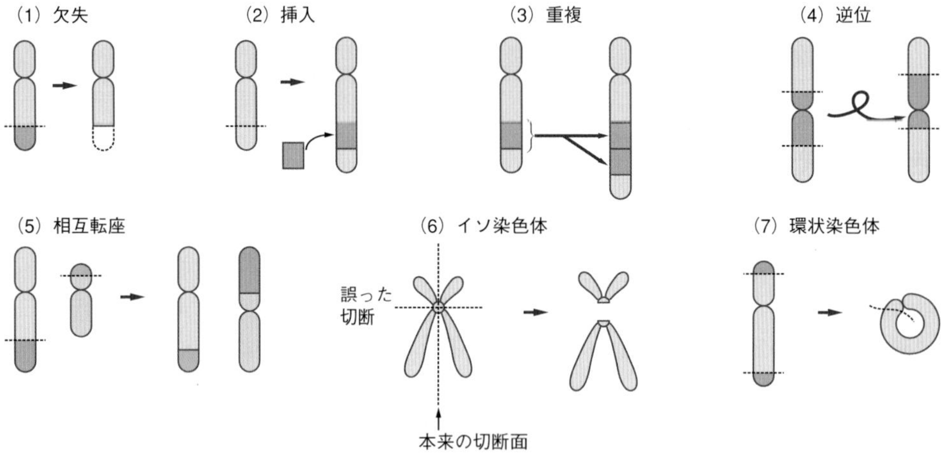

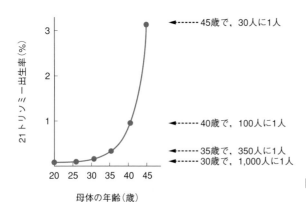

(1) 欠失
(2) 挿入
(3) 重複
(4) 逆位
(5) 相互転座
(6) イソ染色体
(7) 環状染色体
誤った切断
本来の切断面

図 8-7　染色体の構造異常

21トリソミー出生率(%)
3
2
1
20 25 30 35 40 45
母体の年齢(歳)
45歳で，30人に1人
40歳で，100人に1人
35歳で，350人に1人
30歳で，1,000人に1人

図 8-8　母親の年齢と 21 トリソミーの出生頻度

3 常染色体異常症の代表的疾患

a．21 トリソミー(ダウン症候群 Down syndrome)

21 トリソミーは，21 番染色体の過剰によって生じる．1866 年，Down によって初めて記載された．核型は，47, XY, + 21(男性)または 47, XX, + 21(女性)(図 8-2 B)．トリソミー型の他に，頻度は低いが転座型やモザイクもみられる．頻度は出生約 1,000 人に 1 人．トリソミー型における過剰 21 番染色体の 90％は母親由来であり，母親の年齢が高くなるほど 21 トリソミーの出生頻度が高くなる(図 8-8)．

精神発達遅滞，筋緊張低下(乳幼児期)，特徴的な顔貌(斜め上に吊り上がった眼瞼裂，内眼角贅皮，扁平な鼻根部，短頭，耳介変形)の他，第 5 指短小などの小奇形や，単一手掌線などの特有の皮膚紋理が認められる．しばしば，先天性疾患，消化管奇形，血液疾患，眼の屈折異常，中耳炎などを伴う．発達障害は他の染色体異常症に比べて軽度であり，療育的な支援によって就学・社会参加が可能である．

b．18 トリソミー

18 番染色体の過剰によって生じる．核型は 47, XY(または XX), + 18．トリソミー型の他にモザイク

もある．子宮内発育障害，心奇形，精神身体発育障害がある．小下顎，多毛，眼裂狭小，耳介変形・低位，手指の屈曲拘縮と重合，揺り椅子状の足底，胸骨短縮などが認められる．一般に生命予後不良で，新生児期・乳児期早期に死亡することが多い．

c．13トリソミー

13番染色体の過剰によって生じる．核型は 47, XY（または XX），+ 13．トリソミー型の他に転座型もある．無眼球・小眼球症，口唇・口蓋裂，全前脳胞症，嗅脳欠損，心奇形，多指趾症などがある．一般に生命予後不良で，新生児期・乳児期早期に死亡することが多い．

d．5番短腕の部分欠失

核型は 46, XY（または XX），5p⁻ と記載される．乳児期に，仔猫が啼くような，甲高くか細い泣き声を出すことが特徴．精神発達遅滞，小頭症，眼間開離（両眼間の距離が長い），小下顎などがみられる．生命予後は良好．

4 性染色体異常症の代表的疾患

a．ターナー症候群 Turner syndrome

X モノソミー（45, X），あるいは X 短腕モノソミーによって生じる．モザイクも多い．頻度は，出生女児約 2,500 人に 1 人．外見は女性であるが，低身長と二次性徴欠如・索状性腺を伴う不妊が特徴である．翼状頸，外反肘，新生児期の手足のリンパ浮腫などもみられる．知能は一般に正常．

b．クラインフェルター症候群 Klinefelter syndrome

X 染色体が過剰な男性．核型は 47, XXY が多いが，X を 3 個以上持つものやモザイクもみられる．頻度は，男性約 600 人に 1 人．不妊を特徴とし，不妊症カップルの精査で発見されることも多い．しばしば，手足が長く高身長で痩せ型．時に軽度の精神発達遅滞を示すこともある．

5 隣接遺伝子症候群

染色体の微小欠失や重複などによって，染色体上に隣りあって存在する複数の遺伝子が障害されるものをいう．互いに隣接する遺伝子は機能的には無関係である．

a．22q11.2 欠失症候群

22 番長腕 q11.2 領域の微小欠失による多発奇形症候群．先天性心奇形，胸腺低形成，免疫不全などを起こす．velo-cardio-facial 症候群，ディジョージ DiGeorge 症候群などとも呼ばれる．

8-4　単一遺伝子病

単一遺伝子の異常によって生じる疾患は，およそ 1 万種類をこえている．その中で，体内や体液に特定の代謝産物が蓄積・増加するものを，とくに**先天代謝異常症**と呼んでいる．

単一遺伝子の異常による疾患のうち，代表的なものを表 8-2 に示した．

表8-2　単一遺伝子の異常による疾患

■糖代謝異常 ・糖原病 ・ガラクトース血症 ・糖尿病の一部（MODYなど） ■アミノ酸代謝異常 ・フェニルケトン尿症 ・メープルシロップ尿症 ・ホモシスチン尿症 ■有機酸代謝異常 ・メチルマロン酸血症 ・プロピオン酸血症 ■脂肪酸酸化異常症 ・中鎖アシルCoA脱水素酵素欠損症 ■尿素サイクル異常 ・オルニチントランスカルバミラーゼ欠損症 ・シトルリン血症 ■ヘム代謝異常 ・ポルフィリン血症 ■脂質代謝異常 ・家族性高コレステロール血症 ■金属代謝異常症 ・ウィルソン病 ■細胞膜輸送異常 ・膵嚢胞性線維症 ■内分泌疾患 ・先天性副腎過形成 ■ライソゾーム病 ・ムコ多糖症（ハーラー症候群など） ・ゴーシェ病 ・ファブリ病	■ミトコンドリア病 ・MELAS症候群 ■ペルオキシソーム病 ・ゼルベーガー症候群 ■家族性腫瘍 ・家族性大腸腺腫症 ・多発性内分泌腺腫症 ・網膜芽細胞腫 ■免疫不全 ・アデノシンデアミナーゼ欠損症 ■赤血球異常 ・サラセミア ■血液凝固異常 ・血友病 ■筋疾患 ・デュシェンヌ型筋ジストロフィー ・筋緊張性ジストロフィー ■神経疾患 ・ハンチントン病 ・脊髄小脳変性症 ・脆弱X症候群 ■骨・結合織疾患 ・軟骨形成不全症 ・骨形成不全症 ・マルファン症候群 ■皮膚疾患 ・色素性乾皮症 ・神経線維腫症（フォン・レックリングハウゼン病） ■眼疾患 ・網膜色素変性症 ・色覚異常症

1 常染色体優性遺伝性疾患

a．ハンチントン病 Huntington's disease

　成人期以降に，舞踏病様の不随意運動，精神症状，認知症を発症する遅発性神経疾患．ハンチンチン遺伝子内には3塩基の反復配列 $(CAG)n$ があり，この反復回数が過剰に伸びることによって生じる．

　優性遺伝するため，患者の子どもの50％が変異遺伝子を受け継ぐ．変異遺伝子を受け継いだ場合の疾患発症率（浸透率という）はほぼ100％と高い．

2 常染色体劣性遺伝性疾患

a．フェニルケトン尿症 phenylketonuria

　フェニルアラニン水酸化酵素遺伝子の変異によって，アミノ酸の一種であるフェニルアラニンの代謝障害をきたす先天代謝異常症である．血液中や脳内のフェニルアラニン濃度が著しく高くなる結果，精神発達遅滞を引き起こす．

　新生児期から，食事の中のフェニルアラニンを制限する低フェニルアラニン食によって，精神発達遅滞を完全に防ぐことができる．そのため，早期発見・早期治療を目的として新生児マス・スクリーニング（後述）が行われている．

　劣性遺伝形式をとるため，両親とも変異遺伝子を保因者として持つ場合に，その子の 25％が罹患し，50％は保因者となる．残る 25％は変異遺伝子を受け継がない．

3 X連鎖遺伝性疾患

a．デュシェンヌ Duchenne 型筋ジストロフィー

　X 染色体短腕上に存在するジストロフィン遺伝子の変異（主に欠失）によって，全身の筋が徐々に変性・萎縮していく進行性の筋疾患である．幼児期に歩行・起立の異常が認められ，筋萎縮の進行とともに，歩行不能から呼吸不全に至る．多くは 20 歳代で死亡する．

　X 連鎖性であるため，患者は男性に限られる．女性保因者の息子の 50％が発症し，娘の 50％は保因者となる．患者男性の持つ性染色体はジストロフィン遺伝子の変異を持つ X 染色体と正常な Y 染色体であることから，患者の娘（X 染色体を受け継ぐ）はすべて保因者，一方，患者の息子（Y 染色体を受け継ぐ）はすべて非罹患となる．

4 ミトコンドリア病

　ミトコンドリア遺伝子の変異によるミトコンドリア病には，ミトコンドリア脳筋症・乳酸アシドーシス・脳卒中様発作症候群（MELAS），レーバー Leber 病などが知られている．ミトコンドリアはエネルギー産生に重要な役割を果たしていることから，比較的エネルギー依存度の高い臓器である脳や骨格筋・心筋に障害を伴うものが多い．そのため，ミトコンドリア脳筋症とも呼ばれる．

5 ゲノム刷り込み現象が関与する疾患

a．プラダー・ウィリー症候群 Prader-Willi syndrome とアンジェルマン症候群 Angelman syndrome

　プラダー・ウィリー症候群は，15 番染色体長腕 15q11.2-q13 領域に存在する遺伝子群において，父親由来の遺伝子群が機能しない場合に発症する隣接遺伝子症候群である．一方，同じ遺伝子領域で母親由来の遺伝子群が機能しない場合には，アンジェルマン症候群を生じる．

8-5　遺伝子診断とその応用

1 遺伝子診断法

　遺伝子の異常を検出するための遺伝子診断法は，細胞学的遺伝子診断法，生化学的遺伝子診断法，分子生物学的遺伝子診断法の 3 種類に分類できる．

a．細胞学的遺伝子診断法

　図 8-2 のような染色体検査を行う．通常は，末梢血リンパ球を試験管内で培養し，細胞分裂中期の染色体を顕微鏡下で観察する．さらに，FISH fluorescence in situ hybridization 法も用いられる（図 8-9）．FISH 法では，蛍光標識した DNA 断片をプローブとして，染色体標本とハイブリダイゼーション（雑

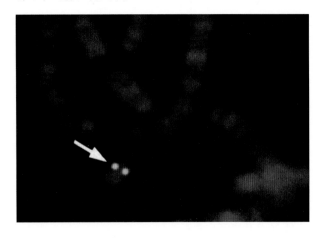

図8-9　FISH法
蛍光標識されたプローブと同じ塩基配列を持つ染色体の部位が，蛍光を発している（矢印）．

種形成）させ，蛍光顕微鏡下で観察する．DNA断片と同じ塩基配列が存在する場合に，染色体上の該当する部分が蛍光を放つ．通常の染色体分染法では検出が難しい微細な欠失や重複を診断することが可能である．

b．生化学的遺伝子診断法

　血液中や臓器中の代謝産物を測定したり，あるいは細胞や臓器における酵素の活性を測定して診断する方法である．代謝産物測定では，正常代謝産物の増加や減少を定量的に測定したり，また，通常ではみられない異常代謝産物を検出することで行われる．血液中のアミノ酸を測定することによるアミノ酸代謝異常症の診断や，尿中に排泄される有機酸を分析することによる有機酸代謝異常症の診断がこれにあたる．

　酵素診断は，遺伝子産物である酵素の活性を直接測定することによって行われる．その遺伝子を発現している細胞・組織を用いる必要があるため，肝臓や筋などの生検を行うこともある．

c．分子生物学的遺伝子診断法

　疾患の原因となっている遺伝子のDNAを直接調べる方法である．**DNA診断**とも呼ばれる．通常は，末梢血細胞より抽出したDNAを検体として，まず，検索しようとする遺伝子部分を**ポリメラーゼ連鎖増幅反応** polymerase chain reaction（**PCR法**）で数十万倍に増幅する．次に，自動シークエンサーを用いて増幅した部分の塩基配列をサンガー Sanger法によって決定する．得られた塩基配列を正常のものと比較することによって遺伝子変異を検索する．最近では，特定の遺伝子だけではなく，すべての遺伝子の塩基配列を網羅的に一斉に解析できる**次世代シークエンサー** next generation sequencer（**NGS**）が開発され，診断にも応用されている．

　また，遺伝子の欠失や重複は，その箇所については通常，片方のアレルにのみ生じる（両方のアレルに生じると胎生致死）ため，両アレルをまとめて解析するシークエンス法では検出が難しい．このような遺伝子の欠失や重複を検出する方法としては，**CGH**（comparative genomic hybridization）**マイクロアレイ法**などが用いられる．

2 遺伝子診断の応用

a．出生前診断

　胎児における疾患の有無を，出生前に診断することを**出生前診断**という．方法としては，①超音波検査によって胎児の形態や機能の異常を診断する方法，②羊水，胎盤 絨 毛，胎児血などの胎児由来の細胞・組織を用いて遺伝子検査や生化学的検査を行う方法がある．②のうち羊水診断では，羊水中に浮遊している胎児由来の細胞を採取して染色体分析，酵素活性測定，遺伝子変異の検索を行ったり，また羊水中の代謝産物（胎児尿由来）を測定する．妊娠 16 週以降に施行することが可能である．絨毛診断は胎盤中の胎児組織である絨毛を用いて同様の検索を行う方法で，妊娠 10 週以降に施行することが可能である．

b．母体血を用いた出生前診断

(1) 無侵襲出生前診断 non-invasive prenatal test（NIPT）

　妊娠母体の血中に存在する遊離 DNA（母由来のものと胎児由来のものが混在）を次世代シークエンサーで解析する．胎児がトリソミーの場合，その染色体に由来する遊離 DNA のコピー数がわずかに増えることを検知して診断する．検出感度は高いものの，確定診断はできない．父親由来の病因遺伝子変異や，両親にはない新生突然変異による病因変異が検出された場合にも出生前診断が可能である．

(2) 母体血清マーカー

　胎児がトリソミーに罹患している場合，母体血清中の α-フェトプロテインの減少，ヒト絨毛性ゴナドトロピンの増加，非結合型エストリオールの減少がみられる．その機序は不明であるものの，妊娠初期に測定することによって，胎児が罹患しているリスクを確率的に計算することが可能であるが，確定診断はできない．

c．着床前診断

　体外受精を行った受精卵に対して遺伝子診断を行い，対象疾患を発症する可能性がない受精卵を選んで子宮に移植し，妊娠を継続する方法である．

d．新生児マス・スクリーニング

　早期発見・早期治療によって発症を予防したり予後を大きく改善できる先天性疾患に対して，一般新生児集団を対象としたスクリーニングが行われている．わが国では，アミノ酸代謝異常症（フェニルケトン尿症など），糖代謝異常症（ガラクトース血症），有機酸代謝異常症（メチルマロン酸血症など），脂肪酸代謝異常症（中鎖アシル CoA 脱水素酵素欠損症など），内分泌疾患（先天性甲状腺機能低下症など）の二十数疾患について実施されている．哺乳開始数日後の新生児期に，足の踵から少量の血液を採取して濾紙にしみこませた後，乾燥させる．この乾燥濾紙血を検査センターに郵送し，その中に含まれるアミノ酸やホルモン，カルニチン代謝産物を定量して検査する．患者が発見された場合には，ただちに特殊ミルク（特定のアミノ酸や糖を除去・減量したミルク）による食事療法やホルモン補充療法などを開始する．

e．発症前診断

　発症前診断とは，遺伝子診断を用いて，ある個人がその病気を発症する前にその有無を判定するこ

とをいう.

f．保因者診断

　保因者診断とは，疾患を引き起こす遺伝子変異を保因者として持っているかどうかを検査することである．通常，保因者はなんら病気の徴候を示さず，生化学的検査でも正常と区別できない場合が多い．DNA 診断によって保因者を検出することが可能である．

8-6　遺伝カウンセリング

　遺伝性疾患の診療にあたっては，通常の診療行為に加えて，患者やその家族に遺伝学的情報を提供し，遺伝子検査などを受ける意思決定の援助をするとともに，心理的支援を行う必要がある．この一連の医療行為を**遺伝カウンセリング**と呼んでいる．実際には，出生前診断，小児期に発症した遺伝性疾患，成人期に発症する遅発性遺伝性疾患(とくに神経変性疾患や家族性腫瘍)などが対象となる．選択肢が存在する場合の意思決定は当事者によってなされるべきで,過去にみられたように国家や社会,あるいは主治医が優生学的な考え("良い遺伝子"を残すために，配偶者選択や胎児選別などを行うこと)に基づいて強制すべきではないと考えられている．

　遺伝性疾患を持っていることが判明した場合，本人や家族の受ける精神的打撃は大きい．遺伝というものに対する社会的な偏見も無視できない．したがって，本人および家族が疾患の存在を受け入れて適応するまでには，継続的な心理的・社会的支援が必要である．

　遺伝カウンセリングは，その専門性に鑑みて，通常，臨床遺伝専門医や専門職種である遺伝カウンセラーによって行われる．

8-7　発症を予防できる遺伝性疾患とその対応策

　遺伝子診断を行うことによって，将来的な疾患発症の予測が可能となり，発症予防ができる疾患がある．予防方法として，食事療法，薬物療法，予防的手術，骨髄移植などが知られている．

1　食事療法

　前述の新生児マス・スクリーニング対象疾患の多くは食事療法によって発症を予防できる．特定のアミノ酸摂取を制限するものとして，フェニルケトン尿症に対する低フェニルアラニン食，メープルシロップ尿症に対する低ロイシン・イソロイシン・バリン食などがある．脂肪酸代謝異常症に対しては，空腹による発症を予防するため，頻回の食事摂取が有効である．

2　薬物療法

　代謝性疾患では，代謝異常が年余にわたって続く結果発症するものがあり，薬剤による生化学的異常の是正によって発症を予防することができる．家族性高コレステロール血症では，将来的な心筋梗塞などの発症を防ぐためにコレステロールを低下させる薬剤の服用が行われる．

3 予防的手術

家族性乳癌・卵巣癌を引き起こす *BRCA1*，*BRCA2* 遺伝子などに変異を有する場合は，生涯の中で高率に癌を発症するため，癌を発症しないうちに予防的に乳房切除や卵巣切除を行う場合がある．

4 骨髄移植

先天性免疫不全症では，病原菌やウイルスに対する免疫防御が障害されるため，感染症への罹患や生ワクチン接種は致死的となる．その発症予防のため，欧米諸国では新生児マス・スクリーニングで遺伝子診断を実施し，罹患児に対して骨髄移植が行われている．

設問

1. 以下の記述にはいずれも誤りがある．誤りを正せ．
   - ダウン症候群の患者は知能が低いため，就学や社会活動への参加は不可能である．
   - 18トリソミーおよび13トリソミーは一般に軽症であり，生命予後は良好である．
   - ターナー症候群は男児にみられ，ほとんどの例で知能低下を伴う．
   - 遺伝子検査を受けるにあたっては専門的知識が必要なので，自分で判断せず医師の指示に従うべきである．
2. 減数分裂の過程でトリソミーの原因が生じる機序について説明せよ．
3. メンデル遺伝病の中で，各遺伝形式によって遺伝する疾患の代表的なものを1つずつあげよ．
4. メンデルの法則に従わない遺伝病には，どのようなものがあるか．
5. 出生前診断を行う方法にはどのようなものがあるか．

9 腫　　瘍

<table>
<tr><td>学習
目標</td><td>・腫瘍の概念と命名法について学習する.
・腫瘍の病理形態学的特徴を理解する.
・悪性腫瘍の発生と進展機構について理解する.
・腫瘍の良性・悪性の鑑別の仕方を理解する.
・腫瘍発生の要因と遺伝子異常について学習する.
・腫瘍と宿主との関係について学習する.
・腫瘍の病期や分類を理解する.
・腫瘍の病理診断と分子病理診断について学習する.
・腫瘍の疫学について学習する.</td></tr>
</table>

　わが国においては，癌 cancer（悪性腫瘍）は死因のトップを占めており，およそ3人に1人が癌死している．したがって，癌の征圧は医学における最重要課題の1つであり，征圧に向けてこれまで多くの基礎的・臨床的研究データが蓄積されてきた．その結果，癌は多種類の遺伝子の突然変異やエピジェネティックな発現異常に基づいて発生することが明らかになってきた．癌の早期診断法や外科治療の確立，化学療法・放射線療法の充実，低侵襲手術の導入，分子標的治療の開発などにより，固形癌の約50%は治癒するに至っている．しかし，それでもなお死因のトップを占めていることが，癌という病気の難しさを表している．

　癌は悪性腫瘍と同義であるが，腫瘍のすべてが悪性ではなく，良性腫瘍も存在する．腫瘍の良性・悪性の診断は，患者の運命を大きく分けることとなる．したがって，発生した腫瘍の良性・悪性の判別は臨床的にきわめて重要であり，その判定に病理診断が決定的役割を担っている．癌の治療を困難にし，患者を最終的に死に至らしめる最大の原因は転移にあり，転移の克服により癌患者の80%を救うことができるといわれている．癌細胞の浸潤・転移（悪性腫瘍の進展）機構についても最近多くの知見が見出されていることから，近い将来，転移を征圧することも夢ではないかもしれない．

9-1 腫瘍の概念と命名法

　腫瘍 neoplasm, tumor とは，生体における構成細胞の"自律的な過剰増殖"と定義される．ここでいう自律的には2つの意味がある．第1には，腫瘍細胞が臓器・組織の統御を逸脱していること（腫瘍細胞の脱統御性）を意味している．胎生期に発生した各臓器は，一定の大きさに発育した時点で細胞増殖を停止し，要求された構造と機能を備えた臓器へと分化して，それ以降は生体の統御下に置かれる．腫瘍細胞はこの統御機構を受けずに過剰増殖するわけである．第2の意味は，細胞腫瘍化の原因が取り除かれてもなお腫瘍細胞の増殖が継続することである．後述のように，腫瘍化は，そのきっかけが何であれ最終的には遺伝子レベルの変異や発現異常によって発生することから，腫瘍化後は原因を取

り除いても過剰増殖は止まらないこととなる.

　腫瘍は**悪性腫瘍** malignant tumor と**良性腫瘍** benign tumor に大別される. 悪性腫瘍は一般に癌 cancer（がんと平仮名で書くこともある）と呼ばれるが, 後述のように, 上皮性の悪性腫瘍を**癌腫** carcinoma, 非上皮性の悪性腫瘍を**肉腫** sarcoma と呼び, 区別している. もともと癌は癌腫のことを指すが, ヒトでは癌腫が圧倒的に多く肉腫は少ないことから, 癌は悪性腫瘍の総称として使われることが多い. 一方, 良性腫瘍も上皮性と非上皮性に分類されるが, それぞれに特別な呼称はない. 発生した個々の腫瘍は, 悪性・良性や上皮性・非上皮性の病理形態学的特徴に基づいて診断・分類される.

9-2　腫瘍の形態

1　肉眼的性状

　腫瘍の形態はさまざまであり, 白血病のように骨髄でびまん性に増殖し腫瘤を形成しない腫瘍もあるが, 一般的には腫瘤（結節）を形成することが多い. 腫瘍細胞が皮膚や管腔臓器（胃, 大腸など）から発生し外表や管腔側へ外向性に増殖すると, 隆起状, ポリープ状, 乳頭状, 樹枝状, 菌茸状, 潰瘍型などの形態をとる（図9-1）. 一方, これらが臓器内に増殖したり, 実質臓器（肝臓, 膵臓など）内で腫瘍が発生したりすると, 腫瘍結節が形成される. また, 腫瘍によっては空洞を形成しながら増殖するため, 種々の物質が貯留した嚢胞（嚢腫）となるものも存在する.

　腫瘍は一般に灰白色を呈することが多い. しかし, 診断的価値を持つ特徴的な色彩を有する腫瘍も存在する. それらには, 黄色を呈する脂肪腫や脂肪肉腫, 黒色のメラニンを持つ黒色腫, 赤色ないし赤紫色の血管腫や血管肉腫, 透明感のある白色を呈する軟骨腫や軟骨肉腫などがある. 腫瘍に出血や壊死が加わると, 赤色や黄色が加わり多彩となる.

　腫瘍の硬度は, 主として腫瘍間質の性質によって決定される. 大部分の固形癌は弾性硬であるが, コラーゲン線維成分が多くなると硬度が増し**硬癌** scirrhous carcinoma と呼ばれる. 逆に腫瘍細胞が充実性に増殖し間質成分の少ない癌（髄様癌）は軟らかく, 脂肪腫や粘液腫は腫瘍組織中に線維成分が少なくきわめて軟らかい. 一方, 骨腫や軟骨腫は腫瘍中に形成された骨や軟骨の存在により当然硬い.

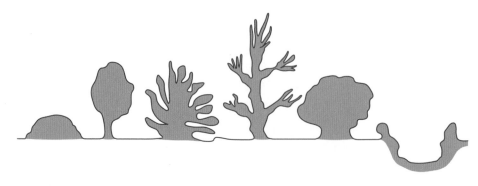

隆起状　　有茎性ポリープ　　乳頭状　　　　樹枝状　　　　菌茸状　　　　潰瘍型

図9-1　腫瘍の外向性発育の形態各種

2 腫瘍の組織構造——実質と間質

腫瘍組織は，腫瘍細胞からなる実質と，その間を埋める間質から構成される．間質とは腫瘍細胞を入れている容器のようなもので，血管やリンパ管などが含まれており，腫瘍細胞に栄養を供給している．腫瘍は増殖した実質細胞の性質により，上皮性腫瘍と非上皮性腫瘍に区別される．上皮性腫瘍は，腫瘍細胞が上皮性の特徴，すなわち細胞と細胞が相互に接着し細胞塊を形成する性質を持つことから，一般に実質と間質は明瞭に区別される．一方，非上皮性腫瘍は本来間質となるべき細胞が腫瘍化したもので，実質と間質を明確に区別することは困難なことが多い．

9-3 腫瘍細胞の特徴

腫瘍細胞は，増殖の亢進と形質の脱落，保持，付加によって特徴付けられ，それに対応した細胞の形態と組織構造を示すようになる．これらの特性は，一般的に**異型性** atypia, atypism（細胞や組織構築の正常からの隔たり）と呼ばれ，腫瘍の診断とともに，腫瘍の良性・悪性を鑑別するうえで重要な特徴である．異型性は構造異型と細胞異型に分けられる．構造異型は細胞の配列や極性の消失などの組織構築の異常をいい，細胞異型は細胞や核の大きさ，形，染色性，クロマチン構造などの形態学的異常である．いずれも正常の組織構造や細胞の形態と比較して，その隔たりを指標として判断される．細胞の異型性を決める基準としては，細胞や核の大小不同および形の多形性，細胞質に対する核の占める割合（核/細胞質比，N/C比）の増加，核分裂像の増加と多極分裂などの異常核分裂像，核クロマチンの増量と粗大化，核小体の腫大などがあげられる（図9-2）．変化の多くは核の形態学的変化としてみられるが，細胞質は細胞内小器官の減少と多量のリボソームにより一般に好塩基性を示す．また，脱分化により細胞内での産生・分泌の異常がしばしば認められる．

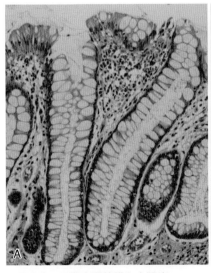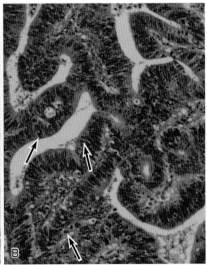

図9-2　正常大腸粘膜と大腸癌
A：正常大腸粘膜上皮では粘液が胞体内に充満し，小型核は基底部に配列している．
B：大腸癌細胞では，いびつでクロマチンの増量した大小不同の核が重積し，細胞質に対する核の占める割合が高く，しばしば核分裂像（矢印）を伴っている．

9-4　腫瘍の組織学的分類

　腫瘍は全身臓器に発生し，種々の形質を有するとともに宿主に対してもさまざまな影響を与えることから，特性を表すための多くの名称が用いられている．それらには，臓器名に基づく名称(胃癌，肺癌，リンパ腫など)，進行度による分類(早期癌，進行癌など)，機能を表す名称(粘液産生性腫瘍，ホルモン感受性腫瘍など)，組織形態に基づく名称(腺癌，扁平上皮癌，血管腫など)，組織発生に基づく

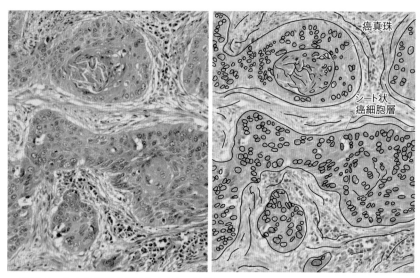

図 9-3　上皮性腫瘍(扁平上皮癌)の特徴
扁平上皮癌では，癌細胞は相互に結合してシート状の癌細胞巣を形成し，周囲間質へ浸潤・増殖している．癌細胞巣内の異常な角化巣は，好酸性球状で真珠様の形態を示すことから，癌真珠と呼ばれる．

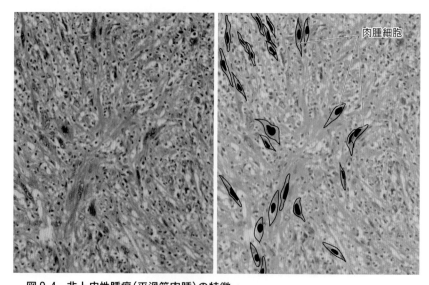

図 9-4　非上皮性腫瘍(平滑筋肉腫)の特徴
肉腫細胞(大きな核を持つ紡錘形細胞)は，細胞間結合を持たずバラバラに配列し，間質成分と一体となり増殖している．

命名(奇形腫, 混合腫瘍など), 腫瘍発生原因による名称(家族性大腸腺腫症, 職業癌など)等が含まれる. これらのうち, 個々の腫瘍を網羅し系統的に記載できる命名法は, 形態学的特性に基づく分類法である. すなわち, 腫瘍を良性腫瘍と悪性腫瘍に大別し, それぞれを上皮性と非上皮性に細分類する方法である. これに従えば, 腫瘍は**良性上皮性腫瘍**, **悪性上皮性腫瘍**(癌腫), **良性非上皮性腫瘍**, **悪性非上皮性腫瘍**(肉腫)に分類される. これらの名称に臓器名と組織学的な特性を付加し, たとえば肺扁平上皮癌や大腿骨骨肉腫, などのように呼ばれる.

上皮性腫瘍と非上皮性腫瘍の分類は, 腫瘍細胞の形態が上皮性あるいは非上皮性のどちらの特徴を有するかで決定される. 上皮組織は体表を覆ったり腺を構成したりする組織であり, 細胞は相互に結合して細胞塊を形成する特徴を持っており, このような形態学的特性を持つ腫瘍を上皮性腫瘍と名付ける(図9-3). 一方, 非上皮性腫瘍は上皮以外の組織に類似した組織構造を持つ腫瘍で, 軟部組織, 造血器組織, 骨などの中胚葉由来の腫瘍や, 中枢神経や神経組織など外胚葉由来の腫瘍が含まれる. 形態学的には, 非上皮性腫瘍は個々の腫瘍細胞間にコラーゲン線維のような細胞間物質の介在を持つことが特徴である(図9-4).

9-5 腫瘍の発生・増殖と発育パターン

腫瘍は1個の細胞の異常分裂による単クローン性増殖で発生することがほとんどであるが, 発生母地のある範囲における多細胞の腫瘍化で生じる場合もあると考えられている. また, 腫瘍は同一臓器に1個の腫瘍塊を形成することが多いが(単中心性発生), 肝癌や膀胱癌のような腫瘍では, 同時にあるいは相前後して多発することが知られている(多中心性発生).

増殖により一定の大きさに達した腫瘍は, 周囲組織を圧排しながら膨張性に広がる場合(**膨張性発**

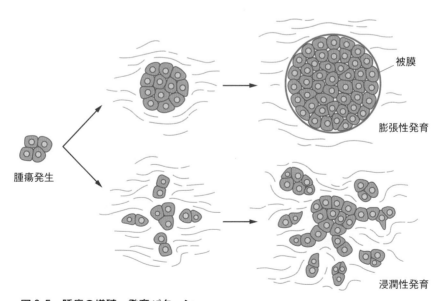

被膜

膨張性発育

腫瘍発生

浸潤性発育

図9-5　腫瘍の増殖・発育パターン
膨張性発育では, 腫瘍細胞は周囲組織を圧排しながら増殖し, 周囲組織との間に明瞭な境界を持つ腫瘍結節を形成し, しばしば被膜を認める. 一方, 浸潤性発育では, 腫瘍細胞が小腫瘍塊を形成して周囲組織へ浸潤し, 境界不明瞭な腫瘍結節となる.

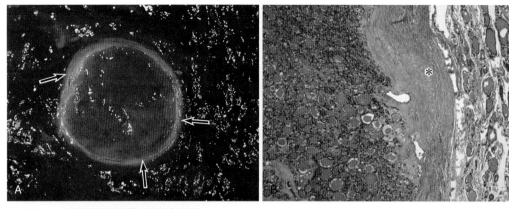

図9-6　甲状腺濾胞腺腫の膨張性発育
A：肉眼的に腺腫は膨張性発育し，正常甲状腺との境界部に線維性被膜(矢印)を形成している．
B：腺腫(左側)と正常甲状腺(右側)との境界部に線維性被膜(＊)がみられる．

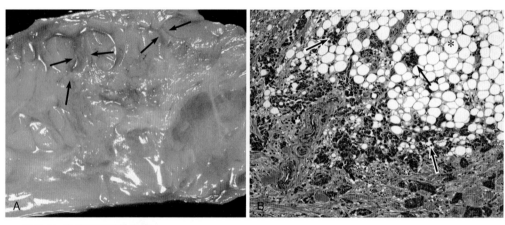

図9-7　乳癌の浸潤性発育
A：肉眼的に乳癌組織(灰白色部分)は乳房の脂肪組織内(黄色部分)へ浸潤性に発育している(矢印)．
B：乳癌細胞(矢印)は乳腺組織の脂肪組織(＊)へ浸潤している．

育)と，組織を破壊しつつ周囲組織間質へ浸潤していく場合(**浸潤性発育**)がある(図9-5)．良性腫瘍は膨張性発育を示し，腫瘍により圧排された結合組織が腫瘍を被包することでしばしば被膜を形成し，腫瘍境界は明瞭である(図9-6)．一方，悪性腫瘍では浸潤性発育が特徴的であり，腫瘍は周囲組織へ手足を伸ばしたように増殖し，周囲との境界不鮮明な不定形の腫瘍結節を形成することが多い(図9-7)．

9-6　悪性腫瘍の進展と転移

　悪性腫瘍(癌)は発生した臓器内で連続性発育(膨張性発育と浸潤性発育)した後に，しばしば遠隔臓器に進展する(非連続性発育)．このような癌の進展には，①**播種** dissemination，②**リンパ行性転移** lymphatic metastasis，③**血行性転移** hematogenous metastasis が区別され，いずれも悪性腫瘍のもっとも大きな特色の1つである(図9-8)．リンパ行性転移と血行性転移では，癌細胞は増殖した局所でリン

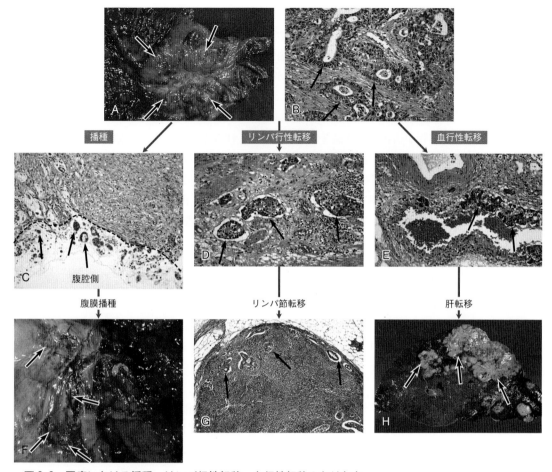

図9-8　胃癌における播種，リンパ行性転移，血行性転移のなりたち

A，B：Borrmann分類3型進行胃癌．肉眼的に周堤を伴った潰瘍性病変（A：矢印）を認め，病変の境界は不明瞭である．組織学的には，不規則な管状構造を示す腺癌細胞から構成される（B：矢印）．

C，F：腹膜播種．胃癌細胞の漿膜（点線）への浸潤と露出（C：矢印）を認め，肉眼的には腹膜面に小腫瘍結節の形成がみられる（F：矢印）．

D，G：リンパ行性転移．胃局所におけるリンパ管内侵入（D：矢印）と領域リンパ節での転移形成（G：矢印）．

E，H：血行性転移．胃局所の静脈内への癌細胞侵入（E：矢印）と肝臓での転移（H：矢印）．

パ管や血管内へ侵入し，腫瘍細胞が塞栓となってリンパ節や他臓器の脈管内で詰まり（塞栓症），さらに脈管外での脱出と増殖によって転移巣を形成する．これらの非連続性発育は，癌患者の予後を悪くするもっとも重要な因子である．

1 播　　種

　播種（または**播種性進展**）は，悪性腫瘍細胞が体腔（腹腔，胸腔，心囊腔など）にあたかも種を播いたように広がり，体腔表面（漿膜面）や体腔内に癌細胞巣を形成する現象である（図9-8 C，F）．厳密な意味では後述の転移とは異なるが，広義には転移に含められている．播種が起こると漿膜組織に炎症反応が生じるため，胃癌や大腸癌の腹膜播種では癌性腹膜炎をきたし，肺癌の胸膜播種の場合には癌性胸膜炎となる．癌性腹膜炎や胸膜炎では滲出液からなる腹水と胸水がしばしば出血を伴って貯留し，急速な全身衰弱により患者の予後は不良となる．腹膜播種では腹膜のどの部位にも腫瘍結節は形成さ

れるが，直腸子宮窩(ダグラス窩)などの小骨盤腔表面で結節を形成した場合には，シュニッツラー転移 Schnitzler's metastasis という．同様な機序で心囊腔やくも膜下腔にも悪性腫瘍細胞の播種が生じる．肺癌はしばしば近接した心囊腔へと直接浸潤し，癌性心囊炎により著しい心機能障害を起こす．また，グリオーマや髄芽腫はくも膜下腔へ播種することがある．

2 リンパ行性転移

　全身の臓器にリンパ管が網状に張り巡らされており，これらを流れるリンパ流は臓器周囲のリンパ節(所属リンパ節)へと流入する．癌細胞が腫瘍間質のリンパ管内へ侵入し，塞栓症の結果として所属リンパ節に転移巣が形成される(図 9-8 D，G)．肺癌では肺門リンパ節，乳癌では同側の腋窩リンパ節や内胸リンパ節，胃癌では胃周囲リンパ節が所属リンパ節である．所属リンパ節(第 1 次リンパ節群)に転移した癌細胞は，やがてより遠隔のリンパ節(第 2 次リンパ節群)へと転移を繰り返しながら進展する．したがって，癌の再発を予防するため，原発巣の摘出とともに局所リンパ節の郭清が，多くの固形癌の定型的手術法となっている．

　もっとも有名な遠隔リンパ節転移は，**ウィルヒョー結節**(あるいは転移)Virchow's node (Virchow's metastasis)と呼ばれる左鎖骨上窩リンパ節転移である．この転移は，深部臓器に進行癌(胃癌や肺癌など)が存在することを示す．リンパ流は最終的に胸管から左鎖骨下静脈角へ入り静脈系に流入するため，広範なリンパ節転移症例ではリンパ行性転移から血行性転移へ進展することもある．

3 血行性転移

　血行性転移では，原発巣で浸潤性増殖した癌細胞が腫瘍局所や周囲組織の小静脈内へ侵入し，遠隔臓器に運ばれて転移巣が形成される(図 9-8 E，H)．リンパ行性転移は，少なくとも初期段階においては限局した病変であり切除可能であるのに対し，血行性転移は転移巣の発見時点で全身的であり，通常は手術適応がないと考えられている．

　血行性転移は一般に"**解剖学説** anatomical theory"によって説明されている．すなわち，静脈系に侵入した癌細胞塊は，血流にのって運ばれ，最初に毛細血管と遭遇する臓器で転移巣が形成されるとする説である．胃癌，大腸癌，膵臓癌などの消化器系癌では，静脈系に入った癌細胞は門脈を流れて肝臓の類洞で転移巣を形成し，それ以外の癌(皮膚癌，乳癌，子宮癌など)では，運ばれてきた癌細胞が最初に毛細血管内に入る肺で転移巣を形成する．しかし，まれに解剖学的な血流経路では説明困難な転移に遭遇することがある．ある種の腫瘍が特定の臓器に転移しやすい場合であり，乳癌の骨や脳転移，腎癌の骨転移などである．このような転移は，"**種子と土壌説** seed and soil theory"で説明されている．癌細胞(種子)が血行性に臓器に到達した際に，ある特定の臓器(土壌)でのみ増殖することができ転移巣を形成するという考え方である．大部分の癌は"解剖学説"により説明されるが，"種子と土壌説"でしか説明できない転移症例がみられるのも事実である．

4 浸潤・転移の機序

　浸潤・転移のメカニズムについては，1980 年代になって研究が始まり，急速な進展がみられている．癌細胞が血管内に侵入するステップとして，①癌細胞の血管壁(とくに基底膜)への接着，②基底膜成分(IV型コラーゲンなど)の分解，③癌細胞が分泌する運動促進因子による血管腔への侵入，の 3 段階が詳しく検討された．血管内へ侵入した癌細胞は塞栓となり，他の細い血管(多くは毛細血管)で詰まり，癌細胞侵入とは逆向きの方法で血管外へ出て，臓器内に再増殖することで転移巣が形成されると

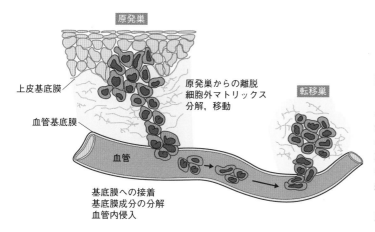

図 9-9　扁平上皮癌の血行性転移メカニズム

原発巣において増殖した癌細胞は，原発巣から離脱しつつ基底膜や周囲間質の細胞外マトリックス成分を分解・移動し，血管基底膜への接着，基底膜成分の分解，血管内侵入を行う．血管内の癌細胞は塞栓となり，他臓器内の血管から血管外へと出て増殖し，転移巣を形成する．

考えられている（図 9-9）．血管基底膜への接着では，癌細胞はラミニン受容体を用いて基底膜のラミニンに接着するとされている．また，基底膜の主要成分である IV 型コラーゲン分解には，**マトリックスメタロプロテアーゼ** matrix metalloproteinase（**MMP**）遺伝子ファミリーの MMP-2 と膜型 MMP（MT1-MMP）が重要な役割を果たすことが確立されている．

　癌細胞が浸潤・転移する際には，**上皮間葉転換** epithelial-mesenchymal transition（**EMT**）機構が働いていることが近年報告されている．EMT は上皮系細胞が運動能の高い間葉系細胞に転換する現象で，胚発生の過程で提唱された概念である．浸潤先端部の癌細胞は，*Snail* や *Slug* などの遺伝子発現とともに，上皮細胞間接着分子 E-cadherin の発現低下と間葉系細胞の中間径フィラメント vimentin の発現亢進などで特徴付けられる EMT を呈する．一方，転移巣においては，癌細胞は**間葉上皮転換** mesenchymal-epithelial transition（**MET**）により再び上皮性形質を獲得して癌細胞巣を形成するとされている．乳癌においては治療後長期間経てからしばしば再発することが知られている．この現象は癌細胞が原発巣あるいは転移先組織の特別な微小環境内で癌幹細胞様細胞として休眠状態をとるためと想像されているが，その実態はなお明らかではない．

9-7　腫瘍の良性と悪性の鑑別

　腫瘍の**良性・悪性の区別**は，もともと宿主が受ける影響の程度により分けられ，臨床的に良好な予後を持つ腫瘍は良性腫瘍，予後が不良なものは悪性腫瘍と分類される．実際的な腫瘍の良性・悪性の鑑別点は表 9-1 のようにまとめることができ，これらの各項目について総合的に決定される．腫瘍が転移を形成したり全身へ影響を及ぼしている進行癌では悪性腫瘍の診断は容易であるが，今日ではほとんどの症例はそこまで進行していない状態で良性・悪性の鑑別が要求される．したがって，良性・悪性の区別は腫瘍組織の病理形態学的な検討によって決定されているのが現状である．病理組織診断項目の中でも，とくに腫瘍の**異型性（構造異型と細胞異型）**と発育の形式が良性・悪性の鑑別に重要である．細胞異型や構造異型が強く周囲組織へ浸潤性発育をしていれば悪性と診断され，このような病理形態学的な良性・悪性の診断は臨床像とよく一致している．

表 9-1　良性腫瘍と悪性腫瘍の鑑別

	良性腫瘍	悪性腫瘍
異型性（構造異型・細胞異型）	軽い	強い
発育の形式	膨張性	浸潤性
発育の速度	遅い	速い
組織破壊	軽い	著しい
脈管内侵入	ない	多い
転移	ない	多い
再発	少ない	多い
全身への影響	ほとんどない	著しい

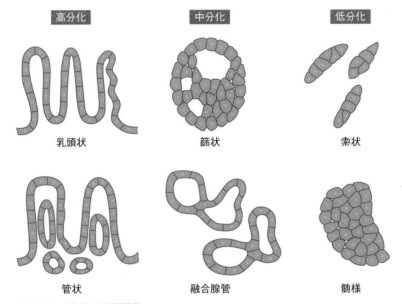

図 9-10　腺癌の組織構築
高分化腺癌は乳頭状配列や腺腔形成といった腺上皮としての組織構築を維持しているが，分化度が下がるに従ってこれらの細胞特性は失われる．

9-8　腫瘍の分化度

　細胞が持つ形態や機能は悪性化によって一般的に減弱する．そのため，腫瘍の診断に際しては，発生母地となった組織構造との類似の程度を**分化度**として付記することが一般的である．本来の細胞・組織の特徴がよく維持されている腫瘍の場合には高分化型，ほとんど喪失している場合には低分化型，その中間であれば中分化型と呼ぶ．たとえば，高分化型腺癌では乳頭状や腺管構造を示し，中分化型腺癌では篩状や融合腺管を形成し，低分化型腺癌ではこれらの構造が失われて索状や髄様構造となる（図 9-10）．また，高分化型扁平上皮癌では細胞間接着装置により細胞間橋を持つ細胞巣が形成され，ケラチンの産生により**癌真珠** cancer pearl（角化物が同心円状に配列した構造物）が出現する（図 9-3）．肝細胞癌や形質細胞腫ではそれぞれ胆汁や免疫グロブリンが産生され，形態学的あるいは免疫組織学的に検出することが可能である．しかし，これらの細胞特性は低分化になるほど失われ，形態的にも構造は不明瞭となる．

9-9　機能性腫瘍

　機能性腫瘍 functioning tumor とは，ホルモンないし生理活性物質を産生し，宿主に腫瘍随伴症状を呈する腫瘍の総称である．内分泌臓器から発生するホルモン産生腫瘍と，非ホルモン産生臓器から発生した異所性ホルモン産生腫瘍に大別される．

　ホルモン産生腫瘍としては，下垂体，甲状腺，副腎などの内分泌臓器から発生する腫瘍の他，絨毛組織，消化管などの臓器に存在するホルモン産生細胞に由来する腫瘍がある．これに対して，異所性ホルモン産生腫瘍としては，副腎皮質刺激ホルモン adrenocorticotropic hormone（ACTH）産生腫瘍（肺の小細胞癌，胸腺腫，カルチノイド），抗利尿ホルモン antidiuretic hormone（ADH）産生腫瘍（肺癌，膵癌），副甲状腺ホルモン関連タンパク質 parathyroid hormone-related protein（PTHrP）産生腫瘍（肺癌，腎癌，肝癌，胃癌）など，多くが知られている．過剰に産生されたホルモンが標的臓器を刺激し，種々の腫瘍随伴症状を惹起することがある．このような異所性ホルモン産生腫瘍では，抑制されていた遺伝子発現が腫瘍化により脱抑制されてホルモンを産生すると考えられている．

9-10　腫瘍マーカーと組織マーカー

　ある種の腫瘍では腫瘍から特異的な物質の産生があり，それらを血液や体液中に検出することで腫瘍の早期診断や治療効果判定などに使うことが可能である．このような腫瘍特異的産物が**腫瘍マーカー**と呼ばれるものである．血液中で測定できる腫瘍マーカーは必ずしも多くはないが，それらには，①免疫グロブリン（形質細胞腫），②胎児性抗原（肝癌，大腸癌），③ホルモン（絨毛癌，副腎皮質腫瘍，下垂体腺腫，副甲状腺腫瘍），④酵素（膵癌），⑤癌関連抗原（膵癌，前立腺癌）などが含まれている．形質細胞腫（多発性骨髄腫）では腫瘍細胞が産生したモノクローナルな免疫グロブリン（M タンパク）が血液中で検出され，診断に用いられている．また，胎児性抗原は胎児期に発現され発育とともに消失していた遺伝子発現が腫瘍化に伴い再発現するもので，肝細胞癌でみられる α-フェトプロテイン α-fetoprotein（AFP）や大腸癌などの消化器癌で出現する癌胎児性抗原 carcinoembryonic antigen（CEA）などが有名である．

　一方，正常組織に存在し腫瘍化後も産生能が保持される物質は**組織マーカー**となり，特異的抗体を用いた免疫染色によって腫瘍細胞の由来の検索に利用されている．これらの組織マーカーには，内分泌腫瘍に対するクロモグラニンや神経特異エノラーゼ neuron specific enolase（NSE），黒色腫の S-100 や HMB45，肝癌や胎児性癌の AFP などがあり，悪性リンパ腫では細胞表面の分化抗原（CD3, CD45RO, CD20, CD79a, CD56 など）により T 細胞系，B 細胞系，NK 細胞系などの区別が行われている．また，腫瘍細胞中の中間径フィラメントの種類により，上皮系（サイトケラチン），間葉系（ビメンチン），筋系（デスミン），神経系［ニューロフィラメント，グリア線維性酸性タンパク質 glial fibrillary acidic protein（GFAP）］の鑑別が行われている．

9-11 腫瘍のクローン発生と癌幹細胞

　腫瘍は1個の細胞(単クローン性)あるいは複数の細胞(多クローン性)から発生すると考えられている．単クローン性腫瘍発生では，1個の腫瘍細胞が全腫瘍細胞の起源となり，多クローン性腫瘍発生では複数の細胞が特性の異なるいくつかの細胞集団を形成するとされる．ヒト腫瘍の大部分は単クローン性発生と考えられているが，実際には種々の遺伝子変異の段階的獲得により不均一な細胞集団を構成することから，腫瘍の起源を特定することはしばしば困難である．近年，ヒト腫瘍の中でもとくに血液系腫瘍や乳癌の発生において，"**癌幹細胞仮説**"が提唱されている．癌幹細胞は自己複製能と多分化能をあわせ持ち，自分と同じ細胞を維持しながら分化によって周辺の大多数の癌細胞を生み出すという階層的モデルである．癌幹細胞は腫瘍形成において中心的な役割を果たすとともに，薬剤耐性にも関与する．多くの古典的な抗癌剤は細胞分裂期やDNA合成期に作用することから，細胞周期G0期にありほとんど分裂しない癌幹細胞は抗癌剤耐性と考えられる．癌幹細胞を標的とした新規治療法の開発が待たれる．

9-12 腫瘍発生の要因

　腫瘍は蓄積された多種類の遺伝子異常によって発生することがわかっている．このような遺伝子異常は，胎生期から生後に外界から付加される環境要因(外因)と，生体あるいは細胞自身に内在する腫瘍素因(内因)によって引き起こされる．

1 環境要因(外因)

　腫瘍を引き起こす外因には，a. 化学発癌物質，b. 物理的発癌因子，c. 腫瘍ウイルス，d. 慢性炎症などがある．

a．化学発癌物質
　化学発癌物質の研究は，英国における煙突掃除夫に陰嚢癌が多発するとの報告(1775年)に始まっており，のちに煤中のタール成分に含まれるジベンズアントラセン，ベンツピレン，メチルコラントレインなどの化学物質が発癌性を有することが実験的に実証された．現在では，炭化水素，アゾ化合物，芳香族アミン，その他を加えると，約2,000種をこえる化学発癌物質が知られている．タール成分による皮膚癌，アゾ色素による膀胱癌，真菌が産生するアフラトキシンによる肝癌，ニトロソ化合物による胃癌，タバコ中のタール成分や大気汚染による肺癌，アスベストによる中皮腫・肺癌などは，疫学的研究データとともに動物を用いた発癌実験で実証されている．環境中に存在するこれらの化学発癌物質への慢性的な曝露が人癌の発生につながると考えられていることから，化学発癌物質の製造規制と環境からの排除は発癌予防の点から重要である．

b．物理的発癌因子
　機械的刺激による発癌としては，不適合義歯や齲歯による舌癌，パイプによる口唇癌，胆石症による胆嚢癌などがあげられ，おそらく化学発癌物質との協同作用による発癌と考えられる．**放射線**は

DNA に対し突然変異誘導作用を持つことや，原爆により多種類の癌（とくに慢性骨髄性白血病）が発生した事実から，発癌因子であることは明らかである．X 線の長期間照射による皮膚癌や白血病，ラジウム鉱山労働者での肺癌の発症もよく知られている．**紫外線**は X 線と同様に DNA の突然変異誘導性が認められており，日光への曝露は発癌の危険因子となっている．とくに，白色人種では皮膚癌や悪性黒色腫の発症が多い．

c．腫瘍ウイルス

　ウイルスが発癌作用を有することは，多くの動物実験によって古くから検証されてきた．ヒトでは human T cell leukemia virus type-1（HTLV-1）が成人 T 細胞白血病 adult T cell leukemia（ATL）の発症にかかわることが明らかにされている．HTLV-1 は RNA ウイルスの１つで，RNA 依存性 DNA 合成酵素である逆転写酵素 reverse transcriptase を持つことから，reverse transcriptase containing oncogenic virus の頭文字をとってレトロウイルス retrovirus と呼ばれている．DNA ウイルスでは，ヒト乳頭腫ウイルス human papilloma virus（HPV）による子宮頸部癌が知られている．また，DNA ウイルスのエプスタイン・バー Epstein-Barr（EB）ウイルスはバーキットリンパ腫 Burkitt lymphoma や上咽頭癌の発症原因と推定されており，C 型肝炎ウイルス hepatitis C virus（HCV）の肝癌発症への関与が疑われている．

d．慢性炎症

　慢性炎症が発癌の母地になることはよく知られている．潰瘍性大腸炎やクローン病に伴う大腸癌，ウイルス性の慢性肝炎や肝硬変における肝細胞癌，慢性膵炎の膵癌，膿胸に合併した悪性リンパ腫などが発生することは周知の事実である．また，ヘリコバクター・ピロリ *Helicobacter pylori* 菌感染による慢性胃炎から，胃腺癌や胃悪性リンパ腫が発症する可能性が指摘されている．

❷　腫瘍素因（内因）

　腫瘍素因には，a. 遺伝的素因，b. ホルモン，c. 免疫などの因子がある．

a．遺伝的素因

　遺伝的素因が腫瘍発生にかかわることは，腫瘍多発家系の存在から推定されてきた．実際，遺伝子的要因をもとに家族性発症する腫瘍があり，それらの多くで**癌抑制遺伝子**の異常が証明されている．たとえば，網膜芽腫（*RB* 遺伝子），ウィルムス腫瘍（*WT1* 遺伝子），家族性大腸腺腫症（*APC* 遺伝子），家族性乳癌（*BRCA*-1，2 遺伝子），Li-Fraumeni 症候群（*p53* 遺伝子）などでは，それぞれ（　）内の癌抑制遺伝子の一方に先天的に異常があり，対立するもう一方の遺伝子に体細胞突然変異が生じると腫瘍が発生する．その他，色素性乾皮症では DNA 修復酵素の欠損により皮膚癌が生じやすい．また，ダウン Down 症候群では白血病が多発することが知られている．

b．ホルモン

　ホルモンの多くは標的細胞の増殖を促進することから，腫瘍発生時の外因の作用を増幅するとともに癌細胞の増殖に影響を与える．とくに**性ホルモン**でその作用が知られている．乳癌，子宮内膜癌，前立腺癌は性ホルモン存在下でよく増殖し，ホルモン依存性腫瘍と呼ばれている．これらの腫瘍ではホルモン拮抗薬の投与や性腺（卵巣や精巣）摘出で腫瘍細胞増殖抑制や退縮が起こり，治療法の１つとして用いられている．

c．免　疫

生体の免疫が低下した状態では，腫瘍の発生・増殖が促進される．加齢に伴う胸腺の退縮により免疫能が低下し，癌の発生に有利な環境ができるため，高齢者ではしばしば癌が多発するとされている．また，免疫不全症候群や自己免疫疾患の患者には10%前後に癌の合併がみられ，後天性免疫不全症候群 acquired immune deficiency syndrome（AIDS）では悪性リンパ腫やカポジ Kaposi 肉腫の発生がよくみられる．さらに，免疫抑制薬の投与が発癌や癌細胞の増殖を助長する可能性も考えられている．

9-13 腫瘍の発生と遺伝子

悪性腫瘍（癌）は，前述のごとく細胞に内在する腫瘍素因（内因）に外界から環境要因（外因）が加わることによって，多種類の遺伝子異常が蓄積された結果として発生する．近年の膨大な研究データは，発癌過程の詳細とそこで生じる遺伝子異常を明らかにしてきた．遺伝子異常の多くはDNAの突然変異で説明されているが，突然変異を伴わないメチル化異常によるエピジェネティックな遺伝子発現異常や染色体不安定性も明らかにされており，今後のさらなる研究が待たれる．

1 発癌機序

発癌実験モデルの解析から，現在では発癌の多段階説（イニシエーション，プロモーション，プログレッションの3段階）が信じられている（図9-11）．すなわち，発癌物質が標的細胞のDNAに突然変異を誘発することで変異細胞が形成され（イニシエーション），他の物質の作用により増殖が促進し前癌病変や潜在癌が発生し（プロモーション），さらに癌細胞の増殖と悪性化が進み，浸潤・転移を伴った臨床癌になる（プログレッション），という説である．また，この過程で突然変異により発癌させる物質をイニシエーターと呼び，増殖を促進する物質をプロモーターと名付けている．なお，プロモーションとプログレッションをあわせて広義のプロモーションと定義することもできるが，現在では上記の3段階に分けることが適当かと思われる．

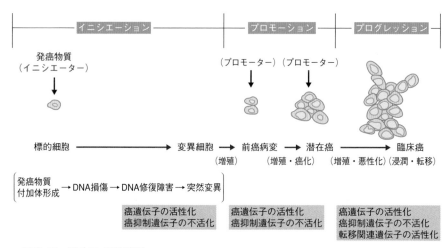

図 9-11　発癌の多段階説
イニシエーション，プロモーション，プログレッションからなる3段階の発癌過程において，複数の癌遺伝子と癌抑制遺伝子の異常が生じる．

　発癌物質（イニシエーター）の多くは生体内でチトクロム P450 の作用により活性化され，DNA との結合により発癌物質・DNA 付加体を形成する．この付加体によって DNA に傷害が起こり，修復過程で誤りを生じると突然変異が起こり，後述する癌遺伝子の活性化や癌抑制遺伝子の不活化がもたらされる．すなわちイニシエーションであり，このような変化を伴った細胞が変異細胞である．プロモーションの段階では発癌プロモーターの作用で細胞増殖が進み，初期の癌細胞巣が形成される．プロモーターには，実験的皮膚癌で用いられる 12-*o*-tetradecanoylphorbol-13-acetate（TPA），胃癌における食塩，大腸癌での胆汁酸，肝癌や甲状腺癌におけるフェノバルビタールなどが知られているが，イニシエーターに比較するとその研究は遅れている．また，プログレッションの過程で悪性化にかかわる遺伝子の研究は進められているが，その機構に関する情報はなお限定されている．

2 癌遺伝子

　遺伝子産物（タンパク質）が細胞増殖をもたらし癌化に導く遺伝子群を**癌遺伝子** oncogene と呼んでいる．癌遺伝子は腫瘍を誘導する RNA 腫瘍ウイルスの研究の中で初めて同定され，その後多くのウイルスからもみつかり，**ウイルス性癌遺伝子** viral oncogene（v-onc）と総称されるようになった．これらのウイルス性癌遺伝子は，主として増殖にかかわる正常細胞の遺伝子がウイルスによって取り込まれ，欠失変異や点突然変異が付加され癌化能を持つようになったものである．ウイルス性癌遺伝子に対してその起源となった正常細胞中の遺伝子を，癌原遺伝子 proto-oncogene あるいは**細胞癌遺伝子** cellular oncogene（c-onc）と呼ぶ．癌遺伝子はウイルス発癌研究の中で見出されたが，ウイルス以外による発癌においても細胞癌遺伝子の突然変異や増幅が認められることから，癌遺伝子は発癌過程に共通して働いているといえる．

　癌遺伝子はこれまでに 100 種類近くが同定されているが，その局在と機能から表 9-2 のように分類されている．すなわち，①増殖因子（成長因子）群（*SIS*，*HST-1*，*INT-2*，*FGF5*，*TGF-α* など），②増殖因子受容体型チロシンキナーゼ群（*ERBB-1*，*ERBB-2*，*KIT*，*FMS*，*MET*，*SAM* など），③非受容体型チロシンキナーゼ群（*SRC*，*YES*，*FGR*，*LYN*，*LCK*，*ABL* など），④*RAS* 遺伝子群（H-*RAS*，K-*RAS*，N-*RAS*），⑤セリン・スレオニンキナーゼ群（*MOS*，*RAF* など），⑥核内癌遺伝子群（*MYC*，*FOS*，*JUN* など），⑦その他（*CYCLIN D1*，*BCL-2* など）である．これらの癌遺伝子の多くは，細胞増殖シグナルとアポトーシス apoptosis 抑制にかかわる遺伝子からなる．たとえば，多くの癌で発現異常のみられる *C-MYC* は，細胞周期制御にかかわる *CYCLIN D1*，*CDC25*，*TERT* などを標的遺伝子としており，濾胞性 B 細胞性リンパ腫で過剰発現する *BCL-2* はアポトーシス制御に働くことが知られている．

　これらの癌遺伝子の活性化は，①点突然変異による活性の強い変異タンパクの産生，②遺伝子増幅による遺伝子量の増加，③染色体転座により付加された強力なエンハンサーによる正常タンパクの過剰産生あるいは高活性型融合タンパクの産生，のいずれかの機序で起こる．点突然変異による活性化としては，大腸癌などでの K-*RAS* の突然変異がよく知られている．また，乳癌や神経芽細胞腫では，それぞれ *ERBB-2* や N-*MYC* が遺伝子増幅されている．慢性骨髄性白血病では，9 番染色体の *ABL* 癌遺伝子が 22 番染色体の *BCR* 遺伝子との転座[t(9：22)(q34：q11)]により *BCR-ABL* キメラ遺伝子を形成し，本遺伝子が産生する高活性型融合タンパクが白血病細胞の増殖にかかわっている．

3 癌抑制遺伝子

　正常細胞には癌化を抑制する働きをする遺伝子群があり，**癌抑制遺伝子** tumor suppressor gene と呼ばれている．発癌過程を自動車の運転にたとえると，癌遺伝子はアクセルに相当し，癌抑制遺伝子は

表 9-2　癌遺伝子の分類

癌遺伝子	機能	局在
増殖因子群		
SIS	PDGF-B 鎖	分泌
HST-1	FGF 様増殖因子	分泌
INT-2	FGF 様増殖因子	分泌
FGF5	FGF 様増殖因子	分泌
TGF-α	TGF-α	分泌
増殖因子受容体型チロシンキナーゼ群		
ERBB-1	EGF 受容体	細胞膜
ERBB-2	EGF 関連因子受容体	細胞膜
KIT	肥満細胞増殖因子受容体	細胞膜
FMS	CSF1 受容体	細胞膜
MET	HGF 受容体	細胞膜
SAM	FGF 受容体	細胞膜
非受容体型チロシンキナーゼ群		
SRC	チロシンキナーゼ	細胞膜
YES	チロシンキナーゼ	細胞膜
FGR	チロシンキナーゼ	細胞膜
LYN	IgM からのシグナル伝達	細胞膜
LCK	CD4/CD8 と複合体形成	細胞膜
ABL	チロシンキナーゼ	細胞質/核
RAS 遺伝子群		
H-RAS	GTP 結合タンパク	細胞膜
K-RAS	GTP 結合タンパク	細胞膜
N-RAS	GTP 結合タンパク	細胞膜
セリン・スレオニンキナーゼ群		
MOS	コロニー刺激因子	細胞質
RAF	MAPKKK	細胞質
核内癌遺伝子群		
MYC	転写調節因子	核
FOS	転写因子	核
JUN	転写因子	核
その他		
CYCLIN D1	細胞周期の制御	核
BCL-2	アポトーシス抑制	ミトコンドリア/小胞体膜

ブレーキに対応する．癌化は癌遺伝子の活性化（アクセルの踏み込み）だけでは起こらず，癌抑制遺伝子の機能喪失（ブレーキの故障）があわさって初めて可能となる．癌細胞にはしばしば染色体の欠失がみられ，欠失部位に癌抑制遺伝子が存在すると考えられる．実際，高発癌家系においては高頻度に染色体の欠失がみられ，染色体領域を調べることにより癌抑制遺伝子が発見された例が多い．代表的な癌抑制遺伝子には，RB，p53，WT1，APC，DCC などがあげられる．これらは，細胞周期（RB，p53 など），転写（WT1 など），細胞間相互作用（APC，DCC など）等にかかわる機能を持つタンパク質をコードする遺伝子である．たとえば，p53 はアポトーシス関連分子を誘導するとともに p21 を介して G1 停止を誘導するが，p53 が変異あるいは欠失する細胞では G1 停止が機能せず，細胞増殖・DNA 変異の蓄積が進み，癌化が促進される．

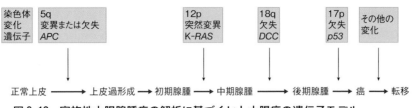

図 9-12　家族性大腸腺腫症の解析に基づくヒト大腸癌の遺伝子モデル
[Fearon ER et al.：A genetic model for colorectal tumorigenesis. Cell 61：759-767, 1990 より引用]

　発癌過程における癌抑制遺伝子の機能消失と癌遺伝子の活性化がもっともよく解析されたのは，家族性大腸腺腫症家系における大腸癌の発生である．図 9-12 のように，多種類の癌抑制遺伝子と癌遺伝子の異常が多段階的に起こり，癌が発生する．

4 エピジェネティックな変化

　エピジェネティクス epigenetics とは，DNA 塩基配列の変化を伴わず，染色体構造の変化によって遺伝子発現を制御するシステムである．エピジェネティックな変化には，DNA のメチル化，ヒストンタンパク質の化学修飾，非翻訳性 RNA（ノンコーディング RNA）などがかかわっている．これらのうち，発癌との関係でもっともよく研究が進められているのは，プロモーター領域の過剰なメチル化による癌抑制遺伝子発現抑制と低メチル化を介したゲノム・染色体の不安定化である．また，ヒストンタンパク質のアセチル化，メチル化，リン酸化，ユビキチン化などを介したクロマチン構造の変化が転写活性を変動させることから，ヒストンタンパク質の化学修飾と発癌との関係が注目されている．ノンコーディング RNA は，タンパク質へ翻訳されずに機能する RNA であり，microRNA に代表される短鎖ノンコーディング RNA と長鎖ノンコーディング RNA に大別されている．RNA 干渉や転写制御などによる遺伝子発現調節を介して発癌や癌進展機構にかかわることが指摘されている．

9-14 腫瘍と宿主の関係

　腫瘍細胞は宿主の構成細胞に由来することから，本来腫瘍は宿主にとって異物ではない．しかし，生体の統御機構から離れて過剰に増殖した腫瘍細胞は，宿主に対して種々の影響を与えるとともに，宿主は腫瘍細胞に対して免疫反応（腫瘍免疫）をはじめとした作用を及ぼす．

1 腫瘍が宿主に及ぼす影響

　宿主に対する影響は，局所的影響と全身的影響に大別される．局所的には，腫瘍による組織の機械的圧迫により周囲組織に変性が生じ，血管の圧迫によるうっ血や梗塞などが出現する．とくに頭蓋骨で囲まれた脳においては，脳腫瘍の増大に伴い圧迫による神経欠損症状や頭蓋内圧亢進症状が出現する．また，腫瘍細胞による総胆管の圧迫・浸潤では閉塞性黄疸となり，尿管閉塞では水腎症をきたす．腫瘍の増大とともに，腫瘍細胞への酸素や栄養供給が不十分となり，腫瘍の壊死・潰瘍化，出血などを引き起こすこともある．
　腫瘍の全身への影響では，末期癌患者でみられる**悪液質** cachexia があげられる．臨床的には，るいそう，貧血，食欲不振，皮膚の色素沈着と乾燥，脱水などを呈する．進行癌の末期では免疫能の低下

によりしばしば日和見感染（ひよりみ）をきたし，ある種の腫瘍（急性前骨髄球性白血病や粘液産生性腺癌など）では血液凝固系の異常により播種性血管内凝固症候群 disseminated intravascular coagulation（DIC）を合併することがある．また，ホルモン産生腫瘍では過剰なホルモンによる腫瘍随伴症候群をきたす．

2　宿主が腫瘍に及ぼす影響

　腫瘍細胞には正常細胞にはない腫瘍関連抗原が出現するため，宿主は腫瘍関連抗原を異物として認識し，腫瘍細胞を排除しようとする免疫反応が起こる．近年では，メラノーマ（悪性黒色腫）や肺癌では免疫チェックポイント阻害薬（抗 PD-1 抗体や抗 CTLA4 抗体など）の治療により 5〜30%の患者で顕著な治療効果が得られることから，T 細胞による癌細胞排除機構の重要性が証明されている（第 7 章 7-3 ④ の項参照）．宿主が腫瘍に作用する他の因子としては，宿主の栄養状態やホルモンがあげられる．一般に宿主の栄養が良好な状態では，癌細胞は強く増殖し進行も速い．ホルモンに対する受容体を持つ腫瘍（ホルモン依存性腫瘍）では，宿主のホルモンが腫瘍の増殖に影響を与える．

9-15　癌の病期

　癌の進行度によって患者の予後は大きく影響されるため，病期の決定は臨床上きわめて重要である．癌の進行度に関しては国際対癌連合（UICC）が **TNM 分類**を提案し，全世界で広く使用されている．T，N，M はそれぞれ Tumor（腫瘍），Node（リンパ節），Metastasis（転移）の頭文字を表している．**T 因子**は原発巣の大きさを表し，T1〜T4 に分類されており，大きい腫瘍ほど T の数字が増える．**N 因子**はリンパ節転移の程度を表し，転移のない場合は N0 で，転移があるとその程度により N1〜N3 に分けられる．**M 因子**は遠隔転移の有無であり，ない腫瘍を M0，ある場合を M1 と表記する．

　TNM 分類に基づいて臨床進行期分類（0 期〜Ⅳ期）が用いられている．0 期は非浸潤癌で，Ⅰ期は原発巣にとどまる浸潤癌，Ⅱ期〜Ⅳ期はそれより進行した癌で，臓器ごとに定められている．ここでは，一例として TNM 分類に基づいた肺癌の臨床病期を示す（表 9-3）．肺癌では，T 因子は主として腫瘍径により T1a（1 cm 以下），T1b（1〜2 cm 以下），T1c（2〜3 cm 以下），T2a（3〜4 cm 以下），T2b（4〜5 cm 以下），T3（5〜7 cm 以下），T4（7 cm 以上）に細分類され，遠隔転移陽性の場合も M1a（対側肺転移など），M1b（肺以外の単発転移），M1c（肺以外の多発転移）に分類されている．これらの TNM 因子の組み合わ

表 9-3　TNM 分類による肺癌臨床病期

		N0	N1	N2	N3	M1a	M1b 単発 遠隔転移	M1c 多発 遠隔転移
T1	T1a（≦1 cm）	ⅠA1	ⅡB	ⅢA	ⅢB	ⅣA	ⅣA	ⅣB
	T1b（1〜≦2 cm）	ⅠA2	ⅡB	ⅢA	ⅢB	ⅣA	ⅣA	ⅣB
	T1c（2〜≦3 cm）	ⅠA3	ⅡB	ⅢA	ⅢB	ⅣA	ⅣA	ⅣB
T2	T2a（3〜≦4 cm）	ⅠB	ⅡB	ⅢA	ⅢB	ⅣA	ⅣA	ⅣB
	T2b（4〜≦5 cm）	ⅡA	ⅡB	ⅢA	ⅢB	ⅣA	ⅣA	ⅣB
T3	T3（5〜≦7 cm）	ⅡB	ⅢA	ⅢB	ⅢC	ⅣA	ⅣA	ⅣB
T4	T4（>7 cm）	ⅢA	ⅢA	ⅢB	ⅢC	ⅣA	ⅣA	ⅣB

［日本肺癌学会（編）：肺癌診療ガイドライン 2019 年版，https://www.haigan.gr.jp/guideline/2019/1/0/190100000000.html（最終確認：2020 年 4 月 6 日）より許諾を得て転載］

せで，肺癌の臨床病期は I A1，I A2，I A3，I B，II A，II B，III A，III B，III C，IV A，IV B 期に細かく分類されている（表9-3）．

　癌の進行度を表すには以下のような種々の術語を用いる場合もあるので，それぞれの定義を理解しておくことが必要である．

1 早期癌と進行癌

　早期癌は高率に治癒が期待できる癌という概念に基づいており，病期がそれより進んだ癌が**進行癌**と名付けられている．これらの分類は臓器ごとに定義されており，早期癌の規定のない臓器癌も存在する．各臓器での定義は各論に譲るが，早期癌には非浸潤癌に加えて，手術により良好な治療成績が期待できる程度の浸潤癌も含まれている．胃癌を例にとると，早期癌は"癌細胞の浸潤が胃粘膜内か粘膜下組織にとどまるもので，リンパ節転移の有無は問わない"と定義されており，それ以上の浸潤を示す癌を進行癌としている．また，進行癌のうち回復が不可能な段階にまで進展した癌を**末期癌**と呼ぶ．

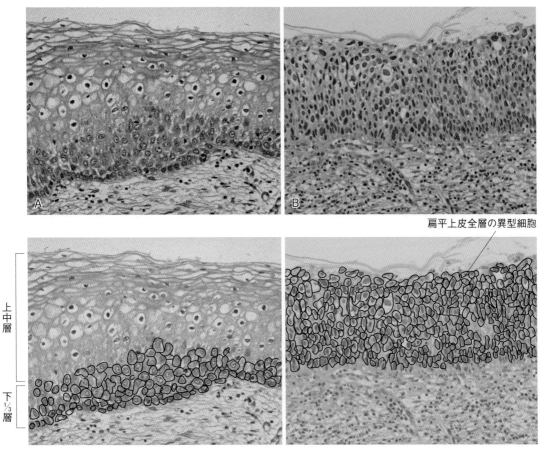

図 9-13　子宮頸部扁平上皮の軽度異形成と上皮内癌
　A：扁平上皮の下1/3層に異型細胞が存在する軽度異形成．本例では，中層と上層の細胞には空胞変性（コイロサイトーシス）を伴っている．
　B：扁平上皮の全層にわたって異型細胞が増生する上皮内癌．

2 前癌病変と上皮内癌

一般に発癌は多段階で起こると信じられているが，ヒトの癌では，健常部組織から突然発生する *de novo* 発癌と，異型病変からなる**前癌病変**を経て発生する場合が知られている．後者では，前癌病変を経て上皮内にとどまる**上皮内癌** carcinoma *in situ*（CIS）へと進行する．このような腫瘍の代表として子宮頸部癌があげられる．子宮頸部の腫瘍性病変は，**異形成 dysplasia**，**上皮内癌**，**浸潤癌**に分けて診断される（図9-13）．異形成は，細胞異型と構造異型の程度によって軽度，中等度，高度異形成に分類される．軽度異形成では異型細胞は扁平上皮層の下 1/3，中等度異形成では下 1/3 から中 1/3，高度異形成ではほぼ全層にわたって出現するも極性を保つことが特徴である．

3 不顕性癌

臨床的に症状のない癌を**不顕性癌（非臨床癌）**と呼び，それらを①**オカルト癌** occult carcinoma，②**偶発癌** incidental carcinoma，③**ラテント癌** latent carcinoma に分類している．オカルト癌は，諸臓器転移による臨床症状が先行し，経過中や死後の検索で原発巣が同定された場合の原発巣をいう．偶発癌は，癌以外の病変のために切除された標本中に偶然に癌が発見された場合である．ラテント癌は，臨床症状や所見がまったくなく，病理解剖によって初めて見出された癌である．偶発癌とラテント癌は，甲状腺や前立腺でしばしば認められる．

9-16 多発癌と重複癌

多発癌は，同一の臓器ないし同系統の臓器に同種の組織型を示す癌が多発する場合で，尿路系における移行上皮癌や胃・大腸の腺癌などでよくみられる．一方，**重複癌**は同一臓器に異種の癌が発生したり，同種の癌であっても複数の臓器に発生するような場合で，たとえば肺の異なる部位に腺癌と扁平上皮癌が発生したり（二重癌），胃癌，肺癌，乳癌が同時ないし時期をかえて発症したような場合（三重癌）などである．高齢化社会を迎えたわが国においては，重複癌は決して珍しいものではなくなっている．なお，多発癌と重複癌をあわせて**多重癌**と呼んでいる．

9-17 癌の病理診断（組織診と細胞診）

腫瘍の診断は，画像診断，内視鏡診断，腫瘍マーカー，病理診断などの総合的な解析で決定される．しかし，その中にあっても病理診断はもっとも重要であり，確定診断に不可欠である．肺癌などのように，癌の組織型により治療方針が異なる場合もある．

病理診断は組織診と細胞診からなっている．**組織診**においては，試験的に病変の一部ないし全体を切除して調べる生検 biopsy と，手術で摘出された臓器・組織の場合がある．また，手術中に迅速診断を行う場合も多い．生検組織診により，良性・悪性の診断がなされ，手術を含めたその後の治療方針が決定される．**術中迅速組織診**では，手術中に試切した検体を急速に凍らせ，凍結切片の染色標本につき診断する．病変の確認，切除断端における癌細胞の有無，リンパ節や臓器への転移の有無などが決定される．検体受付から通常 10〜30 分以内で診断し，その情報をもとに手術の術式などが決定さ

れる．癌組織の手術摘出材料では，術前・術中診断の確認，癌細胞の浸潤や深達度および静脈やリンパ管内侵入の有無，断端における癌細胞の有無，リンパ節転移の有無などが詳しく検索される．これらの情報は病期決定と予後の予測に必須である．

　細胞診は検体の採取法の違いから，剝離（擦過）細胞診 exfoliative cytology と穿刺吸引細胞診 fine needle aspiration cytology に分けられる．剝離細胞診は，病変の表面を擦過したり，体液や尿中の細胞をガラススライドに塗抹し鏡検する方法である．また，穿刺吸引細胞診は注射管に付けた穿刺針を病変部に直接刺し入れ，陰圧をかけることで針内に細胞を採取し，ガラススライドに吹き付けて観察する方法である．

　細胞診はもともと腫瘍の良性・悪性の鑑別のために開発された診断法であり，診断は従来よりパパニコロウ Papanicolaou 分類が使われてきた．この分類では，クラスⅠ（異型細胞を認めない場合，陰性），クラスⅡ（異型細胞を認めるが悪性の疑いがない場合，陰性），クラスⅢ（異型細胞を認めるが決定的証拠を欠く場合，擬陽性），クラスⅣ（悪性の疑いがきわめて濃厚な異型細胞を認める場合，陽性），クラスⅤ（悪性と判断される異型細胞を認める場合，陽性）の5段階に分類されている．また，良性域の異型細胞がみられる場合をⅢaとし，悪性域の異型細胞が存在する標本をⅢbとしてⅢを2段階に分類することもあり，とくに子宮癌の細胞診でしばしば使用されている．一方，パパニコロウ分類の問題点が指摘されており，陰性，擬陽性，陽性の3段階の分類法を使うことも現在では多くなっている．パパニコロウ分類との対応では，陰性はクラスⅠとⅡ，擬陽性はクラスⅢ，陽性はクラスⅣとⅤに相当する．

　一般的に，細胞診の利点としては，①患者への侵襲性が低いこと，②広い範囲の組織を対象とし得ること，③組織を採取しにくい場所からも採ることができること，④標本作製が容易で短時間で迅速に診断できること，などがあげられる．一方，組織診に比べて組織型や構造異型などの判定がしばしば困難であることや，浸潤の度合いを判定できないことなどの弱点がある．剝離細胞診と比較し穿刺吸引細胞診では細胞の変性が少なく，組織構造の原型をとどめることが多いことから，組織診と同等の情報を得ることがしばしば可能である．しかし，一般的には細胞診と組織診との併用が両診断法の欠点を相補し，確診率を上げることに役立つと考えられる．

9-18 癌の分子病理診断

　発癌や癌進展過程の分子機構の解明が進むにつれて，主として癌細胞の増殖に働く特定の分子を標的とした分子標的治療が急速に発達してきた．近年では，新たな技術として次世代シークエンサー（NGS）などを用い，複数の遺伝子異常を同時に特定する遺伝子パネル検査が取り入れられており，患者の治療方針の決定に役立てられている．癌の分子病理診断は，腫瘍の鑑別・確定診断・悪性度診断のためのものと，分子標的治療を目的としたものに大別される．鑑別・確定診断には，上皮系あるいは非上皮系腫瘍や神経系腫瘍の鑑別のための分子（ケラチン，ビメンチン，デスミン，ニューロフィラメント，グリア線維性酸性タンパクなど），悪性リンパ腫の分類に必要な各種マーカー分子（CDシリーズなど），中皮腫のマーカー分子（ポドプラニン，カルレチニンなど）などが日常の病理診断で用いられている．また腫瘍の悪性度診断にあたっては，腫瘍細胞の増殖能の判定（MIB-1など），細胞周期やアポトーシスの異常（p53，CYCLIN，BCL-2など），前立腺癌の診断（高分子サイトケラチン）などにおいて，（ ）内の各分子の免疫染色が頻繁に用いられている．

表9-4　乳癌サブタイプと分子標的治療（ザンクトガレン・コンセンサス会議での推奨治療）

サブタイプ（免疫組織学的マーカー）	術後補助療法
Luminal A（ER/PgR+，HER2−/低 Ki-67）	内分泌療法単独
Luminal B（HER2 陰性）（ER/PgR+，HER2−/高 Ki-67）	内分泌療法 ± 化学療法
Luminal B（HER2 陽性）（ER/PgR+，HER2+）	化学療法 + 抗 HER2 療法 + 内分泌療法
HER2 陽性（ER/PgR−，HER2+）	化学療法 + 抗 HER2 療法
トリプルネガティブ（ER/PgR−，HER2−）	化学療法

ER：エストロゲン受容体，PgR：プロゲステロン受容体，HER2：human EGFR-related 2

　一方，乳癌，消化管間質腫瘍 gastrointestinal stromal tumor（GIST），慢性骨髄性白血病，非小細胞肺癌などでは分子標的治療が標準治療になっており，これらの悪性腫瘍では治療に先立って分子病理診断が必須である．乳癌における分子標的治療の代表は，抗ホルモン療法とヒト化抗 HER2（human epidermal growth factor receptor 2）抗体治療である．このため，生検ないし外科切除された乳癌組織について，エストロゲンレセプター（ER），プロゲステロンレセプター（PgR），HER2 の発現を免疫染色により判定し，ホルモンレセプターの発現陽性癌の症例には抗ホルモン療法を実施し，HER2 発現亢進癌の場合には抗 HER2 抗体治療の対象とする．このような分子標的治療の対象になり得るかどうかが乳癌の予後を大きく支配することから，レセプター発現の有無による乳癌分類が臨床の現場では主体となりつつある（表9-4）．消化管間質腫瘍（GIST）は，*C-KIT*，ビメンチン，CD34 陽性を示すことが診断的に重要である．多くの症例で，増殖因子レセプターである *C-KIT* 遺伝子の突然変異によるチロシンキナーゼの恒常的活性化を通して腫瘍細胞が増殖しており，切除不能の GIST の治療薬としてチロシンキナーゼ活性を阻害する分子標的薬剤が用いられている．非小細胞肺癌のうち，とくに進行性のものや再発性腺癌症例の一部では，EGF 受容体 epidermal growth factor receptor（EGFR）の遺伝子変異が存在し，EGFR チロシンキナーゼを阻害する小分子化合物の投与により顕著な癌増殖抑制がみられることから，細胞診検体，生検肺組織，リンパ節穿刺組織中の癌細胞における EGFR の遺伝子変異を PCR で証明することが行われている．

　EGFR を含む癌関連遺伝子は，被験者の血中癌細胞や遊離 DNA を採取し，最新技術で解析することで，その突然変異や発現量などを特定することが可能となっている．これらの癌遺伝子パネル検査の一部は，2019 年に保険適用が認められた．

9-19　腫瘍の組織学的分類——実例

　腫瘍はその組織構造から上皮性腫瘍と非上皮性腫瘍に分けられ，それぞれ良性と悪性に分類される．前述のごとく，上皮性の悪性腫瘍を癌腫，非上皮性の悪性腫瘍を肉腫と呼ぶ．

1 上皮性腫瘍

a．良性上皮性腫瘍

　良性上皮性腫瘍には，**乳頭腫，腺腫，嚢胞腺腫**などが存在する．

b．悪性上皮性腫瘍（癌腫）

　上皮性の悪性腫瘍を癌腫と呼び，その組織構築がどの上皮に類似しているかによって細分類される．

腺管構造を持ち粘液の産生を示す癌腫を**腺癌**と呼び，扁平上皮の特徴を有する癌腫を**扁平上皮癌**，移行上皮の構造を示す癌腫を**移行上皮癌**という．これらの癌腫は高分化癌であれば診断は容易であるが，分化度が低い場合には腫瘍の一部でみられる構造的特徴を注意深くみつけることによって診断される．複数の癌腫成分が同一の腫瘍組織に入り交じって出現する場合があり，たとえば腺癌と扁平上皮癌の両成分が存在する腫瘍を腺扁平上皮癌と呼ぶ．一方，これらのいずれの特徴も示さない癌腫の場合には未分化癌と診断される．

2 非上皮性腫瘍

　非上皮性腫瘍は，文字どおり上皮でない組織に由来する，腫瘍ないし非上皮性組織に類似した組織構造を持つ腫瘍の総称である．多くは造血器を含む間葉系腫瘍が主体であるが，神経系組織の腫瘍も非上皮性腫瘍に含まれる．上皮性腫瘍と同様，腫瘍の組織構築が正常非上皮組織のどの成分に類似するかによって分類されているが，腫瘍細胞が産生する産物（線維，脂肪，間質粘液，軟骨，骨，メラニンなどの成分）の証明は診断に重要である．悪性の非上皮性腫瘍を**肉腫**と総称するが，癌腫に比べて出現頻度は低く，診断に苦慮することが多い．近年では免疫染色を併用することでより客観的な診断が可能になってきた．詳しくは各論を参照されたい．

3 混合腫瘍と奇形腫

　上皮性と非上皮性の両成分が混在した腫瘍は**混合腫瘍** mixed tumor と呼ばれ，唾液腺（多形腺腫）や乳腺（線維腺腫）の腫瘍が有名である．また，両成分が悪性化した腫瘍（癌腫と肉腫の混在）を悪性混合腫瘍と呼び，癌肉腫，悪性中胚葉性混合腫瘍が含まれる．複数の胚葉成分を含む腫瘍を**奇形腫** terato-ma といい，卵巣，精巣，縦隔，脳などに発生する．奇形腫の中には，皮膚，皮膚付属器（皮脂腺），中枢神経組織，呼吸器粘膜，骨・軟骨，消化管粘膜などの組織が混在する．これらの成分が分化しており良性と判断される場合を成熟奇形腫といい，未熟な組織が含まれる腫瘍を未熟奇形腫と呼ぶ．

9-20 腫瘍の疫学

　日本人の悪性腫瘍による死亡は 1981 年以降第 1 位となっており，2018 年には全死亡者に占める癌（悪性新生物）患者の割合は 27.4% であり，国民のほぼ 3 人に 1 人が癌死している（厚生労働省ホームページ 人口動態統計参照）．癌による死亡は，第 2 位の心疾患（15.3%）と第 3 位の老衰（8.0%）をあわせた数字より大きく，癌の征圧がわが国における最重要課題であることがわかる．死亡原因としての癌は，男性では肺癌，胃癌，大腸癌，肝癌，膵癌の順に多く，女性では大腸癌，肺癌，膵癌，胃癌，乳癌の順である．これらの中でも**肺癌**の増加率がもっとも高く，大腸癌，乳癌，前立腺癌も増加している．一方，男女とも胃癌による死亡が減少しており，女性では子宮癌での死亡も減少している．これは検診の実施に加えて，早期診断や早期治療の発達による成果と考えられる．欧米では禁煙運動によって肺癌による死亡数は減少しているのに対し，喫煙率の高いわが国では肺癌死が著増している．わが国におけるもう 1 つの特徴は，癌の同時あるいは異時発生による重複癌症例の増加である．その要因として高齢化が大きな因子と考えられるが，治療に用いられた抗癌剤，放射線，免疫抑制薬などが関与している可能性も考えられている．

設　問

1．腫瘍を定義し，説明せよ.

2．腫瘍の外向性増殖により生じる肉眼的形態について述べよ.

3．特徴的な色を持つ腫瘍について例をあげて述べよ.

4．異型性とは何かを説明せよ.

5．上皮性腫瘍と非上皮性腫瘍の形態学的特徴を述べよ.

6．膨張性発育と浸潤性発育を図示して説明せよ.

7．播種とリンパ行性転移について説明せよ.

8．血行性転移のメカニズムについて述べよ.

9．腫瘍の良性と悪性の鑑別点を表にして説明せよ.

10．発癌の多段階説について概説せよ.

11．癌遺伝子を大別し，主なものについて作用を説明せよ.

12．癌遺伝子が活性化されるメカニズムについて述べよ.

13．癌抑制遺伝子の働きについて説明せよ.

14．悪液質について述べよ.

15．腫瘍の TNM 分類の概略を記せ.

16．早期癌の概念について説明せよ.

17．不顕性癌(非臨床癌)を説明せよ.

18．多発癌と重複癌の定義を述べよ.

19．細胞診のパパニコロウ分類について説明せよ.

20．混合腫瘍と奇形腫の定義を記せ.

10 代謝異常

学習
目標
- 動的平衡状態と代謝異常の関係を理解する.
- 糖尿病について，機序や病型を説明できるようにする.
- 黄疸について，機序や病型を説明できるようにする.
- 肥満を知り，メタボリックシンドロームについて説明できるようにする.
- 生活習慣病を理解し，含まれる疾患をあげられるようにする.

　生体の各組織は生命の維持のために諸機能を営んでいる．これらの機能を遂行するためにはさまざまな物質やエネルギーを獲得することが必要であり，そのための物質変化の過程を**代謝** metabolism と総称する．代謝の過程は同化(必要な形に合成する)と異化(不必要なものを分解する)からなりたっている．通常，両者の働きは巧妙に制御調節され，**動的平衡状態(ホメオスタシス)**が保たれている．しかし生体に障害因子が加わると，そのバランスが崩れ代謝異常を呈する．代謝異常はあらゆる病的状態で多かれ少なかれ認められる現象ではあるが，代謝異常自体が病態の主体となっている場合をとくに**代謝異常症**(代謝性疾患)metabolic disease という．代謝異常症は，生まれつき特定の酵素などが欠損して起こる先天性代謝異常症と，栄養状態などによって起こる後天性代謝異常症に分類される．前者は遺伝子の異常によることが多いが，後者は原因の除去で改善が期待される可逆的なものである．生体が機能を維持するために用いている物質は，糖質，脂質，タンパク質，無機物などさまざまであり，本章では臨床的に重要な代謝異常症を解説する.

10-1 糖尿病

　糖尿病 diabetes mellitus(DM)は，生体にとってもっとも重要なエネルギー源である糖質の代謝異常症である．血液中のグルコース(血糖)の値は種々のホルモンによって調節されているが，中でも**インスリン**は血糖値を減少させる唯一のホルモンで，とくに重要である.

　糖尿病はインスリンの欠乏や効果の低下によって高血糖が持続する疾患であり，糖質ばかりでなく，脂質，タンパク質などの広範な代謝異常を伴う全身疾患である．血糖は腎臓の尿細管で再吸収され，正常状態ではほとんど尿中に排出されないが，血糖値が限度以上に高くなり再吸収が間に合わなくなると尿中に排出される．糖尿病という病名は，過剰な糖が尿中に排泄されることに由来する.

　糖尿病は慢性的に血糖が過剰な状態が続くことであり，血糖検査で診断する(表 10-1)．患者は初期には自覚症状がないが，進行すると口渇，多飲，多尿，体重減少など症状が現れてくる．さらに高血糖状態が持続すると，動脈硬化による血管障害が全身性に引き起こされる．心筋梗塞も発症しやすくなり，糖尿病患者の死因の第 1 位となっている．糖尿病の三大合併症としては，**糖尿病性網膜症**，**糖尿病性腎症**(第 18 章 18-4 ①の項を参照)，**糖尿病性神経障害**が知られており，これらは末梢の細小血管障害に起因する．神経障害や血行障害により下肢が壊疽となる場合もある(糖尿病性壊疽)．このよ

表 10-1　糖尿病の診断（2014 年〜）

1. 次のいずれか 1 つを認めた場合は糖尿病型と呼び，糖尿病が疑われる．
①空腹時の血糖が 126 mg/dL 以上
②75 g 糖負荷試験の 2 時間値が 200 mg/dL 以上
③随時血糖値が 200 mg/dL 以上
④ヘモグロビン A1c（HbA1c）*のヘモグロビンに対する比率が 6.5％以上
2. 別の日の検査でも再び糖尿病型の場合，糖尿病と診断する（ただし④のみは除く）．また初回検査で①〜③のいずれかとともに④や臨床症状がみられる場合，慢性的な高血糖と考えられ，糖尿病と診断する．

*HbA1c は糖の結合したヘモグロビン．通常のヘモグロビンに対する HbA1c の比率（％）は過去 1〜2ヵ月の血糖値のコントロール状態を反映する．

［日本糖尿病学会（編著）：糖尿病治療ガイド 2018-2019，文光堂，p 21-23，2018 より引用］

うな合併症は重篤であるため，できるだけ早期に糖尿病を発見し，血糖値の適正なコントロールを行い，合併症の予防に努めることが重要である．

　以下に述べるように，糖尿病は主に 1 型，2 型に分類される．

　①1 型糖尿病：膵ランゲルハンス島にある B 細胞（β 細胞）が破壊されることで十分なインスリンを産生できず，高血糖を生じるものをいう．小児期から発症することが多い．自己免疫機序によることが多く，病理学的にはランゲルハンス島に著明なリンパ球浸潤がみられ，ランゲルハンス島の破壊像が認められる．インスリンが絶対的に欠乏しているので，インスリンの自己注射が必要である．

　②2 型糖尿病：インスリンの分泌低下や，インスリンに対する反応性が低下するために高血糖をきたしている状態をいう．糖尿病の 95％以上を占め，成人に多い．生活習慣病との関連が深く，適正な食生活や運動習慣に基づく予防が重要である．病理学的には膵ランゲルハンス島のアミロイド沈着やランゲルハンス島細胞の減少などがみられ，基本的にはリンパ球の浸潤は認められない．

　その他，膵疾患，肝疾患，内分泌疾患などに伴って糖尿病が生じる場合もある．なお，妊娠中に明らかになった場合は，とくに**妊娠糖尿病**と呼ぶ．妊娠糖尿病患者の児は巨大児になりやすく，しばしば生後早期の低血糖や発達異常を示す．

10-2　その他の糖質代謝異常症（糖原病，遺伝性ムコ多糖症）

その他の糖質の代謝異常症として，糖原病と遺伝性ムコ多糖症を取り上げる．

1 糖原病

　糖原病 glycogen storage disease は，組織中にグリコーゲン（糖原）が異常蓄積する疾患である．糖代謝の合成分解に関与する酵素に先天的異常があり引き起こされる．

2 遺伝性ムコ多糖症

　遺伝性ムコ多糖症は酸性ムコ多糖類の分解過程に関与する酵素が先天的に欠損しているために，ムコ多糖類の分解ができず異常蓄積する疾患である．心内膜，血管壁，骨膜，肺など全身組織で，ヘパラン硫酸やデルマタン硫酸，ケラタン硫酸などの酸性ムコ多糖類が沈着し，沈着細胞は空胞化する．臨床的に I 型から VII 型まで分類されており，多くは小児期に発症する．

10-3 脂質代謝異常症(脂肪肝, 粥状硬化症, 高脂血症)

脂質に代謝異常が生じる, すなわち脂質異常症になると, 脂肪肝, 粥 状硬化症, 高脂血症などの病態が引き起こされる.

1 脂 肪 肝

肝臓は生体内の脂質代謝の中心的役割を担っている. 脂質代謝の異常により肝臓に高度な脂肪変性がみられる場合を**脂肪肝** fatty liver という(図 10-1). 肝細胞への脂肪取り込みの増加や肝臓での脂肪分解の減少, 肝臓からの脂肪搬出の低下などにより, 慢性消耗性疾患における低栄養状態や, 肝障害, 肥満, 糖尿病などが脂肪肝の原因としてあげられる.

2 粥状硬化症

動脈壁が硬く肥厚し, 壁の弾力性が低下した病態を**動脈硬化症** arteriosclerosis といい, そのもっとも代表的な病態が**粥状硬化症** atherosclerosis である. 粥状硬化症では, 脂質代謝異常の結果, コレステロールを含む脂質が動脈の内膜に沈着し, 動脈壁が硬くなる. 多くの場合, 血中コレステロールの増加が病因として考えられている. 病変の初期では, 内膜に沈着した脂質はマクロファージによって貪食される. 脂質を貪食したマクロファージは泡沫細胞に変化し内膜に集簇し, アテローム斑と呼ばれる斑状病変を形成する. 病変の進行とともに, 線維増生, 石灰化, 硝子様変性などが加わり, 動脈壁の肥厚や弾力性の低下をきたすようになる(図 10-2). また動脈腔の内径が縮小し, そこを流れる血流が減少する結果, その血管が栄養する臓器の血流が不十分となり, 組織の低酸素血症が起こる. とくに動脈硬化が心臓の冠(状)動脈や脳動脈にできると, 心筋梗塞や脳梗塞を引き起こし, 重要な死因となる. 大動脈は内腔が大きいため, 動脈硬化症によって閉塞することはまれであるが, 壁の破壊が進み, 動脈瘤が形成されることが少なくない. 動脈瘤の破裂は解離性大動脈瘤を含め一般的に致死的である. 動脈硬化症の危険因子としては, 高脂血症, 高血圧, 糖尿病, 喫煙などが知られている.

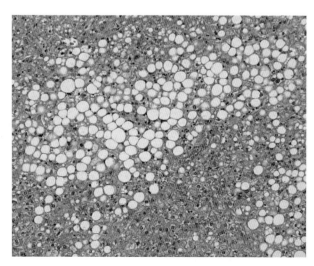

図 10-1 脂肪肝の組織像
多くの肝細胞で脂肪変性(空胞状にみえる)を起こしている.

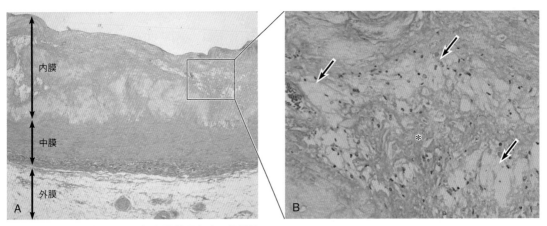

図10-2　心冠動脈にみられた粥状硬化症の組織像
A：血管内膜は著明に肥厚している.
B：内膜部分を拡大すると，明るい細胞質を有する泡沫細胞の集簇像（矢印）や硝子化（*）などが観察される.

10-4 タンパク質代謝異常症（尿毒症，アンモニア血症，アミロイドーシス）

　タンパク質の代謝異常による重要な疾患として，尿毒症，アンモニア血症，アミロイドーシスがあげられる.

1 尿 毒 症

　血中に存在する老廃物は，腎臓などの機能によって尿として体外に排泄される. とくにタンパク質の終末代謝産物として排泄される尿素窒素は重要であり，**血中尿素窒素** blood urea nitrogen（BUN）がその排泄障害の指標としてよく使われる. BUN の値が正常値よりも高くなった状態を**高窒素血症**と呼び，高タンパク質食などによる産生亢進の場合や，高度の腎機能障害（腎不全）による排泄障害などが原因としてあげられる. 高窒素血症は体外に排泄されるべき老廃物が体内に貯留した状態であり，中毒症状を示しさまざまな臓器障害を引き起こす. これを**尿毒症** uremia という. 尿毒症の原因としては慢性腎不全がもっとも多く，高リン血症などの電解質異常，中枢神経系障害，脳浮腫，肺水腫（尿毒症性肺炎），心嚢炎などがみられやすい. 治療としては，血液透析など原因物質の除去が必要である.

2 アンモニア血症

　タンパク質は消化管内の腸内細菌によって分解され，その代謝過程でアンモニアが発生する. その一部はアミノ酸の再合成に利用されるが，不要なものは肝での尿素サイクルによって尿素に変換され，腎臓より尿中に排泄される. 肝硬変などにより重篤な肝障害（肝不全）がある場合，腸管から運ばれてきたアンモニアが尿素に変換されなくなり，血中のアンモニア値が上昇する（**アンモニア血症**）. この際中枢神経系は傷害されやすく，**肝性昏睡** hepatic coma と呼ばれる意識障害を引き起こす.

3 アミロイドーシス

　アミロイドが組織に沈着する一群の疾患を**アミロイドーシス** amyloidosis と呼ぶ. アミロイドーシスは全身性（沈着が全身に起こるもの）と限局性（沈着が局所的なもの）に大きく分けられる. 全身性ア

ミロイドーシスは，多発性骨髄腫，慢性炎症性疾患(結核，膠原病，梅毒など)，長期腎透析などに関連して二次的に発生することが知られている．このように原因疾患が明らかなアミロイドーシスを続発性(二次性)アミロイドーシスという．一方，アミロイド蓄積の原因が不明な場合は原発性(一次性)アミロイドーシスと呼ばれる．アミロイドの腎臓への沈着は腎不全を引き起こし，腎不全はアミロイドーシスの死因としてもっとも多い．心臓に沈着すると心筋症や不整脈を引き起こし，突然死の原因となる．

　限局性アミロイドーシスには，脳アミロイドーシス(アルツハイマー Alzheimer 病や脳血管アミロイドーシスなど)，内分泌アミロイドーシス(甲状腺髄様癌や2型糖尿病など)，皮膚アミロイドーシスなどがある．

10-5　黄　疸

　黄疸 jaundice は胆汁色素代謝異常に伴う疾患である．胆汁色素ビリルビン bilirubin は老廃赤血球に由来するヘモグロビンの分解産物であり，その代謝過程は以下のとおりである(図 10-3)．
　①脾臓などで分解された老廃赤血球より**間接ビリルビン**(非抱合ビリルビン)が生成される．
　②間接ビリルビンは血中に放出され，アルブミンと結合して肝臓に運ばれる．
　③肝細胞内でグルクロン酸抱合され，**直接ビリルビン**(抱合ビリルビン)となる．
　④直接ビリルビンは胆汁に含まれ，肝内胆管内に移行する．
　⑤胆汁は胆嚢に蓄えられた後，腸管内に分泌され，食物消化に関与する．直接ビリルビンは腸管内でウロビリノーゲンに還元された後，腸管から吸収される．
　⑥吸収され血中に移行したウロビリノーゲンは門脈を経て肝臓に送られ，再び胆汁中に排出される(腸肝循環)か，一部は腎臓を経て尿中に排出される．
　⑦腸管内で吸収されなかったウロビリノーゲンはステルコビリンとなり糞便に色調を与える．

　胆汁色素に代謝異常が起こり血中ビリルビンが異常に増加すると(高ビリルビン血症)，血管外に漏れ出し，眼球結膜，皮膚，粘膜などに胆汁色素性の黄色の色素沈着を起こす．この病態を**黄疸**という．

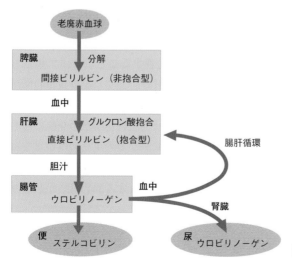

図 10-3　ビリルビンの代謝経路

黄疸は胆汁色素の代謝異常の結果生じる病態であるため，その障害部位によって**肝前性黄疸**(肝臓に入る前のビリルビン代謝経路の障害)，**肝性黄疸**(肝臓での障害)，**肝後性黄疸**(肝臓を出た後の障害)に分けることができる．以下に主な黄疸の病型について説明する．

1 溶血性黄疸

溶血が亢進すると血中に間接ビリルビンが増加するため，黄疸を招く(肝前性黄疸)．このようにして起こる黄疸を溶血性黄疸という．先天性遺伝性溶血性疾患や後天性溶血性貧血などでみられる．

新生児の溶血性黄疸が高度になると，間接ビリルビンが脳に蓄積し脳神経に異常をきたすことがある．これを**核黄疸**と呼ぶ．

2 肝細胞性黄疸

ウイルス性肝炎や薬剤性肝障害など肝細胞の傷害によって起こる黄疸である(肝性黄疸)．原因によって病態は異なるものの，一般的には直接型優位のビリルビン上昇がみられる．

3 閉塞性黄疸

胆道系に腫瘍や結石などがあるために，物理的に胆汁の通過障害が生じ，胆道系で胆汁がうっ滞し血中に流入するために起こる黄疸である(肝後性黄疸)．直接ビリルビンが増加する．胆汁の排泄が障害されるために，糞便は色調を失う．

4 体質性黄疸

ビリルビン代謝経路に関与する酵素に遺伝的に異常がみられるために発症する非溶血性黄疸であり，多くは家族性にみられる．ジルベール Gilbert 病(間接ビリルビンの増加)，クリグラー・ナジャー Crigler-Najjar 症候群(間接ビリルビンの増加)，デュビン・ジョンソン Dubin-Johnson 症候群(直接ビリルビンの増加)などが含まれる．

10-6　痛　風

痛風 gout は代表的な尿酸(あるいは核酸)代謝異常症である．尿酸は核酸を構成するプリン体の代謝産物で，尿酸塩として腎臓から排泄される．血中の尿酸値の高い状態を**高尿酸血症**という．痛風は高尿酸血症が持続することにより，尿酸ナトリウムが組織に**沈着**することによって起こる．患者の90%以上が男性で，関節の急激な痛みが引き起こされる(**痛風発作**)．とくに足の親指の関節がおかされやすい．また，腎結石や腎への尿酸結晶の沈着による腎障害(痛風腎)もしばしばみられる．尿酸値が高いほど心血管障害の発症リスクは高まり，痛風患者の予後は動脈硬化疾患の発症に左右される．

高尿酸血症の多くは遺伝的素因に過食，プリン体嗜好，常習飲酒などの生活習慣が重なって発症する．肥満，脂質代謝異常，高血圧症等を合併しやすい．

病変部では過飽和になった尿酸ナトリウム結晶が沈着し，それに対する異物反応が起こり異物肉芽腫（にくげしゅ）が形成される(**痛風結節** 324 ページ参照)．

10-7　肥　満

　肥満とは，エネルギー消費よりも過剰な熱量摂取が続いた結果，生体に必要以上に脂肪組織が増加した状態であり，先進国におけるもっとも代表的な栄養障害である．肥満は原因となる疾患がない単純性肥満（原発性肥満）と肥満を惹起するような基礎疾患のある症候性肥満（二次性肥満）に分けられる．肥満の大部分（約95%）は単純性肥満で，食習慣，運動不足，環境因子，精神的因子などが複合的に絡みあって成立する．一方，症候性肥満には視床下部性肥満や内分泌性肥満（クッシング症候群など）がある．視床下部には満腹中枢が存在するため，同部が障害されると常に空腹感を覚え過食となり，その結果肥満となる．

　脂肪組織は，従来は受動的に余剰エネルギーを貯蔵するのみと考えられてきたが，近年さまざまな生理活性物質を分泌する内分泌臓器の1つとも考えられるようになり，いわば生体でもっとも大きな内分泌臓器とも位置付けられる．脂肪組織由来の生理活性物質はアディポカイン（アディポサイトカインともいう）と総称されている．中でも肥満遺伝子の産物である**レプチン** leptin は脂肪細胞でつくられ，体脂肪量のコントロールに関与している．レプチンは脂肪蓄積時に分泌が増加し，視床下部の満腹中枢に作用して摂食抑制に関与する．

　肥満の程度は **body mass index**［BMI：体重(kg) ÷ 身長(m)^2］で表される．わが国では BMI = 22 でもっとも有病率や死亡率が低いため，BMI 22 を**標準（理想）体重**と呼び，BMI 25 以上を肥満と判定する．肥満は荷重負荷による変形性膝関節症や睡眠時無呼吸症候群の他，糖尿病，高血圧，脂質代謝異常，動脈硬化症など種々の全身性代謝疾患を合併しやすい．肥満になんらかの健康障害を伴うものを肥満症と呼び，積極的な減量治療が求められる．

　体脂肪の分布も肥満に関連した健康リスクに重要な因子である．内臓脂肪型肥満は殿部・大腿型肥満と比べて糖尿病，高血圧，心疾患になるリスクが大きい．したがって，体脂肪絶対量のみならず内臓脂肪型肥満の判定も重要であり，ウエスト周囲の計測でスクリーニングする．

　内臓脂肪型肥満に高血圧，高血糖，脂質異常のうち2つ以上が重なった状態を**メタボリックシンドローム** metabolic syndrome という．メタボリックシンドロームではおのおのの病態が偶然に重積したというよりは，内臓脂肪蓄積という上流因子が他の病態や動脈硬化性疾患を促進させると考えられている．したがって，まずは内臓脂肪の減量を目指した運動・食事療法を行うことが重要である．

10-8　生活習慣病

　生活習慣病とは，さまざまな生活習慣（食事，喫煙，飲酒，運動，休養など）が要因となって発生する疾患の総称である．日本人の三大死因として，癌，心臓病，脳血管疾患が知られており，従来これらを**成人病**と呼んできた．しかし成人病は単に加齢することで罹患しやすくなるというものではなく，生活習慣がその発症に大きな影響を与えているということが明らかになってきた．このことは生活習慣の改善によって成人病を予防し得る可能性を示しており，その認識を深める意味でも，近年は成人病に代わり生活習慣病という用語が使われるようになってきている．

　生活習慣病の概念は成人病よりも広く，心臓病や脳血管疾患を引き起こす動脈硬化の危険因子である**高血圧，糖尿病，脂質異常，肥満，高尿酸血症**などが含められる．さらに最近は **NASH**（non-alcoholic steatohepatitis：非アルコール性脂肪性肝炎）（第15章15-5 4 の項参照），歯周病なども生活習慣病として考えられるようになってきている．

　生活習慣病は生活習慣に関連する多くの疾患の総称で，厳密に疾患が定まっているわけではない．生活習慣の改善を中心にした一次予防（健康増進・発病予防）を推進するために導入された概念であり，その治療の基本はとくに日々の食事と運動習慣の改善である．具体的には，適正な栄養素を含むバランスのよい食事を規則正しく過食せずとること，なるべく全身を動かすよう心掛けることなどが大切である．あわせて，禁煙，飲酒は適量にとどめること，十分な睡眠，ストレスをためないように気分転換を図ることなども重要である．

　生活習慣の改善によって生活習慣病を予防できれば，健康に暮らせる期間が長くなる．自分の心身で生命維持し，自立した生活ができる生存期間を**健康寿命**と呼び，平均寿命から日常的・継続的な医療・介護に依存して生きる期間を除いた期間である．健康寿命が長いほど，また健康寿命が平均寿命に近いほど寿命の質が高いと評価され，結果として医療費や介護費の削減にも結び付く．

10-9　骨代謝異常

　体内カルシウムの99%以上は骨に存在しており，骨はカルシウムの重要な貯蔵庫である．骨は硬い静的な組織にみえるが，吸収と形成が常に行われており，動的平衡状態が保たれている．これを**骨の再構築（リモデリング）**という．このような骨代謝機構によって血中のカルシウム濃度が一定に調節されるとともに，骨の強度も保たれている．骨吸収では破骨細胞が骨を融解し，放出されたカルシウムによって血中のカルシウム濃度が上昇する．一方，骨形成では骨芽細胞が新たな骨基質を産生し，カルシウムを沈着させる．血中カルシウム濃度が低下すると，**副甲状腺ホルモン（PTH）**の作用によって骨吸収が促進され，その結果，濃度は上昇する．逆に血中カルシウム濃度が上昇すると甲状腺C細胞から**カルシトニン**の分泌が促進され，骨吸収が抑制される．また**ビタミンD**は腸からのカルシウム吸収を高め，骨形成を助けている．ビタミンD作用の低下，カルシウム吸収の低下，閉経によるエストロゲンの減少などによって骨吸収が骨形成を上回ると，平衡状態が崩れ骨量が減少し，**骨粗鬆症**（第21章21-2 4 の項参照）が発症する．またビタミンDの欠乏などで骨の石灰化が障害されると，**くる病**や**骨軟化症**が引き起こされる（第21章21-2 4 の項参照）．

10-10　ミネラル欠乏症

　ミネラルとは無機物の栄養素で，ナトリウム，カリウム，カルシウム，鉄，銅，ヨウ素，亜鉛，コバルトなど多くの種類がある．ナトリウムは組織液や血液の浸透圧に深く関与し，低ナトリウム血症は精神錯乱，けいれん，昏睡などを引き起こす．カリウムは細胞の生理機能と関連しており，低カリウム血症になると筋力低下や横紋筋融解症などが生じる．カルシウム不足は**骨粗鬆症**やテタニーを引き起こす．鉄の不足は**鉄欠乏性貧血**の原因となり，逆に鉄の過剰は**ヘモクロマトーシス**や血鉄症を引き起こす．銅の過剰は**ウィルソン病**と関連する．

表 10-2　ビタミンの主な機能と欠乏症

種類	主な機能	主な欠乏症
A	上皮の維持 網膜の感光性色素成分	夜盲症，眼球乾燥症（ドライアイ）
B$_1$	脱カルボキシ反応の補酵素	脚気
B$_2$	エネルギー伝達反応	口角症
B$_6$	補酵素作用	中枢神経障害
B$_{12}$	葉酸合成	悪性貧血
C	コラーゲン形成	壊血病
D	腸管からのカルシウムとリン酸吸収	くる病（小児），骨軟化症（成人）
E	抗酸化物質	溶血性貧血（未熟児）
K	凝固因子合成	出血

10-11　ビタミン欠乏症

　ビタミンは生物の生存に必要な微量な有機化合物である．生体では合成されず，食餌からの供給に依存している．脂溶性と水溶性に大別され，ビタミン A，D，E，K は**脂溶性**，ビタミン C と B 複合体は**水溶性**である．ビタミン欠乏症は低栄養状態に伴って起こる他，腸管からの吸収障害や活性成分への変換障害などさまざまな原因でも起こる．主なビタミン欠乏症を表 10-2 に示す．

設　問

1．糖尿病の三大合併症をあげよ．
2．1 型糖尿病とはどのようなものか．2 型糖尿病と対比しながら説明せよ．
3．脂肪肝とは何か．その病態，原因，組織像などについて述べよ．
4．粥状硬化症について，その成因，組織像，臨床像などを説明せよ．
5．尿毒症について，高窒素血症との関係を含めて説明せよ．
6．黄疸とは何か．ビリルビンの代謝と黄疸の病型についても説明せよ．
7．高尿酸血症の代表疾患を 1 つあげ，その臨床症状を説明せよ．
8．標準体重について説明せよ．
9．メタボリックシンドロームとは何かを説明せよ．
10．生活習慣病に含まれる疾患を 5 つあげよ．
11．骨粗鬆症の発症機序を説明せよ．
12．脂溶性ビタミンを 4 つあげよ．

11 老 化

学習
目標
・ヒトの生涯において，老化の特徴を胎児期の発生・小児期の発育と比較し理解する．
・老化のメカニズムについて理解する．
・老化による細胞・組織・臓器の変化を理解する．
・老化と疾病との異同を理解するとともに，高齢者に多い疾患に老化がどのように関連して
いるか学習する．

11-1 老化とは

1 老化の定義

老化は，広義の老化と狭義の老化に分類される．広義の老化は，生命のスタートから死までの全コース（誕生，発育，成熟，衰退，死亡）における不可逆的な時間的経過の現象を意味し，**加齢** aging とも称される．一方，狭義の老化は，成熟期後から衰退期を経て死に至る過程の現象で，老化により行き着いた状態を**老齢**あるいは**老衰** senescence という．

老化を単純に定義すれば"ホメオスタシスの緩徐な崩壊"であるが，老化はさまざまな現象の総称であり，定義も一様ではない．

2 生理的老化と病的老化

老化は概念的に，**生理的老化** physiological aging と**病的老化** pathological aging の 2 つに分類される（図 11-1）．

a．生理的老化

種々の臓器に生理的な機能低下がみられるものの，身体的にも精神的にも疾病に罹患せず天寿を全うする過程を指す．生理的老化だけが進行すれば，ヒトは最大で 110 歳あまりまで生きることができる．

b．病的老化

生理的老化に種々の疾患や環境因子が加わることにより，老化が著しく加速され，病的状態を引き起こすものをいう．

3 老化の基本的な 4 原則

老化の進展はヒトによりさまざまであり，90 歳でも若々しいヒトがいる一方，60 歳でも年老いた印象を受けるヒトがいる．また髪の薄さが目立つヒト，皮膚の皺が目立つヒトなど表現型も多様である．

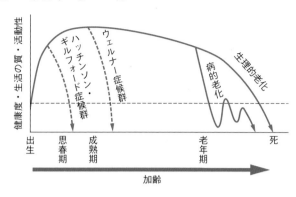

図 11-1　生理的老化・病的老化ならびに遺伝的早老症の関係

しかし老化にはいくつかの共通点があり，これは老化の4原則といわれる．

a．普遍性

　進行や表現型に差はみられても，老化はすべてのヒトに例外なく起こる．これを老化の普遍性という．髪の毛が薄くなるとか皮膚に皺ができるといった老化現象は誰にでも起こる．しかし，高血圧や骨粗鬆症，動脈硬化の発症には普遍性はみられず，これらは老化現象ではなく高齢者に高頻度にみられる病気であるといえる．

b．内在性

　老化は環境要因の影響を受けるものの，人種・居住地域・経済状況の差にかかわらずヒトの体に備わった内在性の現象として生じる．

c．進行性

　老化は徐々に進行して後戻りしないという特徴を持つ．疾患は生活習慣の改善や薬物で治せるが，老化はその進行を遅らせることはできても，もとに戻すことはできない．

d．有害性

　老化は臓器・組織の機能低下を引き起こし，生きていくうえで有害あるいは望ましくない状態をもたらす．

4　個体老化と細胞老化

　ヒトや動物の個体には種に固有の寿命がある．また個体を構成する細胞にも，細胞の種類に応じた分化度・成熟度・細胞寿命が備わっている．このような生物学的観点から，老化は**個体老化**と**細胞老化**に大別し考える必要がある．

a．個体老化

　個体は，多種多様の細胞から構成されるヘテロの集団であり，細胞全体を総括する形で個体の寿命が規定されている．個体が老化すると，臓器の機能が低下し，病気になりやすい状態が起こる．その結果，いったん病気を発症すると治療困難となりやすく，個体の死が訪れる．

　個体老化は個体差がきわめて大きいことが特徴である．同じ遺伝的背景を持ち，同じ環境で飼育さ

れている実験動物の生体機能を検査すると，若齢では個体差が小さいが，加齢とともに個体差が大きくなることがわかる．以上のことから，老化とはさまざまな因子が影響を及ぼす多因子的な現象であるといえる．

b．細胞老化

細胞老化とは，体を構成する細胞ごとの増殖から分化を経て細胞死に至るまでの過程を指す．

（1）培養細胞の寿命

ヒト正常線維芽細胞は分裂回数に限界があり，約50回分裂するとそれ以上は分裂・増殖を示さない．つまり，細胞の増殖能には限界がある．また，老個体から得られた線維芽細胞の培養寿命は，若年個体からの細胞より短いといわれている．

（2）プログラムされた細胞死

細胞の寿命は個体の寿命とは直接関係なく，個々の細胞の分化に従って決められている．寿命が尽きた細胞はアポトーシスなどにより死滅・消失し，新しい細胞に置き換わっている．生命誕生の時点から死までの過程の中で，細胞ごとに増殖・分化・細胞死がプログラムされることにより，個体の生命現象が予定どおりに進行する．

（3）細胞老化に伴う核の変化

若い細胞の核と老化細胞の細胞質を融合させた細胞は，若い細胞の表現型を示す．一方，逆の組み合わせ（老化核と若い細胞質）では老化の様相を示す．このことから細胞老化の鍵は核に存在すると考えられている．

老化に伴い，ヒト線維芽細胞には $2n（n=2，3，4，…）$ の DNA の核を持つ細胞が蓄積してくる．老化細胞は多倍体核を含むものの，基本的には増殖能が減弱した**2倍体細胞**が増加すると推測される．

老化に関与する遺伝子には，老化を刻む**時計遺伝子**と実際の老化を発現させる遺伝子の2種類がある．ヒト線維芽細胞は，培養容器の中で増殖し隙間がなくなると増殖が停止するが，新しい容器に移すと分裂を再開する．容器の中で隙間のない状態で休んでいる細胞は，時間がたっても年をとることなく，それまでの分裂回数を覚えている．つまり，個体は時間とともに老いていくのに対し，細胞は分裂するごとに老いていくのである．このメカニズムとして，染色体末端構造に存在する**テロメア**がその機能を担っている．

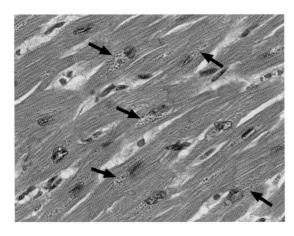

図 11-2　高齢者の心臓の組織像（HE 染色）
心筋細胞の核周辺にリポフスチン（矢印）が沈着している．

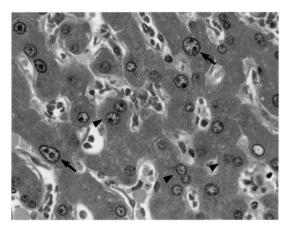

図11-3　高齢者の肝臓の組織像(HE 染色)
肝細胞に，核の大小不同，2核細胞(矢頭)がみられる．多倍体と思われる核(矢印)を有する細胞も散見される．

(4) 老個体における細胞形態の特徴

　生後分裂増殖しない心筋細胞や神経細胞では，加齢に伴い細胞内にリポフスチンなどの沈着物が蓄積する．ヒト心筋細胞内の**リポフスチン沈着量**は，加齢に伴い直線的に増加する(図11-2)．神経細胞におけるリポフスチン沈着は，成熟期まで増加するがその後の老化の過程では必ずしも増加せず，脳内の部位により沈着量に差が生じるようになる．

　肝細胞では，60歳頃から2核・**多倍体核細胞**の増加や核容積の増大がみられる(図11-3)．この変化は老化による肝細胞数の減少後，残遺細胞の再生分裂が抑制されているにもかかわらず，その機能を代償しようとする活動的な状態を反映している．

11-2　老化のメカニズム

　老化のメカニズムは基本的にプログラム説とエラー蓄積説の2つの学説で説明されている．プログラム説は老化が遺伝子レベル(遺伝因子)で制御されているという考え方であり，エラー蓄積説は生体を構成する臓器，細胞，DNA，タンパク質などに数々の傷害や老化物質が蓄積して機能を低下させるという考え方である．老化の機序はどちらか一方で説明できるものではなく，両者が複雑に関連している．プログラム説・エラー蓄積説を支持する現象として，それぞれ次のようなものがあげられる．

1 プログラム説

a．生物固有の最大寿命の存在

　すべての動物種には特有の最大寿命があり，遺伝的に規定されている．ショウジョウバエなどは数十日にすぎないが，マウスでは3〜4年，ヒトでは110年あまりといわれている．

b．遺伝的早老症の存在

　遺伝的要因で早期老化が規定される疾患が存在する(表11-1)．早老症は遺伝的早期老化症候群の略称であり，古典的にはウェルナー症候群，コケイン症候群，ハッチンソン・ギルフォード・プロジェリア症候群(別名プロジェリア)の3疾患を指す．

表 11-1　代表的な遺伝的早老症

疾患名	原因と関連する遺伝子・染色体異常
ウェルナー症候群	ヘリカーゼの異常（*WRN*）
コケイン症候群	ヘリカーゼの異常（*CSB*）
ハッチンソン・ギルフォード・プロジェリア症候群	ラミンの異常
色素性乾皮症	ヘリカーゼの異常（*XPA, XPB, XPD*）
ブルーム症候群	ヘリカーゼの異常（*BLM*）
毛細血管拡張性アタキシア	PI_3キナーゼの異常
ダウン症候群	21 トリソミー

（1）ウェルナー症候群 Werner syndrome

　思春期以降に発症する早老症の代表的疾患で，1904 年ウェルナーによって報告された．わが国での発症頻度は 10 万〜20 万人に 1 人であり，諸外国の 10〜100 倍の頻度である．ウェルナー症候群の早老徴候は思春期までは顕在化しないが，30 歳代で白内障，糖尿病，骨粗鬆症，動脈硬化，がんなどの老化症状を発症し，がんや心筋梗塞，脳血管疾患により平均寿命 48 歳で死亡する．原因は 8 番染色体短腕に存在し RecQ ヘリカーゼをコードする *WRN* 遺伝子の変異による．常染色体劣性遺伝で，全患者の 70％の両親に近親婚を認め，同胞発症が約 40％と多い．保因者はまったく症状を示さない．

（2）コケイン症候群 Cockayne syndrome

　コケイン症候群は，DNA 修復遺伝子の異常により中枢および末梢神経が障害され，進行性に重度の精神運動発育遅滞，難聴，視力障害，歩行障害を呈する疾患である．発症率は低く，わが国の患者数は現在約 100 人である．

（3）ハッチンソン・ギルフォード・プロジェリア症候群 Hutchinson-Gilford-Progeria syndrome（HGPS）

　1 番染色体上にあるラミン A（*LMNA*）遺伝子の異常により核膜に異常をきたし，老化の促進を引き起こす．ラミン A は細胞の核膜の裏側に分布し，染色体の安定性や染色体分離において重要な役割を果たしている．この早老症の患者ではこのラミン A が生まれつき正常に機能しないため，DNA 修復酵素が核内に移行できず，遺伝子の安定性が維持できなくなり，老化が思春期より早く起こる．

c．老化を制御していると考えられる種々の実験事実

（1）ヘイフリックの限界

　ヘイフリック Hayflick は，細胞には分裂回数に限界があることを発見した．ヒト線維芽細胞を培養した場合，約 50 回をこえると分裂増殖しなくなる．これをヘイフリックの限界という．

（2）加齢に伴うテロメア DNA 長の短縮

　染色体の末端にはテロメア DNA という TTAGGG の 6 塩基配列の反復構造が存在し，染色体の安定性に寄与する（図 11-4）．体細胞が細胞分裂を繰り返すごとに，染色体末端に存在するテロメアが短縮する．通常のヒト細胞では，生後約 12 kbp あったテロメア DNA が，80 歳代では約 8 kbp まで短縮する．

d．長寿遺伝子・老化抑制遺伝子の存在

　線虫では，インスリンシグナルの抑制，ミトコンドリアにおける活性酸素発生の抑制，カロリー制限に関連する遺伝子に変異が生じた結果，寿命が延長した変異体が多数報告されている．一方，変異が生じると動脈硬化症，骨粗鬆症，肺気腫という老化症状が早期にみられることから，老化抑制に関

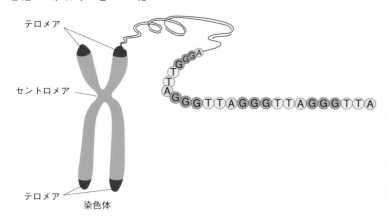

図 11-4　染色体末端に位置する　テロメアの構造

テロメアには TTAGGG の 6 塩基配列の反復構造が存在し，染色体の安定性に寄与する．テロメア DNA 長は細胞分裂とともに短縮する．

与すると考えられている老化抑制遺伝子(*Klotho* 遺伝子など)も知られている．

2 エラー蓄積説

　エラー蓄積説では，細胞再生の過程や DNA 複製の際などに起こるエラーの積み重ねが老化を招くと考える．現在，多くの仮説が提唱されており，老化の原因として，放射線，紫外線，化学物質などによる DNA の損傷・蓄積(摩耗説)，DNA 複製，転写，翻訳時に生じる誤りや架橋形成による異常タンパク質の蓄積(誤り説，架橋結合説)などが知られている．その他，代表例としてコラーゲンやエラスチンの高分子化・不溶化による組織への沈着，リポフスチンの細胞内への蓄積，アミロイドの細胞間組織への蓄積がある．

　また，エネルギー産生過程で生じ，DNA を傷害する活性酸素の蓄積(活性酸素説)や免疫機構の破綻による自己免疫反応(自己免疫説)なども，細胞の機能低下や老化を促進する重要な要因と考えられている．

11-3　老化による微細構造・物質の変化

　細胞内の小器官・生体膜をはじめ，それらを構成する DNA，タンパク質などの化合物にも加齢変化が認められる．

1 ミトコンドリアの加齢変化

　ミトコンドリアの呼吸鎖は，細胞内の**酸化的ストレス**を軽減し，効率のよいエネルギー産生を営む細胞内小器官として発達した．**ミトコンドリア DNA**(mtDNA)は活性酸素が発生する近くに存在するにもかかわらず，DNA を保護する作用や修復機能が低いので，加齢に伴い変異率が増加する．実際，高齢者では活性酸素と結合した mtDNA や**部分欠失**を示す mtDNA の比率が増加する．mtDNA 変異を有する細胞では，ミトコンドリアの機能が障害され，アポトーシスが惹起される．

2 DNA の加齢変化

　生命現象の基本である遺伝子自体にも加齢変化がみられる．遺伝子の加齢変化はすべての遺伝子にみられるのではなく，一部の遺伝子にのみ認められる．

ａ．DNA 損傷の蓄積と突然変異

　DNA は自然放射線や紫外線，化学物質，生体の代謝産物により日常的に損傷を受けている．その影響により，DNA 複製，転写，翻訳時に誤りが生じる場合がある．その中で**修復**されなかった誤りは，寿命という長い時間経過の中で徐々に蓄積し，細胞の機能を低下させる．一方，突然変異の頻度は異なる動物種の間で類似しており，寿命には影響しないとされている．

ｂ．エピジェネティックな変化

　DNA の配列を変えることなく遺伝子発現のスィッチをオン・オフさせる機能として，DNA の**メチル化**，**アセチル化**などがある．このような変化を**エピジェネティックな変化** epigenetic alteration と称し，発生・分化・老化に伴い起こることが知られている．

　メチル化された DNA の量は，ヒトでは老化に伴い減少することが確認されている．しかし個々の遺伝子では増減がみられる．高齢者にみられる胃癌・大腸癌の一部では，ミスマッチ修復遺伝子のプロモーター領域にメチル化が認められ，これらが発癌に関与している．

ｃ．その他の DNA 変化

　DNA の加齢変化として，DNA 複製や修復の精度の低下，細胞あたりの DNA 含量 ploidy の増加，クロマチン構造の変化，ミトコンドリア DNA の部分的な欠失，細胞あたりの RNA 含量の変化，染色体末端にあるテロメアの短縮，mRNA のスプライシングの変化などが知られている．

３　タンパク質の加齢変化

　一般に，タンパク質合成活性は加齢により低下するが，DNA の転写と翻訳という 2 つの情報伝達過程を経て合成されるタンパク質の正確さは，加齢によっても変わらない．正常・異常タンパク質ともにその分解能力は加齢により低下し，老齢動物の組織には種々の異常タンパク質が蓄積しやすい．

４　脂質・糖質の加齢変化

　加齢に伴い，生体膜機能の細胞膜に存在するリン脂質に変化が生じる．この変化は免疫能の低下にも関与している．

　老化色素 age pigment とは，加齢に伴って臓器や組織に沈着する色素であり，生体内で生じる過酸化脂質とタンパク質などが非酵素的に複合体を形成して沈着したものである．老化色素の代表的なものが**リポフスチン** lipofuscin であり，心臓や脳神経細胞によくみられる．

５　アミロイドと老化

　アミロイドーシスとは，血清タンパク質やホルモンなどの生理的機能を持つタンパク質が重合して微細な線維（アミロイド線維）を形成し，主として細胞間に沈着する病態の総称である．その原因として，加齢・炎症・タンパク質の変異（突然変異）が知られている．アミロイド線維は幅約 7.5〜10 nm の枝分かれのない微細線維であり，病理学的なアミロイドーシスの確定診断には，①電子顕微鏡下での線維の確認，②コンゴレッド染色で赤い染色性を示すこと，③偏光顕微鏡下で緑色偏光を示すことが必要とされている（第 10 章参照）．

　老化が主な発症要因であるアミロイドーシスを**老化アミロイドーシス**と称し，前駆物質としてアルツハイマー病に伴う**アミロイドβタンパク質**，全身性アミロイドーシスにみられる**トランスサイレチ**

表11-2　代表的な老化アミロイドーシス

沈着臓器	年齢	頻度	タンパク質の特徴
全身性	80歳以上	25%	トランスサイレチン
大動脈(中膜)	90歳以上	ほぼ100%	メディン
脳	85歳以上	46%	アミロイドβタンパク質
膵ランゲルハンス島	60歳以上	50%	アミリン
心房	80歳以上	78%	心房ナトリウム利尿ペプチド
下垂体	90歳以上	80%	プロラクチン

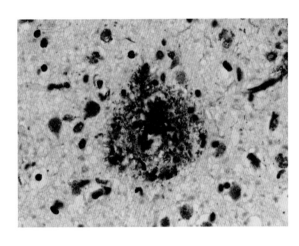

図11-5　アルツハイマー病患者の海馬にみられた老人斑(メセナミン銀染色)
老人斑は直径数〜200 μmで,中心部にアミロイド線維核があり,周囲に変性した神経突起が集積している.

ンなどが知られている(表11-2).

a．アルツハイマー病に伴うアミロイド

アルツハイマー病では,アミロイド線維核を変性神経突起が取り巻く老人斑(図11-5)と神経原線維変化が大脳皮質に広範に散在する.

b．全身性老化アミロイド

全身性野生型トランスサイレチンアミロイドーシスは,80歳以上の約25%にみられる頻度の高いアミロイドーシスである.アミロイド沈着は心房・心室の心筋細胞間や血管壁への沈着が優位であるが(図11-6),肺や他の全身臓器にも沈着する.心臓・肺ではアミロイド沈着により臓器機能の低下がみられることがある.沈着タンパク質は家族性アミロイドポリニューロパチーと同質のトランスサイレチンであるが,変異は検出されない.

c．老化大動脈アミロイド

大動脈アミロイドは50歳以上のほとんどすべてのヒトで観察され,もっとも高頻度にみられる限局性アミロイドである.中膜に沈着する**メディン**が知られている.

d．ホルモン由来アミロイド

膵ランゲルハンス島に限局したアミロイド沈着は加齢に伴い増加し,60歳以上の半数以上にみられる.2型糖尿病では95%に沈着がみられる.沈着タンパク質は**アミリン**と呼ばれ,B細胞(β細胞)から

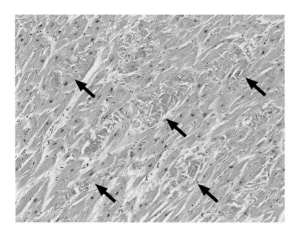

**図11-6　心筋間に沈着するアミロイド
　　　　（コンゴレッド染色）**
左心室心筋にコンゴレッド陽性を示す小結節性の野生型トランスサイレチンアミロイド（矢印）がびまん性に沈着する.

分泌されるホルモンに由来する．下垂体でもアミロイド沈着が高頻度にみられ，**プロラクチン**が沈着することが明らかになってきた．

11-4　老化による細胞・臓器の変化

　生理的老化現象は種々の組織・臓器で進行する．加齢に伴い細胞数の減少が目立つ臓器，形態的変化に乏しいが生理的機能の低下が目立つ臓器など，その表現型は多様である．老化による組織・臓器の代表的な変化は下記のとおりである．

1 老化に伴う臓器特異的な機能細胞の減少

　萎縮は老化に特有ではないが，しばしばみられる変化である（図11-7）．組織や臓器を構成する細胞の数的減少と量的減少の両者がある．老化における萎縮は全身性に起こるので，体重減少は組織・臓器萎縮の指標となる．栄養障害，循環障害，廃用が萎縮の原因となる．

　ヒト肝臓では成熟期以後，加齢とともに細胞数が減少し，肝重量も減少する．また高齢者では活動性の低下により筋量が著しく落ち（**サルコペニア** sarcopenia），筋容量が減少すると同時に，筋線維中のミオグロビンが減少し濃い褐色調が失われる．組織学的にはⅡ型線維（白筋）の減少が目立つが，生命維持に必要なⅠ型線維（赤筋）は減数に応じた**代償性肥大**が目立つ．大脳皮質，小脳（プルキンエ細胞），橋の青斑核ならびに中脳黒質における神経細胞は40歳を過ぎるとほぼ直線的に減少し，平均寿命に近い85歳では30歳時の50％に減少する（図11-8）．

2 主要臓器・組織の変化

　脳：加齢とともに萎縮がみられ，脳重量は減少する．肉眼的には，脳回の狭小化，脳溝の拡大，皮質幅の菲薄化，脳室の拡張がみられる．組織学的には，神経細胞の減少，神経細胞へのリポフスチン沈着がみられる．

　心臓：心筋細胞の萎縮が認められ，核周辺にリポフスチンが沈着するようになる．このような状態の心臓を**褐色萎縮**という（図11-2）．

　肺：加齢に伴い弾性線維や膠原線維が減少することが原因で，間質組織が萎縮して肺胞壁が極度に

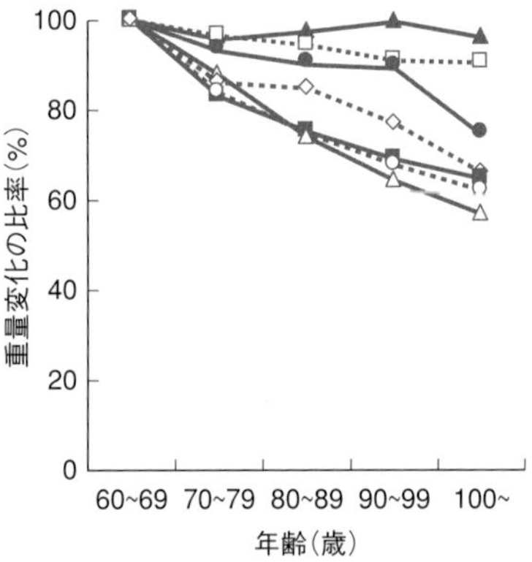

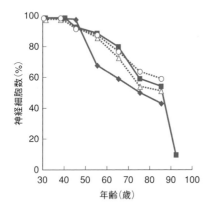

図 11-7　体重ならびに主要臓器重量の加齢変化
グラフは 60 歳代における重量を 100 とした場合の変化率を示す.
心臓(▲), 脳(□)の重量の減少率は低いが, 体重(●),
副腎(◇), 腎臓(■), 肝臓(○), 脾臓(△)は 60 歳代に比べ 90 歳代で 10〜40%減少する.
[Sawabe M et al.：Standard organ weights among elderly Japanese who died in hospital, including 50 centenarians. Pathol Int 56：315-323, 2006 より引用]

図 11-8　神経細胞数の年齢変化
脳の各部位で神経細胞数が加齢とともに減少する.
大脳皮質(◆), 橋の青斑核(△), 中脳黒質(■), 小脳プルキンエ細胞(○).
[朝長正徳：神経・筋細胞について. 日老会誌 15：121-127, 1978 を参考に著者作成]

菲薄化し, 組織破壊を伴わない肺気腫状態になる. これを**老人肺**といい, こうなるとガス交換機能は低下する.

　肝臓：重量が減少し, 褐色萎縮を示す. 肝細胞数の減少とともに, 個々の細胞の容積も減少する. 肝細胞の胞体にはリポフスチンが沈着する. また, 核は大小不同, 2 核を中心とする多核化が目立つ. これは分裂異常に基づく多倍化 polyploidy によるもので, 加齢とともに増加する(図 11-3).

　脾臓：白脾髄の萎縮が著明で, 重量の低下が著しい.

　皮膚：皮膚の皺は萎縮を反映したものである. 真皮, 皮下組織の弾性線維, 膠原線維の変性, 脂肪組織の萎縮などが総合して生じる.

　骨：骨質の減少に基づく骨梁の減少・狭小化により萎縮を示すようになる. 萎縮が進行すると骨粗鬆症となる.

　分泌腺：唾液腺・膵臓の外分泌腺では, 腺房の単純萎縮・減少がみられ, 実質の萎縮がみられるようになる. 乳腺組織も腺の萎縮が高度になる.

　内分泌腺：下垂体, 甲状腺, 副腎などの内分泌腺にも, 加齢とともに萎縮がみられる.

11-5　個体の変化

1　ホメオスタシスと老化

　生物が生存するためには外的・内的環境の変化に対し個体が形態的・生理的状態を一定に維持することが重要であり，これをホメオスタシス(生体恒常性)と称する．ホメオスタシスの維持には神経系，内分泌系，免疫系が重要な役割を果たすが，これらの機能が徐々に低下することにより老化が進行するとされる．

2　フレイル

　フレイル frailty とは「年齢に伴って筋力や心身の活力が低下した病態」のことで，日本語では「虚弱」に相当する．フレイルは 2016 年に発表された厚生労働省研究班報告書において，「加齢とともに，心身の活力(運動機能や認知機能等)が低下し，複数の慢性疾患の併存などの影響もあり，生活機能が障害され，心身の脆弱化が出現した状態であるが，一方で適切な介入・支援により，生活機能の維持向上が可能な状態像」とされており，健康な状態と日常生活でサポートが必要な介護状態の中間を意味する．フレイルに関する Fried の診断基準を表 11-3 に示す．

3　サルコペニア

　サルコペニア sarcopenia は「加齢に伴って生じる骨格筋量と骨格筋力の低下」と定義され，日常生活活動度 activities of daily living(ADL)や生活の質 quality of life(QOL)を低下させるとともに，転倒のリスクを増加させる．わが国では，65 歳以上の高齢者で，歩行速度が 1 m/秒未満，もしくは握力が男性 25 kg 未満，女性 20 kg 未満であり，さらに BMI 値が 18.5 未満，もしくは下腿囲が 30 cm 未満の場合にサルコペニアと診断する基準が提唱されている．

4　個体の死

a．死の判定

　臨床の現場では，ヒトの死は①心停止，②呼吸停止，③瞳孔散大・対光反射消失という三徴候をもって判定されている．この三徴候によって判定する死を心臓死とも称し，個体死としてきた．しかし，臓器移植を施行する観点からは脳死を個体死とする考えもある．

表 11-3　フレイルに関する Fried の診断基準

①意図しない年間 4.5 kg または 5%以上の体重減少
②疲れやすい(何をするにも面倒だと週 3〜4 日以上感じる)
③歩行速度の低下
④握力の低下
⑤身体活動量の低下

5 項目中 3 項目以上該当するとフレイル
1 または 2 項目だけ該当する場合はフレイルの前段階であるプレフレイル

[Fried LP et al.：Frailty in older adults：evidence for a phenotype. J Gerontol A Biol Sci Med Sci 56：146-156, 2001 を参考に著者作成]

b. 脳 死 brain death

わが国では，厚生省(当時)の臨時脳死及び臓器移植調査会(脳死臨調)が1992年1月に答申した"脳幹を含む脳全体の機能が失われた状態"を脳死と定義している．諸外国でもこうした全脳死をもって脳死とすることが多いが，英国など一部の国では，"自発呼吸や脳幹反射がまったくなくなり，脳幹の機能が喪失した状態"である脳幹死 brain stem death をもって死としている．

脳死では自発呼吸は消失するが，心臓は動いており，人工呼吸器によりある一定期間，呼吸と血液の循環は維持される．一般に，脳死の状態から心臓死に至るまでは数日～1週間程度といわれている．

c. 植物状態 vegetative state

植物状態とは，大脳の機能は失われているが，脳幹の機能は保持されている状態である．したがって，植物状態では自発呼吸は維持されている．

11-6 老化と疾患との関連

1 老化と疾病の相違点

病気はすべてのヒトに認められるわけではなく，生活様式の違いや運動習慣の有無，薬物治療の有無によって，発症率が異なったり治癒したりする．一方，老化はすべてのヒトに認められ，進行速度を遅くすることは可能でも，もとに戻すことはできない．

生理的老化の結果としての純粋な**老衰死**はまれであり，ヒトは病的老化の結果として，がん，心疾患，脳血管障害，免疫不全(主として感染症)といった疾病に罹患し死亡する．

2 加齢に伴って増加する疾患

高齢者に頻度が高い疾患を**老年病**という(表11-4)．老年病には，老化に関係しほぼ老年期にだけみられる疾患と，成人期からみられるが高齢者に頻度の高い疾患がある．前者には，脳血管障害，認知症，パーキンソン病，慢性閉塞性肺疾患，前立腺癌，骨粗鬆症，多発性骨髄腫，骨髄異形成症候群があげられる．後者には，高血圧，糖尿病，脂質異常症(高脂血症)といった生活習慣病と，胃癌・大腸癌が含まれる．

表11-4 高齢者に頻度の高い疾患

器官系	疾患
循環器系	うっ血性心不全，虚血性心疾患(狭心症，心筋梗塞)，高血圧，不整脈，心房細動，動脈硬化症
呼吸器系	肺炎，慢性閉塞性肺疾患，肺癌
消化器系	消化性潰瘍，胃食道逆流症，薬剤誘発性消化器障害，胃癌，大腸癌
内分泌代謝系	糖尿病，脂質異常症(高脂血症)
泌尿器系	慢性腎不全，腎硬化症
生殖系	前立腺癌，子宮脱
造血血液系	骨髄異形成症候群，多発性骨髄腫，悪性リンパ腫
筋骨格系	骨粗鬆症，変形性関節症，大腿骨頸部骨折，関節リウマチ
精神神経系	脳血管障害(脳梗塞，脳出血)，認知症，パーキンソン病，うつ病

3　老年症候群

　老年症候群とは，高齢者にしばしばみられ，高齢者に特有の症状・所見の総称である．原因はさまざまであるが，治療と同時に介護・ケアが重要である．老年症候群は大きく3つに分類される．

　①急性疾患に付随する症候：若年者と同程度の頻度で起こるが，高齢者ではとくに対処に配慮が必要なもの．めまい，息切れ，腹部腫瘤，胸腹水，頭痛，意識障害，不眠，転倒，骨折，腹痛，黄疸，リンパ節腫脹，下痢，低体温，肥満，睡眠時呼吸障害，喀血，吐下血など．

　②慢性疾患に付随する症候：65歳以降，徐々に増加する．認知症，脱水，麻痺，骨関節変形，視力低下，発熱，関節痛，腰痛，喀痰，咳嗽，喘鳴，食欲不振，浮腫，やせ，しびれ，言語障害，悪心嘔吐，便秘，呼吸困難，体重減少など．

　③75歳以上の高齢者に急増する症候：日常生活活動度（ADL）の低下と密接な関連を持ち，介護が必要となる．骨粗鬆症，椎体骨折，嚥下困難，尿失禁，頻尿，せん妄，うつ，褥瘡，難聴，貧血，低栄養，出血傾向，胸痛，不整脈など．

　病態を1つ以上持つ頻度は65〜74歳では約4割であるが，75〜84歳で1/2以上，85歳以上では2/3以上に達する．

4　日常生活活動度（ADL），生活の質（QOL）と老化との関連

　ADLは，ひとりの人間が独立して生活するために行う基本的でしかも各人ともに共通に毎日繰り返される一連の身体的動作群のことであり，食事，排泄，更衣，整容，入浴，起居移動（寝返り，起き上がり，座位，立ち上がり，立位，歩行）の6項目を指す．また，QOLは身体的状況のみならず，精神心理学的状況，社会的人間関係，経済的状態などを含めた人生の内容の質や，社会的にみた生活の質のことを指す．

　生理的老化は種々の組織・臓器で進行するが，多くの場合，予備能のため臓器障害には至らない．しかし，1つの臓器が病的状態に陥ると，個体としての老化が加速し，病的老化の状態になる．とくに，加齢とともに骨格筋の筋量および筋力が低下するサルコペニアになると，転倒のリスクが高まり，ADLやQOLを低下させる大きな要因となる．

5　老年者の死因

　日本人の三大死因は，がん，虚血性心疾患，脳血管障害である．高齢者においてもその傾向はみられるが，85歳以上の超高齢者ではがんの罹患率は高くても，がんが死因となる比率は減少する．一方，肺炎などの感染症による死亡が増加する．

設　問

1. 老化とは何か説明せよ.
2. 生理的老化と病的老化について説明せよ.
3. 老化の基本的な4原則について述べよ.
4. 細胞が老化するときにみられる変化を3つあげよ.
5. 老化のプログラム説, エラー蓄積説について説明せよ.
6. 早老症とはどんな疾患か. また代表的な疾患名を3つ述べよ.
7. ヘイフリックの限界とは何か述べよ.
8. テロメアとは何か. またテロメアと老化との関連について説明せよ.
9. 老化に伴う臓器・組織の変化について説明せよ.
10. フレイル, サルコペニアについて説明せよ.
11. 全身性野生型トランスサイレチンアミロイドーシスで沈着するアミロイドについて説明せよ.
12. 老年症候群とは何か説明せよ.

II. 各論

12 循環器

12-1 心 臓

学習目標

・心肥大・拡張，心萎縮，うっ血性心不全および心室リモデリングの概念，原因，機序，形態学的特徴を理解し，とくに右心不全，左心不全において心臓外の臓器でみられる所見と臨床症状を説明できるようにする．
・代表的な心奇形の解剖学的特徴，血行動態，臨床症状を説明できるようにする．
・リウマチ性心内膜炎と感染性心内膜炎の成因，マクロ・ミクロ（とくに疣贅），血行動態の変化，合併症の違いを説明できるようにする．
・急性冠症候群の成因と形態学的特徴，心筋梗塞のマクロ・ミクロ，および合併症について，時間経過に沿って説明できるようにする．
・心筋症と心筋炎の成因，マクロ・ミクロ，血行動態の変化，合併症を説明できるようにする．

1 正常の解剖と生理

　正常では，全身から還ってきた静脈血が上大静脈・下大静脈から右心房に入った後，三尖弁→右心室→肺動脈弁→肺動脈を通って肺に至る．肺で動脈化された血液は，肺静脈→左心房→僧帽弁→左心室→大動脈弁を通って大動脈から全身へ送られる（図 12-1 A）．

　心臓の栄養血管は冠状動脈である．大動脈起始部のバルサルバ洞から，右冠状動脈と左冠状動脈（前下行枝と回旋枝に分かれる）が出る．静脈は冠状静脈を介して右房に注ぐ（図 12-1 B）．

　心筋組織は心筋細胞および血管などの結合組織からなる．内（心腔）側は内皮細胞で覆われ心内膜を形成し，外側は中皮細胞で覆われた心外膜からなる．心筋細胞は介在板を介して互いに力学的・電気的に結合し，合胞体を形成している．大きな核を持つ心筋細胞が出現するが，それは核 DNA 量が個々の細胞の大きさに比例して倍加する多倍体細胞の性質を有するからである（図 12-2）．また，心房筋は血圧降下作用物質として働く心房性ナトリウム利尿ペプチド atrial natriuretic peptide（ANP）を含む顆粒を有する．

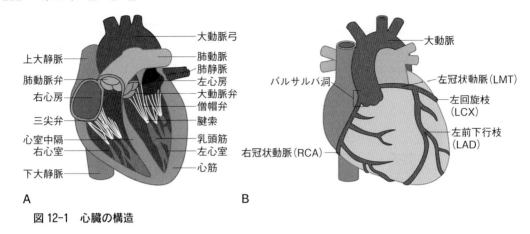

図 12-1　心臓の構造

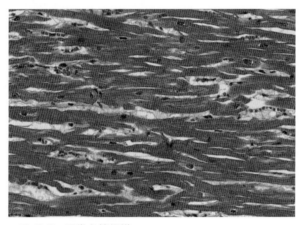

図 12-2　正常心筋組織

2 適応と心不全

a. 心肥大 cardiac hypertrophy，心拡張 cardiac dilatation（図 12-3）

　一般に，心臓の大きさは心臓のポンプ機能（心拍出と血圧）に比例する．もし心臓に**圧負荷**（正常より高い圧で血液を送り出さなければならない状態）や**容量負荷**（正常より多くの血液を送り出さなければならない状態），もしくは両方の負荷がかかると，その負荷に打ち勝つため代償機構が働き，心肥大や心拡張，もしくは両方が合併し，心重量の増加が起こる．

（1）マクロ（肉眼像）

　負荷の程度や種類によって異なる肥大がみられる．心室壁が厚くなる肥大のみの場合を求心性肥大，肥大に心室腔の拡張を伴う場合を遠心性肥大という（図 12-3）．同時に，肉柱や乳頭筋の肥大，硬く濃い赤色の心筋組織，心内膜の肥厚も認められる．なお，心房には肥大と拡張が同時に生じる．

（2）ミクロ（顕微鏡像）

　肥大心では，大型の心筋細胞の出現頻度が高くなり，このような心筋細胞は大きな核を持つ（受精卵と同じ DNA 量を持つものを 2 倍体と呼ぶが，肥大心では，16 倍体や 32 倍体といった正常では出現しない多倍体細胞がみられる）．また，肥大心には散在する虚血性変化（細胞間や小血管周囲の線維化）も

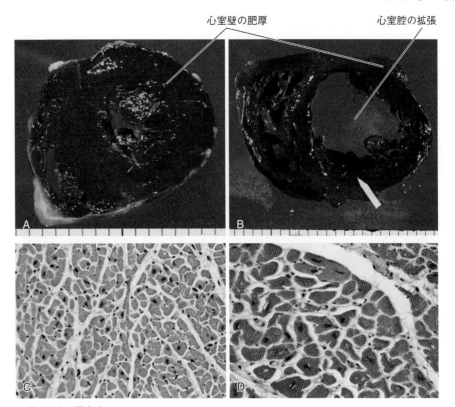

心室壁の肥厚　　　　　　　　　　　　　　心室腔の拡張

図 12-3　肥大心
A：求心性肥大，B：遠心性肥大，C：正常心のミクロ，D：肥大心のミクロ.

伴う.

（3）肥大時の冠状動脈血行動態

　冠状動脈は，心外膜側から心筋壁を貫くように走行することや拡張期に血液が流れるという特徴から，肥大に伴う拡張期圧の増大により，虚血性心疾患を引き起こしやすくなる．冠状動脈病変を有している場合はさらに危険である．

b．心萎縮 cardiac atrophy

　心臓のサイズが小さくなることである．原因としては虚血や低栄養，および心毒性を有する抗癌剤投与などがある．

（1）マクロ

　心重量が低下（正常の 1/2～2/3）するとともに，肉柱や乳頭筋は短く細くなり，心内膜は肥厚する．

（2）ミクロ

　個々の心筋細胞が小さく，リポフスチンが核周辺に目立つ．細胞傷害を伴うことが多い．

c．うっ血性心不全 congestive heart failure（CHF）

（1）定　義

　心機能が障害されることにより，拡張期圧が増大して拡張不全をきたすとともに，心拍出量が減少して組織の代謝に必要な血液を送り出せなくなる状態である．原因は心筋細胞への直接の傷害か過剰

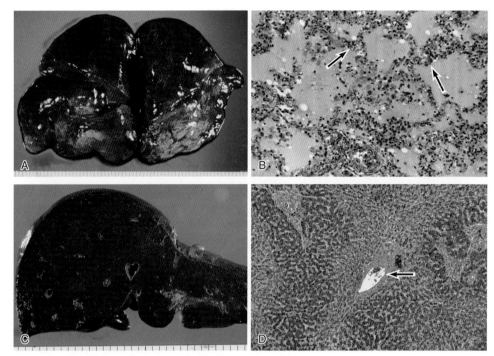

図 12-4　うっ血性心不全において他臓器でみられる所見
A, B：肺水腫. 肺胞壁の血管にはうっ血(矢印)が強く肺胞腔は浮腫液で満たされている(B).
C, D：肝うっ血. 中心静脈(矢印)周辺部類洞のうっ血・出血と線維化がみられる(D).

な負荷であり, 多くの心疾患に伴って起こる病態である.

(2) うっ血性左心不全(図 12-4)

原因疾患は虚血性心疾患, 高血圧性心疾患, 弁膜症, 心奇形などである.

ⅰ) 肺

肺はうっ血とともに浮腫によって大きく重くなり, 肺水腫をきたす. 肉眼的には, 表面はみずみずしく暗赤色を呈し, 気管支や割面から気泡を含んだ浮腫液が流れ出す. 胸水を伴うことが多い(図 12-4 A). ミクロでは, 赤血球の充満によって拡張した小血管, 肺胞壁の肥厚, 肺胞腔の浮腫液と, 時間が経過した症例では多数の心不全細胞(ヘモジデリンを貪食した肺胞腔のマクロファージ)がみられる(図 12-4 B).

臨床的には, ガス交換できる肺胞の減少による息切れ, 呼吸困難, チアノーゼを認める.

ⅱ) 腎　臓

心拍出量の低下による腎血流量の低下のためレニン-アンジオテンシン系が活性化すると, アルドステロンが増加しナトリウムイオンの再吸収が増加することによって全身の浮腫が現れる.

ⅲ) 脳

心拍出量の低下により脳実質は低酸素に陥り, 意識低下など脳機能障害が起こる.

(3) うっ血性右心不全

純粋なうっ血性右心不全は肺性心によって起こるが, 多くはうっ血性左心不全に続発する.

ⅰ) 肝　臓

肝腫大と重量の増加を伴い, その典型的な割面がにくずく(ナツメグ)に似ているところから, にく

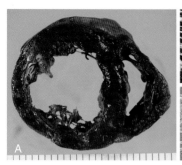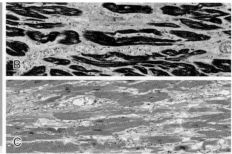

図 12-5　心室リモデリング
A：非梗塞部の遠心性肥大（左心室腔の拡張と肥大）．
B：心筋細胞間の線維化（赤くみえる部位）（PTAH 染色）．
C：心筋細胞間の線維化（HE 染色）．

ずく肝（ナツメグ肝 nutmeg liver）とも呼ばれる．つまり，肝小葉の中心は赤黒く，周辺は黄みを帯びた蒼白を呈し（図 12-4 C），ミクロでは中心静脈およびその周辺の類洞のうっ血による拡大がみられ，肝細胞の壊死や萎縮を伴う（図 12-4 D）．

　ⅱ）脾臓・腎臓・脳などの全身臓器

　うっ血による臓器サイズ・重量の増大がみられる．長期間続いた場合，低酸素による小血管の破綻のため小出血を繰り返し，ヘモジデリンの沈着が目立つ．

d．心室リモデリング ventricular remodeling（図 12-5）

（1）概　念

　心筋に対する傷害や過負荷のストレスが強く持続した場合，適応としての肥大をこえ，心筋細胞の死，伸展，ずれおよび細胞周囲の線維化が生じ，心室予備能が低下して心不全に陥る．これを心室リモデリングという．

（2）原疾患

　虚血性心疾患（とくに心筋梗塞）や高血圧性心疾患，心筋炎，弁膜症，先天性心疾患などがある．

（3）機　序

　心筋に対する傷害や過負荷によって，交感神経系，レニン-アンジオテンシン系などの神経体液調節因子やカルジオトロピン-1，TNF-α などのサイトカインが活性化し，心筋細胞死・心筋組織の線維化・末梢血管抵抗の増大が生じるためと考えられている．

③　先天性心奇形

a．心臓の位置異常

　①右位心：心臓がそのまま右に平行移動したもの．

　②右偏心：心基部を中心に心尖部が右に旋回したもの．

　③右胸心：解剖学的左心が右に，解剖学的右心が左にある．身体全体の場合逆位という．

b．心室中隔欠損 ventricular septal defect（VSD）（図 12-6 A）

　心室中隔に欠損孔があり，左→右シャント（動脈血が静脈血に混じる）の代表的疾患である．多くは生後 1 週間以内に心雑音で発見されるが，幼児期に自然閉鎖するものも多い．もっとも頻度の高い心奇形である．

　欠損部位によって 4 型（Ⅰ型：流出路心室中隔欠損，Ⅱ型：膜様部欠損，Ⅲ型：流入路心室中隔欠損，Ⅳ型：筋性部心室中隔欠損）に分類される．

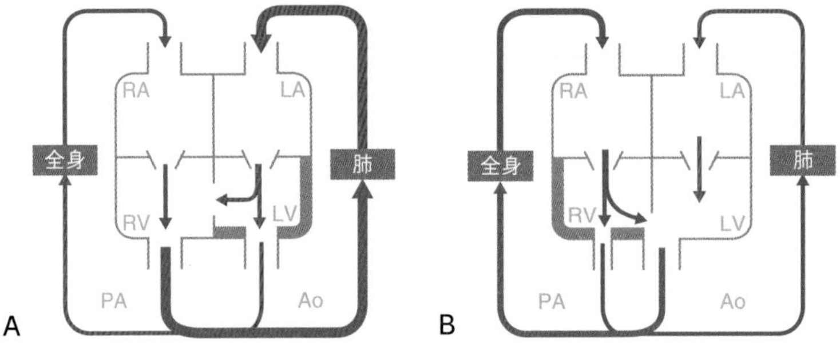

図12-6　先天性心奇形における血行動態
A：心室中隔欠損，B：ファロー四徴症.
RA：右心房，RV：右心室，LA：左心房，LV：左心室，PA：肺動脈，Ao：大動脈.

　病態生理：左室内の動脈血が欠損部を通って右室に流入する左→右シャントである．肺血流量の増加と体循環への心拍出量の低下を特徴とし，右室に流れ込んだ血液は肺動脈に入り肺血流量の増加を起こす．これは，放置すると右室圧の増大からEisenmenger化（肺血管抵抗が増大し，肺血圧が体血圧を凌駕すること）を引き起こす．また，左室は体循環へ送る血液量と欠損部を通過する血液量を送り出す容量負荷がかかるため，左心肥大，左心不全を起こす．
　合併症：感染性心内膜炎，大動脈弁閉鎖不全症など．

c．心房中隔欠損 atrial septal defect
　心房中隔に欠損孔があり，心房レベルでの左→右シャント奇形である．VSDとは異なり右心系に高い圧がかからないので，多くは中年以降まで症状が出ない．
　病態生理：左房内の動脈血が欠損部を通って右房に流入する左→右シャントである．肺血流量の増加を特徴とし，右室は欠損部を通過した血液量を余分に肺へ送り出すので負荷がかかる．

d．ファロー四徴症 tetralogy of Fallot（図12-6 B）
　①心室中隔欠損，②肺動脈狭窄，③大動脈騎乗，④右室肥大の四徴からなる心奇形であり，肺血流の減少を特徴とする代表的な右→左シャント（静脈血が動脈血に混じるためチアノーゼを呈する）奇形である．
　病態生理：肺動脈狭窄のため，右室内の血液の一部が心室中隔欠損を通って，右室に騎乗した大動脈に流れる．右室の静脈血が大動脈に流入するため，全身のチアノーゼがみられる．泣くことなどがきっかけで肺動脈へ流れる血液量がさらに低下すると，無酸素発作を起こし失神する．
　合併症：脳膿瘍，感染性心内膜炎，多血症などがある．

e．大血管転位 transposition of the great arteries
　右室から大動脈が，左室から肺動脈が起始する．右→左シャント心奇形であり，心室中隔欠損などの短絡がないと生存できない．生後間もなくして動脈管の閉鎖とともに呼吸困難とチアノーゼが増悪する．

f．大動脈縮窄 coarctation of aorta

大動脈弓より遠位の大動脈の限局性狭窄をきたしたもので，管前型と管後型がある．

①管前型：狭窄が動脈管よりも大動脈峡部側に生じたもので，幼児型ともいう．動脈管開存や VSD などの心奇形を合併する例が多い．下行大動脈への血流が右心系から動脈管を介して供給され，チアノーゼを呈する．

②管後型：動脈管よりも末梢側が狭窄するタイプで，成人型といい，側副血行路を認めることが多い．下行大動脈への血流が左心系から供給されるが，圧差のため下肢の脈が触れにくい．

病態生理：大動脈狭窄による左室の後負荷の増大や上肢の高血圧がみられる．

合併症：管前型では動脈管開存，心室中隔欠損，大動脈弁狭窄を合併し，これらによる肺高血圧や心不全で早期に死亡する．管後型では高血圧の他，大動脈破裂，頭蓋内出血，心不全，感染性心内膜炎などを合併する症例から，無症状の症例まである．

4 弁 膜 症 valvular heart disease

a．リウマチ性心内膜炎

(1) リウマチ熱

A 群 β 溶血性レンサ球菌 Group A *Streptococcus*（GAS）感染後 2〜3 週間して生じる結合組織の炎症（フィブリノイド変性とアショッフ小体）を特徴とする非化膿性疾患であり，慢性期にさまざまな心臓弁の変形を生じる．

発症機序は，A 群 β 溶血性レンサ球菌に対する抗体（anti-Streptolysin O や anti-Streptokinase など）が心筋細胞膜や細胞質と交差反応を起こすためと考えられている．

(2) アショッフ小体（図 12-7 A）

リウマチ熱に特徴的な組織変化である．リウマチ熱で死亡した患者の心筋組織にみられる小さな紡錘形をした肉芽腫性反応であり，小さな血管周囲に存在する膠原線維のフィブリノイド変性と，特異な形態を示すマクロファージの集簇を特徴とする．

(3) リウマチ熱急性期の心病変

心内膜，心筋，心外膜全層にわたる炎症がある汎心炎がもっとも高い頻度でみられ，それぞれ以下の所見を呈する．

①心膜炎：フィブリンで覆われた漿液線維素性心膜炎から癒着を起こす．

②心筋炎：心内膜直下の心筋組織にアショッフ小体がみられ，刺激伝導系の障害をきたす．

③心内膜炎：弁の閉鎖線に沿って灰褐色をした小さく硬い直径約 1 mm の疣贅を認める．僧帽弁，大動脈弁に多いが，塞栓になることはまれである．

(4) リウマチ熱慢性期の心病変（図 12-7 B）

弁の変形に応じて，狭窄と閉鎖不全による逆流がみられる．頻度が高いのは僧帽弁と大動脈弁である．**僧帽弁狭窄**が生じると，左房から左室への血流が障害され，左房圧の上昇，肺静脈圧の上昇が起こるため，両側肺のうっ血・浮腫が生じる．**僧帽弁閉鎖不全**では左室から左房に一部の血液が逆流するため，左室には正常より多くの血液を送り出す必要が生じ，その結果容量負荷がかかる．また，左房には逆流した血液による負荷がかかる．

弁の狭窄と閉鎖不全以外に，心内膜の傷害による壁在血栓（とくに左房）や心内膜直下の刺激伝導系が障害されることによる不整脈（心房細動など）が高い頻度で認められる．

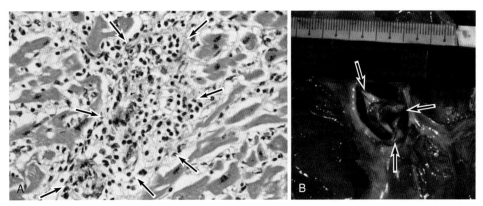

図12-7　リウマチ性心内膜炎でみられる病変
A：アショッフ小体(矢印で囲まれた部分).
B：大動脈弁狭窄. 弁尖の肥厚と交連部の癒着(矢印)のため弁口は著しい狭小化を示す.

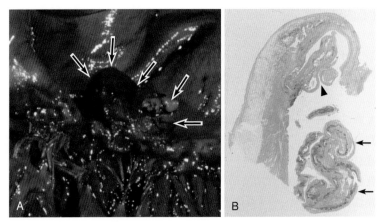

図12-8　感染性心内膜炎のマクロ(A)とミクロ(B)
疣贅(矢印)と弁の破壊(矢頭, 僧帽弁).

b. 感染性心内膜炎(図12-8)

　心臓の弁や心内膜表面の感染症で, 感染の結果, 血栓や病原体からなる比較的大きな疣贅を形成する疾患である. 急性と亜急性の2種類がある. 疣贅は僧帽弁や大動脈弁など左心系にできやすい.

(1) 急性と亜急性

　急性感染性心内膜炎は高熱や全身倦怠感などで突然発症し, 数日のうちに急速に心不全などが進む予後不良の疾患である. 一方, **亜急性感染性心内膜炎**は心臓に基礎疾患を持つ場合に多く, 数週間から数ヵ月かけて進行し発症する. 表12-1はこれらの違いをまとめたものである. 急性のものにおいて炎症反応が少ないのは, 心臓弁自体は元来血管がない組織であることによる.

(2) 病原体

　病原体としては, 急性では**黄色ブドウ球菌**, 亜急性では**α溶血性(緑色)レンサ球菌**が多いが, その他に腸内球菌 HACEK グループや表皮ブドウ球菌もみられる.

　侵入経路として, 皮膚や粘膜の感染, 抜歯など歯科の手技や尿道カテーテルなどが知られている. 心奇形などの心内シャントや人工弁を有する場合, 感染性心内膜炎のリスクが高くなる.

表 12-1　急性および亜急性感染性心内膜炎の特徴

分類	急性	亜急性
病原体	高毒性 黄色ブドウ球菌など	低毒性 α溶血性（緑色）レンサ球菌が多い
心臓の基礎疾患	なし または あり	あり
炎症反応	弱い	強い
疣贅　マクロ	大きく，壊れやすく，全身の塞栓を生じやすい． 弁，腱索，乳頭筋の破壊を伴う．周囲の心筋組織に波及し膿瘍を形成することもある	急性に比較して硬い． 弁の破壊は強くない
疣贅　ミクロ	多くの病原体の集簇がフィブリンや血球に混じって認められる．弁に病変が限局している限り，肉芽組織などの炎症反応は少ない	多くの病原体の集簇がフィブリンや血球に混じって認められる．肉芽組織を認める

（3）臨床症状・所見

　①全身感染としての特徴，②弁の破壊による特徴，および③関節炎など免疫学的特徴をあわせ持つ．中でもこの疾患の重症度を決めているのは前2者である．つまり，全身感染については，心内膜での炎症だけでなく全身臓器に病原体を含んだ疣贅が散布され微小膿瘍を形成することによる．さらに疣贅は塞栓として血流を阻害するので，虚血性障害を起こす．疣贅は左心系に多いので，体循環へ入り脳や腎臓で塞栓を起こしやすい．弁の破壊によるものとしては，逆流とこれによる重症の心不全がある．

5　冠状動脈疾患と虚血性心疾患

a．概　念

　心筋虚血から生じる症候群であり，強い発作性の胸痛を認めるも一過性の虚血のため壊死を伴わない**狭心症**，心筋細胞の壊死を伴う**心筋梗塞**，および冠状動脈硬化で心筋が慢性的な虚血障害を受け線維化を起こし収縮が悪くなった**虚血性心筋症**からなる．原因は90％以上の症例が粥状硬化症による冠状動脈の血流低下であり，心筋組織に必要な血液量を冠状動脈から供給できなくなったことによる（図12-9）．心筋虚血の誘因としては，高血圧，ショック，低酸素血症，頻脈などがあげられる．

　日本人の三大死亡原因の1つで，近年増加している．現在，悪性腫瘍に次いで2位の心疾患による死亡原因の大部分を占めるが，欧米の先進国と比較するとその割合はいまだ低い．

b．発症機序

　冠状動脈を介して供給される血液量が心筋の必要量以下に低下することによって発症する．この原因には，①供給される血液量が低下する場合と，それ以外に②心筋の血液需要が増加する場合や，③血液の酸素を運ぶ能力が低下する場合がある．

（1）供給される血液量が低下する場合

　もっとも重要であり，90％以上では**粥状硬化症**が原因である．冠状動脈などの弾性動脈では，加齢による動脈の変化とともに粥状硬化症が進行する．生後9ヵ月までは病変はないが，その後次第に内膜の肥厚が始まり，健常人でも10〜20歳でアテローム性プラークを認める．

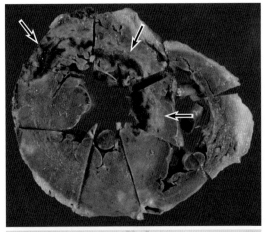

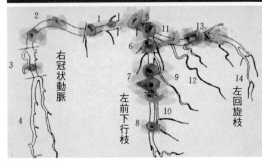

図 12-9　心筋梗塞の横断面と冠状動脈
前壁の心筋梗塞(矢印)と冠状動脈(左前下行枝
近位端が閉塞している)を示す.

　冠状動脈の断面積がアテローム病変によって狭窄し 75% 以下になると, 虚血性心疾患を伴う率が高まる. とくに中程度に狭窄を起こした, 線維成分で覆われていない脂質の多い(黄色)アテロームがもっとも心筋梗塞を起こす危険が高い. 運動や感情の起伏による血圧の変動など, 血行動態の変化によってこのアテロームを覆っている被膜が破綻したり, びらんが起きたりすると, 血栓形成が一気に進行し血管の狭小化や末梢に塞栓を起こす. これによって血流が低下し心筋組織は虚血を呈する. これを**急性冠症候群** acute coronary syndrome と呼び, 不安定狭心症から心臓急死までを包括した広範な疾患概念である.

　冠状動脈における粥状硬化は, 前下行枝の近位部(40〜50%), 回旋枝(15〜20%), 右冠状動脈(30〜40%)などの頻度で認められる. また, 粥状硬化症の危険因子である高血圧, 喫煙, 高脂血症, 糖尿病は, そのまま急性冠症候群の危険因子になる.

　粥状硬化以外の発症機序としては血管攣縮が知られ, 比較的若い者に多い. ただ, アテローム病変の部位では攣縮を起こしやすいので, これも粥状硬化と関係している.

(2) 心筋の血液需要が増加する場合

　妊娠, 甲状腺機能亢進, 運動, 情緒的クライシス, 心肥大などがある.

(3) 血液の酸素を運ぶ能力が低下する場合

　貧血, 一酸化炭素中毒, 肺疾患, 異常ヘモグロビン血症, 右-左シャントの心奇形などがある.

c. 病理所見と時間経過(図 12-10)

　虚血障害による心筋細胞の死には**凝固壊死**(図 12-10 A〜C)と**収縮帯壊死**(図 12-10 D)があり, 凝固壊死を中心とした心筋梗塞巣の時間に伴う形態変化を表 12-2 にまとめた. 冠状動脈血流が低下する

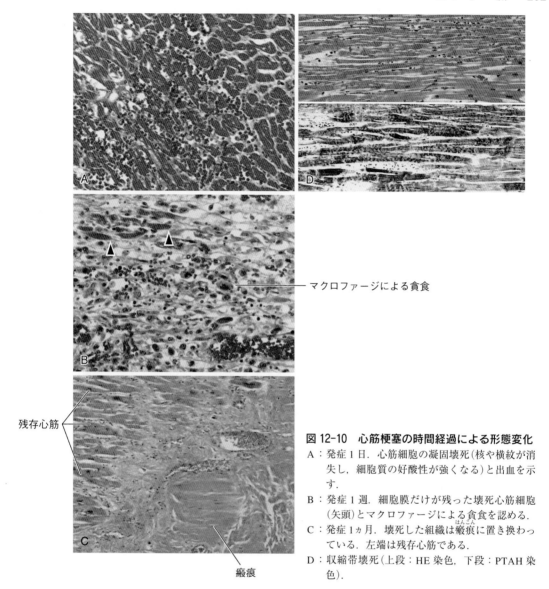

残存心筋

瘢痕

マクロファージによる貪食

図 12-10　心筋梗塞の時間経過による形態変化
A：発症 1 日．心筋細胞の凝固壊死(核や横紋が消失し，細胞質の好酸性が強くなる)と出血を示す．
B：発症 1 週．細胞膜だけが残った壊死心筋細胞(矢頭)とマクロファージによる貪食を認める．
C：発症 1 ヵ月．壊死した組織は瘢痕に置き換わっている．左端は残存心筋である．
D：収縮帯壊死(上段：HE 染色，下段：PTAH 染色)．

と数秒以内に ATP の減少が始まり，続いて筋収縮が停止し，30 分から 1 時間以内に不可逆的な細胞傷害や微小血管の傷害が始まる．しかし，凝固壊死の形態的変化が確認できるのは早くても 12 時間以降である．ただ，再灌流障害で生じる収縮帯壊死は非常に早期から観察できることがある．

d．合併症
　発症後の時間経過に沿って，それぞれの発生頻度が変わる．
（1）突然死
　原因は心原性ショックや不整脈であり，20〜25％の症例にみられる．
（2）心破裂
　多くは発症 7〜10 日後に起こる．1〜5％の症例にみられ，高齢の男性に多い．破裂する部位によって血行動態の変化が起こる．心室自由壁の場合は心タンポナーデを，心室中隔の場合は心室中隔欠損

表 12-2　心筋梗塞の時間経過による形態変化

	マクロ	ミクロ
12 時間以内	変化なし	軽度の浮腫や出血
12〜24 時間	原因冠状動脈の支配領域に一致した領域に暗赤色のまだら状病変	心筋細胞の凝固壊死（核や横紋が消失し細胞質の好酸性が強くなる）（図 12-10 A）
2〜4 日	黄褐色	壊死巣に好中球の強い浸潤
7〜10 日	黄褐色　心筋壁が軟らかく非薄化	細胞膜だけになった壊死心筋細胞　マクロファージによる貪食（図 12-10 B）
1〜2 週	灰赤色	肉芽組織
3 週以降	白色瘢痕組織	線維化から瘢痕となる（図 12-10 C）

を，左室乳頭筋の場合は僧帽弁閉鎖不全症をきたす．

（3）心嚢炎

　30％の症例にみられる．

（4）血栓塞栓症

　15〜20％の症例にみられる．心内膜に梗塞が及んだため壁在血栓が形成される．左室内がもっとも多く，この壁在血栓がちぎれると，体循環の臓器に多発梗塞(腎臓，脾臓，脳，下肢，腸)を起こす．

（5）心室瘤

　心室内圧によって梗塞巣が瘤状に突出したもので，4％の症例にみられる．心臓の収縮が有効に行われないため，心不全を起こすだけでなく，破裂や血栓形成の危険も高まる．

（6）うっ血性心不全

　60％の症例にみられる．

（7）不整脈

　もっとも多い合併症であり(90％以上)，重篤な不整脈である心室細動の場合は死亡する．

6　心筋症と心筋炎

a．心筋症

　心筋症は「心機能障害を伴う心筋疾患」と定義される．つまり，虚血性心疾患や弁膜症などの心筋の肥大を引き起こす他の心疾患がないにもかかわらず，心筋肥大をきたす疾患群である．原因が明確でない特発性のものが，明らかな原因に引き続いて起こる二次性のものを上回る．これには，すべての心房・心室が肥大を伴う拡張を呈する**拡張型心筋症**，求心性肥大を呈する**肥大型心筋症**，心内膜を中心とした肥厚・線維化と肥大を呈する**拘束型心筋症**とがある．臨床的には，うっ血性心不全，不整脈，血栓形成などが問題となる．

　肥大型心筋症の発症は 20〜50 歳と比較的若く，30％の症例で家族発症を認め，特徴的な心筋細胞の**錯綜配列**(図 12-11)を認める．

b．心筋炎

　臨床的には，突然ないし潜在性に発症する心筋のびまん性炎症疾患である．不整脈や頻脈を呈し，

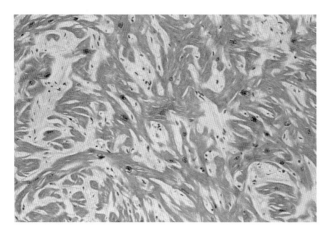

図 12-11　肥大型心筋症にみられる心筋細胞の錯綜配列

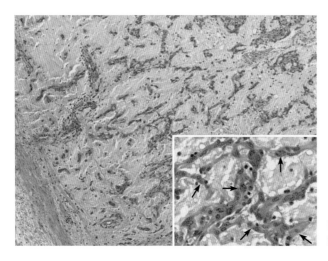

図 12-12　粘液腫
粘液腫細胞(うろこ細胞)を認める(矢印).

心拡大や僧帽弁逆流による心雑音を示すこともある．重症のものでは心不全や不整脈で死亡する．病原体の感染や膠原病などの免疫疾患に続発するものと，原因のわからないものがある．頻度の高いものとしては，コクサッキー，エコー，インフルエンザなどのウイルス感染である．

　小児に多い代表的な**ウイルス性心筋炎**で死亡した例では，両心室が拡張し，心筋は蒼白で黄白色を呈し，少数の壊死巣と間質の炎症がびまん性に認められる．

c．代謝性疾患

　アミロイドーシスや糖原病(Pompe 病)，脚気(ビタミン B_1 欠乏症)，粘液水腫(甲状腺機能低下症)や心毒性薬剤(アドリアマイシンやその誘導体，カテコールアミンなど)が，直接的に心筋組織の障害をもたらす．

7　腫　瘍

　心臓はもっとも新生物(腫瘍)の頻度が低い臓器であるが，代表的なものは**粘液腫**である．起源は多分化能を持つ間葉系の細胞である．3/4 の症例は左房にみられ，直径 2〜10 cm の球形の腫瘤が細い茎で心内膜とつながっている．表面は半透明で，ゼラチン様で黄白色を呈する．多糖類の豊富な背景に特徴的な多形の粘液腫細胞(うろこ細胞とも呼ばれる)が認められる(図 12-12)．

設　問

1．心肥大・拡張の形態学的特徴を説明せよ．

2．うっ血性左心不全と右心不全において心臓外の臓器でみられる所見と臨床症状を説明せよ．

3．心室リモデリングの概念および機序を説明せよ．

4．心室中隔欠損およびファロー四徴症の解剖学的特徴，血行動態を簡単に説明せよ．

5．リウマチ性心内膜炎の成因，疣贅のマクロ・ミクロ，血行動態の変化，合併症を説明せよ．

6．感染性心内膜炎の成因，疣贅のマクロ・ミクロ，血行動態の変化，合併症を説明せよ．

7．急性冠症候群の成因と形態学的特徴を説明せよ．

8．心筋梗塞のマクロ・ミクロ，および合併症について，時間経過に沿って説明せよ．

9．心筋症の形態学的特徴を説明せよ．

10．心筋炎の成因，マクロ・ミクロ，合併症を説明せよ．

12-2 血　管

1 血管の構造

　動脈は，内膜，中膜，外膜の 3 層からなり，各層の間に弾性板が存在する．内膜は 1 層の内皮細胞とわずかな結合組織で構成され，中膜は主に平滑筋と弾性線維からなる．外膜は結合組織で構成され，中膜の栄養血管や神経を伴っている．大動脈とその主分枝の弾性動脈は，中膜に豊富な弾性線維を有し，その弾力で心臓から駆出された血液を末梢へ送る．弾性動脈より先の器官内に分布する筋性動脈は中膜に豊富な平滑筋を有し，その収縮力で内臓に血流を送る．細動脈は，毛細血管に移行する前の直径 200 μm 以下の血管で，抵抗血管とも呼ばれ，末梢の血圧の調節を担う．静脈は，動脈に比べて壁が薄く，3 層構造も不明瞭であり，容易に拡張する．また，逆流を防ぐためにところどころに弁がある．

2 動脈硬化症 arteriosclerosis

　動脈壁が肥厚・硬化し，弾性が低下した状態をいう．大動脈とその主分枝の中型の動脈に生じる**粥状（アテローム）硬化** atherosclerosis，筋性動脈に生じる**メンケベルグ型中膜石灰化硬化** Mönckeberg medial calcific sclerosis，細動脈に生じる**細動脈硬化** arteriolosclerosis が主な病変であるが，"動脈硬化"という一般的な呼称は粥状硬化を指すことが多い．

a．粥状硬化症 atherosclerosis

(1) 病　変 (図 12-13，12-14，12-15)

　基本的な病変は，内膜に脂質が沈着した隆起性病変（**粥腫** atheroma）である．通常，大動脈とその主要分枝や筋性動脈に発生し，数十年かけて徐々に増大する．粥腫は，過酸化脂質，高血圧，タバコの有害物質，感染性微生物などによる慢性的な刺激が内皮を傷害することにより形成される．これによりマクロファージや平滑筋細胞が内膜内に遊走・浸潤し，脂質の貪食により泡沫細胞となって，**脂肪線条** fatty streak と呼ばれる黄色の小隆起を形成する．病変が増大・進行すると，細胞外脂質や血漿タンパクを伴った壊死巣が形成される．壊死巣は，周囲に泡沫細胞の他にリンパ球の浸潤や小血管の新生，細胞外基質を伴い，表層に膠原線維・平滑筋からなる**線維性被膜**を伴って**線維脂肪斑** fibrofatty plaque が形成される．内膜の病変が進行すると，中膜もおかされて動脈壁はもろくなる．粥腫がさらに進展し，表面にびらん・潰瘍や壁在血栓の形成，粥腫内の出血・石灰化などの二次的変化を伴うと

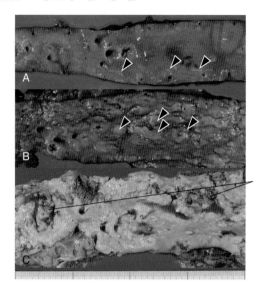

血栓を伴う潰瘍

図 12-13　大動脈の各種粥状硬化病変
A：脂肪線条（矢頭），B：線維脂肪斑（矢頭），C：複合病変.

1. 慢性的な内皮の損傷（▼）
　　血管の形態はほぼ正常

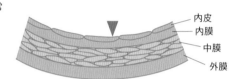

内皮
内膜
中膜
外膜

2. 単球の接着と内膜への遊走

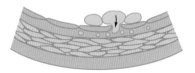

3. 脂肪線条の形成
　　内膜へのマクロファージ・平滑筋細胞の動員と脂肪の貪食により小隆起が形成される.

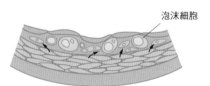

泡沫細胞

4. 線維脂肪斑の形成
　　細胞外脂質（壊死巣）の増大，平滑筋細胞の増殖，細胞外基質・膠原線維の増多により粥腫が増大する.

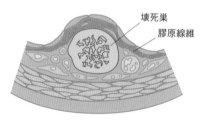

壊死巣
膠原線維

図 12-14　粥腫の形成過程

複合病変 complicated lesion となり，内腔の狭窄・閉塞や動脈壁の解離の危険性が高まる.

（2）危険因子

　粥状硬化を発生・進展させる危険因子には，脂質異常症（高脂血症），高血圧，糖尿病，喫煙，肥満

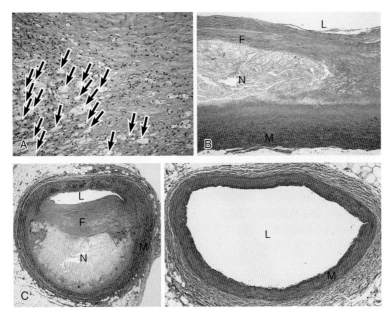

図 12-15　粥状硬化病変の組織像
A：多数の泡沫細胞（矢印）が集簇している，B：壊死巣と線維性被膜，C：粥
状硬化を伴う冠状動脈（左），健常な冠状動脈（右）．
L：血管の内腔，F：線維性被膜，N：壊死巣，M：中膜．

（内臓脂肪の蓄積），加齢，男性（女性ホルモンは抑制的に働く），遺伝的要因がある．

（3）合併症

　粥腫が増大すると，動脈壁の硬化や内腔の狭窄・閉塞をきたす．その結果，冠状動脈では心筋梗塞が，脳動脈では脳梗塞が引き起こされる．大腿動脈では，下肢に虚血症状（知覚異常や歩行障害）をきたし，増悪すると下肢末梢に潰瘍や壊疽を生じる**閉塞性動脈硬化症** arteriosclerosis obliterans（ASO）が引き起こされる．また粥状硬化が進行すると，中膜の菲薄化や破壊が生じ，大動脈瘤が形成される．

b．メンケベルグ型中膜石灰化硬化 Mönckeberg medial calcific sclerosis

　筋性動脈の中膜に石灰沈着をきたす動脈硬化で，四肢の血管に生じやすい．50 歳をこえる年齢でみられる．血管内腔の狭窄をきたさず，臨床的意義は低い．

c．細動脈硬化 arteriolosclerosis

　細動脈の壁に弱好酸性の無構造物（硝子様物質）が沈着し，壁の肥厚と内腔の狭窄をきたす（**硝子様細動脈硬化**，図 12-16）．高齢者や高血圧・糖尿病患者の腎臓，脾臓，脳の細動脈に認められ，高血圧や細動脈硬化性の腎萎縮の原因になる．高度の高血圧が急速進行性に生じると内皮細胞が傷害され，血管の透過性が亢進してフィブリンや血漿タンパクが沈着し，中膜が壊死するフィブリノイド（類線維素性）変性（壊死）をきたす．また，細動脈壁の周囲に平滑筋がタマネギの皮様に増殖する**悪性細動脈硬化（過形成性細動脈硬化）**を生じる．

3　高血圧 hypertension

　動脈血圧が病的に高く維持されている状態を指し，体循環では，収縮期血圧 140 mmHg 以上または

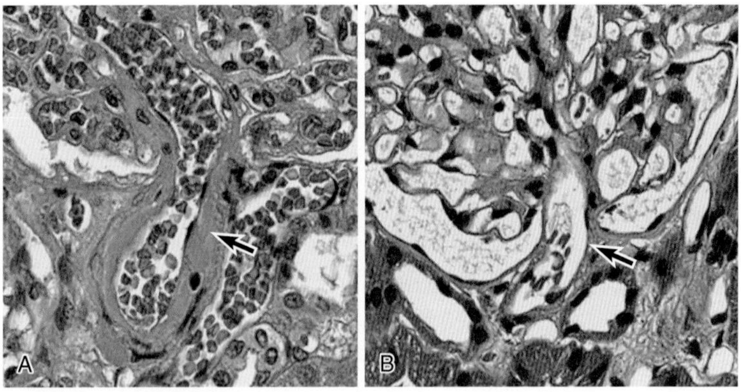

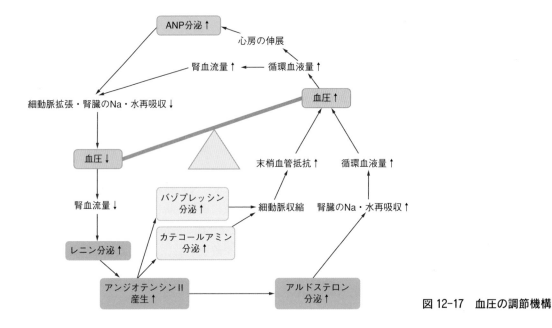

図 12-16　硝子様細動脈（腎臓）
A：糸球体の細動脈壁に硝子様物質の沈着（矢印）を認める.
B：健常な糸球体細動脈（矢印）. 硝子様物質の沈着は認めない.

図 12-17　血圧の調節機構

拡張期血圧 90 mmHg 以上と定義されている.

a. 血圧の調節機構（図 12-17）

　血圧は，末梢の血管抵抗と循環血液量により規定される. 血圧が低下して腎臓の血流量が減少すると，傍糸球体装置からレニンが分泌され，その結果産生されるアンジオテンシン II が中心となって血圧を上昇させる. アンジオテンシン II は，それ自体の血管収縮作用と，副腎髄質からのカテコールアミンの分泌や脳下垂体後葉からのバゾプレッシンの分泌促進により，血管抵抗を上昇させる. 同時に，アンジオテンシン II は副腎皮質のアルドステロン分泌を促し，腎臓でのナトリウムと水の再吸収の促進により循環血液量を増加させる. 一方，血圧が上昇すると，循環血液量の増大により心房でナトリウム利尿ペプチド atrial natriuretic peptide（ANP）の分泌が高まり，ナトリウムや水の再吸収の抑制や血管の拡張をもたらす. さらに，腎血流量の増加が尿の産生を促進し，血圧を低下させるように働く.

表 12-3　二次性高血圧の原因

腎性	腎血管性	腎動脈狭窄，動脈硬化
	腎実質性	糸球体腎炎，慢性腎疾患
内分泌性		原発性アルドステロン症 クッシング症候群 褐色細胞腫 甲状腺機能亢進症 レニン産生腫瘍
その他	血管性	大動脈炎症候群，大動脈縮窄症
		妊娠中毒症

このような血圧調節の平衡が崩れると，末梢血管抵抗は増大するように働き，高血圧になる．

b．高血圧の分類

(1) 本態性高血圧 essential hypertension

　原因不明の高血圧であり，高血圧の90%以上を占める．環境要因(食塩摂取量，ストレスなど)と遺伝的要因(アンジオテンシノーゲンの遺伝子多型など)が発症に関与している．

(2) 二次性高血圧 secondary hypertension

　特定の疾患が原因で生じる高血圧で，その原因として，主に腎疾患と内分泌疾患があげられる(表12-3)．原因疾患の治療により高血圧は改善する．

c．高血圧性の血管病変

　高血圧に伴う病変として，腎臓などの全身臓器の**細動脈硬化** arteriolosclerosis がある．大動脈や中型の筋性動脈では，高血圧により内皮細胞が傷害され，粥状硬化が進展・増悪する．

4 動 脈 瘤 arterial aneurysm(図 12-18)

　先天性または後天性に中膜がもろくなることにより形成される，限局性の血管壁の拡張である．肉眼的に以下の3種類に分類される．

a．紡錘状動脈瘤 fusiform aneurysm

　動脈壁の全周性またはびまん性の拡張で，高度の粥状硬化により生じることが多い．総腸骨動脈など腎動脈分岐部より末梢の腹部大動脈に発生しやすい．破裂すると出血性ショックに陥り，死に至る危険がある．

b．嚢状動脈瘤 saccular aneurysm

　動脈壁の球状の限局性拡張で，感染性や先天性のものが多い．脳底動脈や主要脳動脈の分岐部に発生しやすく，破裂するとくも膜下出血を生じる．

c．大動脈解離 aortic dissection (**解離性大動脈瘤** dissecting aortic aneurysm)

　変性・壊死した大動脈の中膜の一部(外側1/3)が，内膜の亀裂部から流入した血液によって内外2

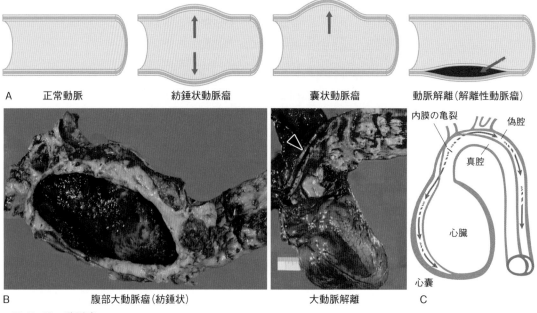

A　正常動脈　　　　　紡錘状動脈瘤　　　　　　囊状動脈瘤　　　　　動脈解離（解離性動脈瘤）

内膜の亀裂　　偽腔
真腔
心臓
心囊

B　　　　腹部大動脈瘤（紡錘状）　　　　　　大動脈解離　　　　　C

図 12-18　動脈瘤
A：形態的分類.
B：腹部大動脈の紡錘状動脈瘤. 内膜側よりみた肉眼像であり, 矢頭は偽腔を示す.
C：大動脈解離と解離進展による心囊への出血のシェーマ.

層に解離して, 偽腔と呼ばれる血腫を形成する. 血腫はしばしば真腔（真の動脈腔）を圧排・狭小化する. 原因として, 高血圧, 特発性中膜壊死, マルファン Marfan 症候群がある. 解離が起こると, 胸部から背部に"引き裂かれたような痛み"を伴う. 破裂すると致命的な出血性ショックに陥る. 解離が大動脈弁に及ぶと大動脈弁閉鎖不全を, 心囊内に及ぶと心タンポナーデを起こし, 心臓のポンプ機能の低下につながる.

5　血 管 炎 vasculitis

動脈, 静脈, 毛細血管を含む血管壁の炎症である. 免疫機序, 感染, 外傷, 毒素などが発生にかかわっている. しかし多くの血管炎の原因は不明である. ある種の血管炎では**抗好中球細胞質抗体** anti-neutrophil cytoplasmic antibody（**ANCA**）が診断と病勢に関連する因子として注目されているが, 血管炎の発生との関連は不明である. 主な血管炎はおかされる血管や病理組織像によって表 12-4 のように分類される. 他にも, 抗糸球体基底膜抗体, クリオグロブリン, IgA などの免疫複合体に関連して小型血管に生じる免疫複合体血管炎や, 関節リウマチや全身性エリトマトーデスなどの全身性疾患に伴う続発性血管炎, 肝炎ウイルス, 薬剤, 癌などが誘因となり発症する血管炎, 大小さまざまな血管に非特異的炎症をもたらすベーチェット Behçet 病などがある.

6　静脈疾患

a．静脈瘤 varix

静脈が限局性ないしびまん性に拡張・蛇行した状態である. 持続的な静脈圧の上昇や静脈弁の機能不全が原因である. 下肢の表在性静脈, とくに左側に発生しやすい. これは, 左の総腸骨静脈が大動

表 12-4　主な血管炎の分類と特徴

大型〜中型血管炎 （大動脈と 　その主分枝動脈）	高安動脈炎 （大動脈炎症候群）	大動脈（とくに大動脈弓）とその主分枝の外膜・中膜の肉芽腫性炎症．若い女性に多い．血管内腔の狭窄・閉塞により，めまい，頭痛，視力障害，橈骨動脈の拍動消失（脈なし病）がみられる
	巨細胞性動脈炎 （側頭動脈炎）	眼動脈，側頭動脈，椎骨動脈に生じ，巨細胞を伴う肉芽腫性炎症．高齢者に発生する．側頭動脈の拍動性の痛み，視力障害が特徴
中型血管炎 （内臓の主要動脈と その分枝）	結節性多発動脈炎	筋性動脈〜小動脈をおかす壊死性血管炎．腎臓，心臓，肝臓，皮膚の動脈に結節状に全層性のフィブリノイド壊死，炎症を生じる
	川崎病	1〜5歳の乳幼児に生じる全身の中小動脈の血管炎．冠動脈病変が特徴．冠動脈瘤を合併しやすい．リンパ節腫脹，口腔粘膜の炎症を伴う
小型血管炎 （細動静脈， 　　毛細血管）	顕微鏡的多発血管炎*	全身，とくに肺と腎臓の細動脈，毛細血管，細静脈に好発するフィブリノイド壊死を伴う血管炎．肉芽腫性病変なし．MPO-ANCA 陽性
	多発血管炎性肉芽腫症* （ウェゲナー Wegener 肉芽腫症）	全身の中小動脈，毛細血管，細静脈の壊死性肉芽腫性血管炎，上気道や肺の肉芽腫，壊死性糸球体腎炎を三主徴とする．予後不良．PR3-ANCA 陽性
	好酸球性多発血管炎性肉芽腫症* （アレルギー性肉芽腫性血管炎， チャーグ・ストラウス症候群 Churg-Strauss syndrome）	高度の好酸球増多を伴う肉芽腫性血管炎．フィブリノイド壊死を生じる．気管支喘息やアレルギーの既往がある．MPO-ANCA 陽性
四肢の中型〜小型 動脈に生じる 血管炎	バージャー病 Buerger's disease （閉塞性血栓性血管炎）	四肢の中型〜小型動脈に生じる（時に四肢の静脈に波及）非特異的閉塞性動脈炎．青壮年男性の喫煙者に好発する．急性・慢性炎症細胞浸潤と血栓形成により内腔が閉塞する．タバコの成分の直接ないし過敏性の内皮傷害の関与が示唆されている

*ANCA 関連血管炎と総称される．
　MPO-ANCA：anti-myeloperoxidase ANCA（p-ANCA），PR3-ANCA：anti-proteinase3（PR3）ANCA（c-ANCA）.

脈に圧迫されやすいためである．他の部位の静脈瘤として，食道静脈瘤（門脈圧の上昇）や痔核（肛門管の静脈血のうっ滞）が臨床的に重要である．

b．静脈血栓症 phlebothrombosis（血栓性静脈炎 thrombophlebitis）

　血液のうっ滞により，静脈に血栓が形成される状態である．下肢の深部静脈に好発し，肺塞栓症のもっとも多い原因となる．長期臥床，高齢，凝固亢進状態で生じやすい．感染などにより静脈壁の炎症を伴う場合，血栓性静脈炎と称する．

設問

1. 粥状硬化とは何か，またそれがどのようにして形成されるかを説明せよ．

2. 粥状硬化の促進増悪因子をあげよ．

3. 血圧はどのような機序で調節されるか，説明せよ．

4. 高血圧の原因疾患にはどのようなものがあるか，説明せよ．

5. 高血圧に伴う動脈の組織病変について説明せよ．

6. 動脈瘤は形態的にどのように分類されるか，また動脈瘤はどのようにして形成され，いかなる合併症を起こすか，説明せよ．

7. 血管炎とはどのような疾患か，説明せよ．

8. 静脈瘤とは何か，説明せよ．

13 呼 吸 器

学 習
目 標
- 上気道の腫瘍にはどんなものがあるか，とくに喉頭癌の性状について学習する．
- 気管・気管支炎・肺炎の原因と性状について理解する．
- 閉塞性肺疾患と拘束性肺疾患の違い，原因と性状について説明できるようにする．
- 肺結核症の病態・病理を理解する．
- 原発性肺癌の主要な四大組織型の性状について学習する．
- 胸膜悪性中皮腫とアスベスト曝露の病態について学習する．

　呼吸は，エネルギー産生をし，生命を維持するためになくてはならないしくみである．ヒトの呼吸器系は，鼻孔，鼻腔から始まり，咽頭や喉頭を経て気管に至り，気管はさらに分岐を繰り返す．鼻腔から喉頭までの部分を上気道 upper respiratory tract，気管から下部を下気道 lower respiratory tract と呼ぶ（図 13-1）．

13-1 上気道（鼻，咽頭）

1 上気道の炎症

　鼻粘膜の炎症を総称して鼻炎といい，ウイルスやアレルギーによるものが多い．**副鼻腔炎**は鼻炎が波及したもので，副鼻腔の入口が閉塞し，蓄膿症となることもある．**上顎洞炎**では歯根炎からの波及

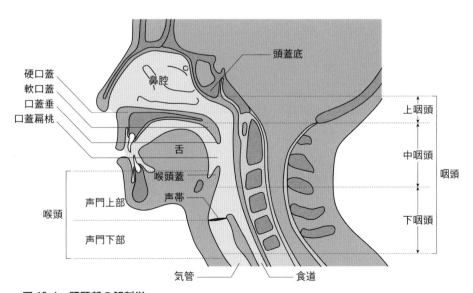

図 13-1　頭頸部の解剖学

もみられる.

鼻茸(鼻ポリープ)は,鼻腔,副鼻腔粘膜由来のポリープで,炎症性とアレルギー性のものがある.

2 多発血管炎性肉芽腫症 granulomatosis with polyangiitis(旧名ウェゲナー肉芽腫症 Wegener's granulomatosis)

多発血管炎性肉芽腫症は,①上気道・肺の壊死性肉芽腫性病変,②全身の血管炎,③壊死性腎炎を3徴とする原因不明で予後不良の全身性疾患である,と長らく定義されてきたが,これは剖検例の検討からなされたもので,三徴候すべてがそろうのを待っていては予後不良となる.今日では早期診断・早期治療が大切で,病初期から適切な治療が開始されれば,完全寛解する症例も多くみられる.一方で,抗好中球細胞質抗体 PR3-ANCA(c-ANCA)は診断と活動性のマーカーとして有用であることがわかっている.胸部 X 線の所見で空洞を伴う多発性または単発性結節性陰影が多い.病理像としては,鼻粘膜,上気道,肺などに地図状の壊死と多核巨細胞を伴った肉芽腫性病変,壊死性の血管炎(動脈にも静脈にも)の病変がみられる.腎臓では,血管炎に加えて壊死性糸球体腎炎がみられる.中心部の壊死や核片,好中球の集簇がそれに向かって柵状に並ぶ微小な柵状肉芽腫は,本症に特異性の高い病変である.

3 喉頭ポリープ laryngeal polyp(歌手結節 singer's nodule)

喉頭ポリープは声帯に発生する隆起物で,歌手(謡人)結節,声帯ポリープ,喉頭結節ともいう.組織学的に,浮腫,血管拡張,血栓と出血,硝子様物質の沈着などがみられる.

4 上気道の腫瘍

上皮性,血管性,リンパ組織性,神経性,骨性のものが発生し,中では若年性血管線維腫(鼻咽頭線維腫),鼻膠腫,扁平上皮癌,悪性メラノーマなどが重要である.上顎癌は,上顎洞,篩骨洞などの副鼻腔に発生した癌(ほとんどが扁平上皮癌)の総称である.本来なら上顎洞癌というべきものを,略して上顎癌と呼んでいる.

鼻咽頭(上咽頭)癌ではリンパ球が一緒に増殖しているものが多く,これをリンパ上皮腫 lymphoepithelioma と呼ぶ.この腫瘍は東南アジアに多く,2〜3：1で男性に,若年・中年で好発する.エプスタイン・バー Epstein-Barr(EB)ウイルスの感染がほとんどの症例でみられる.

喉頭癌は 60 歳以上の男性に好発し,喫煙との関係が密接である.嗄声,失声,喉頭痛などの症状を示す.組織学的には扁平上皮癌が発生し,大部分は高分化型である.声帯,声門下腔や喉頭室に発生する内癌(転移が少なく比較的に予後良好),喉頭壁側に浸潤する外癌に分ける.

13-2 下気道(気管,気管支,肺)

下気道は気管に始まり,胸郭内で左右の気管支に分岐し,その後,気管支枝,細気管支,終末細気管支,呼吸細気管支を経て肺胞となり,肺胞嚢で終わる.肺胞は肺胞道の先端にある袋状の組織で,肺胞腔とこれを囲む肺胞上皮からなり,ガス交換の場として重要な役割を持つ(図 13-2).

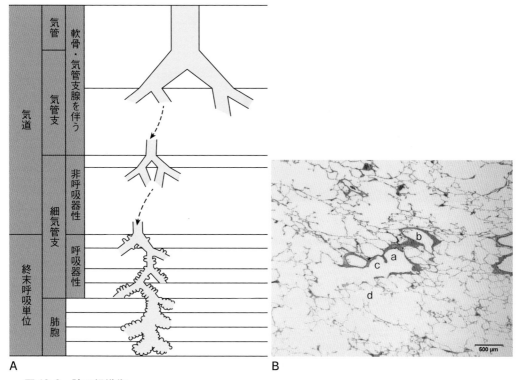

図 13-2　肺の組織像

A：気道の模式図．気道は気管から始まり 2 分岐を繰り返し，24 分岐後は肺胞となる．まず，気管支軟骨と気管支腺を伴う気管支となり，それを失った細気管支(非呼吸器性細気管支)，気道であると同時に肺胞を伴っている呼吸器性細気管支，肺胞と連なる．2 の 24 乗＝16,777,216 個以上の肺胞を形成すると考えられており，その総表面積はテニスコートの広さであるといわれている．

B：肺胞の正常組織像．a：終末細気管支，b：肺動脈枝，c：肺胞道，d：肺胞囊．

1　循環障害

a．肺水腫 pulmonary edema
肺胞内に漿液が充満したもので，急性と慢性左心不全によって起こる．

b．肺うっ血 pulmonary congestion
急性のものは急性左心不全で起こる．慢性肺うっ血は，僧帽弁狭窄症などの弁膜症，左心不全，心奇形などで起こり，肺は暗赤色で硬度を増す(**褐色硬化**)．毛細血管より漏出した赤血球をマクロファージが貪食したものを**心不全細胞**(**心臓病細胞**)heart failure cell という．

c．肺動脈血栓塞栓症 pulmonary thromboembolism
大循環系の静脈血栓が血管壁から遊離して，血流にのって肺に達し，肺動脈系を閉塞することがある．これが肺動脈血栓塞栓症である．肺動脈幹など太いところに肉眼的にみえるものを**大型血栓塞栓症**(図 13-3)，顕微鏡的に多数認められるものを**小型血栓塞栓症**という．もとになる静脈血栓は，下肢の静脈(とくにひらめ静脈)と骨盤腔静脈にできたものが多い．

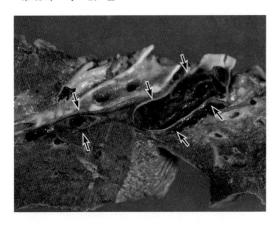

図 13-3　肺動脈血栓塞栓症
太い肺動脈に血栓塞栓が詰まっている（矢印）.

d．肺の出血性梗塞 pulmonary hemorrhagic infarction

　大循環系の静脈血栓が肺動脈に血栓塞栓を起こし，血管の閉塞が強いと，**肺梗塞**が起こる．多くは出血性になる（出血性梗塞/赤色梗塞）．これは，肺が肺動脈と気管支動脈により2重に栄養されているためである．肺出血との違いは，梗塞では肺実質の壊死を伴うという点である．

e．肺高血圧症 pulmonary hypertension

　正常な肺動脈の平均血圧は 12〜16 mmHg であるが，肺高血圧症とは収縮期圧が 30 mmHg 以上または平均血圧が 20 mmHg 以上の状態をいう．心疾患やびまん性間質性肺疾患などからの二次性肺高血圧症と，原因不明の原発性のものがある．

　原発性肺高血圧症 primary pulmonary hypertension（PPH）は若い女性に発症し，息切れ，失神などが症状で，5年生存率は 40% 以下と大変予後が悪い．組織学的に，肺細動脈の筋性化と筋性型動脈の中膜肥厚，進行すると動脈の不規則な拡張と狭小像，動脈瘤状変化，plexiform lesion，glomeruloid lesion などがみられる．膠原 病 他との関連が注目されている．

2 炎　症

a．気管炎 tracheitis，気管支炎 bronchitis

　急性炎症は喉頭気管気管支炎の形で起こることが多く，原因としては，①ウイルス・細菌の感染，②粉塵・化学物質・有毒ガスの吸入や喫煙，③アレルギー性のものがある．症状として，咳と痰，重症の場合は呼吸困難が起こる．

b．肺　炎 pneumonia

　肺における炎症の場では，炎症が肺胞腔内で起こっているか，肺胞壁（間質）で起こっているかが大変に重要な意味を持っている．細菌性肺炎のほとんどは**肺胞（内）性肺炎**（intra-）alveolar pneumonia の形をとり，ウイルスやマイコプラズマによる肺炎では**間質性肺炎** interstitial pneumonia（**肺臓炎** pneumonitis）の形をとる．肺胞性肺炎には，肺炎の広がりから**気管支肺炎**（**巣状肺炎**，**小葉性肺炎**，**限局性肺炎**）と**大葉性肺炎**がある．急性肺炎は，適切な治療により，大葉性肺炎であれ気管支肺炎であれ，もとの肺胞構築が保たれた形で治癒するが，好ましくない経過として**膿瘍** abscess と**肉変** carnification が出現する．

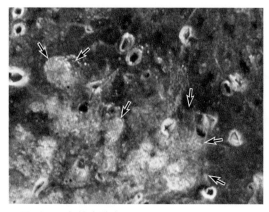

図 13-4　気管支肺炎
肺の割面を示す. 黄白色の斑状病変(矢印)が散在してみえるが, この部が気管支肺炎で, 一部癒合している.

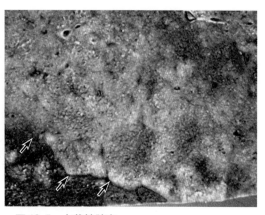

図 13-5　大葉性肺炎
肺の割面を示す. 黄白ないし灰白色の病変(矢印)がほとんどを占めている.

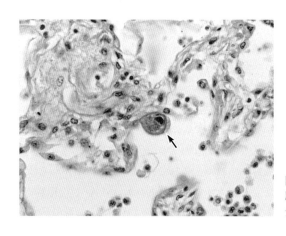

図 13-6　サイトメガロウイルス肺炎
肺胞上皮(矢印)の核内に大きな封入体が 1 個, 細胞質内に多数の細顆粒状の封入体がみられる.

(1) 気管支肺炎 bronchopneumonia

　細菌性肺炎のほとんどは, 肺胞性肺炎, 中でも気管支肺炎(図 13-4)の形をとる. 症状は, 発熱, 悪寒, 咳, 痰, 胸痛, 呼吸困難である. 胸部 X 線上は浸潤影がみられる. 多種類の細菌が原因となる. 組織学的には, 肺胞壁は浮腫, 充血により拡大し, 肺胞腔内に好中球, マクロファージ, 壊死物が充満する.

(2) 大葉性肺炎 lobar pneumonia

　肺炎病変が急速に 1 葉以上に広がるものをいい(図 13-5), 症状は重症で, 画像上は肺葉全体の濃い均等な浸潤影がみられる. 肺炎球菌によるものが多いが, 肺炎桿菌などの弱毒菌でもみられる. 組織学的には線維素の滲出が著しいので**線維素性肺炎**ともいう. 肺胞内の滲出物が十分吸収されないとそれらの器質化が起こり, **器質化肺炎**となる.

(3) 間質性肺炎 interstitial pneumonia と拘束性肺疾患 restrictive lung diseases

　炎症の場が, 主として肺胞壁, 気管支・血管束周囲などの間質にあり, 肺胞腔内への滲出性変化が軽微であるものを間質性肺炎という. 原因としては, マイコプラズマなどの細菌性肺炎, **サイトメガロウイルス肺炎**(図 13-6)など多くのウイルス性肺炎, **ニューモシスチス肺炎**, クラミジア肺炎, 塵埃やガス, 薬物, 毒性物質など多くの化学的原因による肺傷害, 放射線肺炎などがある. 原因不明のも

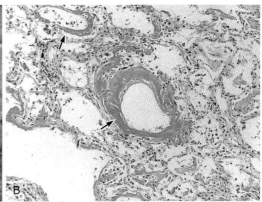

図 13-7　びまん性肺胞傷害
A：肺の割面．硬度を少し増し，ヌルヌルしていて，正常でみられる気腔はみえない．
B：組織学的に，肺胞道に硝子膜(矢印)がみられ，急性(滲出)期のものである．

のも多く，適切な治療法が確立していないので，きわめて重篤な疾患といえる．**間質性肺疾患**といったときは，間質性肺炎よりもう少し広い範囲の疾患を含有する．肺活量の減少，拡散能の減少といった拘束性呼吸障害を示す．間質性肺疾患は急性のものと慢性のものに分けることができる．

ⅰ）急性間質性肺疾患 acute interstitial lung diseases

　びまん性肺胞傷害 diffuse alveolar damage(DAD)は，臨床的な**急性(成人)呼吸窮迫症候群** acute(adult) respiratory distress syndrome(ARDS)の肺に共通してみられる肺胞構築の破壊と改変の過程を表す病理所見である．ARDS は，先行する重症感染，ショック，大手術，外傷などの重篤な疾患があって，突然呼吸困難が起こり，胸部 X 線上のびまん性陰影で特徴付けられる．多様な原因の如何にかかわらず病理学的には共通の変化がみられ，肉眼的には硬度を増してヌルヌルした割面(図 13-7 A)で，前半では組織学的に硝子膜の出現を特徴とする早期(1 週間まで)の急性(滲出)期(図 13-7 B)と，肺胞内外に線維化が起こる後期(2〜3 週間)の器質化(増殖)期の 2 相の過程がみられる．後半(4〜8 週間)には進行した線維化期が出現する．

　急性間質性肺炎 acute interstitial pneumonia(AIP)は，臨床的には原因のまったくわからない ARDS(idiopathic ARDS)ともいうべき疾患で，以前**ハーマン・リッチ病** Hamman-Rich disease といわれていたものに相当する．経過は急激で，数週間から 1〜2 ヵ月の間に呼吸不全に陥り，半数以上が死亡する．病理像は前述の DAD と変わるところはない．

ⅱ）慢性間質性肺疾患または慢性間質性肺炎 chronic interstitial pneumonia(CIP)

　種々の原因で肺の間質を主体とする炎症が起こり，線維化が進行し蜂窩肺へ進展することがある．多くのもので原因がわからない．

　通常型間質性肺炎 usual interstitial pneumonia(UIP)は CIP の中でもっとも多く，中年から老年に発症し，運動時の息切れが初発症状である．病理像は時相の異なった多彩な間質性病変がみられる．蜂巣状の気腔の拡張，肺胞の虚脱と消失，細気管支上皮の腺腫様増生，肺胞壁の浮腫性肥厚，細胞浸潤と線維化，Ⅱ型肺胞上皮の増生，平滑筋の増生などの変化がみられる部分と，ほとんど健常である肺組織が不規則に混在している．

　非特異的間質性肺炎 nonspecific interstitial pneumonia(NSIP)は UIP より予後がよい．細胞浸潤型と線維化型に分けることが行われる．**剝離性間質性肺炎** desquamative interstitial pneumonia(DIP)は治療面

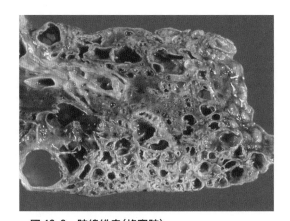

図 13-8　肺線維症（蜂窩肺）
肺の割面を示す．ほとんどが大型の不規則な囊胞形成と線維化巣で占められ，中心部にわずかに正常な肺組織が残っている．

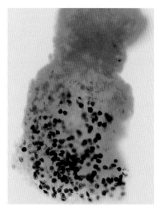

図 13-9　ニューモシスチス肺炎
肺胞腔内に好酸性に淡く染まる浮腫があり，そこに泡沫状に抜ける像がみえたらこの肺炎を疑う．真菌を染めるグロコット染色を行うと，このように小円形から三日月型の囊胞が染め出される．

でステロイドへの反応がよく，UIP よりははるかに予後のよい特徴がある．他には，硬金属 hard metal への曝露からびまん性の間質性肺疾患を起こした**巨細胞性間質性肺炎** giant cell interstitial pneumonia（GIP），リンパ増殖性疾患の１つである**リンパ球性間質性肺炎** lymphoid interstitial pneumonia（LIP）がある．

　肺線維症（病理学的に**蜂窩肺** honeycomb lung）は，さまざまな原因から引き起こされた終末の像である．触ると硬く，またスポンジ様の部分もある．割面では，大型の不規則な囊胞形成と線維化巣が混在している（図 13-8）．終末像から原因を推定することはほぼ不可能である．肺癌を合併することが多い．

（4）日和見感染症 opportunistic infection
　生体防御機能が低下した状態で，通常は病原性を持たない微生物が感染を起こすことをいう．**ニューモシスチス肺炎**（図 13-9），**サイトメガロウイルス**感染，**非結核性抗酸菌（非定型性抗酸菌）**感染，**カンジダ，アスペルギルス，ムコール**による深部感染などがしばしばみられるものである．

c．肺結核症 pulmonary tuberculosis
　結核菌の**初感染**とは未感染者が結核菌に初めて感染することで，既感染者の感染は再感染という．初感染は結核菌を含む飛沫を吸入して起こるのがほとんどである．結核の初感染は決して結核症の発症を意味するものではない．**初期変化群** primary complex とは，肺内の**初感染巣**（Ghon's focus）とそれに対応する肺門リンパ節結核をあわせたものをいう．初期変化群が活動性で大きく広がる場合は，初感染に引き続く発病として**初期結核症（一次性結核症）**という．それに対して，成人の結核症は長らく非活動性であった初感染巣が再燃した形をとる．体内性再感染したものを慢性結核症（二次性結核症）と呼ぶ．肺結核症では空洞の形成も特徴の１つである（図 13-10）．

　結核症の診断は，喀痰，胃液，胸水，肺などで**抗酸菌染色（チール・ネールゼン染色）**，蛍光法（オーラミン O・ローダミン B 染色）によって抗酸菌を証明し（図 13-11），そのうえ組織学的に乾酪壊死を伴った類上皮細胞性肉芽腫を認めることである．ただし，抗酸菌が非定型性抗酸菌の可能性もあるので培養による同定が必要不可欠である．最近では PCR 法による結核菌の同定も進んでいる．

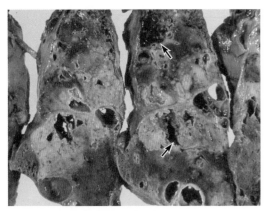

図 13-10　肺結核症（肉眼像）
肺の割面を示す．白っぽいところが滲出型と増殖型
の混在する結核病巣で，多数の空洞も形成している
（矢印）．

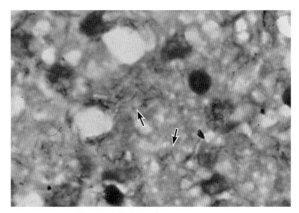

図 13-11　肺結核症（組織像）
抗酸菌染色（チール・ネールゼン染色）の組織像．赤く染
まった桿状の抗酸菌（矢印）をみることができる．

　滲出型肺結核症は，肺胞内に血漿成分の滲出と線維素の析出が強くみられ，好中球浸潤，肺胞上皮
の脱落，マクロファージの浸潤も認める．広範に乾酪壊死が広がって肉芽腫反応の乏しいものを**乾酪**
性肺炎という．

　増殖型肺結核症のほうが一般的で，発達した結核性肉芽腫組織からなる．これは類上皮細胞，多核
巨細胞，血管新生，線維細胞の増殖を主体とし，リンパ球の浸潤を伴っている．中心部に好酸性の凝
固壊死があり，それを取り囲むように結核性肉芽腫組織が発達し，これを**結核結節** tubercle という．中
心部の凝固壊死を，チーズに似ていることから**乾酪壊死** caseous necrosis という．類上皮細胞の間に多
核巨細胞が出現するが，特別に**ラングハンス** Langhans **型巨細胞**という．病巣が治癒に向かい，線維化が
進んで収縮硬化を起こしたとき，硬化性結核あるいは**陳旧性結核結節**という．

　粟粒結核とは，結核菌が血管内に侵入して血行性に散布され，さまざまな臓器や組織に多数の小さ
い粟粒大の結核結節を形成した状態である．

d．非結核性抗酸菌症 nontuberculous mycobacteria disease（NTM）（非定型的抗酸菌症 atypical mycobacteriosis）

　NTM よる感染症は，呼吸器はもちろん，リンパ節，皮膚軟部組織，骨・関節，播種性感染がみられ，
mycobacterium avium complex（MAC）と *M. kansasii* によるものが多い．治療が困難である．

e．肺膿瘍 lung abscess（肺化膿症 suppurative lung disease）

　肺膿瘍は化膿菌による肺の感染症で，肺組織が破壊され，膿瘍が形成される．

3 無気肺 pulmonary atelectasis

　肺に空気の入っていない状態を広義に無気肺というが，これには一度も空気で膨張したことのない
肺拡張不全と，一度拡張した後で生じる二次性無気肺（**肺虚脱** collapse）とがある．

a．肺拡張不全 atelectasis（新生児無気肺，先天性無気肺，胎児性無気肺）

　肺拡張不全は，**未熟肺**，**肺硝子膜症** hyaline membrane disease とも呼ばれる．未熟肺は組織学的に胎

児肺を示し，肺胞腔が認められず，肺胞壁が相互に接着している.

b．二次性無気肺 collapse（肺虚脱，後天性無気肺）

二次性無気肺は，胸腔に水や空気が貯留して肺が圧迫される（**圧迫性無気肺** compressive atelectasis）ことによって起こったり，気道が閉塞されて肺胞内の空気が吸収される（閉塞性無気肺）ため起こる. 肺虚脱は①気管支腔の閉塞（喘息，異物吸入，挿管麻酔後），②気管支壁の圧迫（肺の腫瘍，大動脈瘤，肺門リンパ節の腫大など），③肺実質への圧力（気胸，胸水）などの原因で起こる. 早い経過のものでは可逆性であるが，長期化すると線維瘢痕となってしまう.

4 塵肺症 pneumoconiosis

塵肺症は，粉塵を吸入することによって肺に生じた線維増殖性変化を主体とする疾患の総称であり，粉塵の種類により，**珪肺，石綿肺**（石綿），タルク肺，カオリン肺，蝋石肺，珪藻土肺，炭鉱夫塵肺，黒鉛肺，鉄肺，ベリリウム肺，アルミニウム肺と分類する. 病理学的には，リンパ管に沿った散布性の小粒状結節から塊状結節までの塵肺結節を認める.

a．珪 肺 silicosis

珪肺の肺は著しく硬く黒い（図 13-12）. 遊離珪酸 SiO_2（シリカ）は偏光顕微鏡で 5 μm 以下の針状物として観察できる. 石綿肺のみならず珪肺症でも肺癌など悪性腫瘍の合併が多く，また珪肺症への結核症の合併（**珪肺結核** silicotuberculosis）が多い.

b．石綿肺（アスベスト肺）asbestosis

石綿線維にはクリソタイル，クロシドライト，アモサイトなど 6 種類があり，肺の線維化にはクリソタイルが強く作用し，胸膜の胼胝形成や中皮腫発生にはクロシドライトが関係深いといわれる. **アスベスト小体** asbestos body は長さ 20〜200 μm，直径 2〜5 μm で，黄金色の数珠状の形状をし，肺胞腔内，間質，マクロファージ内に認められる（図 13-13）.

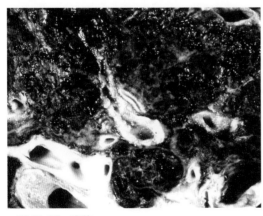

図 13-12 珪肺
肺の割面を示す. 進行するとびまん性に炭粉沈着が強く，石のように硬くなる. 正常な肺組織は乏しい.

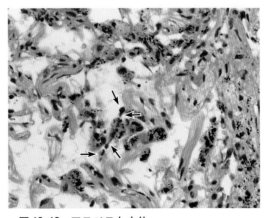

図 13-13 アスベスト小体
線維化のみられる肺組織に，黄金色の数珠状の形状をしたアスベスト小体がみられる（矢印）.

5 肺気腫 pulmonary emphysema

肺が不可逆性に過膨張した状態をいう．通常は**肺胞性肺気腫**をいうが，**間質性肺気腫**もある．後者は，喘息，爆風傷害などの過剰な圧や，外傷によって肺の間質へ空気が流入した状態をいう．胸膜組織へ空気が貯留したものを**ブレブ** bleb という．肺間質にとどまらず，縦隔，前胸壁や頸部の皮下気腫を伴うことも多い．

肺胞性肺気腫は，終末細気管支より末梢の領域に壁の破壊が起こり，弾性の減少から不可逆性に腔が拡張した状態をいう．高齢者に好発し，慢性気管支炎，気管支喘息などの基礎疾患に合併することが多い．症状は，胸郭の拡大，労作時の呼吸困難，喘鳴などで，呼吸機能検査では残気量の増加と呼出障害がみられる．小葉中心型，汎小葉型，瘢痕周囲型，傍隔型に分類する．多いのは小葉中心型である．進行すると大型の囊胞を形成し，**囊状肺気腫**（図13-14）と呼ぶ．

ブラ bulla とは直径1cm以上の気腫性囊胞をいい，肺尖部に好発する．破れると**気胸** pneumothorax となる．

6 慢性気管支炎 chronic bronchitis

喀痰症状が年に3ヵ月以上あり，それが2年以上連続して認められるものを慢性気管支炎と診断する．これは臨床症状から定義されており，病理学的には，気管支粘膜下腺の増生，気管支粘膜上皮の杯細胞の過形成，扁平上皮化生がみられる．原因の多くはタバコ煙などの有害物質の長期的な吸入であり，これは肺気腫の原因ともなる．**慢性閉塞性肺疾患** chronic obstructive pulmonary disease（**COPD**）は呼吸機能検査の異常が診断基準となるが，疾患としては慢性気管支炎と肺気腫を統一した概念である．

7 気管支喘息 bronchial asthma

気管支壁の一次的な収縮によって生じる気道の狭窄状態で，臨床的には発作的な喘鳴と呼吸困難で特徴付けられる．原因から，アトピー性（外因性），感染性（内因性），職業性などに分けられる．気管支壁は肥厚して内腔が狭い（図13-15）．組織学的には，粘液産生の増加，好酸球を含む細胞浸潤，平滑

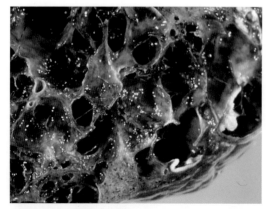

図13-14　囊状肺気腫
肺気腫が進行すると，正常な肺組織はまったくみられず，大型の囊胞ばかりとなる．血管だけは残存している．

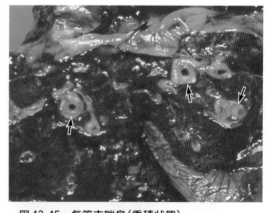

図13-15　気管支喘息（重積状態）
肺の割面を示す．気管支壁は肥厚して内腔が狭いことがわかる（矢印）．

筋の増生, 粘膜下基底膜の肥厚がみられ, 内腔に粘液が貯留する. 治療に抗して強い喘息発作が持続し, 生命が危険な状態を**重積状態** status asthmaticus という.

8 気管支拡張症 bronchiectasis

気管支の不可逆性の異常な拡張状態をいい, 感染の合併と血痰を起こすことから問題となる. 原因としては, ①幼児小児期の強い肺炎, ②リンパ節の結核や腫瘍などによる気管支壁の圧迫, ③気管支内の閉塞から中枢側の拡張を起こす場合がある. 拡張の形状より円柱状と鞍状に分ける. 合併症として, 肺膿瘍, 膿胸, 膿血症, 肺性心などがみられる.

9 新生児呼吸窮迫症候群 neonatal respiratory distress syndrome (**肺硝子膜症** pulmonary hyaline membrane disease)

出生後の新生児に呼吸困難, チアノーゼで発症する. 肺は肉眼的に無気肺状で, 肝様に硬い. 組織学的に, 肺胞道に硝子膜の形成がみられることからこの疾患名が付けられた.

10 下気道の腫瘍

a. 気管・気管支の腫瘍

肺過誤腫 pulmonary hamartoma は肺の良性腫瘍の中で一番頻度が高く, 成人の胸部 X 線上の**銭型陰影** coin lesion として発見されることが多い. 肺末梢部の気管支に関連して発生することが多く(末梢型), 低い頻度で大型の気管支の内腔にポリープ状に発育するもの(中心型)もある. 軟骨, 脂肪, 平滑筋組織など, 肺に本来存在する組織が組織奇形的に増殖し, 気管支または細気管支上皮が表面を被覆している. 軟骨腫性過誤腫がもっとも多く, しばしば石灰化や骨化を伴う.

肺カルチノイド腫瘍 pulmonary carcinoid tumor は基本的には低悪性度の腫瘍であり, 全肺腫瘍の中で 1～2％の頻度で, 肺癌年齢よりは若い層にみられる. 主気管支から区域気管支に発生することが多いが末梢でも発生する. 腫瘍はポリープ様のことが多く, 組織学的に細胞が巣状, 柵状, リボン状, モザイク状に配列している. 細胞の核は類円形, 繊細な顆粒状であり(図 13-16), 好銀性顆粒(グリメリウス Grimelius 染色陽性)を認める.

b. 原発性肺腫瘍

(1) 扁平上皮癌 squamous cell carcinoma

喫煙との関係がもっとも深い肺癌で, 性差では男性に圧倒的に多い. 多くは肺門部の気管支に発生し(図 13-17), 末梢に無気肺, 閉塞性肺炎を合併する. 腫瘍中心部は壊死に陥り空洞を形成しやすい. 組織学的には重層扁平上皮に類似して, 充実性胞巣をつくり, 基底細胞から角化に至る層状の構造を持つ. 癌組織の中心部に丸まった角化巣(**癌真珠** cancer pearl)(図 13-18)がみえる. 角化の程度により, 高分化, 中等度分化, 低分化に分ける.

(2) 腺癌 adenocarcinoma

わが国では一番多い組織型で, 男女比は 2：1 程度である. 結節形成の腫瘍は末梢性に発生し, 胸膜浸潤(胸膜陥凹)がしばしばである(図 13-19). 胸腔への播種, 胸水, リンパ管侵襲とリンパ節転移が多く, また肺内転移と他臓器への血行性転移も多い. 組織学的に腺管状, 腺房状, 乳頭状構造で増殖し, 多く粘液産生がある. 亜型として腺房型, 乳頭型, 肺胞置換型, 粘液産生を伴う充実型, 混合型がある. 腫瘍細胞は基本的に円柱状ないし立方状であり, 核はクロマチンが繊細で核縁は滑らかである(図

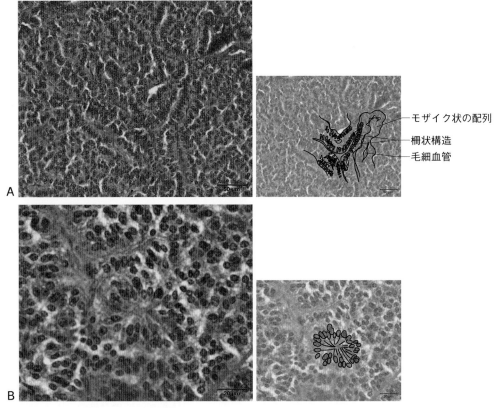

モザイク状の配列
柵状構造
毛細血管

図 13-16　肺カルチノイド腫瘍
A：腫瘍は毛細血管が豊富で，配列はモザイク状，柵状構造がみられる．
B：ロゼット様の構造も特徴である．

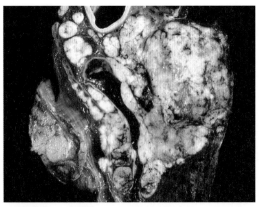

図 13-17　肺扁平上皮癌（肉眼像）
肺門部の大きな気管支から発生した癌腫は気管支壁外のリンパ節や肺動脈壁にも浸潤し，大きな腫瘤を形成している．

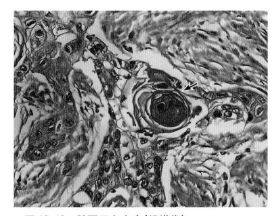

図 13-18　肺扁平上皮癌（組織像）
組織学的に重層扁平上皮に類似して，充実性胞巣をつくり，中心部に癌真珠（矢印）がみられる．

13-20）．**細気管支肺胞上皮癌** bronchiolo-alveolar cell carcinoma（BAC）は，既存の肺胞構造をあまり破壊することなく浸潤増殖する特徴がある（図 13-21）．ただ BAC という言葉は使われなくなり，現在は肺胞置換型（lepidic pattern）の浸潤癌と上皮内癌（adenocarcinoma *in situ*：AIS）に分けられて使われてい

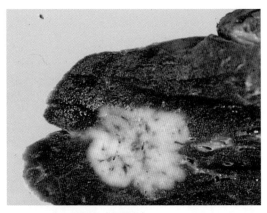

図 13-19　肺腺癌（肉眼像）
肺の末梢に発生した結節形成の肺癌は白色で，胸膜
陥凹を伴っている．

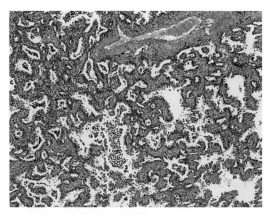

図 13-20　肺腺癌（組織像）
楔型で背の低い円柱状細胞からなるクララ細胞型の
腺癌の組織像である．一部乳頭状構造も示している．

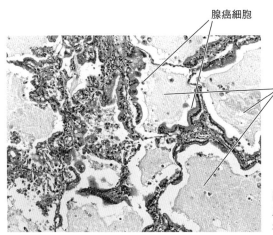

腺癌細胞

肺胞腔

図 13-21　肺胞置換型を示す腺癌
既存の肺胞構造をあまり破壊することなく浸潤
増殖する特徴があり，これは粘液産生型である．

る．

（3）大細胞癌 large cell carcinoma

　小細胞癌と同様，扁平上皮や腺上皮への分化を示さない未分化な癌で，細胞の大きさが大型のもの
をいう．光学顕微鏡的に未分化といっても，電子顕微鏡的あるいは免疫組織化学的に検索すると，い
ずれかへの分化を認めることが多い．性差は 4〜5：1 と男性に多い．どちらかというと末梢に発生す
る．組織学的には充実性の腫瘍で，間質は乏しい．腫瘍細胞は大型の核を持ち，直径が通常 25 μm 以
上，大きい核小体と豊富な細胞質を持っている．**大細胞神経内分泌癌** large cell neuroendocrine carcino-
ma という亜型が提唱されたが，神経内分泌腫瘍のスペクトラムの 1 つと考えられる．

（4）小細胞癌 small cell carcinoma

　肺癌の中ではわが国で約 20％，欧米ではそれより高い比率である．男女比は 4：1 と男性優位であ
り，扁平上皮癌と並んで喫煙との関係が深い．早くから所属リンパ節や遠隔転移を起こし，予後も肺
癌の中でもっとも悪い．大きめの気管支に発生するが，まれに末梢にも起こる．結節形成もあるが，
気管支粘膜下から壁に沿って増殖進展することが多い（図 13-22）．組織学的には，核ばかりが目立つ
リンパ球よりは大きいが小型の細胞の一様な増殖からなる．電子顕微鏡的には少数の**神経内分泌顆粒**

気管支粘膜　腫瘍細胞　　　　　　　気管支軟骨

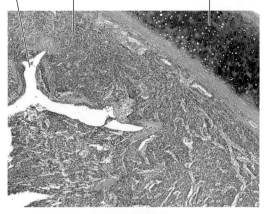

図 13-22　肺小細胞癌（組織像）
組織学的に気管支粘膜下から壁に沿って小型の腫瘍
細胞が増殖進展している．特有な管腔構造も角化傾
向も示していない．1 時の方向には気管支軟骨が認
められる．

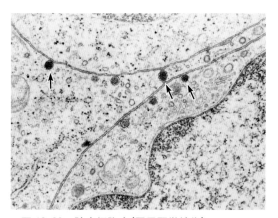

図 13-23　肺小細胞癌（電子顕微鏡像）
癌細胞の細胞質に少数の神経内分泌顆粒（矢印）がみ
られる．

（図 13-23）がみられ，免疫組織化学的には神経内分泌のマーカーが陽性である．

c．転移性肺腫瘍

　肺の悪性腫瘍では一番頻度が高い．肺は毛細血管網も豊富であり，大循環系血液のフィルターとして
ての働きもあることから，血行性転移が好発する．上皮性の癌に限らず，肉腫は好んで肺転移を起こ
す．通常は多発する転移結節をつくることが多い．特殊なものとして，肺尖部の腫瘍が上腕神経叢と
頸部交感神経を巻き込んで浸潤し，肩から腕の疼痛，筋萎縮，**ホルネル Horner 症候群**（瞳孔縮小，眼瞼
下垂と眼球の後退）を示す**パンコースト pancoast 型**，胸膜へ好んで浸潤し，胸腔にびまん性に広がる**中
皮腫型**といった転移もみられる．この 2 つの型は，転移性に限らず原発性肺癌の広がりのときも使わ
れる．リンパ行性の転移では**癌性リンパ管症**がみられる．胃癌，乳癌，肺癌からの転移が多い．

13-3　胸　　膜

1　胸　　水 pleural effusion

　胸腔への貯留物から，**水胸（胸水）**hydrothorax，**血胸** hemothorax，**膿胸** pyothorax などがある．

2　胸膜炎 pleuritis, pleurisy と膿胸 pyothorax

　胸膜炎は，肺炎に続発するか血行性の細菌散布により起こる．全身性エリテマトーデス systemic
lupus erythematosus（SLE）や関節リウマチ rheumatoid arthritis（RA）といった結合組織疾患でも胸膜炎が
生じる．**胸膜プラーク** pleural plaques はアスベスト曝露によって生じる斑状の硝子化結合組織の増殖
で，大変硬い．転移性腫瘍によって胸水が貯留することが多く，**癌性胸膜炎** pleuritis carcinomatosa と
いう．膿胸は胸腔に膿が貯留したもので，結核性のものが多い．

③ 気　　胸 pneumothorax

　胸腔に空気の入った状態をいうが，これは陰圧であった胸腔が外気と交通し，肺が虚脱し膨らまなくなった状態を意味している．その原因は気腫性囊胞（ブラ）の破裂や外傷性の損傷である．

④ 胸膜腫瘍

　胸膜の良性腫瘍はまれであり，悪性のものが多く，中でも転移性のものが多い．肺癌，乳癌，胃癌からの転移が多い．胸膜原発性のものには**胸膜中皮腫** pleural mesothelioma があり，ほとんどが悪性である．

a．孤在性胸膜線維腫 solitary fibrous tumor

　胸膜に限局した線維性の腫瘍で，アスベスト症とは関連がない．50〜70 歳代にみられる．性差は女性にやや多い．腫瘍の大きさは 1〜36 cm ほどで，最大のものは 5 kg の報告がある．組織学的に紡錘形細胞の束状の増殖からなり，大きくなるとまれに出血，囊胞形成や壊死がみられる．予後は良好で，まれに再発がみられる．

b．胸膜悪性中皮腫 pleural malignant mesothelioma

　アスベスト曝露と密接な関連のある，胸膜に発生する腫瘍である．圧倒的に男性に多い．壁側臓側のどちら側からも多発性の結節として発生し，**ヒアルロン酸**の豊富な胸水を伴う．進行して片側の肺全体を取り囲み，肺内の胸膜，胸壁（図 13-24），横隔膜，心囊に浸潤する．組織学的に上皮成分と間葉系成分の混合した増殖（2 相性）を示すことが多いが，上皮性だけのもの（上皮型），間葉系成分だけのもの（肉腫型）の増殖もある．上皮成分は，立方状円柱状細胞が管腔形成あるいは乳頭状構造を形成する（図 13-25）．腺癌の転移との鑑別が問題となる．間葉系成分は紡錘形細胞が増殖し，線維肉腫に類似し，まれには軟骨，骨への分化も示すことがある．腺癌との鑑別が昔から問題となっている．電子顕微鏡的には中皮腫で豊富なトノフィラメントと長い微絨毛を認める．免疫組織化学的にはケラチンとビメンチンの両者が陽性であり，calretinin（細胞質および核），cytokeratin 5/6（CK5/6，細胞質），D2-

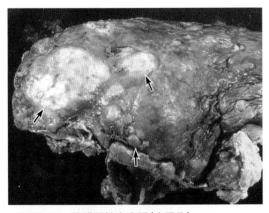

図 13-24　胸膜悪性中皮腫（肉眼像）
臓側胸膜に硬い黄白色の結節（矢印）が多発している．壁側胸膜と強く癒着していた．

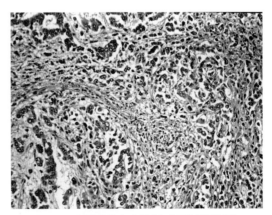

図 13-25　胸膜悪性中皮腫（上皮型）（組織像）
組織学的に立方状円柱状細胞が管腔形成あるいは乳頭状構造を形成して増殖している．

40(細胞膜)や WT-1(核)が陽性である.

13-4　縦隔(胸腺を除く)

1 奇　　形

上皮小体や甲状腺が異所性に縦隔内にみられることがまれにある.　縦隔上皮小体,　縦隔甲状腺と呼ぶ.　囊胞では心囊囊胞,　気管支囊胞,　食道囊胞,　胃腸囊胞などがある.

2 炎　　症

縦隔炎は,　食道・気管の穿孔や,　肺門部リンパ節などの炎症の波及,　手術,　外傷によって起こる.

3 縦隔腫瘍

胸腺由来の腫瘍以外の良性腫瘍では,　成熟奇形腫,　神経原性腫瘍,　脂肪腫,　リンパ管腫,　血管腫,　キャッスルマン Castleman 病(巨大リンパ節過形成)などがみられる.　悪性腫瘍では胚細胞腫瘍,　悪性の神経原性腫瘍,　悪性リンパ腫などがみられる.

設　問

1．肺の肉芽腫性疾患とはどんなものか説明せよ.
2．喉頭癌はどういう症状を示し,　どういう病理像を示すか説明せよ.
3．肺炎の大きな 3 つの型を説明せよ.
4．肺の日和見感染症を 5 つあげて説明せよ.
5．肺結核症の感染形式について述べよ.
6．肺癌の代表的な組織型を 4 つあげ,　それぞれの臨床病理学的な特徴を説明せよ.

14 口腔・唾液腺

学習
目標

- 齲蝕と歯周病の原因と特徴を理解する.
- 口腔粘膜や唾液腺の代表的な炎症性疾患の特徴を理解する.
- 口腔に発生する代表的な皮膚粘膜疾患の特徴を理解する.
- 口腔顎顔面領域に発生する代表的な囊胞の種類と特徴を理解する.
- 代表的な歯原性腫瘍の種類と特徴を理解する.
- 唾液腺の代表的な良性・悪性腫瘍の種類と特徴を理解する.

　口腔粘膜は重層扁平上皮で覆われている. 口蓋や歯肉は明らかな角化を示すが, 口底や頬部の粘膜では非角化性である. 粘膜上皮下に粘膜筋板は存在せず, 粘膜固有層と粘膜下組織がみられる.

　歯は歯胚と呼ばれる原基から発生する. 歯胚は上皮成分であるエナメル器と間葉組織である歯乳頭と歯小囊とからなる. エナメル器からはエナメル質が, 歯乳頭からは象牙質と歯髄が, 歯小囊からはセメント質, 歯周靱帯(歯根膜), 歯槽骨が生じる. 萌出後, 歯は歯周靱帯を介して歯槽骨に固定される(図14-1).

　唾液腺には, 耳下腺, 顎下腺, 舌下腺の大唾液腺と, 口腔粘膜に存在する小唾液腺がある. 唾液腺からは1日に1～1.5Lの唾液が分泌される. 唾液には消化作用, 洗浄作用, 抗菌作用, 中和作用, 保護作用, 湿潤作用などの重要な役割がある.

14-1 奇形(発育異常)

　顔面を形成する各顔面突起の癒合不全によって顎顔面の披裂が生じる代表的なものとして, **口唇裂**(球状突起と上顎突起の癒合不全)と**口蓋裂**(左右の口蓋突起の癒合不全)があげられる.

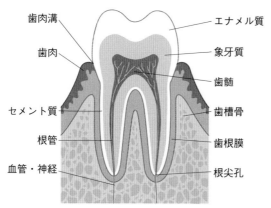

図14-1　歯の構造

歯にも，歯の数の異常(無歯症，過剰歯)，大きさの異常(巨大歯，矮小歯)，形の異常(歯内歯，融合歯，癒着歯，双生歯)，構造の異常(エナメル質形成不全症，象牙質形成不全症，歯のフッ素症)，萌出の異常(先天歯，埋伏歯)など，さまざまな発育異常が観察される．

14-2　炎　症

1 歯と歯周組織の炎症

a．齲蝕 dental caries とその継発症
　齲蝕(むし歯)は歯周病とならぶ歯科の二大疾患の 1 つである．ミュータンスレンサ球菌などのプラーク(歯垢)中の細菌が多糖類を分解して産生する酸によって，歯質の破壊が生じる．齲蝕が進行すると歯髄に細菌性刺激が及び，**歯髄炎** pulpitis を生じる．さらに感染が拡大して根尖孔から周囲の歯周組織に達すると，根尖性歯周炎が起こる．

b．歯周病 periodontal disease
　プラーク中の細菌，とりわけグラム陰性嫌気性桿菌の産生する内毒素や酵素の影響によって，歯周組織に炎症とそれに伴う組織破壊が生じる．炎症が歯肉に限局したものを**歯肉炎** gingivitis，深部の歯周組織に拡大し歯槽骨の吸収や歯周靱帯の破壊を生じたものを**歯周炎** periodontitis という(図 14-2)．いずれも慢性の経過を示すものが多い．慢性歯周炎では，組織破壊の結果，歯と歯肉の間に歯周ポケットと呼ばれる深い溝が生じ，排膿や出血が認められる．組織破壊が進むと，歯の動揺や脱落をきたす．近年，歯周炎が糖尿病，心血管系疾患，異常出産，関節リウマチなどの疾患リスクを高めることが明らかにされ，歯周炎病巣からの持続的な炎症刺激が全身の健康に及ぼす影響が注目されている．

c．エプーリス epulis
　エプーリスとは“歯肉に生じる腫瘤(epi：上，oulon：歯肉)”に対する臨床的な総称で，慢性刺激によって歯肉や歯周靱帯から反応性に増生した肉芽組織からなる(肉芽腫性エプーリス)．肉芽組織に線維化が生じると線維性エプーリス，毛細血管が目立つと血管腫性エプーリス，骨やセメント質様の硬

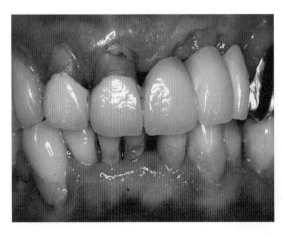

図 14-2　慢性歯周炎
歯槽骨の吸収と歯肉の退縮により歯根が露出している．

組織形成を伴うと骨形成性エプーリスと呼ばれる.

2 口腔粘膜の炎症

a．慢性再発性アフタ chronic recurrent aphthae

　アフタ aphtha は古代ギリシャ語で口腔の潰瘍 mouth ulcer を意味するもっとも頻度の高い口腔粘膜の疾患で，アフタ性口内炎とも呼ばれる．通常，直径数 mm 以下の類円形の浅い潰瘍が形成される（図14-3）．潰瘍は強い接触痛を示す．1〜2 週間で自然に治癒するが，再発傾向がある．感染やストレスなどで引き起こされる異常な細胞性免疫反応が関与すると考えられているが，原因はいまだ明らかでない．時に大型で不規則な形状の難治性アフタが**ベーチェット病**に伴って生じることがある．ベーチェット病は口腔粘膜のアフタ性潰瘍，再発性ブドウ膜炎，外陰部潰瘍，皮膚の結節性紅斑様皮疹を四主徴とする自己免疫疾患で，20〜40 歳代の女性に好発する．

b．ヘルペス herpes

　口腔のヘルペス感染症として，単純疱疹ウイルス 1 型 herpes simplex virus-1（HSV-1）の感染によって生じるヘルペス性口唇炎（口唇ヘルペス）と，水痘・帯状疱疹ウイルス varicella-zoster virus（VZV）の感染によって生じる帯状疱疹が代表的である．前者では口唇や周囲の皮膚に小水疱が生じ，自壊して潰瘍を形成する．通常，2 週間程度で治癒する．帯状疱疹の一次感染は水痘症と呼ばれる．VZV は一次感染治癒後も知覚神経内に潜伏し，体力の低下時に回帰発症を生じる．神経支配領域に一致して，発疹と激しい痛みを生じる．

c．口腔カンジダ症 oral candidosis

　口腔領域の真菌症としてもっとも多いもので，主として原因菌であるカンジダ・アルビカンス *Candida albicans* の日和見感染によって生じる．高齢者や幼児，あるいは**後天性免疫不全症候群（AIDS）**などによる体力や免疫力の低下に関連して発症する．粘膜表面に白苔を形成する急性偽膜性カンジダ症が一般的である．

d．舌　炎 glossitis

　咬傷に伴う非特異的な舌炎の他に，悪性貧血（ビタミン B₁₂欠乏性貧血）に伴って舌乳頭が萎縮し味覚異常を伴うハンター Hunter 舌炎や，鉄欠乏性貧血に伴う**プラマー・ヴィンソン Plummer-Vinson 症**

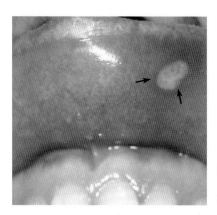

図 14-3　慢性再発性アフタ
口唇に類円形の小潰瘍が観察される（矢印）．潰瘍底は偽膜で覆われ，潰瘍周囲は紅暈と呼ばれる充血帯で囲まれている．

候群の一症候として生じる萎縮性舌炎などがある．以前，胎児期において通常萎縮する無対結節の残存として考えられていた正中菱形舌炎の本態は，舌に生じた限局性のカンジダ症と考えられている．この他，舌には菌交代現象に関連して舌の糸状乳頭の著しい延長と黒色の色素沈着を示す黒毛舌 black hairy tongue や，舌背に地図状の紅斑を生じる地図舌 geographic tongue などの疾患が生じる．

3 唾液腺の炎症

a. 唾石症 salivolithiasis

唾液腺導管にリン酸カルシウムを主体とする結石が形成され，閉塞性唾液腺炎をきたす．大部分は顎下腺に生じ，唾液腺の腫脹，疼痛を伴う．

b. ウイルス性耳下腺炎

(1) 流行性耳下腺炎 epidemic parotitis

ムンプスウイルス感染による耳下腺炎で，通常は小児期に起こるが，成人に発症することもある．両側性に耳下腺が腫脹し，その外見がおたふくに似るため"おたふくかぜ mumps"と呼ばれる．

(2) 巨細胞封入体症 cytomegalic inclusion disease

サイトメガロウイルス cytomegalovirus（CMV）による感染症で，感染した細胞に特徴的な核内封入体がみられる．胎盤経由の先天性感染と日和見感染として，後天的に生じる場合がある．唾液腺では導管上皮の核に封入体がみられる．

c. シェーグレン症候群 Sjögren's syndrome

唾液腺や涙腺などの外分泌臓器をおかし，口腔乾燥症と乾燥性角結膜炎を主徴とする自己免疫疾患である．中年女性に好発し，耳下腺の無痛性腫脹を伴う．導管周囲に強いリンパ球浸潤がみられ，腺房細胞は萎縮・消失する（図14-4）．関節リウマチや全身性エリテマトーデスなどを合併することもある．

d. ミクリッツ病 Mikulicz disease

シェーグレン症候群と同様に唾液腺と涙腺の両側性，無痛性腫大を主徴とするが，高 IgG4 血症と

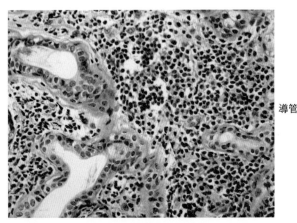

導管

導管

密なリンパ球浸潤がみられる

図14-4　シェーグレン症候群（耳下腺）
導管周囲に強いリンパ球浸潤があり，腺房は萎縮性である．

組織中の IgG4 陽性形質細胞浸潤を特徴とするため，IgG4 関連疾患として考えられている．白血病細胞やサルコイドーシスなどの原因が明らかなものは，ミクリッツ症候群 Mikulicz syndrome と呼ばれる．

14-3 皮膚粘膜疾患

a．口腔扁平苔癬 oral lichen planus
扁平苔癬は口腔粘膜のもっとも代表的な皮膚粘膜疾患で，T 細胞性の自己免疫異常によると考えられている．典型例では，口腔粘膜にレース状の白色線条がみられる．組織学的には，口腔粘膜上皮基底層細胞の水症性変性や上皮直下の帯状のリンパ球浸潤が特徴的である．

b．尋常性天疱瘡 pemphigus vulgaris
天疱瘡は皮膚や口腔粘膜に水疱形成を示すまれな自己免疫疾患である．4 つの亜型が知られるが，尋常性天疱瘡がもっとも多い．接着斑（デスモソーム）の細胞接着分子であるデスモグレインを自己抗原とし，細胞間接着が破壊されるため，上皮内水疱が形成される．水疱内には結合を失って遊離した上皮細胞（Tzanck cell）が単独あるいは数個の集簇をつくって浮遊する．

14-4 白板症

白板症 leukoplakia は他の疾患に分類することのできない粘膜の斑状白色病変の臨床的総称である．男性に多く，頬粘膜，歯肉，舌に好発する．粘膜上皮に単純な角化の亢進（過角化症）だけがみられるものもあるが，約 10%の症例では種々の程度の上皮性異形成がみられ，紅板症 erythroplakia とともに，前癌病変と考えられている．

14-5 囊　胞

口腔顎顔面領域は囊胞の好発部位で，炎症に起因する囊胞（炎症性囊胞）と発育異常に関連して生じる囊胞（発育性囊胞）が顎骨や軟組織内に生じる．

a．歯根囊胞 radicular cyst
歯根肉芽腫内にマラッセの上皮遺残由来の上皮が増生し，囊胞化を起こした炎症性の歯原性囊胞で，根尖周囲に境界明瞭な透過像を示す．

b．含歯性囊胞 dentigerous cyst
発育性囊胞のうちもっとも頻度の高いもので，埋伏歯の歯冠周囲に境界明瞭な単房性骨透過像を示す．

c．歯原性角化囊胞 odontogenic keratocyst

10〜20 歳代の下顎臼歯部から顎角部に好発し，単房性あるいは多房性の囊胞を形成する．組織学的に，囊胞壁を覆う裏装上皮は錯角化重層扁平上皮よりなり，囊胞腔内には大量の角化物が貯留する．時に多発性で，**母斑様基底細胞癌症候群** nevoid basal cell carcinoma syndrome の部分症として現れることもある．

d．切歯管囊胞 incisive canal cyst

残存した鼻口蓋管の上皮に由来する発育性の非歯原性囊胞で，両側中切歯歯根間部に境界明瞭な類円形〜ハート型の透過像を示す．

e．粘液貯留囊胞 mucous retention cyst

小唾液腺の唾液の停滞，溢出によって生じる偽囊胞を粘液 瘤 という．口腔軟組織に発生する囊胞でもっとも頻度が高い．若年者の口唇に好発する．顎下腺，舌下腺と関連して口底に生じるものは，大きくなるとガマの喉頭囊に似た外観となり，**ガマ腫** ranula と呼ばれる．

14-6　腫　瘍

1　口腔粘膜の腫瘍 tumors of oral mucosa

口腔粘膜には扁平上皮性乳頭腫や血管腫などの良性腫瘍が生じるが，臨床上もっとも問題となるのは粘膜上皮由来の扁平上皮癌である．わが国の口腔癌の頻度は全癌の 2〜3％程度であるが，インドや東南アジアでは全癌の約 30％を占める．わが国では舌癌が多く，その次に歯肉癌が続く．50〜70 歳代の男性に多い．臨床像は多彩で，周囲に硬結を伴う潰瘍を形成したり，カリフラワー様の腫瘤を形成したりする．組織学的には，重層扁平上皮の性格を有する腫瘍細胞が胞巣を形成しながら増殖する．

2　歯原性腫瘍 odontogenic tumors

歯の形成にかかわる組織から生じた腫瘍を歯原性腫瘍という．そのほとんどは良性で，上皮性腫瘍と間葉系腫瘍に加えて，歯原性腫瘍に特徴的な歯牙硬組織の誘導を伴う腫瘍がある．

a．エナメル上皮腫 ameloblastoma

もっとも代表的な歯原性腫瘍で，30〜40 歳代に好発する．その多くは下顎臼歯部から上行枝部の多房性骨破壊像を示し，局所浸潤性格を有する．組織学的にはエナメル器に似た濾胞型（図 14-5）と歯堤に似た叢状型に大別される．

b．歯牙腫 odontoma

象牙質，エナメル質，セメント質，歯髄などの歯を構成する組織が形成され腫瘤状を呈する腫瘍で，構成成分が不規則に配列する複雑性歯牙腫と大小の歯牙様構造物の集合からなる集合性歯牙腫に大別される．

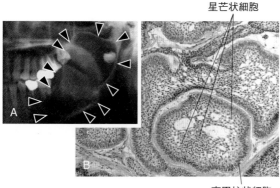

星芒状細胞

高円柱状細胞

図 14-5　エナメル上皮腫
A：下顎臼歯部から上行枝にかけて多房性の透過像（矢頭）が観察される．
B：胞巣周囲にエナメル芽細胞様の高円柱状細胞が索状に配列し，胞巣中央部では星芒状細胞が星状網に似た配列を示す．

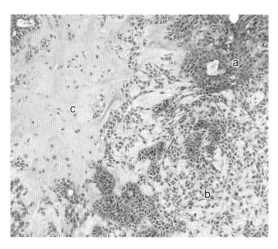

図 14-6　多形腺腫（口蓋）
腺管を形成しながら充実性に増殖する部分（a），腫瘍性筋上皮が疎に配列する部分（b），軟骨様にみえる部分（c）が観察される．

3 唾液腺腫瘍 salivary gland tumors

　唾液腺腫瘍は耳下腺にもっとも多いが，顎下腺や口腔内の小唾液腺にも発生する．90％以上は上皮性腫瘍よりなり，それらは基本的には腺由来の腫瘍として良性の腺腫と悪性の腺癌に分類される．唾液腺に特徴的な筋上皮細胞が腫瘍化に伴ってさまざまな形態分化と基質産生能を示し，唾液腺腫瘍の組織学的多様性にかかわっている．

a．多形腺腫 pleomorphic adenoma

　唾液腺腫瘍の 60～70％を占めるもっとも代表的な良性腫瘍で，30～40 歳代女性の耳下腺に好発する．口腔では約半数が口蓋に生じる．組織学的に多彩な像を示すことが特徴的で，上皮細胞が腺管を形成しながら充実性に増殖する部分に加えて，粘液腫様や軟骨様の間葉様の組織像を示す部分が観察される（図 14-6）．このため混合腫瘍 mixed tumor と呼ばれることもあるが，間葉様にみえる部分も筋上皮細胞が腫瘍化に伴って多彩な形態と基質形成した結果として解釈され，上皮性腫瘍として位置付けられている．しばしば被膜を欠き，再発傾向がある．長期存在例や再発例では悪性化することがあり，多形腺腫由来癌と呼ばれる．

b．ワルチン腫瘍 Warthin tumor

　多形腺腫に次いで多い良性腫瘍で，50歳代の男性の耳下腺に好発する．好酸性細胞質を有する上皮細胞（オンコサイト）が囊胞様腔内に乳頭状に突出し，間質は濾胞形成を示すリンパ組織からなる．

c．粘表皮癌 mucoepidermoid carcinoma

　粘表皮癌はもっとも頻度の高い唾液腺の悪性腫瘍である．約半数は耳下腺に生じるが，口腔での発生率も高い．女性にやや多く，平均年齢は40歳代であるが，小児の悪性唾液腺腫瘍として最多を占める．組織学的には，粘液産生細胞，類表皮（扁平上皮）細胞，および中間細胞（未分化な小型細胞）よりなる．低悪性型は緩徐な増殖を示し，囊胞腔の形成が広い範囲に及んでいるが，高悪性型は一般的に充実性で，急速な増殖と周囲組織への浸潤性を示す．

d．腺様囊胞癌 adenoidcystic carcinoma

　導管上皮様細胞と筋上皮様細胞からなる悪性腫瘍で，耳下腺，顎下腺，口蓋に多い．通常，発育緩徐な腫瘍として生じ長い経過をたどるが，浸潤性が高く，リンパ節や他臓器に転移して，最終的には死の転帰をとることが多い．定型例では大小の腫瘍胞巣内に多数の小囊胞腔が形成され，篩状〜スイスチーズ様の構造を示す．腺様囊胞癌は経過中に痛みを伴うことが多く，耳下腺例ではしばしば顔面神経麻痺を示す．多くの症例で腫瘍細胞の神経周囲腔への浸潤像が観察されることとよく一致している．

e．腺房細胞癌 acinic cell carcinoma

　漿液性腺房細胞に類似した腫瘍細胞からなる悪性腫瘍で，中年期以降の女性の耳下腺に好発する．一般的に低悪性であるが，明らかな浸潤や転移を示す高悪性のものもある．

設問

1．齲蝕と歯周病の主な原因は何か説明せよ．

2．アフタとは何か説明せよ．

3．シェーグレン症候群の臨床像と唾液腺にみられる組織学的変化について説明せよ．

4．口腔扁平苔癬の臨床像と組織像について説明せよ．

5．口腔前癌病変と考えられる疾患にはどのようなものがあるか述べよ．

6．もっとも頻度の高い発育性の歯原性囊胞は何か．

7．口腔粘膜上皮に由来するもっとも代表的な悪性腫瘍は何か．

8．エナメル上皮腫の臨床像と組織像について説明せよ．

9．多形腺腫の臨床像と組織像について説明せよ．

10．粘表皮癌の組織像について説明せよ．

15 消 化 器

A. 上部消化管

学習
目標
・消化管の基本的な構造と機能を理解する.
・食道と胃の炎症性疾患の種類と原因, および病態を学習する.
・食道と胃の代表的な良性・悪性腫瘍とその特徴を理解する.

15-1 消化管の構造と機能

消化管は口から肛門までの筒状の構造を持つ器官であり, 食物の消化と吸収を司っている. 口腔から食道までと肛門管は重層扁平上皮, 胃から直腸までは円柱上皮で被覆されている. 食道から直腸までは5層構造をとっており, 内腔から, 粘膜固有層, 粘膜筋板, 粘膜下層, 固有筋層, 漿膜下層, 漿膜よりなる(ただし, 食道と十二指腸の一部には漿膜はない).

歯は大部分が象牙質で構成され, その表面は, 露出部ではエナメル質, 歯根部ではセメント質に覆われており, 上顎骨および下顎骨の歯槽突起に固定されている. 中心部には三叉神経の枝と血管などを含む歯髄が存在する.

口腔には, 唾液腺から分泌される唾液(アミラーゼを含む漿液と粘液)の導管が開口している. 唾液腺には, 耳下腺, 顎下腺, 舌下腺の大唾液腺と口腔粘膜に存在する小唾液腺とがある.

食道は管状の構造をしており, 食物を口腔, 咽頭から胃へ運ぶ. 食道には, 咽頭・気管分岐部, 気管支交叉部, 横隔膜通過部の3箇所に生理的狭窄部が存在する.

胃は袋状の構造であり, 主に食物を消化する. 口側から, 噴門部, 胃底部, 胃体部, 幽門前庭部に分けられる. 噴門と幽門には括約筋があり, それぞれ胃液, 十二指腸液の逆流防止に役立っている.

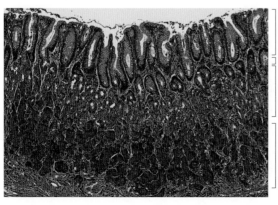

表層粘液細胞
(被覆上皮)

狭部

壁細胞が
多く存在

胃底腺

主細胞が
多く存在

図 15-1 正常胃粘膜(胃体部)の組織像
表層部から底部にかけて, 表層粘液細胞, 壁細胞, 主細胞などが整然と配列している.

粘膜の表面には被覆上皮(腺窩上皮)があり，その深部には，噴門部に噴門腺，胃底部・胃体部に胃底腺，幽門前庭部に幽門腺と呼ばれる固有腺がある．噴門腺と幽門腺は粘液を分泌する．胃底腺はタンパク質分解酵素のペプシンと塩酸を分泌し，胃液を pH 2〜3 の酸性に保っている(図 15-1)．

　歯，口腔，唾液腺の病気については第 14 章を参照のこと．

15-2　食道の病気

1 奇形(形成異常)

　食道閉鎖と**食道気管瘻**は食道においてもっとも頻度の高い奇形であり，胎生期の形成異常が原因である．食道は盲端に終わり，出生直後から嘔吐や誤嚥をきたす．

2 マロリー・ワイス症候群 Mallory-Weiss syndrome

　多量飲酒などによる食道の運動障害と激しい嘔吐によって腹圧が急に上昇し，食道と胃の接合部の粘膜に長軸方向の裂傷ができる病態をいう．吐血をきたし，穿孔を伴うこともある．

3 食道静脈瘤 esophageal varix

　肝硬変や門脈内血栓などにより門脈圧亢進が起こり側副循環の血流が増加して，食道下部や噴門部の静脈が瘤状に拡張した状態をいう．時に静脈瘤は破裂し，致死的な消化管大量出血をきたす．

4 炎　症

a．逆流性食道炎 reflux esophagitis
　消化液を含む胃内容物が食道へ逆流する状態を胃食道逆流症といい，それによる粘膜のびらんや潰瘍を伴った炎症が，逆流性食道炎である．胸やけを主症状とし，食生活欧米化に伴い，わが国で増加傾向にある．

b．腐蝕性食道炎
　強い酸やアルカリの誤嚥，高濃度アルコールの飲用によって起こる食道炎であり，粘膜に壊死を生じる．治癒過程において瘢痕性の狭窄をきたすことがある．

c．感染症
　頻度の高い真菌症としては，カンジダ・アルビカンス *Candida albicans* が粘膜内で増殖する**カンジダ性食道炎**があげられる．**ウイルス性食道炎**では，ヘルペスウイルスやサイトメガロウイルスが原因となり，感染細胞には核内封入体がみられる．上記の感染症は免疫能が低下した場合に日和見感染としてみられることが多い．

5 バレット食道 Barrett esophagus

　逆流性食道炎などによる炎症とその修復過程によって，下部食道の重層扁平上皮が脱落し，円柱上皮に置き換わった状態である．典型的には胃食道接合部から全周性に 3 cm 以上口側に認められるも

のをいう．バレット食道自体に病的意義は低いが，後述する食道腺癌の発生母地として重要である．近年わが国で増加している．

6 腫　瘍

a．食道良性腫瘍

　扁平上皮乳頭腫 squamous cell papilloma は単に乳頭腫ともいい，扁平上皮が乳頭状に増殖し，粘膜にポリープ状に突出した病変を形成する．

　他に，食道に発生する良性腫瘍として，**平滑筋腫** leiomyoma や**顆粒細胞腫** granular cell tumor などがあり，これらは粘膜下腫瘍の形態をとる．

b．食道癌 esophageal cancer

　70 歳代の男性に好発し，わが国での罹患率は 10 万人あたり男性 31 人，女性 6 人程度である．わが国では 90％以上が**扁平上皮癌** squamous cell carcinoma で，好発部位は中部食道であるのに対し，欧米ではバレット食道が関連して下部食道に発生する**腺癌** adenocarcinoma が 40％以上を占めており，近年わが国でも増えつつある．扁平上皮癌のリスクファクターは喫煙と飲酒である．

　扁平上皮癌は，充実性の胞巣を形成して増殖し，**角化**あるいは**層状分化**傾向を示し，**細胞間橋**を認めることが多い（図 15-2）．癌の壁深達度が粘膜内にとどまるものを，リンパ節転移の有無を問わず**早期癌**と呼ぶ．肉眼的には，隆起するもの，潰瘍形成を伴うもの，びまん性のものなどがあり，分類は

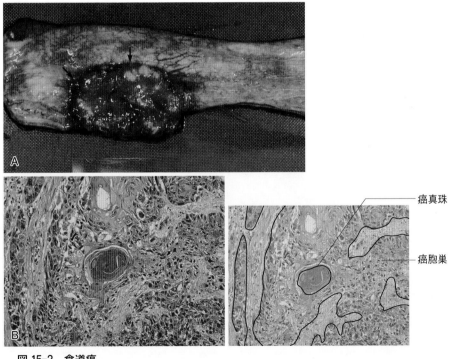

癌真珠
癌胞巣

図 15-2　食道癌
　A：食道癌の肉眼像．不整隆起を形成する食道癌がみられる（矢印）．表面に出血を伴う．
　B：食道扁平上皮癌の組織像．異型扁平上皮細胞が充実性胞巣を形成して増殖している．角化を伴い，同心円状の層状角化巣（癌真珠 cancer pearl）がみられる．

後述する胃癌に準じてなされる.

　治療法は，手術（外科的あるいは内視鏡的），放射線療法，化学療法（抗癌剤治療）であるが，進行した症例の5年生存率は50％以下である.

　粘膜上皮層内において，形態異常を示す上皮細胞が増殖しているが病理学的に癌とまでは診断できない病変を扁平上皮内腫瘍 squamous intraepithelial neoplasia と呼ぶ.

　その他の悪性腫瘍として，粘表皮癌，腺様嚢胞癌，悪性黒色腫 malignant melanoma などがあげられるが，いずれもまれである.

15-3 胃の病気

1 奇形（形成異常）

a. 先天性幽門狭窄 congenital pyloric stenosis

　幽門の輪状筋が高度に肥厚した状態であり，新生児の0.3％程度にみられ，嘔吐をきたす.

b. 異所性膵 heterotopic pancreas

　胎生期の膵原基の迷入によって起こり，胃壁内に膵組織が島状に存在する．幽門部に多いが，症状を示すことはまれである.

2 炎　症

a. 急性胃炎 acute gastritis

　胃粘膜に壊死，出血，滲出性変化を伴う病態であり，びらんが形成される．**ヘリコバクター・ピロリ菌** *Helicobacter pylori*（*H. pylori*）**感染**，アルコール，薬剤，腐蝕性化学物質，ストレス，過度の喫煙などが原因となる．多くは一過性であるが，*H. pylori* 感染が原因のものは慢性胃炎に移行する（図15-3）.

　アニサキス感染では，急性好酸球性胃炎が起こる.

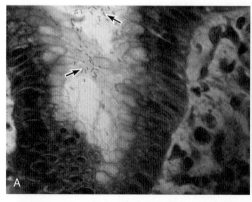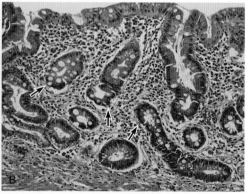

図 15-3　*H. pylori* 感染と慢性胃炎
A：胃粘膜の表層部に，桿菌である *H. pylori* が多数認められる（ギムザ染色，矢印）.
B：慢性萎縮性胃炎の組織像．固有胃腺は萎縮・消失し，広範に腸上皮化生（矢印）がみられる.

b．慢性胃炎 chronic gastritis

慢性胃炎とは，粘膜固有層にリンパ球や形質細胞などの慢性炎症性細胞浸潤が起こっている状態であり，多くは *H. pylori* 感染による．好中球浸潤を認めるときは**慢性活動性胃炎** chronic active gastritis という．

表層性胃炎 superficial gastritis とは，固有胃腺に萎縮がなく，炎症が表層部にとどまるものをいう．

慢性萎縮性胃炎 chronic atrophic gastritis とは，炎症に加えて固有胃腺が萎縮したものであり，腸上皮化生を伴う．*H. pylori* 感染が原因の場合は，主に幽門前庭部がおかされる（B 型胃炎）．

自己免疫性胃炎 autoimmune gastritis（A 型胃炎）では，壁細胞に対する自己抗体が原因となり，胃底部から胃体部に強い萎縮が起こる．**悪性貧血** pernicious anemia を合併する．

③ 消化性潰瘍 peptic ulcer

さまざまな原因によって防御因子（粘液など）と攻撃因子（胃酸，ペプシンなど）のバランスが崩れ，攻撃側に傾くことによって起こる粘膜の組織欠損である．粘膜固有層のみの欠損はびらんという．*H. pylori* のウレアーゼ活性とアンモニア産生による組織傷害や神経・血管調節因子の異常も関与する．

a．急性潰瘍 acute ulcer

潰瘍底部に壊死層があり，フィブリンの析出，好中球浸潤がみられる．発生部位に特徴はなく，多発することも多い（図 15-4）．精神的ストレスが一因である．経過とともに治癒するが，再発することもまれではない．

b．慢性潰瘍 chronic ulcer

慢性に経過する潰瘍で，難治性であり，胃角部小弯やや後壁に起こりやすい．攻撃因子の増強や *H. pylori* 感染が原因となり，進行と再燃を繰り返す．潰瘍底では，フィブリンの析出，好中球浸潤に加えて，肉芽組織と線維化があり，治癒期には潰瘍縁の粘膜上皮に再生がみられ，深部に瘢痕が形成される．合併症には，潰瘍底の肝臓や膵臓への穿通，潰瘍の穿孔，動脈破綻による消化管出血などがある．

④ 腫瘍および類縁疾患

a．ポリープ polyp
粘膜の限局性隆起性病変の総称であり，真の腫瘍と過形成や炎症などによる非腫瘍性病変とが含ま

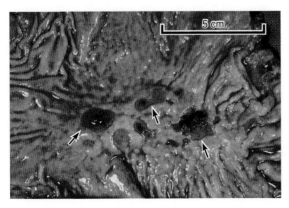

図 15-4 急性胃潰瘍
多発性に粘膜欠損（潰瘍，矢印）がみられる．
潰瘍辺縁はシャープである．

れるが，一般にポリープというと非腫瘍性病変を指すことが多い．

　代表的なポリープには，腺窩上皮の過形成病変である過形成性ポリープ hyperplastic polyp，胃底腺の過形成病変である胃底腺ポリープ fundic gland polyp がある．

　ポイツ・ジェーガース症候群 Peutz-Jeghers syndrome は，皮膚や口唇などの色素斑と胃腸管ポリポーシスを主徴とする若年発症の優性遺伝性疾患で，19 番染色体に存在する *SKT11/LKB1* が原因遺伝子である．**クロンカイト・カナダ症候群** Cronkhite-Canada syndrome でも，胃腸管ポリポーシスが認められる．

b．腺　腫 adenoma

　扁平隆起性病変を形成する良性腫瘍であり，さまざまな異型を示す腺上皮が明瞭な管状構造をとって増殖する．60 歳代に多く，腸上皮化生を伴った幽門前庭部から胃体下部粘膜に好発する．大きさが 2 cm 以上の腺腫には癌が共存していることが多い．

c．胃　癌 gastric cancer

　胃癌の発生は 50 歳代から増加し 80 歳代にピークがある．わが国での罹患率は 10 万人あたり男性 140 人，女性 60 人程度である．食生活の欧米化とともに減少しているが，死亡数は肺癌，大腸癌に次いで第 3 位，罹患数は第 2 位（第 1 位は大腸癌）である．地理的には，東アジアでとくに頻度が高く，日本，中国，韓国で世界の胃癌の約 2/3 が発生しており，東ヨーロッパ，南アメリカでも頻度が高い．大部分が**腺癌** adenocarcinoma であり，前庭部小弯が好発部位である．リスクファクターは，*H. pylori* の感染による慢性萎縮性胃炎，喫煙，高塩分食，焦げた食物（アミノ酸誘導体）などである．一部の胃癌はエプスタイン・バー Epstein-Barr（EB）ウイルスの感染を伴って発生する．

　早期癌とは癌の浸潤が粘膜内か粘膜下層にとどまるものをいい，リンパ節転移の有無は問わない．**進行癌**とは浸潤が固有筋層以上に及ぶものをいう．

（1）早期癌の肉眼分類（図 15-5，15-6）

　Ⅰ型（隆起型），Ⅱ型（平坦型），Ⅲ型（陥凹型）の 3 つに大別され，Ⅱ型はさらにⅡa 型（表面隆起型），Ⅱb 型（表面平坦型），Ⅱc 型（表面陥凹型）に亜分類される．複合した病変はⅡc＋Ⅲ型のように表す．

（2）進行癌の肉眼分類（図 15-5，15-6）

　ボールマン Borrmann **分類**が用いられる．1 型（腫瘤型），2 型（潰瘍限局型），3 型（潰瘍浸潤型），4 型（びまん浸潤型）が基本型であり，分類不能は 5 型とされる．4 型で線維化により胃壁が硬く肥厚しているものを**スキルス癌** scirrhous cancer といい，若年女性にも発生し予後不良である．

　食道から直腸に至る消化管癌では，共通して上記分類を用いる．

（3）組織像

　腺癌でのさまざまな形態や分化度を示す．乳頭状腺癌や管状腺癌は分化型，低分化腺癌と印環細胞癌は未分化型であるが，それらが混在することはまれではない（図 15-7）．肉眼形態と組織像には関連があり，Ⅰ型，Ⅱa 型の早期癌や 1 型，2 型の進行癌は分化型，Ⅱc 型や 3 型，4 型は未分化型であることが多い．

（4）進展と治療

　癌の進展と組織像には関連があり，未分化型ではリンパ行性転移と**腹膜播種**（癌性腹膜炎）が多く，分化型ではリンパ行性と血行性転移が多い．左鎖骨上窩のリンパ節転移を**ウィルヒョー転移** Virchow's metastasis，ダグラス窩転移を**シュニッツラー転移** Schnitzler's metastasis と呼ぶが，胃癌に特異的

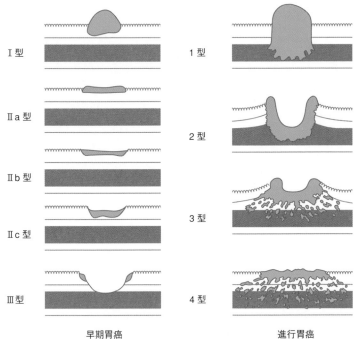

Ⅰ型
Ⅱa型
Ⅱb型
Ⅱc型
Ⅲ型

1型
2型
3型
4型

早期胃癌　　　　　　　　　　進行胃癌　　　**図15-5　胃癌の肉眼分類**

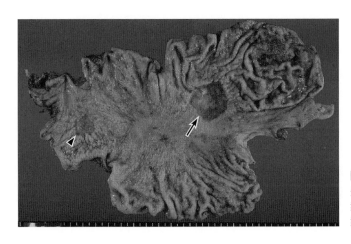

図15-6　胃癌の肉眼像（多発癌の症例）
矢頭：前庭部の早期胃癌Ⅱc型（表面陥凹型），矢印：胃体部の進行胃癌2型（潰瘍限局型）．

ではない.

　治療法としては，早期癌では内視鏡的切除が主であり，進行癌では外科的切除，化学療法（抗癌剤，分子標的薬，免疫チェックポイント阻害薬など）が行われる.

d．その他の腫瘍

（1）胃腸管間質腫瘍 gastrointestinal stromal tumor（GIST）

　消化管の自律神経制御（自律運動のペースメーカー）を担うカハール Cajal 細胞由来の腫瘍であり，紡錘形細胞が束状配列を呈して増殖する．粘膜下腫瘍の形態を示す．癌遺伝子 C-KIT タンパク質や CD34 が陽性である．腫瘍径が大きく，核分裂の多いものは悪性の挙動をとることが多い．同じような紡錘形細胞の増殖よりなる腫瘍に平滑筋腫があるが，頻度は低い．

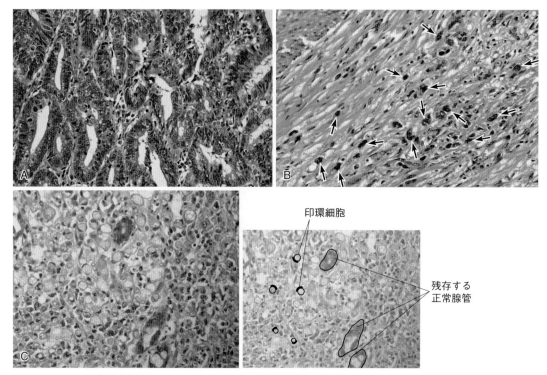

図 15-7　胃癌の組織像

A：管状腺癌（分化型）．癌細胞が不整な腺構造をとって増殖している．

B：低分化腺癌（未分化型）．異型の強い癌細胞（矢印）が線維性間質の中でびまん性に浸潤・増殖している（スキルス癌）．

C：印環細胞癌（未分化型）．細胞質に粘液を貯留し核が偏在した癌細胞（印環細胞）が充実性に増生している．紋章付き指輪 signet ring を横からみた像に似ていることから命名された．

（2）悪性リンパ腫　malignant lymphoma

　多くは *H. pylori* 感染によって形成される**粘膜関連リンパ組織** mucosa-associated lymphoid tissue（MALT）に由来し，**MALT リンパ腫** MALToma と呼ばれる．大部分が **B 細胞性**で低悪性度であり，*H. pylori* の除菌により治癒する．高悪性度の**びまん性大細胞性 B 細胞リンパ腫** diffuse large B-cell lymphoma も発生することがある．

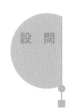

　　　　［上部消化管］

　　　1．食道癌の組織型について説明せよ．

　　　2．胃炎の種類，原因，病態について説明せよ．

　　　3．胃癌の肉眼形態，組織像，進行度について説明せよ．

　　　4．MALToma とは何か説明せよ．

B. 下部消化管

・腸の病気の分類体系を理解する.
・腸の病気の原因・発症機序・症状・好発年齢・発生部位・合併症の一覧表をつくって学習
する.
・腸の病気の肉眼的特徴を把握する.

15-4　腸の病気

1　発育異常

a．メッケル憩室 Meckel diverticulum

胎生期卵黄腸管の遺残. 腸間膜付着部反対側に突出した盲端腸管で, 小腸粘膜からなる. 胃底腺粘膜や膵組織が併存することがあり, 消化性潰瘍を合併して穿孔を起こすことがある.

b．ヒルシュスプルング病 Hirschsprung disease

直腸固有筋層間のアウエルバッハ Auerbach 神経叢や粘膜下層のマイスナー Meissner 神経叢の神経節細胞の先天的欠損症. それにより同部の蠕動運動が消失し慢性の腸閉塞をきたすため, その口側腸管が著明に拡張する. **先天性巨大結腸症**とも呼ばれる.

c．大腸憩室(症) diverticulum(diverticulosis)

腸管内圧により, 粘膜筋板を含む粘膜が漿膜下層に囊状に突出した状態. 多発した場合を憩室症と呼ぶ. 加齢とともに増加し, 左側結腸(とくに S 状結腸)に好発するが, 日本人では若年で右側結腸に発生することもある. 合併症として, 出血, 炎症(憩室炎), 穿孔をきたすことがある.

2　腸閉塞症(イレウス ileus)

腸管内容物が通過障害をきたした状態. **腸 重 積**, **腸 軸捻転**, ヘルニアの**嵌頓**などによる機械的閉塞と, 腸管の麻痺による機能的閉塞とがある. 機械的閉塞では腸間膜の血行障害が生じ, 腸管出血と虚血性壊死が起こる.

3　循環障害

a．虚血性腸病変

腸間膜の動脈あるいは静脈の狭窄・閉塞・血圧低下による**血行障害**によって起こる. 主幹血管の閉塞では広範な腸管壁全層の出血性梗塞をきたし(図 15-8 A), 一過性の血圧低下では, 粘膜にびらんまたは浅い潰瘍が生じるのみで, 時間経過とともに, もとの状態に回復する. 大腸では血管攣縮による一過性虚血のことが多く, 脾弯曲部から S 状結腸にかけて結腸紐に沿った縦走びらんまたは潰瘍を形成することが多い(図 15-8 B). 50 歳代以上に好発し, 急激な腹痛や下血で発症する.

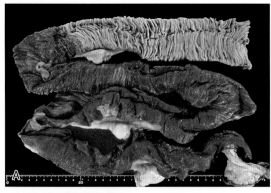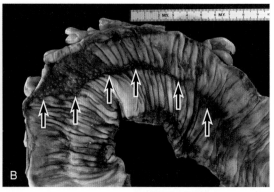

図 15-8　虚血性腸病変

A：上腸間膜動脈血栓症による小腸の出血性梗塞．梗塞部は黒色調(新鮮材料では暗赤色)を呈し，輪状襞は融解・消失している．

B：虚血性大腸炎．縦走する潰瘍・びらん(矢印)が形成されている．

b．痔　核 hemorrhoid

　肛門周囲の粘膜および粘膜下層の静脈がうっ血で拡張し，静脈瘤を形成してポリープ状に隆起したもの．歯状線より口側の直腸粘膜に発生したものを**内痔核**，それより肛門側の皮膚側に発生したものを**外痔核**と呼ぶ．

4　炎　症

　腸管の炎症性疾患では虫垂炎の頻度がもっとも高いが，その他に，理学的・化学的傷害(重金属中毒，抗生物質，非ステロイド系消炎鎮痛薬，放射線，抗癌剤)や感染(細菌，原虫，ウイルス，真菌，寄生虫)による炎症，原因不明の難治性腸炎(クローン Crohn 病，潰瘍性大腸炎，ベーチェット Behçet 病)などがある．クローン病や潰瘍性大腸炎は，従来は欧米型の疾患とされてきたが，近年わが国でも増加傾向にある．

a．虫垂炎 appendicitis

　糞石やリンパ組織過形成による内圧上昇を誘因として，虫垂粘膜に化膿性炎症が生じたもの．若年者に好発する．炎症が軽度で粘膜面に粘液の付着が目立つものを**カタル性虫垂炎**，虫垂壁全層性にびまん性炎症が及ぶものの壁構造が保たれているものを**蜂窩織炎性虫垂炎**，炎症により虫垂壁構造が破壊されたものを**壊疽性虫垂炎**と呼ぶ．化膿性漿膜炎や穿孔をきたすことがある．

b．抗生物質性腸炎 antibiotic-associated colitis

　抗生物質投与中または投与後に，発熱，腹痛，下痢，粘・血便で発症する大腸炎．粘膜に高度のうっ血や出血が生じるもの(**出血性大腸炎**)と，特徴的な偽膜を形成するもの(**偽膜性腸炎**)(図 15-9)とがある．後者は，抗生物質使用による**腸内細菌交代現象**で異常増殖した**クロストリジウム・ディフィシル** *Clostridium difficile* の毒素により発症する．

c．NSAID 腸炎 non-steroidal anti-inflammatory drug induced enterocolitis

　非ステロイド系消炎鎮痛薬(NSAID)投与により生じる腸炎．びらん，アフタ，潰瘍などさまざまな

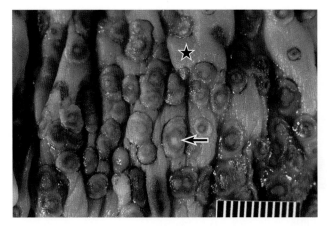

図 15-9　偽膜性腸炎
抗生物質投与 1 週間後に発症．大腸粘膜表面(★印)に，円形～卵円形の膜様物(偽膜：矢印)が多数付着している．

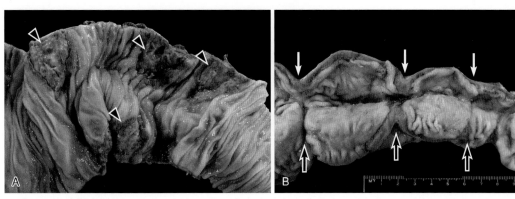

図 15-10　腸結核
A：終末回腸のパイエル板に一致して，びらんや円形潰瘍がみられる(矢頭)．これらは，結核菌感染により生じた肉芽腫の融合・自壊により形成される．
B：びらんや円形潰瘍は輪状方向に進展し，全周性輪状潰瘍となる(矢印)．輪状潰瘍が治癒に向かうと，腸管狭窄をきたす．

粘膜傷害が生じるが，NSAID の投与中止で病変は改善する．

d．細菌性腸炎 bacterial enterocolitis

ブドウ球菌，病原性大腸菌，サルモネラ菌群(チフス菌，パラチフス菌など)，エルシニア，赤痢菌，カンピロバクターなどの感染により生じる腸管傷害．下痢，腹痛，発熱などで発症する．確定診断には便培養による起炎菌の証明が必要である．

e．腸結核 intestinal tuberculosis

結核菌の経口感染．回盲部に好発する．粘膜や粘膜下層に中心乾酪壊死を伴う肉芽腫が多発し，それらが融合・自壊して，びらんや円形潰瘍が形成される(図 15-10 A)．潰瘍は輪状方向に進展し，全周性輪状潰瘍になる(図 15-10 B)．

f．アメーバ赤痢 amebic dysentery

囊胞型赤痢アメーバ原虫 *Entamoeba histolytica* の経口感染．囊胞型アメーバは大腸で栄養型アメー

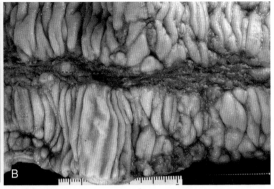

図 15-11　クローン病
　A：回腸の腸間膜付着側に数十 cm にわたって縦走潰瘍（矢印）が形成されている.
　B：縦走潰瘍（破線）の周囲粘膜には浮腫による凹凸が形成され，石を敷き詰めたような外観（玉石状外観）を呈している.

バになり，組織融解物質を分泌して大腸粘膜にびらんや下掘れの卵円形潰瘍を形成する. 盲腸，脾弯曲部，直腸に好発する. 腸管内の血管に侵入したものは門脈を経て肝臓に至り，膿瘍をつくることもある. 組織学的には，**組織融解壊死**が粘膜や潰瘍底にみられ，同部に赤血球を貪食した PAS 染色陽性の栄養型アメーバが認められる.

g．クローン病 Crohn disease

　原因不明. 10 歳代後半から 30 歳代前半に好発し，消化管全体（食道〜直腸）をおかし得る疾患. 小腸に好発する. 腹痛，下痢，体重減少，発熱を主症状とする. 難治性で，再燃・寛解を繰り返す. **肛門周囲の瘻孔**を合併することが多い. 肉眼的に，病変は非連続性（**飛び石状病変** skip lesion）で，典型例では腸間膜や結腸紐の上またはその近傍に**縦走潰瘍** longitudinal ulcer を形成し（図 15-11 A），潰瘍周囲粘膜は浮腫状で**玉石状外観** cobble stone appearance（図 15-11 B）を呈する. 組織学的には，乾酪壊死を伴わない**肉芽腫**，**全層性炎** transmural inflammation（リンパ球集簇巣が腸管壁の全層にわたって散在する），**裂溝** fissuring, fissuring ulcer（幅が狭く，腸管壁深部に向かって切れ込み状の形態を呈する潰瘍）などが特徴的である.

h．潰瘍性大腸炎 ulcerative colitis

　大腸粘膜を傷害する原因不明の疾患. 病変は直腸に始まり，口側に連続性に進展し，全大腸に及ぶこともある. 20 歳代までに発症するものが多いが，50 歳代以上の発症例もみられる. 粘・血性の下痢，下腹部痛，発熱が主症状で，再燃・寛解を繰り返す. 肉眼的には，粘膜はびまん性に発赤し，表面は粗糙・絨毛状を呈する（図 15-12）. 組織学的には，粘膜固有層全層に及ぶリンパ球・形質細胞のびまん性浸潤が特徴的で，**陰窩炎** cryptitis や**陰窩膿瘍** crypt abscess もみられ，腺管の萎縮・破壊・びらんが形成される. 5〜10％の症例では，腸管が著しく拡張し，粘膜の大部分が脱落して炎症が漿膜下層まで及ぶことがあり，急性劇症型 acute fulminant type または**中毒性巨大結腸症** toxic megacolon と呼ばれる. また，長期経過例では大腸癌を合併することがある.

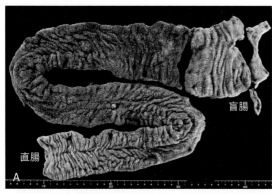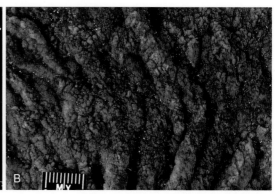

図 15-12　潰瘍性大腸炎
大腸粘膜にびまん性の炎症細胞浸潤および腺管破壊が起こるため，肉眼的に大腸粘膜はびまん性の発赤と粗糙・絨毛状を呈する．B は A の拡大像である．

5 タンパク漏出性胃腸症 protein-loosing gastroenteropathy

　胃や腸管の粘膜から血漿タンパク（とくにアルブミン）が消化管内腔に漏 出することにより生じる，低タンパク血漿を主症状とする症候群．本症候群をきたす腸管疾患としては，リンパ管拡張症，クローン病，潰瘍性大腸炎，**セリアック病**，熱帯性スプルー，ウイップル Whipple 病，アミロイドーシスなどがある．

　セリアック病 celiac disease は，食物中の小麦，大麦，ライ麦に含まれる植物性タンパクである**グルテン**の摂取により生じる**自己免疫性疾患**．グルテン腸症，グルテン起因性腸炎などとも呼ばれる．組織学的には小腸絨毛の著明な萎縮を特徴とする．発症例の多くは白人であり，日本人ではきわめてまれ．

6 過敏性腸症候群 irritable bowel syndrome（IBS）

　慢性的に起こる便通異常（下痢や便秘）と腹痛を症状とし，炎症や潰瘍などの器質的異常が認められない疾患の総称．腹痛は排便により軽快するのが特徴である．便秘を主症状とする便秘型，下痢を主症状とする下痢型，それらの両者を主症状とする混合型と，分類不能型がある．男性は下痢型が，女性は便秘型が多い．原因は解明されていないが，腸内細菌感染や，神経伝達物質であるセロトニンの異常分泌が関係していると推定されている．また，精神的不安や過度の緊張などのストレスが発症の契機や症状の増悪に関与することがある．

7 便 秘 症 constipation

　なんらかの原因で排便が困難となり，生活に支障をきたすような身体的症状が出現した場合を便秘または便秘症という．排便習慣には個人差があるため，便秘症を客観的に定義することは難しいが，一般には，便秘症とは週 2 回以上の排便のない状態が 1ヵ月以上続くこととされている．加齢に伴い増加するが，どの年代でも女性が男性に比べ多い．成因により器質的便秘と機能的便秘の 2 つに大別されるが，糖尿病や甲状腺機能低下症などの代謝・内分泌疾患，うつ病などの精神疾患により生じる場合もある．

a．器質的便秘 organic constipation

　腸管の物理的狭窄や閉塞により生じる排便障害．成因としては，大腸癌などの腫瘍性病変，開腹手術後の癒着性イレウス，クローン病による腸管狭窄などがある．

b．機能的便秘 functional constipation

　消化管検査で器質的疾患を認めないもの．大腸の蠕動運動の低下により，糞便が大腸内に長時間とどまることにより水分の過剰吸収が起こり，糞便が硬くなって排便困難となるもの（弛緩性便秘），逆に蠕動運動亢進により糞便の輸送が障害され排便困難となるもの（けいれん性便秘）とがある．過敏性腸症候群（IBS）の便秘型がこのタイプに含まれると考えられている．

8 腫瘍様病変

a．ブルンネル Brunner 腺過形成

　十二指腸球部に好発する．粘膜下腫瘍の肉眼形態をとることが多い．

b．過形成性ポリープ hyperplastic polyp

　大腸に発生する上皮の限局性過形成．鋸歯状管腔構造を特徴とする．Ｓ状結腸～直腸に好発する．肉眼的には 5 mm 以下の白色調無茎性隆起のことが多い（図 15-13 A）．

c．若年性ポリープ juvenile polyp

　異型のない上皮の囊胞状拡張と，軽度～中等度の炎症細胞浸潤を伴う広い浮腫状間質（粘膜固有層）を特徴とするポリープ．Ｓ状結腸と直腸に好発し，10 歳以下の小児に発生するため若年性と呼ばれるが，成人にも発生する．多発例（**若年性ポリポーシス**）では，胃，十二指腸，膵臓，大腸に癌を合併することがある．

d．ポイツ・ジェーガースポリープ Peutz-Jeghers polyp

　樹枝状に分岐する粘膜筋板と過形成性の上皮からなるポリープ．腸に単独で発生する場合と，**ポイ**

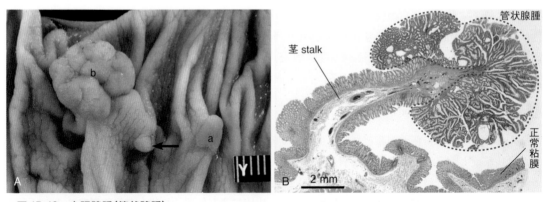

図 15-13　大腸腺腫（管状腺腫）
　Ａ：大腸の管状腺腫．無茎性（a）や有茎性（b）隆起を呈する．矢印の白色調無茎性隆起は過形成性ポリープ．
　Ｂ：有茎性腺腫（Ａの b）のルーペ像．正常粘膜の引き上げからなる茎 stalk の頭部に腺腫成分（破線で囲った部分）がある．茎は，結節性に増生した腺腫部分が腸管蠕動運動により腸管内腔に向かって牽引されることで形成される．

ツ・ジェーガース症候群に伴って発生する場合とがある．同症候群は常染色体優性遺伝疾患で，ポリープの他に手，足，口周囲，口腔粘膜に色素沈着がみられる．

9 上皮性腫瘍

a．腺　腫 adenoma

腺上皮から発生する良性腫瘍．大部分は大腸に発生し，十二指腸や小腸ではまれである．腺管構造から，**管状腺腫** tubular adenoma，**管状絨毛腺腫** tubulovillous adenoma，**絨毛腺腫** villous adenoma，**鋸歯状腺腫** serrated adenoma に分類される．管状や鋸歯状腺腫は無茎性・有茎性隆起を呈することが多い（図 15-13）．管状絨毛または絨毛腺腫では表面がビロード状で水平方向へ広く広がるものがある（図 15-14）．腺腫は前癌病変で，大腸癌の多くが腺腫を発生母地とすると考えられている（adenoma-carcinoma sequence）．腺腫の癌化率は大きさに比例し，大きさが 2 cm をこえると癌化率は 50％をこえる．

b．家族性大腸腺腫症 familial adenomatous polyposis

常染色体優性遺伝疾患で，腺腫が大腸に多発し（図 15-15），40 歳までででほぼ 100％に大腸癌が発生する．染色体 5q21 に存在する *APC*（adenomatous polyposis coli）癌抑制遺伝子の変異および**ヘテロ接合性消失** loss of heterozygosity（**LOH**）が腺腫の発生に関与している．他臓器にも腫瘍を随伴することがある．

c．腺　癌 adenocarcinoma

腺上皮から発生する悪性腫瘍．S 状結腸〜直腸に好発する．好発年齢は 50〜70 歳代．腺腫を発生母地とするものと，正常粘膜から直接発生するものとがある（***de novo 癌***）．*APC*，*p53* などの癌抑制遺伝子，*KRAS* 癌遺伝子，*BRAF* 癌遺伝子，**DNA 修復遺伝子**などの異常がその発生や成長に関与している．肉眼形態は胃癌の分類に準じるが（15-3④の項参照），早期癌（癌の壁深達度が粘膜下層まで）の隆起型（Ⅰ型）はⅠp（有茎型），Ⅰsp（亜有茎型），Ⅰs（無茎型）に亜分類する．従来はⅠ型が大部分を占めたが，近年はⅡa＋Ⅱc 型（図 15-16），Ⅱc 型など表面平坦で陥凹を呈するものの発見頻度が増加して

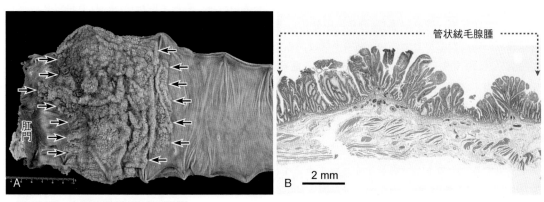

図 15-14　大腸腺腫（管状絨毛腺腫）
A：下部直腸の管状絨毛腺腫（矢印で囲まれた部分）．高い隆起をつくらず，カーペット状に水平方向へ広く進展している．
B：腺腫部分のルーペ像（破線で示した範囲）．乳頭状構造と管状構造とが混在する．

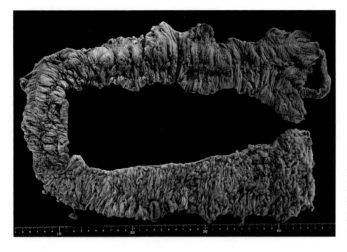

図 15-15　家族性大腸腺腫症
大腸全体に多数の大小のポリープ(腺腫)が発生している. *APC* 癌抑制遺伝子の異常により発症する遺伝性疾患. 40 歳までには, 多数の腺腫のうちのどれかが癌化する可能性がきわめて高い.

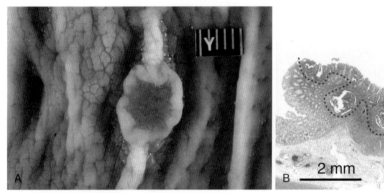
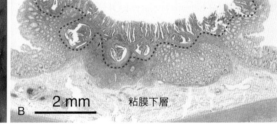

2 mm　　粘膜下層

図 15-16　大腸早期癌(SM 癌)
A：表面陥凹を有する丈の低い隆起性病変(Ⅱa＋Ⅱc 型).
B：癌の浸潤は粘膜下層までにとどまっている(破線部が癌の浸潤範囲).

いる. 進行癌では限局潰瘍型(2 型)(図 15-17)が過半数を占める. 組織学的には, 腺管構造の分化の程度から, 乳頭腺癌, 管状腺癌(高分化, 中分化), 低分化腺癌, 粘液癌, 印環細胞癌に分類されるが, 管状腺癌の頻度がもっとも高い. 粘膜下層浸潤癌(SM 癌)では 10％前後に, 進行癌(癌が固有筋層以深に浸潤)では約 50％に, **リンパ節転移**がある. **血行性転移**としては肝臓がもっとも多い. 結腸癌では肝転移率が高く(門脈系を介した転移), 直腸癌では肺転移をきたすものが多い(大循環系を介した転移).

d．カルチノイド腫瘍 carcinoid tumor/神経内分泌腫瘍 neuroendocrine tumor

内分泌細胞に分化した低悪性度の腫瘍で, 腸では十二指腸, 虫垂, 直腸に好発する. 種々のホルモンを産生する. セロトニンを産生するカルチノイドは, 時に皮膚紅潮や激しい下痢を起こすことがある(**カルチノイド症候群**). 肉眼的には粘膜下腫瘍の形態を呈する. WHO 分類 2019 における**神経内分泌腫瘍** neuroendocrine tumor(**NET**)の G1, G2 に相当する.

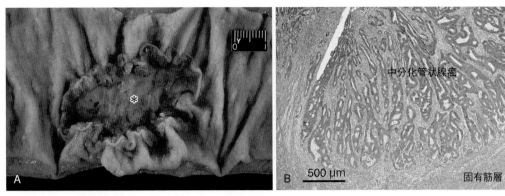

図 15-17　大腸進行癌

A：限局潰瘍型（2 型）進行癌．周囲との境界明瞭な隆起の中心に，深く広い潰瘍形成（＊）がある．
B：癌は固有筋層まで浸潤している．癌組織は管腔形成はあるものの，大小の管腔構造の融合（腺管内腺管構造，
　　篩状構造）が目立ち，中分化管状腺癌に分類される．

🔟 非上皮性腫瘍

a．良性腫瘍

　顆粒細胞腫，脂肪腫，血管腫，リンパ管腫，平滑筋腫，神経鞘腫（シュワン細胞腫）などが発生する．

b．消化管間質腫瘍 gastrointestinal stromal tumor（GIST）

　カハール Cajal 介在細胞由来の腫瘍と考えられている．KIT タンパクや CD34 免疫染色陽性の紡錘形細胞からなる．消化管では胃，小腸，大腸の順で発生頻度が高く，食道では頻度は低い．小腸・大腸に発生するものは胃に比べて悪性度の高いものが多い．

c．悪性リンパ腫 malignant lymphoma

　小腸に多い．大部分はびまん性大細胞性 B 細胞リンパ腫である．胃に比べ MALT リンパ腫は少ない．回盲部にはマントル細胞リンパ腫 mantle cell lymphoma が発生し，多発ポリープの肉眼形態を呈することがある（multiple lymphomatous polyposis）．

[下部消化管]

1．次の病気の発症機序について説明せよ.
　　①ヒルシュスプリング病，②大腸憩室症，③虚血性腸病変，④痔核，⑤虫垂炎

2．次の病気の合併症を1つずつあげよ.
　　①メッケル憩室，②大腸憩室症，③虫垂炎，④潰瘍性大腸炎，⑤カルチノイド腫瘍

3．薬剤が原因で起こる腸炎をあげよ.

4．細菌性腸炎の原因となり得る細菌を3つあげよ.

5．虚血性大腸炎，腸結核，アメーバ赤痢の肉眼的特徴(潰瘍の形態)の違いを述べよ.

6．肉芽腫が出現する腸炎をあげよ.

7．クローン病の肉眼的特徴を3つあげよ.

8．潰瘍性大腸炎の肉眼的特徴および組織学的特徴を説明せよ.

9．タンパク漏出性胃腸症の原因となる腸管疾患を3つあげよ.

10．過敏性腸症候群の定義を述べよ.

11．便秘症の成因について述べよ.

12．大腸腺腫の組織分類について述べよ.

13．家族性大腸腺腫症の遺伝形式と発生に関与する遺伝子をあげよ.

14．結腸癌では肝転移が，直腸癌では肺転移が多い理由について説明せよ.

15．腸に多い悪性リンパ腫の種類を述べよ.

C. 肝臓，胆道，膵臓

学習
目標

・肝炎ウイルスを中心とした肝炎の原因を理解する.
・慢性肝炎から肝硬変，肝細胞癌に至る経過を理解する.
・肝硬変が循環・代謝に与える影響を解剖学・生理学の知識とあわせて整理し，肝硬変の病態を理解する.
・胆嚢炎・膵炎の原因・病態を理解する.
・胆嚢癌・膵癌の原因・病態を理解する.

　わが国では肝臓に病気を持つ人が多いが，その原因として，肝炎ウイルスの高い感染率があげられる．肝炎ウイルスの持続感染は，慢性肝炎・肝硬変，さらには肝細胞癌を生じることから予後は不良であり，わが国で緊急な対策が求められている疾患の1つである．肝障害の原因は，ウイルス以外に，アルコール，肥満，薬剤などさまざまである．また，肝臓は体の中で代謝を司る重要な臓器であり，肝臓の障害は全身に障害を及ぼす．胆道・膵臓も肝臓と密接に関連しあっている．たとえば近年増加傾向にある胆道・胆嚢・膵臓の癌は，胆管・門脈を巻き込むと，肝臓と共通の病態をもたらす．ここではさらに，胆石症，膵炎などの特徴的な疾患についても述べる．

15-5　肝臓の病気

1 肝臓の構造と機能

　肝臓の構成成分は，大きく**肝小葉，門脈域，肝静脈**の3つに分けられる．肝小葉（図15-18）は肝実質を構成する基本単位で，直径1mm程度の大きさからなる．肝細胞は**肝細胞索**を形成しており，索と索の間には**類洞**と呼ばれる毛細血管が貫いており，ここを流れる血液と肝細胞の間で物質交換が盛んに行われる．類洞は小葉の中心にある中心静脈に集まり，それらはさらに集まって肝静脈となり，下大静脈に開く．肝小葉は小葉間間質である門脈域（グリソン Glisson 鞘）に囲まれて，門脈域の中には，

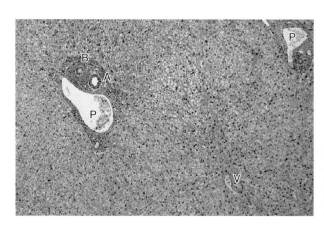

図 15-18　正常肝臓の組織所見
肝小葉では，肝細胞が1列に並んだ肝細胞索を形成し，その中心には中心静脈（V）がみられる．門脈域は，門脈（P），肝動脈（A），胆管（B）から構成される．

門脈，**肝動脈**，**胆管**が走る．肝臓は，肝動脈と門脈 2 つの血管が流入し**二重血管支配**を受けている点で，他の臓器と異なる大きな特徴を持つ．肝細胞でつくられた**胆汁**は，毛細胆管を経て胆管に注ぎ，肝外胆管へと集まる．このように，肝臓は複雑な構造をしているが，これは肝臓の機能と密接な関係にある．吸収された栄養分は門脈を経てまず肝臓に送られ，肝細胞に取り込まれて必要な代謝を受ける．種々の毒物やアルコールなどを代謝して無毒化する解毒機能も有する．

2 肝臓の循環障害

　もっとも重要なのは，門脈系の循環障害である．門脈系の閉塞性病変による血流障害は，**門脈圧亢進症**をきたす．障害部位により，**肝前性**(肝外門脈)，**肝内性**(肝内門脈および類洞)，**肝後性**(肝静脈および下大静脈系)に分けられる．頻度的には，肝硬変症に伴う肝内性(門脈のつぶれや類洞の血流抵抗の増大)の門脈圧亢進症がもっとも多くみられる．門脈系からは，肝臓を通らずに大静脈に抜けるバイパス(側副血行路)が複数存在しており，これらは通常はごく小さな血管だが，門脈圧亢進症の状態では，多量の血液が流れて拡張して粘膜や皮膚の表面に盛り上がった状態(静脈瘤)を形成する．門脈圧亢進症に伴う静脈瘤の形成としては，**食道静脈瘤**，**腹壁静脈瘤**，**痔静脈瘤**などがみられる．それ以外に，**脾腫**，**腹水**などがみられる．右心不全あるいは肝静脈の閉塞(バッド・キアリ症候群 Budd-Chiari syndrome)では肝臓のうっ血が生じ，持続すると壊死，線維化を生じ，最終的には肝硬変に至る．

3 ウイルス肝炎

　一般に**ウイルス肝炎** viral hepatitis といった場合は，いわゆる**肝炎ウイルス**の感染によって引き起こされた肝炎のことを指す．

　主要な肝炎ウイルスは，A 型，B 型，C 型の 3 種類であり，それぞれ**A 型肝炎**，**B 型肝炎**，**C 型肝炎**と分類される．A 型(RNA ウイルス)は主に経口感染し，他の 2 型のように慢性化することはない．B 型と C 型は血液を介して感染するが，B 型は DNA ウイルス，C 型は RNA ウイルスである．とくに C 型肝炎と母子感染による B 型肝炎は**慢性化**しやすく，肝硬変，肝癌へと進展する．現在，輸血用の血液の検査やワクチンの普及により，わが国では B 型肝炎は減少し，C 型肝炎の割合が急増している．ウイルス肝炎による肝臓の病変の基本は肝細胞の傷害・壊死であるが，肝炎ウイルスは一般には直接肝細胞を傷害するのではなく，感染した肝細胞に対する**宿主の免疫反応**として炎症が起こり，肝細胞が傷害される．ウイルス肝炎は，その経過により，急性肝炎，慢性肝炎，さらに予後不良の劇症肝炎に分けられる．

a．急性肝炎 acute hepatitis
　強い黄疸をもって発病し，通常は治療により 1～2 ヵ月で治癒する．**肝細胞の変性**(風船化)，**壊死**，**リンパ球・マクロファージの浸潤**をみる．回復期には，肝細胞が再生し修復される．通常はこれらの像が混在して多彩な像を示す．

b．劇症肝炎 fulminant hepatitis
　肝炎の中で，急速な経過で肝不全に陥り死に至る予後不良な肝炎である．肝不全については，5 肝硬変の項で述べる．肝炎ウイルスによらないもの，原因不明のものも時にみられる．帯状ないし広範性の**肝細胞壊死**がみられる．そのため肝臓は正常の 1/2 程度にまで萎縮する．

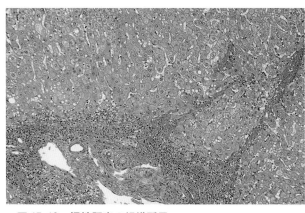
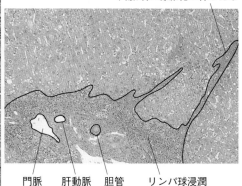

門脈域の線維化の伸びだし

門脈　　肝動脈　胆管　　リンパ球浸潤

図 15-19　慢性肝炎の組織所見
門脈域およびその周囲にはリンパ球浸潤がみられ，門脈域は線維化の伸びだしにより拡大している．

c．慢性肝炎 chronic hepatitis

　急性肝炎が遷延化して，数〜十数年の経過を示すもので，最終的には肝硬変に至る．なんらかの理由によって肝細胞内のウイルスが排除できずに，宿主の免疫反応による肝細胞傷害が持続する状態である．門脈域を中心としたリンパ球浸潤と線維化により門脈域は拡大する（図 15-19）．慢性肝炎の評価，予後の判定は，**炎症の強さ**（活動性）と**線維化の程度**によりなされ，現在，わが国では**新犬山分類**（それぞれ A0〜A3，F0〜F4 に分類）が広く用いられている．

④ アルコールによる肝臓の障害と薬剤性肝炎

　肝細胞は毒物を代謝して無害な物質に変える．そのため，肝臓は中毒の際に強い傷害を受ける．中毒性肝障害の中で代表的なものは，アルコールによる障害である．アルコールは肝細胞で代謝されるが，過剰のアルコールは肝細胞を傷害する．アルコールの長期間大量摂取により生じる肝臓の障害は，**アルコール性脂肪肝**，アルコール性肝炎，そしてアルコール性肝硬変症に大別される．一般には，日本酒にして 1 日 3 合以上の飲酒を続けた場合に慢性の肝障害を生じるといわれている．

　薬剤による肝障害を**薬剤性肝炎**と呼ぶが，その発症機序から，薬剤自体による**肝毒性**と生体反応による**過敏性**の 2 種類に区別される．急性肝炎に類似するもの，胆汁うっ滞を主体とするものなど，組織像は多彩である．

a．非アルコール性脂肪肝炎 non-alcoholic steatohepatitis（NASH）

　NASH は，飲酒歴がないにもかかわらず，アルコール性肝炎に類似した病理像を示す疾患として提唱された．肥満，糖尿病，脂質異常症（高脂血症）を背景に有していることがほとんどで，メタボリックシンドロームの 1 つとして注目されるようになった．単なる脂肪肝とは異なり，脂肪肝に酸化的ストレスによる肝細胞傷害が加わり肝炎を発症したもので，最終的には肝硬変に進展する．肝細胞の脂肪化と風船様変性，線維化が重要な組織所見である（図 15-20）．

⑤ 肝　硬　変

　ウイルス肝炎，アルコール性肝炎など慢性の肝障害が持続した場合，最終的に**肝硬変** liver cirrhosis と呼ばれる終末像に到達する．肝細胞の壊死，再生，線維化が繰り返される中で，隔壁状の線維性結

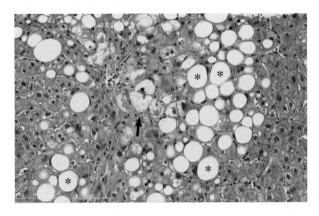

図 15-20　NASH の組織所見
脂肪化(＊)とともに，中央に風船様変
性(矢印)を認める．

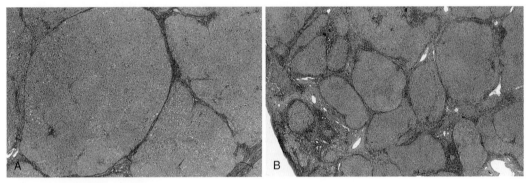

図 15-21　肝硬変の組織所見
A：大結節性肝硬変．B 型肝炎ウイルス感染症例にみられた肝硬変で，薄い線維性隔壁に囲まれた大型の再生
　結節がみられる．
B：小結節性肝硬変．C 型肝炎ウイルス感染症例にみられた肝硬変で，大結節性に比して線維性隔壁が厚く，再
　生結節は小さい．

合組織が発達して，**再生結節**(偽小葉)が肝臓全体に形成される．正常の肝臓は，表面が平滑であり，
割面では小葉が均一に分布しているが，肝硬変では，表面は不規則な凹凸が目立ち，割面では大小の
結節状を呈する．肝硬変は再生結節の大きさにより，**大結節性，小結節性**，**大・小結節混合型**に分類
され，大結節性は B 型肝炎による肝硬変の典型的な像，小結節性は C 型肝炎による肝硬変の典型的な
像とされている(図 15-21)．一方，肝硬変の病因が明らかなものが増え，臨床的に病因に基づく分類が
使われることから，病理学的にも，病因に基づいて呼ばれる傾向にある．たとえば **B 型肝硬変，C 型
肝硬変**と呼ばれる．その他，慢性の胆汁うっ滞による場合は**胆汁性肝硬変**，慢性のうっ血による場合
は**うっ血性肝硬変**，アルコールによる場合は**アルコール性肝硬変**などと呼ばれる．
　肝硬変は通常不可逆的であり，**肝不全，門脈圧亢進症**，**肝細胞癌**を合併することから，予後は不良
である．肝不全は，肝全体としての機能の低下，門脈系から直接肝静脈系に流れる血流の増加などに
より生じ，血中アンモニアの増加による肝性脳症，低タンパク血症，血液凝固異常，黄疸を生じる．
そのため，血清アンモニア，アルブミン，ビリルビンの値と凝固時間は，肝不全の程度の指標となる．
門脈圧亢進症については②肝臓の循環障害の項で述べたが，中でも食道静脈瘤の破裂は肝硬変の主た
る死因の１つである．肝不全による低タンパク血症も加わって，腹水はさらに増悪する．肝細胞癌が
肝臓を占拠することで肝不全はさらに進行する．このように，それぞれの病態は関連しあっており，

肝硬変の治療を困難にし，予後を不良なものとしている．

6 肝炎ウイルス以外の肝臓の感染症

a．肝膿瘍 liver abscess

原因としては細菌感染によるものと**赤痢アメーバ**によるものがある．細菌性の膿瘍が発生する様式として主なものは，**上行性感染**によるものと**血行性**に生じるものである．上行性感染は，炎症が十二指腸から胆管を経て肝臓に達したものであり，多くの場合，胆管の通過障害による胆汁うっ滞と胆管炎を合併している．赤痢アメーバは大腸から門脈を経て肝膿瘍を引き起こす．

b．寄生虫症

日本住血吸虫症は，日本住血吸虫の主として虫卵が門脈を塞栓することで，門脈域の線維化，そして門脈圧亢進症をきたす．肝吸虫症は，肝内胆管に寄生して胆管の閉塞や慢性炎症を起こす．

7 肝臓の代謝障害

a．ヘモクロマトーシス hemochromatosis

遺伝性の鉄代謝障害により肝臓に大量の**ヘモジデリン沈着**をきたす．原発性ヘモジデローシスとも呼ばれるが，続発性のヘモジデローシスは，大量の輸血や溶血などにより生じる．長期に及ぶと肝硬変に移行するが，ヘモジデリン沈着により褐色調を呈することから，色素性肝硬変とも呼ばれる．

b．ウィルソン病 Wilson disease

遺伝性の銅代謝障害により肝臓に大量の**銅沈着**をきたす．肝臓以外に脳(レンズ核)，角膜などに障害を引き起こす．大結節性肝硬変が発生する．

8 肝臓の腫瘍

a．肝　癌 liver cancer

肝臓の腫瘍は，大きく上皮性と非上皮性に分けられる．ともに良性と悪性に分けられるが，良性の上皮性腫瘍である肝細胞腺腫は比較的まれな疾患である．経口避妊薬などのホルモン剤との関連が指摘されており，今後わが国でも増加してくることが考えられる．上皮性腫瘍の主体は悪性腫瘍である肝細胞癌である．その他，胆管細胞癌，肝芽腫，転移性肝癌について述べる．

(1) 肝細胞癌 hepatocellular carcinoma (ヘパトーマ hepatoma)

肝臓の上皮は肝細胞と胆管細胞からなり，前者の**肝細胞由来**の悪性腫瘍が**肝細胞癌**である．その多くが結節状の腫瘤を形成し，通常の腺癌に比べて軟らかい(図 15-22)．出血や壊死を伴うことが多い．構造的には，類洞様の血管で裏打ちされた**索状配列**を示す．腫瘍細胞は，**胆汁の産生**，**脂肪沈着**などを示す(図 15-23)．しばしば，癌胎児性抗原である**α-フェトプロテイン** α-fetoprotein (**AFP**)を産生するため，腫瘍マーカーとして診断に用いられる．肝細胞癌は，進行すると，門脈内に**腫瘍栓**を形成したり，肝内に転移する．そのために肝不全が促進される．肝細胞癌が正常の肝臓に発生することはまれで，そのほとんどは，B型ないしC型肝炎ウイルスの持続感染を背景に生じる．C型肝炎ウイルスによる肝硬変では，年率5％程度の割合で肝細胞癌が発生するといわれている．このように，ウイルス肝炎・肝硬変では発癌の危険率が非常に高いため，しばしば同一の肝臓の中に複数の肝細胞癌が多中心性に発生する．また，高危険群のスクリーニングが進む中で，肝細胞癌が早期に発見できるように

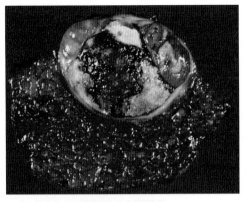

図 15-22　肝細胞癌の肉眼所見
小結節性の肝硬変を背景に生じた肝細胞癌. 被膜に囲まれた丸い腫瘤を形成しており, 割面からは軟らかい腫瘍が膨隆している.

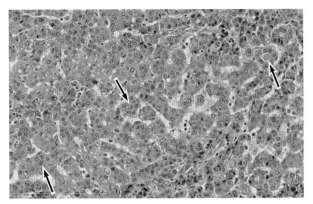

図 15-23　肝細胞癌の組織所見
腫瘍細胞は, 正常の肝細胞に類似した索状の配列を示し, 類洞様の血管に囲まれている. 胆汁栓の形成(矢印)が多数みられる.

なり, 早期肝細胞癌, 前癌病変と考えられる異型結節(腺腫様過形成)などの特徴が明らかになってきている.

(2) 胆管細胞癌 cholangiocarcinoma (肝内胆管癌)

　肝臓内の**胆管上皮に由来**する悪性腫瘍である. 組織学的には, 管状ないし乳頭状の腺癌からなり, 胆道・膵臓の腺癌と類似する. 肝細胞癌と異なり, 正常の肝臓に生じることが多いが, C型肝炎との関連や, 外国では肝吸虫との関連も示唆されている. 進行した段階でみつかるものが多く, 予後は一般に不良である.

(3) 肝芽腫 hepatoblastoma

　代表的な小児腫瘍の1つで, 乳幼児の肝臓に発生する悪性腫瘍である. 胎児期の肝臓に類似する分化のよいもの, 未熟な細胞からなるもの, 軟骨などの間葉系成分を伴うものなどがある(図 15-24). 腫瘍マーカーの**AFP**がきわめて高い値を示す.

(4) 転移性肝癌

　これまで述べてきた腫瘍はいずれも原発性の腫瘍であるが, 肝臓は, **血行性転移**の代表的な標的臓器であり, さまざまな場所に生じた悪性腫瘍の転移(**転移性腫瘍**)がみられる. 中でも消化器の癌は経門脈性に肝臓に転移を生じやすい(図 15-25). そのため肝臓に腫瘍をみたときは, 原発性か転移性かをまず鑑別することが大事である. 原発巣は小さいにもかかわらず, 肝臓にびまん性の転移を生じることもある.

b. 非上皮性腫瘍

　さまざまな種類の良性ないし悪性の非上皮性腫瘍がみられるが, その頻度はあまり高くない. もっともよくみられるのが**血管腫**(海綿状血管腫)であり, 小さいものから一葉を占めるものまでみられる. 内皮細胞で覆われた腔内には赤血球が充満しており, 肉眼的には暗赤色調を呈する. 古くは剖検などで偶然みつかるものが多かったが, 最近はエコーなどの検査でみつかる割合が増えている. 悪性の腫瘍としては, やはり血管由来の血管肉腫がもっとも多くみられる. 予後はきわめて不良である. かつて用いられた放射性造影剤であるトロトラストによる発生はよく知られている.

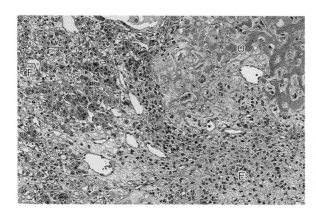

図 15-24　肝芽腫の組織所見
肝細胞に類似する分化のよい部分(F)，
小型で未分化な細胞からなる部分(E)，
類骨形成を認める部分(O)が混在してみ
られる．

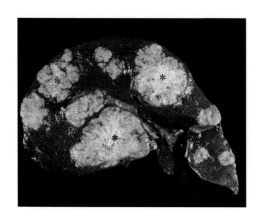

図 15-25　転移性肝癌(結腸癌)の肉眼所見
肝臓全体に八頭状で内部に壊死を伴う結節(*)
が多数みられる．組織学的には，原発の結腸癌
と同じ組織像を示す腺癌の転移からなる．

15-6　胆道の病気

　胆道 bile duct とは，肝細胞から分泌された胆汁が十二指腸に排泄されるまでの管であり，毛細胆管に始まり，ファーター Vater 乳頭に終わる．大きく肝内胆管と肝外胆管に分かれ，肝内については 15-5 の項で触れたが，肝外の胆管の主たる障害も閉塞による通過障害が重要である．胆囊 gall bladder は胆汁を貯留する中腔臓器で，炎症，結石を生じやすい．ここでは，胆囊炎と胆道閉塞を生じる主たる疾患として，先天性の閉塞，胆石症，腫瘍について述べる．

1　胆道の先天異常

　先天性胆道閉鎖症 congenital biliary atresia が代表的である．肝外胆管の閉塞，形成不全により生後まもなく閉塞性黄疸が現れ進行していく．短期間で胆汁性肝硬変に進展するため，肝門部と空腸の吻合手術(葛西手術)ないし生体肝移植が行われる．

2　胆石症

　胆石のほとんどは胆囊結石であり，他に総胆管結石，肝内結石がある．胆汁の濃縮，成分の変化により形成され，その主成分により**コレステロール系結石**と**ビリルビン系結石**に分けられるが，大半は**混合結石**である．胆石は無症状に経過することもあるが，胆道に詰まって**閉塞性黄疸**を生じたり，次

に述べる**胆嚢炎**を伴う.

3　胆 嚢 炎

　胆石に伴う機械的な刺激や細菌感染による. 急性胆嚢炎は, 発熱, 激しい疼痛を伴い, 胆嚢に炎症細胞浸潤, 浮腫, 充血を認める. 慢性胆嚢炎は胆石症を合併していることが多く, 胆嚢壁は線維性に肥厚する.

4　肝外胆管癌 carcinoma of the extrahepatic bile duct と胆嚢癌 gallbladder cancer

　胆道の腫瘍は, 上皮性腫瘍がほとんどで, 主体は悪性の癌であるが, 時に良性の乳頭状腺腫, 管状腺腫をみる. **肝外胆管癌**は, 発生部位により, 肝門部(左右肝管合流部付近を指す)胆管癌, 上部胆管癌, 中部胆管癌, 下部胆管癌に分けられる. 肝門部および上部胆管癌は肝臓への浸潤, 下部胆管癌では膵臓への浸潤を生じやすく, 手術で切除することが困難な場合も多い. ファーター乳頭に生じたものは, 別に**乳頭部癌** papillary carcinoma と呼ばれる. **胆嚢癌**は中年女性に多い癌で, 胆石, 慢性胆嚢炎との関連が示唆されている. 胆嚢癌自体が症状を示すより, 胆石や炎症でみつかることが多い. またポリープ状の隆起性病変を形成するものの中には, 非腫瘍性の病変である**過形成性ポリープ** hyperplastic polyp, **コレステロールポリープ** cholesterol polyp もみられる. 胆嚢ポリープの中ではコレステロールポリープがもっとも頻度が高い.

15-7　膵臓の病理

　膵臓 pancreas は種々の消化酵素を分泌する外分泌腺組織であるとともに, インスリン, グルカゴンなどのホルモンを産生する内分泌腺組織でもある. 内分泌腺組織(ランゲルハンス島)の病理については第 16 章 16-6 の項で扱うので, ここでは, 腺房細胞, 膵管からなる外分泌腺組織の病理について述べる.

1　急性膵炎と慢性膵炎

a. 急性膵炎
　急性膵炎 acute pancreatitis は, 胆石症, アルコールを原因とするもの, および原因不明のものが主体である. 膵管は胆管とともに乳頭部で十二指腸に開口するが, その直前で膵管と胆管が合流し共通管を形成している場合が多く, そこが胆石で閉塞すると, 膵管の閉塞を生じたことになり, 膵液の逆流, 組織中への漏 出を生じる. このように膵炎の主体をなす変化は, 消化酵素である膵液による自身の組織の消化(**自家消化**)であり, 膵実質組織の**壊死**, 膵周囲の脂肪組織の壊死(脂肪壊死)を起こす. 血管の傷害により強い出血を伴うことも多い. 急性膵炎は激しい腹痛として発症する**急性腹症** acute abdomen の原因の 1 つであり, 腹膜炎や全身性の障害を生じる重篤な疾患である.

b. 慢性膵炎 chronic pancreatitis
　膵組織の傷害が持続性に生じ, 膵外分泌機能が障害された状態である. 原因としてはアルコールがもっとも多いが, とくに女性では原因不明のものも多い. 膵実質は萎縮し, 線維化により硬くなる. 膵管は拡張して**膵石** pancreatic calculus を伴う.

2 膵臓の腫瘍

　膵臓の腫瘍には上皮性の腫瘍が多く，外分泌性腫瘍と内分泌性腫瘍とに分けられる．その大半を占めるのが，**膵管上皮由来**の悪性腫瘍である**膵管癌**である．腺房細胞由来の腫瘍はきわめてまれである．内分泌性腫瘍については，第 16 章 16-6 の項で述べる．非上皮性腫瘍はきわめてまれである．

a．膵癌（膵管癌）pancreatic ductal carcinoma

　膵管上皮由来の癌で，ほとんどが腺癌である．通常は浸潤性で境界不明瞭かつ線維性間質に富んだ硬い結節として認められる．多くは小型の膵管上皮由来と考えられ，**浸潤性膵管癌**として発見されるものがほとんどである．発生した部位により，**膵頭部癌**，**膵体尾部癌**という分類も用いられる．膵頭部癌では総胆管が近くを走るため，早くから総胆管の閉塞をきたし，**黄疸**を生じる．それに対して膵体尾部癌ではかなり進行するまで症状が出にくいため，発見が遅れやすい．腫瘍マーカーの **CA19-9**，**CEA** の上昇を認める．膵管癌は死因の上位を占め，発見されてからの平均の予後が 1 年に満たず，**難治癌**の代表でもあり，早期診断はいまだに困難である．その一方で，主膵管や大型の分枝膵管上皮から発生し膵管内に乳頭状に増殖する腫瘍の一群が存在し，**膵管内乳頭腫瘍**と呼ばれている．これらの多くが高度の粘液産生を伴うことから**粘液産生膵腫瘍**とも呼ばれる（膵管内乳頭粘液性腫瘍 intraductal papillary mucinous neoplasm）．膵管内乳頭腺腫と膵管内乳頭腺癌に分けられるが，膵管内乳頭腺癌であっても非浸潤癌としてみつかることが多く，膵管癌に比べて予後は良好である．

設問

[肝臓・胆道・膵臓]
1．わが国でもっとも重要な肝炎の原因は何か述べよ．また，肝炎の代表的な自然経過を復習し，なぜ重要であるかを考察せよ．
2．肝硬変の合併症は何か述べよ．また，肝硬変がなぜ重篤な病態なのかを説明せよ．
3．アルコールによる肝障害について説明せよ．お酒を飲みすぎるとなぜいけないのか，慢性膵炎についてもあわせて述べよ．
4．肝臓の悪性腫瘍でもっとも多くみられるのは何か答えよ．またその特徴について説明せよ．
5．胆嚢炎，膵炎の原因は何か述べよ．

D. 腹　　膜

　腹膜は, 腹腔の表面を覆っており, 消化管, 肝臓などの腹腔内臓器の表面の臓側腹膜と腹壁や後腹膜表面の壁側腹膜よりなる. 表層には1層の中皮細胞が存在する.

15-8 腹膜の病気

1 腹 膜 炎 peritonitis

　胃や十二指腸の潰瘍や大腸憩室炎によって穿孔が生じた場合, 消化管内の細菌が腹腔に侵入し, **急性腹膜炎**が起こる. 穿孔部周囲には, しばしば膿瘍(のうよう)が形成される. 腹部臓器に対する手術によって癒着性腹膜炎が起こり, イレウスの原因となることがある. 胃癌, 卵巣癌, 膵癌の腹膜播種(はしゅ)・転移によって, **癌性腹膜炎** peritonitis carcinomatosa が起こる. 長期間に及ぶ腹膜透析が細菌性あるいは無菌性腹膜炎の原因となることがある.

2 腹　　水

　腹水 ascites とは腹腔内に液体が貯留することである. うっ血や肝硬変・腎不全による低タンパク血症で起こる腹水は漏出性(ろうしゅつせい)である. 癌性腹膜炎でみられる癌性腹水では, 腹水中に細胞診で癌細胞が同定されることがある.

3 腫　　瘍

a. 悪性中皮腫 malignant mesothelioma

　悪性中皮腫は, 腹膜の中皮細胞に由来する悪性腫瘍であり, 腹膜の原発性腫瘍ではもっとも多い. 40歳以上の男性に多く, 約半数はアスベストの曝露と関連がある. 病理学的特徴は胸膜中皮腫と同じである(第13章13-3④の項参照).

b. その他の腫瘍

　漿液性腫瘍(しょうえきせい) serous tumor がまれに腹膜に発生することがある. 病理組織学的には, 卵巣原発の漿液性腫瘍と同様である.

　腹膜偽粘液腫(ねんえきしゅ) pseudomyxoma peritonei とは, 腹腔内に粘液が多量に貯留した状態をいい, 虫垂の粘液性腺癌の転移であることが多い.

設問

1. 腹膜炎について説明せよ.

16 内分泌系

学習目標
- 内分泌系の基礎知識，病態を正確に把握し，他の臓器における疾患の病理，病態を理解するうえでの一助とする．
- ホルモンの４つの作用機序を明確に説明できるようにする．
- ホルモンの機能亢進症，機能低下症について，個々の内分泌臓器での調整機序を含めて理解する．
- 視床下部/下垂体，甲状腺，副甲状腺，副腎，膵島の代表的な疾患をあげられる．
- 遺伝的に発症する内分泌腺の疾患があることを把握する．

　内分泌系は神経系とともに，ホルモンが作用する組織の機能・恒常性の維持に深く関与していることから，全身の臓器に種々の影響を及ぼす．また，内分泌系は病態を比較的論理的に説明できる領域の１つであるため，この基本を理解すれば，複雑な病態を理解することも可能である．

16-1 内分泌疾患を知るための予備知識

1 内分泌（ホルモン）とは何か

　内分泌腺は，**ホルモン**と呼ばれる活性物質を合成して主に血液中に分泌している臓器であり，文字どおり体の中に活性物質を出しているという点が，大きな特徴としてあげられる．

　内分泌腺で合成・分泌されるホルモンという化学信号を受け取るためには，受容体という受け手が必要になる．内分泌腺から分泌されるホルモンの作用は，われわれの生体の**恒常性（ホメオスタシス）**を保持するのにきわめて重要な働きをしている．ホルモンは，その作用機序から**オートクリン** auto-crine，**パラクリン** paracrine，**エンドクリン** endocrine，そして**イントラクリン** intracrine という４つの作用機序に分けられる（図16-1，16-2）．オートクリン機構とは，細胞自身がホルモンをつくり，自分自身に作用させる機序である．一方パラクリン機構では，産生されたホルモンが，そのつくられた細胞の隣またはごく近いところにある受容体を持つ細胞に作用して，種々の影響を及ぼす．これらに対してエンドクリンは，"内分泌"という言葉に翻訳されるように，細胞で産生されたホルモンが血流で運ばれ，離れた組織の細胞に作用する機構である．一般的には，内分泌作用というとこのエンドクリン作用を指すことが多い．近年，これら３つのホルモンの作用機序に加えてもう１つ，イントラクリン機構という新しい作用機序が樹立されてきている．これは図16-2に示すように，ホルモンが作用する場において，血液中の**前駆体**に相当する物質から活性の高いホルモンを合成し，血液中のホルモン濃度と無関係に標的細胞に作用させる機序である．このイントラクリン機構は，性ステロイドホルモンの作用機序において大きな注目を集めている．

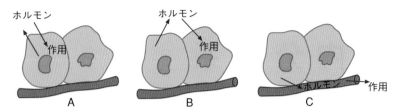

図 16-1　ホルモンの作用機序

A：オートクリン機構．ホルモンは産生された細胞に作用する．
B：パラクリン機構．ホルモンは産生された細胞に隣接した細胞で作用する．
C：エンドクリン機構．ホルモンは産生された細胞から血液中に放出され，血流により離れた組織の細胞に到着し作用する．

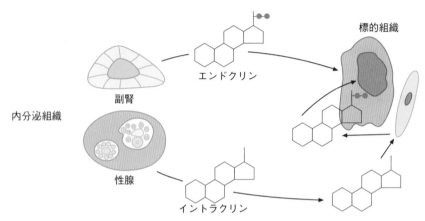

図 16-2　イントラクリン機構とエンドクリン機構の差異

イントラクリン機構では生物学的活性の低いホルモンが生物学的活性の高いホルモンに標的組織で転換されて作用する．血液中に活性の高いホルモンがそれほど多くなくともホルモン作用は生じてくる．

2　ホルモンはわれわれの体でどうやって作用しているのか——ホルモンの作用機序

　ホルモンと受容体の関係はいわば鍵と鍵穴にたとえられ，特異的な受容体がない細胞ではいくら血液中のホルモン濃度が高くなっても，ホルモン作用はその細胞には及ばない．この**標的細胞**におけるホルモン受容体は，細胞膜に存在する受容体と，核もしくは細胞質内に存在する受容体に大きく分けられる．このうち細胞膜に存在する受容体に結合するインスリンなどのペプチドホルモンは，受容体に結合後，アデニル酸シクラーゼなどの**細胞内情報伝達機構**を介して細胞にその作用を及ぼす．一方，細胞質や核に存在する受容体と結合するステロイドなどのホルモンは，受容体に結合後，DNA のある特定の部位に直接結合し，遺伝子の発現を制御することにより細胞にその作用を及ぼす．このことからわかるように，ペプチドホルモンなどの細胞膜の受容体を介するホルモンは比較的早い段階で作用が現れてくるが，ステロイドホルモンなどは遺伝子発現を制御してタンパク質を合成させることで作用を及ぼすため，ホルモン作用を示すにはより長い時間が必要である．これらの所見は，とくにわれわれの体の外からホルモンを与えた場合に，ホルモン作用が発揮されるまでの時間を考えるにあたり，きわめて重要となる．

3 ホルモン機能亢進症と機能低下症とは——ホルモンが多すぎたり少なすぎたりすると，われわれの体はどうなるのか

ホルモンは前述のように，われわれの体の中で生体恒常性を保持するのに重要な役割を果たしている．そこで血中に分泌されるホルモンが過剰になったり，逆に不足してくると，全身に及ぶ種々の機能異常が発生してくる．これらの多くは，放置しておくと生命にかかわる重篤な症状を呈する．ホルモンが過剰に合成・分泌される病態を**機能亢進症**あるいは**ホルモン過剰症**，逆にホルモンが不足もしくは欠乏する病態を**機能低下症**あるいは**ホルモン欠損症**と呼んでいる．機能亢進症の原因としては，ホルモンが産生される細胞の数が病的に増加する過形成，腫瘍などが一番多い．これに対して機能低下症は，ホルモンを産生する内分泌細胞の破壊，低形成，ホルモン産生に関与する酵素の欠損，そして標的細胞における受容体の欠損もしくは発現低下など，後天性，先天性を含めてきわめて多彩な原因で生じてくる．

4 ホルモン分泌はどうやって調整されているか

ホルモンは一般に，上位ホルモン，下位ホルモン，そして水，電解質などホルモン作用の結果現れてくる現象によって制御される．図 16-3 に副腎皮質ホルモンの 1 つである**コルチゾール** cortisol（**糖質コルチコイドの一種**）の分泌制御機序をまとめるが，**副腎皮質ホルモン** corticosteroid は，下垂体前葉から分泌される**副腎皮質刺激ホルモン** adrenocorticotropic hormone（ACTH）によりその合成分泌が刺激される．一方，**下垂体前葉**における ACTH 産生細胞は，コルチゾールによって負の制御，すなわち ACTH の分泌・合成を抑制する作用を受けると同時に，下垂体前葉の上位中枢である**視床下部**から**副腎皮質刺激ホルモン放出因子** corticotropin releasing factor（CRF）によって正の制御，すなわち産生・分泌を亢進する作用を受ける．さらに視床下部は，中枢神経系の他の部位から神経回路を通して正の制御を受けると同時に，コルチゾールおよび ACTH から負の制御を受けて CRF の産生・分泌を制御している．多くの内分泌系ではこのような**フィードバック機構**が重要な役割を果たしており，血液中のホルモン濃度を正常に保持して生体の恒常性を維持している．しかし，たとえば下垂体前葉に ACTH を産生する腫瘍が発生してしまうと，ACTH が過剰に分泌される．この結果として副腎皮質細胞が刺激され過剰のコルチゾールが分泌されるが，下垂体前葉では腫瘍化により過剰のコルチゾールによる負のフィードバック機構が働かないため，ACTH の分泌合成が抑えられない．このため，下垂体前葉

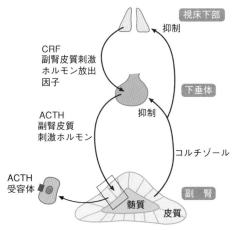

図 16-3 コルチゾールの視床下部-下垂体前葉-副腎皮質系における合成・分泌の制御機構

副腎皮質細胞から分泌されるコルチゾールは，下垂体前葉ならびに視床下部細胞に存在するコルチゾール受容体を介して，おのおのの ACTH，CRF の合成・分泌を抑制し，副腎皮質からのコルチゾールの分泌を自ら制御している．

の腫瘍により両側の副腎皮質が過形成となり，コルチゾール過剰を伴う**副腎皮質機能亢進症（クッシング症候群）**が生じてくる．逆に，下垂体前葉における ACTH の合成・分泌が低下してしまうと，当然ながら副腎皮質細胞におけるコルチゾールの合成・分泌も低下し，副腎皮質機能不全が発症する．これに伴い，副腎皮質は著明な萎縮を呈することになる．このように，機能亢進症，低下症などの内分泌腺の病態をよく理解するためには，1つの臓器だけではなく内分泌系全体，さらには個体全体を把握して理解を深めることがきわめて重要となる．

16-2　視床下部と下垂体

1　視床下部−下垂体とは

　視床下部−下垂体系は生体調節系の中枢を占めており，生体系の恒常性を維持するために，種々の内分泌腺を制御するいわゆる上位ホルモンを分泌・合成し，生体全体における活動を制御している．

2　視床下部−下垂体はどこにあり，何の働きをしているのか

　視床下部 hypothalamus は第三脳室底をなし，異なる機能を有する神経細胞の集団からなりたっており，これらを総称して核と呼んでいる．このうち**視索上核** supraoptic nucleus（SON），**室傍核** paraventricular nucleus（PVN）の神経軸索突起が，束を形成して下のほうに向かっている．これを**下垂体茎** pituitary stalk と呼んでおり，その終末部位は下垂体後葉と呼ばれる．視床下部の機能としては，下垂体前葉の種々のホルモンを調整するいわゆる上位ホルモンを合成・分泌することがあげられる．あわせて上記の視索上核，室傍核では，**抗利尿ホルモン** antidiuretic hormone（ADH）と**オキシトシン** oxytocin が合成されて，最終的には下垂体後葉から全身血液中に分泌される．

　抗利尿ホルモンは血漿の浸透圧低下，血圧の下降などの刺激を感受して分泌され，腎臓の遠位尿細管，集合管で水の再吸収を促進し，抗利尿作用を発揮する．一方，オキシトシンは分娩時の子宮収縮や乳汁の分泌促進などを行う．あわせて，最近室傍核で覚醒と食欲に関係するとされる**オレキシン** orexycin の存在，さらには**レプチン**の受容体の発現が明らかになるなど，視床下部は睡眠や食欲の中枢としても大きな注目を集めている．

　下垂体は前述のような後葉と前葉，そして中間部から構成されている．下垂体は重さが 0.5〜0.6 g しかないきわめて小さな臓器であり，頭蓋底のトルコ鞍（あん）と呼ばれるくぼみの中に入っている．下垂体前葉からは，6 種類のペプチドホルモン（**成長ホルモン** growth hormone，**甲状腺刺激ホルモン** thyroid stimulating hormone，**副腎皮質刺激ホルモン**，**卵胞刺激ホルモン** follicle stimulating hormone，**黄体形成ホルモン** luteinizing hormone，**プロラクチン** prolactin）が分泌される．下垂体前葉と下垂体後葉は，2 つの異なる臓器と考えたほうが理解しやすい．

3　視床下部の疾患

　視床下部の疾患は，前述の視索上核，室傍核を含めた機能が**頭蓋咽頭腫瘍**や**胚細胞腫瘍**などを中心とした腫瘍性病変などにより破壊され，低下することで生じることが多い．下垂体前葉の機能低下が生じることで，下垂体前葉のホルモンが作用する臓器にさまざまな症状が発生する．また視床下部は食欲中枢としてもきわめて重要な働きをしており，この視床下部が破壊されることにより種々の肥満

などの食欲異常，性機能異常なども発生してくる．

4 下垂体後葉の疾患

　下垂体後葉の疾患としては，他の内分泌臓器同様に，ホルモンの欠乏症，機能亢進症，そしてホルモン不応症の3つが存在する．ホルモン欠乏症としては**尿崩症** diabetes insipidus があげられる．これは前述のように腫瘍などで視床下部-下垂体系が破壊されたときに，抗利尿ホルモンの合成・分泌が阻害されて生じる病態である．尿細管での水の再吸収能が低下して尿量が増加し，血液浸透圧は上昇し，中枢神経の口渇中枢を刺激して多飲多尿を呈する．

5 下垂体前葉の疾患

　下垂体前葉の疾患も後葉同様に，ホルモン過剰症，欠乏症，不応症というように分けられる．また下垂体前葉は，下垂体後葉や視床下部とは異なり，下垂体前葉に由来する下垂体腫瘍である腺腫が発症してくることでも知られている．

a．ホルモン過剰症（機能亢進症）

　下垂体のホルモン過剰症は6種類の下垂体前葉ホルモンすべてについて起こり得る．しかし実際には，成長ホルモン，副腎皮質刺激ホルモン，プロラクチンの3つのホルモン過剰症である場合がほとんどである．これらはそれぞれ，末端肥大症・先端巨大症（成長ホルモン過剰症），クッシング症（副腎皮質刺激ホルモン過剰症），乳汁漏出・無月経症候群（プロラクチン過剰症）と呼ばれている．

b．下垂体前葉ホルモン欠乏症・不応症

　下垂体前葉ホルモンの欠乏症としては，下垂体前葉ホルモンすべてが減少してしまう**汎下垂体前葉機能低下症** panhypopituitarism と，1つの下垂体ホルモンだけが特異的に欠乏する病態に分けられる．

c．下垂体腺腫 pituitary adenoma

　下垂体に発生する腫瘍は他の臓器に発生する腫瘍に比べていくつかの特徴を有している．これらの特徴は以下のようにまとめられる．①**トルコ鞍**という閉鎖された狭い部位に下垂体が存在しているため，腺腫の大きさは小さいものの，正常の下垂体組織が圧迫されやすい．②原則的に良性であり，頭蓋の骨に対して浸潤性に増殖することはあるが，頭蓋の外に転移することはない．

　病理組織学的には，比較的均一な腫瘍細胞が豊かな血管を伴いながら増殖している場合が多く，異型細胞，細胞分裂の亢進などはあまり認められない．

16-3 甲 状 腺

1 甲状腺はどこにあり，何の働きをしているのか

　甲状腺 thyroid gland は気管の前壁から側壁にかけてみられ，主に濾胞を形成している濾胞細胞から構成されている．この**濾胞細胞**から**トリヨードサイロニン**(T_3)，**サイロキシン**(T_4)といった甲状腺ホルモンが合成・分泌される．また甲状腺の濾胞の間にはC細胞が存在しており，骨吸収を抑えて血中

カルシウム濃度を低下させるカルシトニンを合成・分泌している．甲状腺ホルモンの重要な原料の1つがヨードである．

2 甲状腺の疾患

a．甲状腺腫——甲状腺の過形成

甲状腺腫 goiter は，単純性甲状腺腫 simple goiter あるいは腺腫様甲状腺腫 adenomatous goiter と呼ばれている病変である．この病変では，甲状腺機能に異常がないにもかかわらず，甲状腺のびまん性あるいは限局性の腫脹がみられる．

b．甲状腺の炎症性疾患

（1）亜急性甲状腺炎 subacute thyroiditis

亜急性甲状腺炎は中年女性に比較的多く発症し，上気道感染の後などに甲状腺に著明な炎症所見が生じる．病理組織的には，肉芽性病変を伴う著明な炎症性細胞浸潤があげられる．

（2）慢性リンパ球性甲状腺炎 chronic lymphocytic thyroiditis（橋本病）

慢性リンパ球性甲状腺炎は，橋本病とも呼ばれる甲状腺の自己免疫疾患である．この疾患の病態として，甲状腺に対する自己抗体ができることで，甲状腺実質細胞や甲状腺ホルモンが自己免疫により破壊されることがあげられる．結果的に甲状腺ホルモンの合成が低下して，甲状腺刺激ホルモンの分泌過剰から甲状腺が腫脹してくる．病理組織学的には，甲状腺の間質にリンパ濾胞の形成を伴う著明なリンパ球浸潤と，甲状腺濾胞細胞の炎症による破壊と好酸性変性があげられる．

c．甲状腺の腫瘍 thyroid neoplasms

（1）甲状腺腺腫

甲状腺腺腫のうち，その大部分を濾胞性腺腫 follicular adenoma が占める．濾胞性腺腫は原則的に単発性であり，被膜を有し境界は鮮明である．組織学的には小型の濾胞構造を呈して増殖しており，腺腔の大きさはさまざまである．

（2）甲状腺癌

甲状腺癌は病理組織型によって病態，予後が異なるため，病理組織型を十分に理解しておくことが必要となる．

i）乳頭癌 papillary carcinoma

乳頭癌は20歳代以降の女性に多く発生し，もっとも頻度が高い癌である．この癌では核内細胞質封入体，コーヒー豆のような核溝がみられることが細胞学的な特徴であり，これは穿刺吸引細胞診での診断ではきわめて重要なポイントとなる（図16-4）．

ii）濾胞癌 follicular carcinoma

濾胞構造をとりながら増生していく癌であり，40歳代以上の女性に多く発生する．濾胞上皮細胞の形態だけでは濾胞性腺腫と鑑別ができず，濾胞癌と診断をつけるにあたっては，血管侵襲および被膜への明確な侵襲の所見が必要となる．

iii）未分化癌 undifferentiated carcinoma, anaplastic carcinoma

濾胞癌でも乳頭癌でも，甲状腺の癌の予後は一般的には良好ではあるが，例外がこの未分化癌である．甲状腺癌全体の約1割を占め，高齢者に多く発生する．腫瘍細胞の増生はきわめて顕著であり，どのような治療を行っても6〜12ヵ月以内に死亡する，きわめて予後が不良の癌である．組織学的に

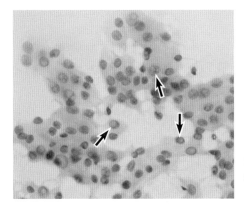

図 16-4　乳頭癌の穿刺吸引の細胞診
核の内に細胞質が入り込んでいる核内細胞質封入体が認められる
（矢印）．この所見は乳頭癌にきわめて特徴的な所見である．

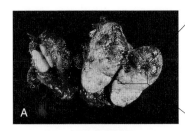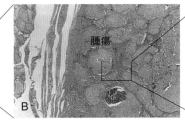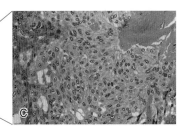

図 16-5　甲状腺髄様癌
　A：肉眼所見，B：病理組織所見，C：Bの拡大像．

は，未分化な巨細胞，紡錘形細胞，小型細胞から構成されており，細胞異型度はきわめて高い．

ⅳ）髄様癌　medullary carcinoma

　髄様癌は甲状腺のC細胞が癌化した疾患であり，**カルシトニン**を合成・分泌することがある．約 1/4 が，**多発性内分泌腫瘍** multiple endocrine neoplasia（MEN）の一環として家族性に発生する．この中では褐色細胞腫を合併する **MEN Ⅱ型**が多く，**シップル症候群** Sipple syndrome とも呼ばれている．被膜は明らかではなく，割面が灰白色を呈する（図 16-5 A）．病理組織学的には濾胞構造や乳頭構造を呈することはなく，他の神経内分泌細胞由来の癌と共通する形態所見をとることが多く（図 16-5 B，C），神経内分泌系のマーカーが陽性となることが多い．また，腫瘍細胞では多くの場合カルシトニンの発現が認められる．また間質は，硝子様所見に加えて**アミロイド**の沈着が認められることもある．予後は比較的良好である．

d．甲状腺の機能亢進症（甲状腺ホルモン過剰症）

　甲状腺の機能亢進症は，**バセドウ病** Basedow disease（Graves disease）がその大部分を占める．バセドウ病も橋本病（前ページ参照）同様に自己免疫疾患であり，甲状腺刺激ホルモン受容体に対しての自己抗体ができ，受容体が持続的に自己抗体により刺激されて，甲状腺ホルモンの産生が亢進することになる．甲状腺はびまん性に腫脹し，濾胞上皮はきわめて丈が高くなり，"コロイドの吸収像"とされる上皮周辺のコロイドが減少することによる空胞像を呈してくる．

e．甲状腺機能低下症（クレチン病 cretinism）

　甲状腺の機能低下には後天性と先天性の病態がある．後天性の原因は多岐にわたっている．

16-4　副甲状腺

1　副甲状腺とは

　副甲状腺 parathyroid gland は上皮小体とも呼ばれており，**副甲状腺ホルモン** parathyroid hormone （PTH）を合成・分泌する組織である．

2　副甲状腺はどこにあり，何の働きをしているのか

　副甲状腺は通常，甲状腺の外側後面に左右上下に 1 個ずつ，あわせて 4 個認められる．しかし副甲状腺は胎生期の第 3 および第 4 鰓囊由来であることから，縦隔や胸腺に認められることもある．

　副甲状腺から合成・分泌されるホルモンが副甲状腺ホルモンであり，骨に作用して骨吸収を，腎臓の遠位尿細管に作用してカルシウムの再吸収を促進することにより，血中のカルシウムイオンを増加させる．

3　副甲状腺の疾患

　副甲状腺の機能亢進の病変は，過形成と腫瘍性病変とに分けられる．

a．過形成
　副甲状腺の**過形成** hyperplasia は，副甲状腺そのものに原因が認められる原発性の副甲状腺の過形成と，低カルシウム血症に対応して副甲状腺が過形成してくる続発性過形成に分類される．

b．腫　瘍
（1）副甲状腺腺腫 parathyroid adenoma
　原発性副甲状腺機能亢進症の 80〜90％を占めるのが**副甲状腺腺腫**である．副甲状腺腺腫はその大部分が単発性である．女性に比較的発生しやすく，血中のカルシウム濃度はきわめて高くなり，副甲状腺機能亢進症を呈する．
（2）副甲状腺癌 parathyroid carcinoma
　副甲状腺癌は副甲状腺機能亢進症の数％を占めるにすぎない比較的まれな疾患である．大きさは腺腫と比較すると大きい．

16-5　副　腎

1　副腎とは

　副腎 adrenal gland は，胎生学的にも異なる皮質と髄質とからなりたっている．前者はステロイドホルモンを，後者はエピネフリンなどのカテコールアミンを合成・分泌している．

2 副腎皮質 adrenal cortex

a．副腎皮質は何の働きをしているのか

　胎児期以降のヒト副腎皮質は，形態学的に球状層，束状層，網状層の3層に分けられる．副腎皮質から分泌されるホルモンは，作用面から**糖質コルチコイド**，**鉱質コルチコイド**，**性ステロイド**の3つに分けられる．

3 副腎皮質疾患

a．副腎皮質機能亢進症

（1）クッシング症候群 Cushing syndrome

　クッシング症候群は副腎皮質からの糖質コルチコイドであるコルチゾール過剰によって引き起こされる．

（2）原発性アルドステロン症 primary aldosteronism

　原発性アルドステロン症は副腎皮質に原因があり，鉱質コルチコイドである**アルドステロン**が過剰に合成・分泌される病態である．

（3）副腎皮質性ステロイド過剰症

　副腎皮質性ステロイド過剰症は**副腎性器症候群** adrenogenital syndrome とも呼ばれており，その多くは副腎皮質合成酵素の先天的欠損による場合が多い．

b．副腎皮質の器質的病変

（1）過形成 cortical hyperplasia

　副腎皮質の**過形成**は種々の原因で生じる．

（2）腫　瘍

ⅰ）腺腫 adrenocortical adenoma

　副腎皮質腺腫は原則的に片側性である．また，腫瘍細胞に含まれる脂質の割合により，肉眼的には黄色から茶褐色までさまざまな色を呈する（図 16-6 A）．また細胞内に含まれる老廃物質であるリポフスチンのために黒色を呈する場合もある．一般に原発性アルドステロン症を呈する副腎皮質腺腫では，黄金色の割面を呈することが多い（図 16-6 A）．病理組織学的には，細胞質に脂肪を多く含む淡明細胞，細胞質が比較的乏しい緻密細胞が混在して増殖している（図 16-6 B）．またこれらの細胞質には，豊富でクリステがよく発達しているミトコンドリア，割面小胞体などステロイド合成に深く関与している細胞内小器官がよく発達している（図 16-6 C，D）．

ⅱ）副腎皮質癌 adrenocortical carcinoma

　副腎皮質癌の頻度は決して高くはないが，予後不良なことが多く，病理組織診断，とくに副腎皮質腺腫との鑑別が困難である場合が少なくない．

c．副腎皮質機能低下症（アジソン病）

　副腎皮質の機能低下は，下垂体前葉に支配されている甲状腺と同様に，下垂体前葉を中心とした中枢性の副腎皮質刺激ホルモンが減少することで続発的に副腎皮質機能が低下する場合と，副腎皮質そのものの機能が低下する場合に分けられる．後者の，副腎皮質に原因があり副腎皮質機能が低下する病態を，**アジソン病** Addison disease と呼んでいる．

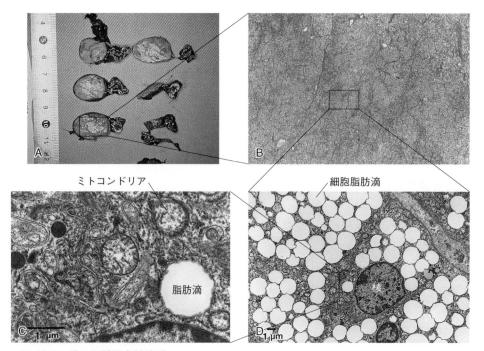

ミトコンドリア　　　　　　　　　　　細胞脂肪滴

図 16-6　種々の副腎皮質腺腫
原発性アルドステロン症を伴う副腎皮質腺腫．肉眼所見（A：黄金色の割面を呈する），光学顕微
鏡所見（B），および電子顕微鏡写真（C, D）．電子顕微鏡で観察した腫瘍細胞は球状層に近い形態
のミトコンドリアを有している．

4 副腎髄質

a．副腎髄質はどこにあり，何の働きをしているのか

　副腎髄質は副腎皮質に囲まれ，灰白色を呈している．他の部位の神経内分泌組織と類似した，神経
内分泌顆粒などの特徴を持つ細胞学的所見を有している．副腎髄質からはカテコールアミンが産生さ
れている．

b．腫　瘍

　副腎髄質から発生する代表的な腫瘍には，神経芽腫，および褐色細胞腫がある．

（1）神経芽腫 neuroblastoma

　神経芽腫は交感神経芽細胞に由来する悪性腫瘍であり，大部分は 5 歳以下の小児に発生する．小児
腫瘍の代表的なものである．

（2）褐色細胞腫 pheochromocytoma/副腎内パラガングリオーマ intraadrenal paraganglioma

　褐色細胞腫はカテコールアミンを合成・分泌する副腎髄質由来の腫瘍である．肉眼的に，割面は赤
色充実性であることが多く，出血などを伴うこともある．病理組織学的にはクロム親和性細胞が充実
性胞巣状に配列しており，血管が豊富にみられる（図 16-7 A）．電子顕微鏡で観察すると，腫瘍細胞の
細胞質内には豊富なカテコールアミン分泌顆粒が認められる（図 16-7 B）．大部分が良性の経過をた
どり，片側性である．

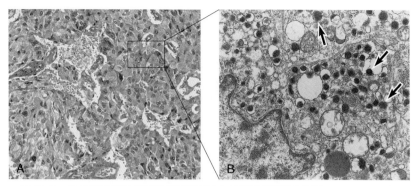

図 16-7　褐色細胞腫の病理組織所見(A)と電子顕微鏡所見(B)
カテコールアミンを貯留している顆粒が認められる(矢印).

16-6 膵臓ランゲルハンス島

1 膵臓ランゲルハンス島とは

　膵臓の内分泌機能として糖代謝に深く関係していることがあげられ，糖尿病は内分泌疾患の中では一番よく知られている疾患である.

2 膵臓ランゲルハンス島はどこにあり，何の働きをしているのか

　膵臓の内分泌機能は，**ランゲルハンス島**(膵ラ氏島)islets of Langerhans と呼ばれる 75〜175 μm の境界鮮明で散在性に分布した構造によって担われている(図 16-8 A).　ヒト膵ランゲルハンス島を構成する細胞としては 4 種類が知られている.　全体の 30% 前後を占める A 細胞は**グルカゴン** glucagon を分泌し，**インスリン** insulin を分泌する B 細胞が全体の 60% 以上を占め，ランゲルハンス島の主体をなしている.　また全体の 10% 前後を占める D 細胞は，ホルモン合成分泌を抑制するソマトスタチン somatostatin を分泌すると考えられている(図 16-8 B).　PP 細胞は膵ポリペプチド pancreatic polypep-tide(PP)を主に合成していると考えられている.　また，血糖を増加させるホルモンはグルカゴン以外にも多くあるが，血糖を減少させるホルモンはインスリンしかないということも十分認識しておくことが重要である.

3 膵臓ランゲルハンス島の疾患

a.　糖尿病 diabetes mellitus(DM)
　糖尿病はインスリンの欠乏や拮抗因子の過剰によって高血糖が持続する疾患であり，糖質ばかりでなく，脂質，タンパク質などの広範な代謝異常が身体の至るところで認められる全身疾患である.　とくに肝臓や筋でのグルコースの取り込みを含めた細胞内利用が抑えられ,血液中の糖は増加してくる.これに伴い，脂肪組織が脂肪酸を血中に放出して，過剰の脂肪酸が肝臓で酸化されてケト酸となり，極端な場合，肝臓の処理能力をこえて血中に認められケトアシドーシスに陥る.　後述のように糖尿病には 1 型と 2 型があるが，いずれのタイプでも動脈硬化，網膜血管障害，末梢神経障害，腎障害などが発生し，未治療の場合には死に至る.　詳細は第 10 章を参照のこと.

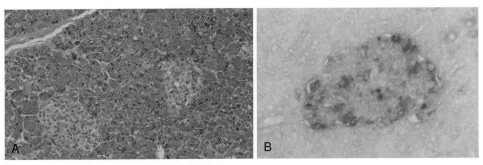

図 16-8　膵臓ランゲルハンス島と B 細胞
　A：膵臓ランゲルハンス島の組織所見.
　B：インスリン(赤茶色)を産生する B 細胞, ソマトスタチン(青色)を産生する D 細胞の膵ラ氏島内
　　　の分布を示す.

b. 膵島腫瘍 islet cell tumor

　膵臓のランゲルハンス島から発生する腫瘍を**膵島腫瘍**と総称している. 現在では, この膵島腫瘍を含む神経内分泌腫瘍は NET(neuroendocrine tumor)もしくは NEN(neuroendocrine neoplasm)と呼ばれている. この膵島腫瘍の特徴としてあげられるのは, 種々のホルモンを産生する機能性腫瘍の場合が多いこと, 他の NET の場合同様, 細胞がどれだけ増殖しているかで患者の予後が決まることである. これらの腫瘍はインスリン, グルカゴン, ガストリン, ソマトスタチンなどのホルモンを過剰に合成・分泌することもある.

16-7　遺伝的に発症する内分泌腺の疾患

　内分泌腺には, 遺伝的または家族性に複数の臓器で病変が発生する疾患もしくは疾患群(症候群)があることが, 従来から知られている. 近年, これらの症候群が1つもしくは複数の遺伝子の異常で発生することが判明してきた. ここでは, 多発性内分泌腫瘍を取り上げる.

1 多発性内分泌腫瘍 multiple endocrine neoplasia(MEN)

　多発性内分泌腫瘍は I 型, IIA 型, IIB 型に分けられ, 多くの内分泌腺に腫瘍, 過形成などの異常を家族性に発生する症候群である.

a. MEN I 型

　多発性内分泌腫瘍は, 下垂体腺腫, 膵臓の膵島腫瘍, 副甲状腺腺腫などを同時に発症することがある症候群である. また, まれではあるが, カルチノイド, 副腎皮質腺腫, 胸腺腫などを発症することもある. 常染色体優性遺伝を示し, *MENIN* 遺伝子の異常が原因にあるとされている.

b. MEN IIA 型

　甲状腺の髄様癌と副腎髄質の褐色細胞腫を合併することが多いタイプであり, この場合はシップル症候群とも呼ばれている. また副甲状腺の過形成, 副腎皮質腺腫を合併することもある. 家族性に発症する場合には常染色体優性遺伝形式を示し, 原因遺伝子として *RET* 遺伝子があげられる.

c．MEN ⅡB型

　MEN ⅡB型では，MEN ⅡA型で発症してくる甲状腺の髄様癌と副腎髄質の褐色細胞腫に加えて，口唇，舌，上眼瞼部などの多発性粘膜下神経腫を伴う．散発性に発症してくることが多く，原因遺伝子としてはⅡA型と同様に *RET* 遺伝子が考えられている．

設　問

1．ホルモンの作用機序を4つあげ，おのおのの特徴を述べよ．
2．細胞膜と細胞質に受容体がある代表的なホルモンの名前をおのおのにつき1つずつあげ，細胞内でホルモンが作用する機序の違いを説明せよ．
3．副腎皮質から分泌されるコルチゾールを制御している機序について，視床下部，下垂体と関係させて説明せよ．
4．下垂体後葉から分泌されるホルモンを2つあげ，おのおのの作用について述べよ．
5．甲状腺癌の組織型を4つあげ，もっとも頻度が高い癌について，その形態所見を述べよ．
6．甲状腺が腫脹して血中のカルシウム濃度に異常が生じ，かなり著明な高血圧になる姉妹が認められた．この姉妹ではどのような疾患群が考えられるかを，その理由とともに述べよ．
7．甲状腺をすべて摘出された患者で，術後甲状腺ホルモンを服用し続けたが，高度の低カルシウム血症になってしまった．この考えられる原因について説明せよ．
8．副腎皮質腺腫から過剰にコルチゾールが分泌されると，視床下部-下垂体前葉からのホルモン分泌はどのようになるのかを述べよ．
9．クッシング症候群がみられた場合，両側の副腎が腫大している場合と片側の副腎が腫大している場合では病因が異なる．おのおのの場合のコルチゾール過剰の原因を，その理由とともに述べよ．
10．膵臓のランゲルハンス島を構成しているホルモンの種類と，これらのホルモンが産生される細胞の名前を述べよ．
11．糖尿病には2種類あるが，その名称と病因について説明せよ．
12．膵島腫瘍に伴い発生してくる代表的な症候群を2つあげ，そのおのおのについて特徴を述べよ．
13．多発性内分泌腫瘍の種類を述べ，おのおのの原因となると考えられている遺伝子を述べよ．

17 血液および造血器系

学習目標

- 血液および造血器系疾患を理解するため，血液細胞の発生と分化・成熟および造血器の構造・機能について学習する．
- 貧血や出血性素因の成因，分類，代表的疾患について学習する．
- 骨髄系腫瘍や白血病の概念および分類を理解する．
- 骨髄異形成症候群，骨髄増殖性腫瘍の臨床像，病理組織像について学習する．
- 肉芽腫性リンパ節炎を呈する代表的疾患について学習する．
- 悪性リンパ腫の定義，分類，およびわが国における特徴を理解する．
- 前駆型リンパ球系腫瘍，成熟 B 細胞腫瘍，成熟 T 細胞腫瘍，NK 細胞腫瘍，ホジキンリンパ腫の臨床像と病理組織像について学習する．
- ランゲルハンス細胞組織球症について学習する．
- 脾機能亢進症と脾腫について理解する．
- 胸腺腫について理解する．

血液は**血漿成分** blood plasma と**血球成分**（血液細胞）から構成される．血漿成分は血液の約 55% を占め，種々の物質を運搬する役割を担っている．血漿成分の約 91% は水分，約 9% は固形成分（タンパク質，無機塩類，糖質，脂質など）である．血漿タンパク質の濃度は約 7 g/dL，主としてアルブミン，グロブリンおよび血液凝固因子（フィブリノーゲンなど）からなる．血漿成分からフィブリノーゲンを除いたものが**血清** serum である．

血球成分は血液の約 45% を占め，赤血球（直径 7〜8 μm），白血球，血小板（直径 2〜3 μm）からなる．赤血球，白血球，血小板はそれぞれ酸素の運搬，生体防御，止血に関与している．すべての血球はそれぞれ固有の寿命を有しているが（赤血球の寿命は約 120 日，白血球の中でもっとも多い好中球の寿命は数日，血小板の寿命は約 7 日），生体内での血球数は生涯にわたってほぼ一定に維持されている．これは寿命によって失われた血球は生体内で絶えず産生・供給されているからであり，**造血幹細胞** hematopoietic stem cell の存在によって維持されている．すなわち造血幹細胞は自己と同じ細胞をつくり出す能力（**自己複製能**）と種々の血球へ分化する能力（**多分化能**）をあわせ持ち，造血を維持している．

骨髄は出生後の血球産生の主要な場として機能し，赤血球，顆粒球，リンパ球，単球，血小板を産生する．リンパ節はリンパ系臓器で，免疫反応の場として生体防御に関与する．胸腺および脾臓はリンパ系臓器の 1 つである．胸腺は T 細胞の分化・成熟の場として機能し，脾臓は免疫反応の場であるだけでなく，老化赤血球の処理などに関与する．

17-1　骨　　髄

1 血球の発生と分化・成熟

　ヒトにおける造血は胎生早期(胎生約 2 週齢)には卵黄嚢<ruby>卵黄嚢<rt>らんおうのう</rt></ruby>で開始され，次いで傍大動脈臓側中胚葉領域や大動脈-生殖隆起-中腎領域で生涯の造血を担う造血幹細胞が産生される．その後，胎生 1〜2 ヵ月から肝造血が開始され，これに脾造血が加わる．**骨髄造血**は胎生 4 ヵ月頃から始まり，胎生 7 ヵ月頃から肝に代わって主な造血の場となる．出生後は骨髄だけで造血が行われる．骨髄造血は骨髄間質細胞と細胞外マトリックスからなる造血微小環境や種々の造血因子が関与して営まれている．

　図 17-1 に示すように造血幹細胞は自己増殖すると同時に，多分化能を有するが自己複製能を失った多能性前駆細胞 multipotent progenitor(MPP)に分化する．多能性前駆細胞はまた骨髄系共通前駆細胞 common myeloid progenitor(CMP)とリンパ球系共通前駆細胞 common lymphoid progenitor(CLP)に分化する．骨髄系共通前駆細胞は顆粒球・マクロファージ前駆細胞 granulocyte-macrophage progenitor(GMP)と巨核球・赤芽球前駆細胞 megakaryocyte-erythrocyte progenitor(MEP)に分化する．顆粒球・マクロファージ前駆細胞は，最終的にそれぞれ好中球，単球/マクロファージ，好酸球，好塩基球および肥満細胞になる．巨核球・赤芽球前駆細胞は巨核球コロニー形成細胞と赤芽球バースト形成細胞に分化する．巨核球コロニー形成細胞は巨核球に分化し，巨核球は血小板を産生する．造血因子**トロンボポエチン**は巨核球コロニー形成細胞に作用し，血小板の産生に関与する．赤芽球バースト形成細胞は赤芽球コロニー形成細胞に分化し，さらに赤芽球コロニー形成細胞は赤芽球に分化し，最終的に赤血

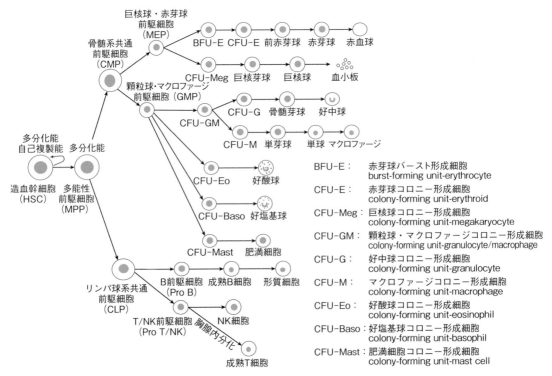

図 17-1　血液細胞の発生と分化

球となる．造血因子**エリスロポエチン**は赤芽球コロニー形成細胞に作用し，赤血球の産生に関与する．リンパ球系共通前駆細胞は B 前駆細胞 progenitor B-cell(Pro B)と T/NK 前駆細胞 progenitor T/NK-cell(Pro T/NK)に分化する．B 前駆細胞は成熟 B 細胞を経て最終的に形質細胞になる．T/NK 前駆細胞は胸腺内分化によって成熟 T 細胞になる一方，NK 細胞に分化する(図 17-1)．

　造血幹細胞を起点とする血液細胞の分化・成熟過程で異常が起こると種々の非腫瘍性疾患や腫瘍性疾患が発生する．

2 赤血球の異常

a．貧血とは

　単位容積血液中の赤血球数あるいはヘモグロビン濃度が減少した状態を**貧血** anemia と称する．一般に貧血は成人男性で赤血球数 400 万/μL，ヘモグロビン 13 g/dL 未満，成人女性で赤血球数 350 万/μL，ヘモグロビン 11 g/dL 未満に低下した状態を指す．

b．貧血の症状

　貧血の症状は組織の酸素欠乏によるもので，一般にヘモグロビン濃度が 8 g/dL 程度まで低下すると出現することが多い．貧血では皮膚および粘膜の蒼白，動悸，息切れ，頻脈，頭痛，耳鳴り，めまい，失神などの一般症状に加えて，**鉄欠乏性貧血**のスプーン爪と嚥下困難，**溶血性貧血**の黄疸(間接型ビリルビンの上昇)と脾腫，**悪性貧血**の舌の発赤・舌乳頭萎縮(Hunter 舌炎)と連合性脊髄変性症(脊髄の後索および側索の脱髄性病変)などの固有の症状がある．

c．貧血の分類

　貧血の分類は，①赤血球形態とヘモグロビン濃度によるものと，②成因によるものがある．前者は赤血球の大きさ(直径)によって，大球性，正球性，小球性に分けられ，さらにヘモグロビン濃度によって高色素性，正色素性，低色素性に分けられる．後者は(1)赤血球の喪失による貧血，(2)赤血球の破壊による貧血，(3)赤血球の産生障害による貧血の大きく 3 つに分けられる．

(1) 赤血球の喪失による貧血

　急性出血(外傷など)によるものと，慢性出血(消化管出血，不正性器出血など)によるものがある．

(2) 赤血球寿命の短縮あるいは破壊の亢進による貧血

　溶血性貧血と称され，赤血球自体の異常によるものと赤血球以外の因子によるものとに分けられる．前者の代表的疾患として**遺伝性球状赤血球症** hereditary spherocytosis や**発作性夜間血色素尿症** paroxysmal nocturnal hemoglobinuria がある．後者の代表的疾患として，**新生児溶血性疾患** hemolytic anemia of newborn がある．

i) 遺伝性球状赤血球症

　遺伝性球状赤血球症は赤血球膜を構成するタンパク質の異常による先天性溶血性貧血である．貧血，黄疸，脾腫がみられ，末梢血には小型球状赤血球が多数出現する．骨髄は赤芽球過形成像を示す．

ii) 発作性夜間血色素尿症

　発作性夜間血色素尿症は赤血球膜に認められるグリコシルホスファチジルイノシトール(GPI)に結合する GPI アンカータンパク質の欠如による後天性溶血性貧血で，造血幹細胞レベルの異常に起因する．この GPI アンカータンパク質は補体を不活化する作用があるため，これが欠如すると補体の活性化が生じ，血管内溶血が起こる．溶血性貧血，汎血球減少症を示し，典型例では早朝起床時に暗赤色

調の血色素尿をみる．再生不良性貧血や急性白血病に移行することがある．

ⅲ）新生児溶血性疾患

　新生児溶血性疾患では母児間の血液型不一致により母親で産生された胎児赤血球の血液型抗原に対する IgG 抗体が胎盤を通過して胎児の赤血球を損傷し，溶血を中心とする種々の障害を起こす．これには ABO 式血液型不適合と **Rh 式血液型不適合** による場合とがあるが，臨床的には Rh 式血液型不適合例がより問題となる．Rh 式血液型不適合は Rho（D）陰性の母体が Rho（D）陽性の胎児を妊娠する場合に起こる．通常第 1 子は正常分娩するが，第 2 子以後本症を起こす．胎児水腫をきたして死亡する重症例から軽度の黄疸で終わる軽症例までさまざまであるが，貧血，黄疸，肝脾腫がみられ，**核黄疸** を伴うことがある．核黄疸は血液脳関門を通過した間接型ビリルビンが大脳基底核を中心に沈着し黄染する状態で，嗜眠，筋緊張低下，けいれん，呼吸麻痺などをきたすことがある．末梢血には網状赤血球（赤芽球が成熟して脱核した直後の大型で幼若な赤血球）が増加し，多数の赤芽球が出現するのが特徴で，**胎児赤芽球症** erythroblastosis fetalis と呼ばれる．

（3）赤血球の産生障害による貧血

　赤血球の産生障害によって起こる貧血として，①腎機能不全に起因する **腎性貧血** renal anemia，②造血幹細胞あるいは造血微小環境の異常による **再生不良性貧血** aplastic anemia，赤血球系前駆細胞の分化・増殖障害による **赤芽球癆**（せきがきゅうろう）pure red cell aplasia，③鉄欠乏による鉄欠乏性貧血 iron deficiency anemia，ビタミン B_{12} 欠乏や葉酸欠乏などによる DNA 合成障害に起因する **巨赤芽球性貧血** megaloblastic anemia がある．

ⅰ）腎性貧血

　腎性貧血は腎機能障害による貧血で，主な成因の 1 つとしてエリスロポエチンの欠乏がある．通常，正球性正色素性貧血を示し，網状赤血球数は正常ないしやや低下している．

ⅱ）再生不良性貧血

　再生不良性貧血は骨髄の高度低形成と末梢血の汎血球減少症（貧血，白血球減少，血小板減少）を特徴とする予後不良の貧血である．貧血は高度であるが，末梢血液の網状赤血球の絶対数は増加していない．血小板減少による出血傾向（皮膚の点状出血，紫斑病，歯肉出血消化管出血など）や白血球減少による種々の感染症（肺炎，敗血症，真菌症）が起こる．

ⅲ）赤芽球癆

　赤芽球癆は赤血球系前駆細胞の分化増殖障害による貧血で，正球性正色素性貧血を示すのみである．末梢血の網状赤血球と成熟赤血球は著減するが，白血球や血小板の減少はみられない．骨髄では赤芽球が激減している．赤芽球癆の発症は先天性と後天性に分けられる．後天性の病因は多様であるが，ヒトパルボウイルス B19 の感染で発症することがある．また，胸腺腫を合併することがある．

ⅳ）鉄欠乏性貧血

　鉄欠乏性貧血はヘモグロビン合成に必須である鉄の不足によって起こる小球性低色素性貧血である．血清鉄や血清フェリチンの低下がみられる．鉄欠乏の原因として鉄摂取不足，消化管出血，月経過多，妊娠・出産・授乳がある．

ⅴ）巨赤芽球性貧血

　巨赤芽球性貧血はビタミン B_{12} 欠乏や葉酸欠乏などによる DNA 合成障害によって発症し，骨髄中に巨赤芽球が出現する貧血の総称である．巨赤芽球性貧血のうち内因子欠乏に基づくビタミン B_{12} 吸収障害によって発症するものは **悪性貧血** pernicious anemia と呼ばれる．胃内因子欠乏は抗壁細胞抗体，抗内因子抗体を介した自己免疫学的機序が原因と考えられている．大球性正色素性貧血を示し，末梢

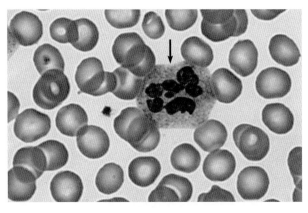

図17-2 悪性貧血
核の過分葉を示す好中球(矢印)がみられる(末梢血液塗抹標本).

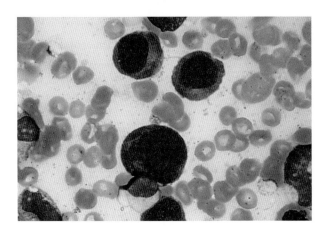

図17-3 悪性貧血
円形で粗網状の核と好塩基性の細胞質を有する巨赤芽球がみられる(骨髄塗抹標本).

血には過分葉の好中球がみられる(図17-2). 骨髄は赤芽球の過形成像を示し, 巨赤芽球を伴っている(図17-3).

3 白血球の異常

白血球の異常には白血球増加症, 白血球減少症および白血球機能異常症がある.

a. 白血球増加症

白血球増加症では好中球増加症の頻度が高く, 臨床的にも重要である. 一般に成人では好中球数が7,000/μL以上のとき, 好中球増加症としている. 末梢血で著しい白血球数の増加または未熟な白血球の出現がみられ, 白血病に類似した血液像を示すものは, **類白血病** leukemoid reaction と呼ばれる.

b. 白血球減少症

臨床的には好中球減少が重要である. 一般に好中球が1,500/μL以下の状態を指す. 好中球が激減している状態(500/μL以下)は無顆粒球症と呼ばれる.

c. 白血球機能異常症

好中球や単球/マクロファージの機能に異常がみられるため, 感染に対する抵抗力が減弱し, 反復す

る難治性の感染症を呈する．慢性肉芽腫症，チェデイアック・東症候群 Chédiak-Higashi syndrome などの疾患がある．

4　止血と出血性素因

　生体内で出血が起こると，通常は止血機序が働いて止血される．止血には一次止血と二次止血がある．一次止血は出血後，最初に働く止血機序で，主として血小板と血管壁が関与する．二次止血は一次止血を補強し，止血を完成させる．二次止血には種々の血液凝固因子(フィブリノーゲン，プロトロンビン，組織トロンボプラスチンなど)が関与する．

　出血性素因は出血しやすい傾向の状態であり，その成因として①血管障害，②血小板障害，③凝固線溶系の異常の 3 つがあげられる．血管障害による出血性素因を起こす代表的疾患としてシェーンライン・ヘノッホ紫斑病 Schönlein-Henoch purpura（アレルギー性血管性紫斑病）やビタミン C 欠乏による壊血病，血小板障害によるものとして**特発性血小板減少性紫斑病** idiopathic thrombocytopenic purpura (ITP)や血栓性血小板減少性紫斑病，凝固線溶系の異常によるものとして**血友病** hemophilia やフォン・ヴィレブラント病，**播種性血管内凝固症候群** disseminated intravascular coagulation（DIC）などがある．

a．特発性血小板減少性紫斑病

　ITP は血小板に対する自己抗体の出現によって血小板が減少する自己免疫疾患の 1 種とみなされている．成人ではヘリコバクター・ピロリ *Helicobacter pylori* 感染が原因となることがある．主な臨床症状として皮下出血(紫斑)，歯肉出血，鼻出血，性器出血などがみられる．

b．血友病

　血友病は血液凝固因子である第Ⅷ因子あるいは第Ⅸ因子の活性の先天的欠如により出血性素因を起こす疾患である．第Ⅷ因子の活性を欠如するものを血友病 A，第Ⅸ因子の活性を欠如するものを血友病 B という．伴性劣性遺伝形式をとり，通常男性のみに発症し，女性は保因者となる．主症状は関節内出血，筋肉内出血，皮下血腫である．

5　骨髄系腫瘍

　骨髄系腫瘍は骨髄系血液細胞が骨髄で自律的に増殖する単クローン性の腫瘍性増殖疾患である．骨髄系腫瘍の分類は現在，WHO（World Health Organization）分類（改訂第 4 版，2017 年）が使用されている．WHO 分類は骨髄系腫瘍を臨床病態，形態像，免疫形質および細胞遺伝学的・分子生物学的情報を統合した観点から分類し，特に遺伝子変異情報を積極的に取り込んでいる．骨髄系腫瘍は①**骨髄増殖性腫瘍**，②肥満細胞症，③好酸球増加と遺伝子再構成を伴う骨髄系/リンパ系腫瘍，④骨髄異形成/骨髄増殖性腫瘍，⑤**骨髄異形成症候群**，⑥胚細胞変異(生殖細胞素因)を伴う骨髄系腫瘍，⑦急性骨髄性白血病および関連前駆細胞腫瘍，⑧芽球性形質細胞様樹状細胞腫瘍，⑨系統不明な急性白血病の 9 つに大別されている．

a．白血病とは

　白血病 leukemia は血液細胞が骨髄で自律的に無制限に増殖する腫瘍性疾患で，末梢血液中に出現するとともに全身諸臓器に浸潤増殖する特徴を有する．白血病は造血幹細胞レベルの細胞が遺伝子変異

によって**白血病幹細胞**に形質転換して発症すると考えられている.

b. 白血病の分類

白血病は白血病細胞の発生母地から**骨髄性白血病**と**リンパ性白血病**に大別され,さらに急性白血病と慢性白血病に分けられる.急性白血病と慢性白血病の区別は臨床経過というよりは白血病細胞の分化・成熟段階を表現したものである.すなわち急性白血病は分化・成熟能を失った幼若な白血病細胞からなり,**白血病裂孔** hiatus leukemicus(血液像は大多数の幼若な白血病細胞と少数の成熟した細胞からなり,両者の中間段階の細胞を欠く)を示す.慢性白血病は分化・成熟した白血病細胞からなり,白血病裂孔を認めない.急性白血病の三大臨床症状は発熱,出血傾向,貧血である.

c. 急性骨髄性白血病 acute myeloid leukemia(AML)

急性骨髄性白血病の分類は従来 FAB(French-American-British)分類(1976 年,1985 年,1991 年)が用いられてきたが,現在は WHO 分類(改訂第 4 版,2017 年)が使用されている.FAB 分類と WHO 分類との関係は表 17-1 のごとくである.WHO 分類では急性骨髄性白血病および関連前駆細胞腫瘍を①反復性遺伝子異常を有する急性骨髄性白血病,②急性骨髄性白血病,非特定型,③骨髄異形成関連変化を有する急性骨髄性白血病,④治療関連骨髄性腫瘍,⑤骨髄性肉腫,⑥ダウン Down 症候群に関連した骨髄増殖症の 6 つに分けている.

FAB 分類では,急性骨髄性白血病の末梢血あるいは骨髄での芽球比率は 30%以上と定義している.一方,WHO 分類では芽球比率は 20%以上としているが,t(8;21),inv(16),t(16;16)の染色体異常

表 17-1　FAB 分類(急性骨髄性白血病)と WHO 分類(急性骨髄性白血病および関連前駆細胞腫瘍)

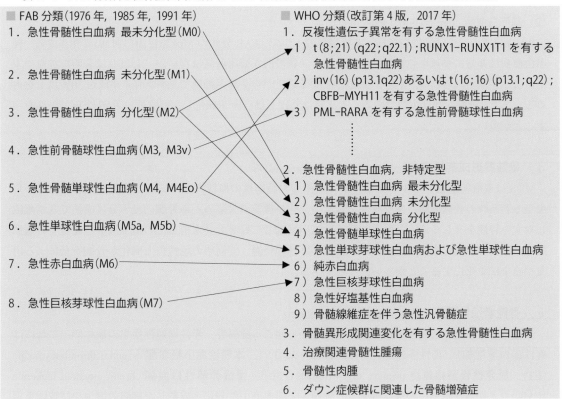

■FAB 分類(1976 年,1985 年,1991 年)
1. 急性骨髄性白血病 最未分化型(M0)
2. 急性骨髄性白血病 未分化型(M1)
3. 急性骨髄性白血病 分化型(M2)
4. 急性前骨髄球性白血病(M3, M3v)
5. 急性骨髄単球性白血病(M4, M4Eo)
6. 急性単球性白血病(M5a, M5b)
7. 急性赤白血病(M6)
8. 急性巨核芽球性白血病(M7)

■WHO 分類(改訂第 4 版,2017 年)
1. 反復性遺伝子異常を有する急性骨髄性白血病
　1)t(8;21)(q22;q22.1);RUNX1-RUNX1T1 を有する急性骨髄性白血病
　2)inv(16)(p13.1q22)あるいは t(16;16)(p13.1;q22);CBFB-MYH11 を有する急性骨髄性白血病
　3)PML-RARA を有する急性前骨髄球性白血病
　　　　　　　……
2. 急性骨髄性白血病,非特定型
　1)急性骨髄性白血病 最未分化型
　2)急性骨髄性白血病 未分化型
　3)急性骨髄性白血病 分化型
　4)急性骨髄単球性白血病
　5)急性単球芽球性白血病および急性単球性白血病
　6)純赤白血病
　7)急性巨核芽球性白血病
　8)急性好塩基性白血病
　9)骨髄線維症を伴う急性汎骨髄症
3. 骨髄異形成関連変化を有する急性骨髄性白血病
4. 治療関連骨髄性腫瘍
5. 骨髄性肉腫
6. ダウン症候群に関連した骨髄増殖症

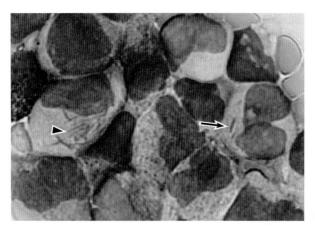

図 17-4　PML-RARA を有する急性前骨髄球性白血病
白血病細胞は核形不整で，細胞質にはアズール顆粒やアウエル小体(矢印)や束状のアウエル小体を持つ faggot 細胞(矢頭)を有する．(骨髄塗抹標本)

や PML-RARA の遺伝子異常がある場合は芽球比率が 20% 未満でも急性骨髄性白血病と診断するとしている．

(1) PML-RARA を有する急性前骨髄球性白血病 acute promyelocytic leukemia with PML-RARA

　WHO 分類の反復性遺伝子変異を伴う急性骨髄性白血病の 1 つで，FAB 分類の M3(急性前骨髄球性白血病)に相当する．PML-RARA 融合遺伝子を有し，通常 t(15；17)の染色体異常を認める．白血病細胞は粗大なアズール顆粒を有する前骨髄球様細胞で，しばしば**アウエル小体 Auer rods** を有し，時に複数あるいは束状のアウエル小体を持つ **faggot 細胞**がみられる(図 17-4)．全身の出血傾向や細小血管の血栓形成などの DIC 症状を呈し，急激な経過をとって死亡する．**全トランスレチノイン酸**の大量投与による**分化誘導療法**にて高率に完全寛解する．

(2) 純赤白血病 pure erythroid leukemia

　WHO 分類の急性骨髄性白血病，非特定型の 1 つで，FAB 分類の M6(急性赤白血病)に相当する．純赤白血病は非常にまれな急性骨髄性白血病で，特徴的な臨床所見はないが，しばしば著明な貧血や末梢血に赤芽球がみられる．骨髄有核細胞の 80% 以上が赤芽球系細胞で，かつ前赤芽球が 30% 以上を占める．また，骨髄芽球は少数である．赤芽球はしばしば巨赤芽球化し，細胞質は PAS 染色で陽性を示すことが多い．

d．骨髄異形成症候群 myelodysplastic syndrome(MDS)

　MDS は造血幹細胞レベルの異常により発生した腫瘍性の血液疾患である．異常な造血幹細胞から生じる各系統の骨髄細胞は異形成像を示し，分化や機能の欠陥のため骨髄内で十分に成熟できず死滅しやすい特性を有している．臨床的特徴は①中高齢者に好発，②末梢血での血球減少と骨髄での過形成像，③血球の異形成像，④慢性かつ治療不応性の経過，⑤高率の急性白血病化か骨髄不全による出血や感染にて死亡することが多い，などである．

e．骨髄増殖性腫瘍 myeloproliferative neoplasms

　骨髄増殖性腫瘍は造血幹細胞レベルの異常から起こる腫瘍性，慢性増殖性疾患の総称で，これには真性赤血球増加症(**真性多血症**)polycythemia vera(PV)，**本態性血小板血症** essential thrombocythemia(ET)，**原発性骨髄線維症** primary myelofibrosis(PMF)，**慢性骨髄性白血病** chronic myeloid leukemia(CML)などが含まれる．慢性に経過し，骨髄・末梢血液中に分化・成熟した細胞の増生や肝脾腫を示

し，時に急性白血病に移行することがある．慢性骨髄性白血病では **BCR-ABL1 融合遺伝子**，真性多血症，本態性血小板血症，原発性骨髄線維症の 3 疾患には **JAK2 遺伝子変異**がみられる．

(1) 真性多血症

真性多血症は赤血球の絶対的な増加と白血球および血小板の増加を伴う．臨床症状は赤血球増加や血栓による症状が主で，頭痛，めまい，耳鳴り，顔面の紅潮などが認められ，しばしば肝腫，脾腫を伴う．経過中に急性骨髄性白血病への移行や，末期に骨髄線維症の状態になることがある．

(2) 本態性血小板血症

本態性血小板血症は著しい血小板増加（45 万/μL 以上）と骨髄に成熟した大型の巨核球の増生を特徴とする．高齢者に好発し，出血症状（鼻出血，消化管出血），血栓症状，軽度の肝脾腫などの臨床症状を認めることがある．

(3) 原発性骨髄線維症

原発性骨髄線維症は骨髄の線維化と骨髄外造血，肝脾腫，末梢血への骨髄芽球や赤芽球（白赤芽球症 leukoerythroblastosis）の出現と奇形赤血球（涙滴赤血球 tear drop erythrocyte）の出現を特徴とする．骨髄では，線維化がみられない前線維期に巨核球や顆粒球系細胞の増生がみられ，細網線維や膠原線維の増生がみられる線維期では造血細胞が減少し，異型を伴った巨核球がみられる．急性骨髄性白血病に移行することがある．

(4) 慢性骨髄性白血病

慢性骨髄性白血病は**フィラデルフィア染色体** Philadelphia chromosome（Ph^1 染色体）の出現を特徴とする腫瘍性増殖疾患である．フィラデルフィア染色体は 22 番染色体長腕の一部が 9 番染色体に転座した結果形成される異常な微小染色体で **BCR-ABL1 融合遺伝子**が存在し，診断の重要な基準の 1 つになっている（図 17-5）．この **BCR-ABL1** 融合遺伝子は恒常的活性型チロシンキナーゼとして機能し，白血病細胞の増殖や生存に作用する．慢性骨髄性白血病は全白血病の中で約 15〜20% を占め，その年間発生頻度は 10 万人あたり 1〜2 人であり，やや男性に多い．白血球数は 10 万〜50 万/μL まで増加し，骨髄芽球から成熟好中球までの各成熟段階の細胞が出現し（図 17-6），白血病裂孔は認められない．骨髄芽球は 5% をこえることは少なく，好酸球や好塩基球の増加を伴うことが多い．骨髄は著しい過形成の像を示す．主な臨床症状は貧血，脾腫，肝腫，胸骨の叩打痛・圧痛である．好中球アルカリフォスファターゼは低下し，血清ビタミン B$_{12}$ は高値を示す．慢性の経過をとるが，**急性転化期** blast phase

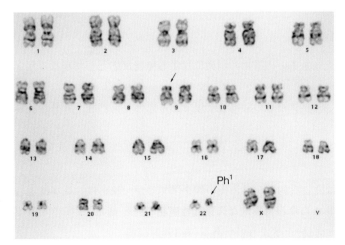

図 17-5　慢性骨髄性白血病の ph^1 染色体
相互転座 t（9；22）（q34；q11）によって長腕部分が短くなった 22 番染色体（矢印）．

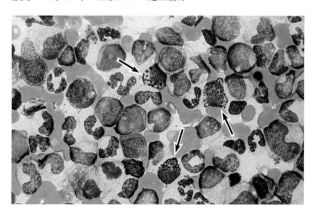

図 17-6　慢性骨髄性白血病
骨髄球系の各成熟段階の細胞の他に，好塩基球の増生(矢印)がみられる．

　に進行すると，急性白血病(急性骨髄性白血病あるいは急性リンパ性白血病)の臨床像・血液像を呈して死亡する．

17-2　リンパ節

1　リンパ節の構造と機能

　リンパ節は被膜に包まれた弧在性の卵円形のリンパ組織である．通常米粒大から大豆大までの大きさを呈し，リンパ管の走行に沿って存在する．組織学的には線維性被膜に包まれ，輸入・輸出リンパ管を有し，リンパ節実質とリンパ洞からなる組織である．リンパ節実質は皮質 cortex，傍皮質 paracortex および髄質 medulla に分けられる(図 17-7)．皮質は B 細胞に富む領域で，リンパ濾胞(一次リンパ濾胞，二次リンパ濾胞)の形成を認める．傍皮質は T 細胞に富む領域で，高内皮細静脈と呼ばれる特殊な血管が存在する．リンパ球はこの高内皮細静脈を介してリンパ節実質に入る．髄質は髄索と髄洞からなり，髄索には B 細胞や形質細胞を認める．リンパ洞 lymph sinus は，洞の存在する部位によって被膜下の辺縁洞，梁柱周囲の中間洞，髄質の髄洞に区別される．リンパ液は輸入リンパ管→辺縁洞→中間洞→髄洞→輸出リンパ管の順に従って流出する．

　リンパ節の機能は抗原に対する免疫反応の場であり，生体防御の大きな役割を担っている．

2　リンパ節疾患とは

　リンパ節における主な疾患は①種々の抗原あるいは異物の刺激に対する免疫反応として起こる反応性リンパ節炎，②ゴーシェ病 Gaucher's disease やニーマン・ピック病 Niemann-Pick's disease などの代謝性疾患，③組織球系細胞の増殖性疾患，④リンパ球の腫瘍性疾患である悪性リンパ腫，⑤悪性腫瘍のリンパ節転移などである．

3　リンパ節の炎症性・反応性疾患

　リンパ節の炎症性・反応性疾患の多くは非特異的リンパ節炎の像を呈するが，反応性リンパ節炎の中には，主として**類上皮細胞** epithelioid cell からなる**特異的な肉芽腫性病変**(結核，梅毒，サルコイドーシス，野兎病，トキソプラズマ症，ハンセン病)を示すものがある(表 17-2)．

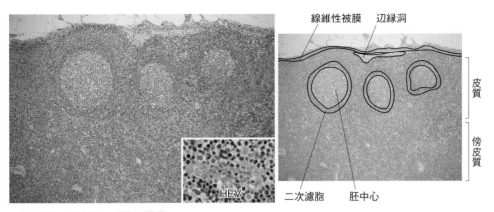

線維性被膜　辺縁洞

皮質

傍皮質

二次濾胞　胚中心

HEV

図 17-7　正常リンパ節の構造
線維性被膜下に辺縁洞がみられる．リンパ節実質には皮質と傍皮質がみられる．皮質には胚中心を有する二次濾胞が，傍皮質に高内皮細静脈（HEV）がみられる．

表 17-2　肉芽腫性リンパ節炎の特徴

疾患名	病原体	病理・臨床所見
結核	*Mycobacterium tuberculosis*（結核菌）	・乾酪性類上皮細胞肉芽腫（乾酪壊死，類上皮細胞，ラングハンス型巨細胞） ・一次結核症，二次結核症で発症 ・結核菌の同定：チール・ネールゼン染色，培養検査，遺伝子学的手法（PCR 法）
梅毒	*Treponema pallidum*（梅毒トレポネーマ）	・第 1 期・第 2 期梅毒，まれに第 3 期梅毒に発症 ・非乾酪性類上皮細胞肉芽腫（類上皮細胞，ラングハンス型巨細胞），リンパ濾胞過形成，形質細胞増生，閉塞性血管内膜炎 ・*Treponema pallidum* の同定：蛍光抗体法，梅毒血清反応（TPHA 反応）
ハンセン病	*Mycobacterium leprae*（らい菌）	・らい腫型らい（組織球の増生と組織球内の多数のらい菌），類結核型らい（非乾酪性類上皮細胞肉芽腫）
野兎病	*Francisella tularensis*（野兎病菌）	・類上皮細胞肉芽腫（中心の壊死・膿瘍，類上皮細胞） ・野兎病血清反応（野兎病菌に対する凝集抗体）
トキソプラズマ症	*Toxoplasma gondii*（トキソプラズマ）	・類上皮細胞肉芽腫，単球様 B 細胞の増生，リンパ濾胞の過形成 ・血清学的反応（色素試験）
鼠径リンパ肉芽腫症	*Chlamydia trachomatis*（クラミジアトラコマチス）	・類上皮細胞肉芽腫（中心部膿瘍，類上皮細胞） ・クラミジア抗体あるいは抗原の検出，遺伝子学的手法（PCR 法）
サルコイドーシス	不明	・非乾酪性類上皮細胞肉芽腫 ・ACE の上昇，クヴァイム反応

a．結核性リンパ節炎 tuberculous lymphadenitis

ヒト型結核菌感染によって起こる肉芽腫性リンパ節炎で，頸部，腋窩，肺門部などのリンパ節に限局性にみられるが，時に全身のリンパ節にみられることがある．組織学的に病変は中心部に無構造な壊死巣（**乾酪壊死** caseous necrosis）とそれを取り囲む類上皮細胞と**ラングハンス型巨細胞** Langhans-

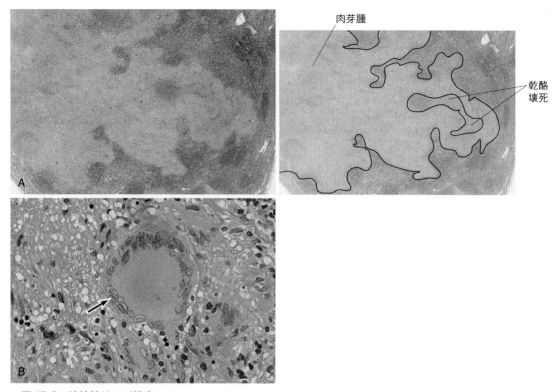

図 17-8　結核性リンパ節炎
A：中心部に乾酪壊死巣とそれを取り囲む類上皮細胞とラングハンス型巨細胞からなる不整融合性の肉芽腫がみられる.
B：ラングハンス型巨細胞では, 核が細胞質の辺縁部に沿って馬蹄形状に配列する（矢印）.

type giant cell からなる不整融合性の類上皮細胞肉芽腫を形成する（図 17-8）. 鑑別疾患はネコひっかき病, 野兎病, サルコイドーシスである. 確定診断は抗酸菌染色である**チール・ネールゼン染色** Ziehl-Neelsen stain, 結核菌培養, PCR（polymerase chain reaction）法にて結核菌を同定することである.

b. サルコイドーシス sarcoidosis

原因不明の肉芽腫性病変を示す系統的疾患で中年に好発する. リンパ節以外に肺, 皮膚, 心, 肝, 脾, 唾液腺, 網膜などの全身の諸臓器に起こる. 胸部 X 線像で両側肺門部リンパ節腫脹を認めることが多い. 組織学的には類上皮細胞とラングハンス型巨細胞からなる類上皮細胞肉芽腫巣がリンパ節全体にわたってみられる. 巨細胞内には好塩基性層状小体 Shaumann body や好酸性の星芒小体 asteroid body がみられることがある. 結核と異なって肉芽腫同士が融合する傾向は少なく, 乾酪壊死巣はみられない（図 17-9）. 通常ツベルクリン反応陰性, クヴァイム Kveim 反応陽性を示し, 高 γ グロブリン血症を認めることがある. サルコイドーシスの活動期には血清中のアンジオテンシン転換酵素 angiotensin converting enzyme（ACE）が上昇する. 慢性に経過し, 直接死因になることは少ないが, 心臓の刺激伝導系に病変が波及すると死亡することがある.

c. 伝染性単核症 infectious mononucleosis

エプスタイン・バーウイルス Epstein-Barr virus（EBV）感染による急性疾患で, 15～25 歳の若年人に

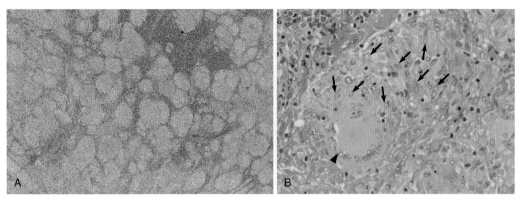

図 17-9　サルコイドーシス
A：類上皮細胞の肉芽腫巣が多数みられるが，融合する傾向は少ない．
B：肉芽腫は類上皮細胞(矢印)とラングハンス型巨細胞(矢頭)からなり，乾酪壊死はみられない．

好発する．発熱，咽頭炎，リンパ節腫脹，脾腫を主症状とし，末梢血液中には異型リンパ球(大型で豊富な好塩基性の細胞質を有する)の出現をみる．この異型リンパ球は EB ウイルス感染 B リンパ球に応答した細胞傷害性 T 細胞である．EB ウイルス抗体価の上昇や Paul-Bunnell 反応(患者血清中の凝集素 heterophile antibody がヒツジ赤血球を凝集する)陽性を示す．

4 リンパ節の腫瘍性疾患

a．悪性リンパ腫とは

悪性リンパ腫 malignant lymphoma はリンパ球系腫瘍の総称であり，病理組織像および腫瘍細胞の生物学的特性の相違から**ホジキンリンパ腫** Hodgkin lymphoma と**非ホジキンリンパ腫** non-Hodgkin lymphoma に大別される．さらに非ホジキンリンパ腫は腫瘍細胞の免疫学的性状に基づいて**T 細胞リンパ腫** T cell lymphoma，**B 細胞リンパ腫** B cell lymphoma，**NK 細胞リンパ腫** natural killer(NK)cell lymphoma とに分けられる．また原発部位によってリンパ節に発生する**節性リンパ腫** nodal lymphoma とリンパ節以外に発生する**節外性リンパ腫** extranodal lymphoma に分けられる．わが国では悪性リンパ腫全体の約 90～95％は非ホジキンリンパ腫で，約 5～10％はホジキンリンパ腫である．非ホジキンリンパ腫ではびまん性大細胞型 B 細胞リンパ腫がもっとも多い病型で，約 30～40％を占める．

　欧米に比してわが国は成熟 T 細胞腫瘍や NK 細胞腫瘍の頻度が高く，ホジキンリンパ腫，慢性リンパ性白血病/小型リンパ球性リンパ腫や濾胞性リンパ腫の頻度が低い特徴がある．

b．悪性リンパ腫の分類

　悪性リンパ腫の分類は現在 WHO 分類(改訂第 4 版，2017 年)が用いられており，悪性リンパ腫を臨床像，組織像，免疫表現型，遺伝子型を統合した観点から分類している．悪性リンパ腫は①前駆型リンパ球系腫瘍 precursor lymphoid neoplasms，②成熟 B 細胞腫瘍 mature B-cell neoplasms，③成熟 T 細胞および NK 細胞腫瘍 mature T- and NK-cell neoplasms，④ホジキンリンパ腫，⑤免疫不全関連リンパ増殖異常症 immunodeficiency-associated lymphoproliferative disorders の大きく 5 つに分類されている．

c．前駆型リンパ球系腫瘍

　前駆型リンパ球系腫瘍は未熟な前駆 B 細胞あるいは前駆 T 細胞の腫瘍性疾患で，**B リンパ芽球性白**

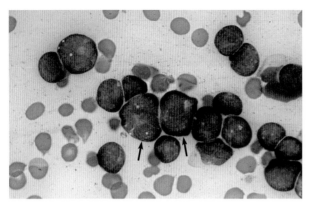

図 17-10　B リンパ芽球性白血病
白血病細胞は，類円形ないしは一部切れ込みを持つ核(矢印)と乏しい細胞質を有する．細胞質は淡好塩基性である．(骨髄塗抹標本)

血病/リンパ腫 B-lymphoblastic leukemia/lymphoma と **T リンパ芽球性白血病/リンパ腫** T-lymphoblastic leukemia/lymphoma とがある．リンパ芽球性白血病は腫瘍細胞が骨髄や末梢血に出現した状態であるが，しばしば腫瘤性病変を伴う．一方，リンパ芽球性リンパ腫は腫瘤性病変として発症するが病初期から白血化を伴うことがあり，リンパ芽球性白血病とは区別できないことがある．このため両者は，臨床表現が異なる同一疾患とみなされ，リンパ芽球性白血病/リンパ腫として一括されている．B リンパ芽球性白血病/リンパ腫は小児に好発し(図 17-10)，T リンパ芽球性白血病/リンパ腫は小児や若年者に多く発症し，しばしば縦隔腫瘤を伴う．

d．成熟 B 細胞腫瘍

(1) 慢性リンパ性白血病/小細胞性リンパ腫 chronic lymphocytic leukemia/small lymphocytic lymphoma
　慢性リンパ性白血病と**小細胞性リンパ腫**は臨床表現が異なる同一疾患とみなされている．欧米では比較的多いが，わが国では少ない．腫瘍細胞は円型・類円形核と乏しい細胞質を有する小型 B 細胞である．50 歳代以降に発症することが多い．慢性リンパ性白血病では腫瘍細胞は末梢血液(5 万〜20 万/μL)に出現する(図 17-11)だけでなくリンパ節，肝，脾などに浸潤し，リンパ節腫脹，脾腫，肝腫を起こす．慢性に経過する低悪性度リンパ腫である．

(2) 濾胞性リンパ腫 follicular lymphoma
　濾胞性リンパ腫はリンパ濾胞の胚中心 B 細胞由来の腫瘍で，通常濾胞性増殖を示す(図 17-12)．低〜中等度悪性リンパ腫である．

(3) 節外性粘膜関連リンパ組織型辺縁帯 B 細胞リンパ腫 extranodal marginal zone B-cell lymphoma of mucosa-associated lymphoid tissue(MALT)type
　粘膜関連リンパ組織のリンパ濾胞辺縁帯 B 細胞から発生するリンパ腫は **MALT リンパ腫**と称され，その好発部位として胃，腸管，唾液腺，甲状腺，皮膚，眼，肺があげられる．唾液腺の MALT リンパ腫はシェーグレン Sjögren 症候群を，甲状腺の MALT リンパ腫は橋本病を背景に発生することが多い．また胃の MALT リンパ腫の発症には**ヘリコバクター・ピロリ** *Helicobacter pylori* 感染が関与しているとされる．予後は比較的よく，低悪性度リンパ腫である．

(4) びまん性大細胞型 B 細胞リンパ腫—非特定型 diffuse large B-cell lymphoma, not otherwise specified (NOS)
　非ホジキンリンパ腫ではもっとも発生頻度が高いリンパ腫で，大型 B 細胞のびまん性増殖からなる中等度悪性リンパ腫である(図 17-13)．

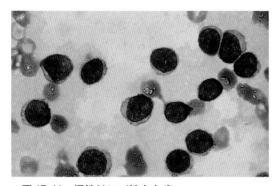

図 17-11　慢性リンパ性白血病
末梢血液に小型の成熟リンパ球様細胞である白血病
細胞が多数みられる.

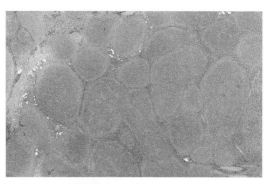

図 17-12　濾胞性リンパ腫
腫瘍細胞は濾胞様構造を呈しながら増殖している.

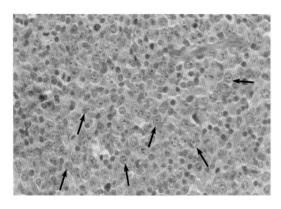

図 17-13　びまん性大細胞型 B 細胞リンパ腫
大型の腫瘍細胞がびまん性に増殖している. 本視野中のほ
とんどすべての細胞がリンパ腫細胞であるが, 中でも代表
的なものを矢印で示す.

(5) バーキットリンパ腫 Burkitt lymphoma

　バーキットリンパ腫は赤道アフリカ, ニューギニアに多発する流行地型 endemic type, 欧米やわが
国で認められる非流行地型 non-endemic type(sporadic type), ヒト免疫不全ウイルス(HIV)感染などに
よる免疫不全患者に認められる免疫不全関連型に分けられる. 流行地型は小児に発症し, ほとんどの
症例で EB ウイルス感染を伴っている. バーキットリンパ腫では *c-MYC* 遺伝子と免疫グロブリン遺
伝子(IgH, Igκ, Igλ)の相互転座がみられる. 腫瘍細胞は中型細胞で, 単調かつびまん性に増殖し, 多
数の核分裂像と**星空像** starry sky pattern(腫瘍細胞のびまん性増殖を背景に核片を貪食したマクロ
ファージが多数出現している像)を示す(図 17-14). 高悪性度リンパ腫で予後不良である.

(6) 形質細胞骨髄腫 plasma cell myeloma (多発性骨髄腫 multiple myeloma)

　形質細胞骨髄腫は B 細胞系終末細胞である形質細胞の**単クローン性増殖**を示す腫瘍性疾患で, 単ク
ローン性免疫グロブリン産生・分泌を特徴とする. 主に 40 歳以後の中高年齢者に好発し, 全身の骨の
赤色骨髄に多発性に発生するが, とくに肋骨, 胸骨, 脊椎骨, 頭蓋骨, 長管骨などに発生する(図 17-
15 A). 血清あるいは尿中に単クローン性免疫グロブリン(M タンパク)が認められ, 尿中の M タンパ
クは**ベンス・ジョーンズタンパク** Bence-Jones protein(L 鎖の二量体)であることが多い. 正常の免疫グ
ロブリンは減少するため, 液性免疫不全(易感染性)の原因となり, しばしば肺炎, 尿路感染症などを
起こす. 全身倦怠, めまい, 動悸, 息切れなどの貧血症状や骨変化に伴う疼痛がみられる. 骨の X 線
像では骨融解像や**打ち抜き像** punched out lesion が認められる. 高カルシウム血症もしばしば認められ,

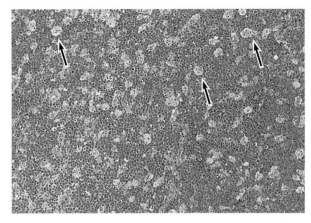

図 17-14　バーキットリンパ腫
腫瘍細胞のびまん性増殖を背景に，核片を貪食した
マクロファージ（矢印）が多数みられる（星空像）.

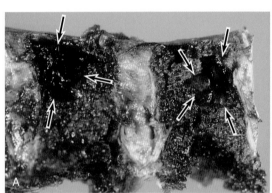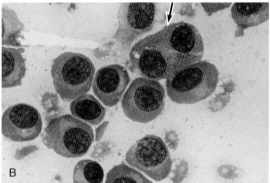

図 17-15　多発性骨髄腫
　A：椎骨に赤褐色ないし灰白色の腫瘤性病変（矢印）があり，骨破壊を示している.（骨髄肉眼像）
　B：偏在した核と核周明庭を有する形質細胞様の骨髄腫細胞の増生がみられ, 2 核のもの（矢印）もみられる.（骨髄
　　　塗抹標本）

悪心，嘔吐などの消化器症状や意識障害の原因となる. 血液学的所見では貧血が認められ，末梢血塗
抹標本は M タンパクのため赤血球が凝集して連鎖形成（rouleaux formation）を示す. 骨髄は腫瘍細胞の
増生により（図 17-15 B），正常赤芽球，顆粒球系細胞は減少している. 腎はベンス・ジョーンズタンパ
クによる尿細管障害が起こり，腎不全の原因（**骨髄腫腎** myeloma kidney）となる. また**アミロイドーシ
ス**を合併しやすく，アミロイドタンパクが消化管，心臓，腎，皮膚などに沈着する.

e．成熟 T 細胞腫瘍

（1）菌状息肉症 mycosis fungoides

　菌状息肉症 は原発性皮膚 T 細胞リンパ腫 primary cutaneous T-cell lymphoma の中でもっとも多く
みられ，原発性皮膚リンパ腫の約 50％を占める. 成人に発症し，男性に多い. 経過は長く紅斑期，扁
平浸潤期，腫瘤期（図 17-16 A）を経て内臓浸潤期へと進展する. 低悪性度リンパ腫であるが，腫瘤期お
よび内臓浸潤期になると予後は悪い. 腫瘍細胞は紅斑期，扁平浸潤期では小型～中型の細胞，腫瘤期，
内臓浸潤期では中型～大型の細胞が主体となる（図 17-16 B）. 腫瘍細胞は表皮親和性を有し，表皮内
浸潤やポートリエ微小膿瘍 Pautrier microabscess（腫瘍細胞の表皮内集簇）を示す.

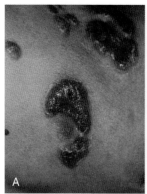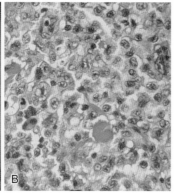

図 17-16　菌状息肉腫（腫瘤期）
皮膚に類円形ないし馬蹄形の腫瘤形成が
みられる（A）．皮膚の真皮に大型の腫瘍
細胞がびまん性に増殖している（B）．

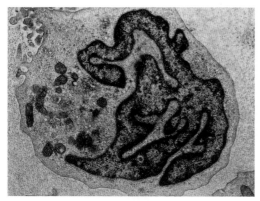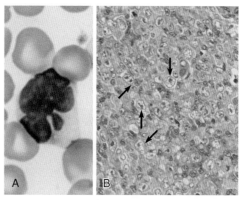

図 17-17　セザリー症候群
セザリー細胞は脳回状の核を有する（電子顕微鏡
像）．

図 17-18　成人 T 細胞白血病／リンパ腫
末梢血液に分葉状核を有する白血病細胞がみら
れる（A：末梢血液塗抹標本）．リンパ節では中型
および大型の腫瘍細胞（矢印）が混在して増殖し
ている（B）．

（2）セザリー症候群 Sézary syndromes

　セザリー症候群は末梢血に脳回状の核を持つ腫瘍細胞（セザリー Sézary 細胞）の出現（図 17-17），全
身性の紅皮症，リンパ節腫脹などを特徴とする原発性皮膚 T 細胞リンパ腫の 1 つである．まれな疾患
で原発性皮膚 T 細胞リンパ腫の中で 5％以下である．予後は不良である．

（3）成人 T 細胞白血病／リンパ腫 adult T-cell leukemia/lymphoma

　成人 T 細胞白血病／リンパ腫は human T-cell leukemia virus type1（**HTLV-1**）の感染によって引き起こ
される成熟 T 細胞性腫瘍の 1 つで，HTLV-1 プロウイルスが単クローン性に腫瘍細胞に組み込まれて
いる．九州，沖縄に多発し，成人に発症する．感染経路は母児感染，男女間感染，輸血である．主な
症状はリンパ節腫脹，肝腫，脾腫，皮疹，高カルシウム血症に伴う意識障害などである．末梢血液中
には花弁状（花細胞 flower cell）や分葉状の核を有する細胞が認められる（図 17-18 A）．リンパ節では中
型や大型の腫瘍細胞が混在して増殖することが多い（図 17-18 B）．高悪性度リンパ腫で予後はきわめ
て悪い．

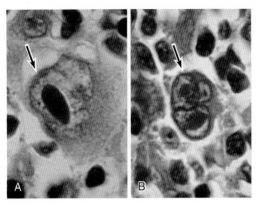

図 17-19　ホジキンリンパ腫（混合細胞型）
大型の好酸性核小体を有する単核のホジキン細胞
（A），多核の RS 細胞（B）がみられる．

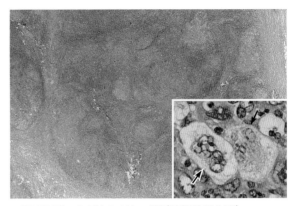

図 17-20　ホジキンリンパ腫（結節性硬化型）
病巣は厚い膠原線維により結節状に分画されている．単
核や過分葉状の複雑な核と，豊富で淡明な細胞質を有す
る巨細胞がみられ，細胞質の辺縁部に空隙がみられる
（窩内細胞，矢印）．

f．NK 細胞腫瘍

　節外性 NK/T 細胞リンパ腫-鼻型 extranodal NK/T cell lymphoma, nasal type は鼻腔，副鼻腔，上気道，
肺，皮膚，軟部組織，消化管などの節外臓器に好発し，EB ウイルス感染を伴うことが多い．しばしば
播種性血管内凝固症候群（DIC），血球貪食症候群を合併し，治療に抵抗性で予後は不良である．

g．ホジキンリンパ腫

　欧米では悪性リンパ腫全体の 20〜30％，わが国では約 5〜10％であり，その頻度は欧米に比して低
い．発症年齢は 20〜30 歳代と 60 歳代にピークがみられる．一般にリンパ節腫脹を初発症状として発
症し，頸部や腋窩リンパ節をおかすことが多い．リンパ節腫脹は無痛性で隣接するリンパ節へ順次進
展することが多い．その他，発熱，盗汗，体重減少，倦怠感をしばしば伴う．発熱は弛張性または持
続性の高熱後，無熱期を経て再び同様の発熱を繰り返すのを特徴とする（**Pel-Ebstein 型発熱**）．予後
は比較的よく，多くの症例で治癒が期待できる．
　ホジキンリンパ腫は臨床病態および特異細胞の形質から結節性リンパ球優位型ホジキンリンパ腫
nodular lymphocyte predominance Hodgkin lymphoma と**古典的ホジキンリンパ腫** classical Hodgkin
lymphoma に大別される．古典的ホジキンリンパ腫の中で**結節硬化型** nodular sclerosis（NS）型は若年者
に多く，しばしば縦隔洞リンパ節をおかす．古典的ホジキンリンパ腫に出現する特異細胞は**ホジキン
細胞** Hodgkin cell，**リード・ステルンベルグ細胞** Reed-Sternberg（RS）cell あるいは**窩内細胞** lacunar cell
と称される巨細胞である．ホジキン細胞は単核（図 17-19 A），RS 細胞は多核の巨細胞で，大型の好酸
性の核小体を有する（図 17-19 B）．窩内細胞は結節硬化型に出現し，過分葉状の複雑な核と豊富で淡
明な細胞質を有し，細胞質の辺縁部に空隙がみられる形態を示す（図 17-20）．予後は結節性リンパ球
優位型ホジキンリンパ腫がもっともよく，リンパ球減少型古典的ホジキンリンパ腫がもっとも悪い．

5　組織球系細胞の増殖症

a．ランゲルハンス細胞組織球症 Langerhans cell histiocytosis

　ランゲルハンス細胞組織球症はランゲルハンス細胞の腫瘍性疾患で，**骨の好酸球性肉芽腫** eosinophilic granuloma of bone, **ハンド・シュラー・クリスチャン病** Hand-Schüller-Christian disease および**レッテラー・シーベ病** Letterer-Siwe disease の 3 疾患がある.

（1）骨の好酸球性肉芽腫

5〜10 歳代の小児に好発する. 通常骨(頭蓋骨, 大腿骨, 骨盤骨, 肋骨)に単発性の病変を認めるが(単発単一臓器型), 時に多発性の病変を認めることがある. 予後は比較的よい.

（2）ハンド・シュラー・クリスチャン病

5 歳以下に好発し, 通常骨に多発性の病変を認める(多発単一臓器型). 頭蓋骨がおかされると骨破壊, 尿崩症および眼球突出などが出現する. 予後はレッテラー・シーベ病と骨の好酸球性肉芽腫の中間に位置する.

（3）レッテラー・シーベ病

乳幼児に好発し, 発熱, 貧血, ランニングシャツパンツ型の出血性皮疹を主症状とする. 肝腫, 脾腫, リンパ節腫脹をしばしば伴い, 時に骨病変を伴う(多発多臓器型). 予後はランゲルハンス細胞組織球症の中でもっとも悪い.

b．血球貪食症候群 hemophagocytic syndrome

発熱, 汎血球減少, 肝脾腫を主徴とし, 骨髄, 脾, 肝, リンパ節などで組織球の増生と血球貪食を認める. 細菌感染症, ウイルス感染症, 膠原病, 悪性リンパ腫などの疾患に合併する.

7 転移性腫瘍

リンパ節は悪性腫瘍の転移をきたしやすい臓器である. 腫瘍細胞はリンパ行性に所属リンパ節に達し, そこで増殖を再開し, リンパ節転移が成立する. 一般に癌腫と悪性黒色腫はリンパ節転移が多いが, 肉腫はリンパ節転移は少なく, 血行性転移が多い. リンパ節転移の部位によって, ある程度原発性癌を推測することができる. 鎖骨上窩リンパ節転移は肺癌, 消化管系癌で多くみられ, とくに左鎖骨上窩リンパ節転移は**ウィルヒョー転移** Virchow's metastasis と呼ばれる.

17-3 脾　臓

脾臓 spleen は被膜を有し, 赤血球や血小板の処理, 血液の貯蔵, リンパ装置の機能を営む臓器で, その重量は正常成人では 100〜150 g である. 脾臓は被膜, 脾柱, 赤脾髄 red pulp と白脾髄 white pulp からなる(図 17-21). 赤脾髄は髄索と静脈洞からなり, 老朽化した赤血球の捕捉貪食の場となる. 白脾髄は動脈周囲リンパ球鞘とリンパ濾胞からなり, 免疫反応の場となる.

1 アミロイドーシス

アミロイドーシス(アミロイド症)amyloidosis は全身性アミロイド症の 1 つとして出現する. その沈着部位によりリンパ濾胞型と脾髄型に分けられる. リンパ濾胞型はアミロイドがリンパ濾胞に沈着し, サゴ脾と呼ばれる(第 10 章参照).

2 梗　塞

脾臓は腎臓とともに貧血性梗塞を起こしやすい臓器で, 脾動脈の血栓あるいは塞栓によって起こる.

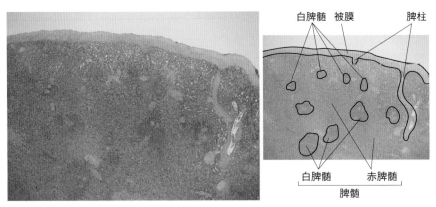

図17-21　正常脾臓の構造
脾臓は線維結合織からなる被膜，被膜から伸びる脾柱，脾髄からなる．脾髄は白脾髄と赤
脾髄からなる．

表17-3　脾腫を起こす基礎疾患

1．循環障害 　　a．門脈圧亢進症 　　　　肝硬変症，門脈血栓症 　　b．うっ血性心不全 2．感染・炎症 　　腸チフス，伝染性単核症，非特異的脾炎 　　マラリア，カラ・アザール 　　結核症，サルコイドーシス，先天性梅毒 3．代謝障害 　　ゴーシェ病，ニーマン・ピック病 　　アミロイド症	4．血液疾患 　　a．白血病，悪性リンパ腫 　　b．溶血性貧血 　　c．骨髄増殖性腫瘍 　　　　本態性血小板血症 　　　　真性多血症 　　　　原発性骨髄線維症 　　　　慢性骨髄性白血病 5．その他 　　原発性腫瘍，転移性腫瘍

③ 脾機能亢進症と脾腫

　脾機能亢進症 hypersplenism は末梢血液の汎血球減少症（赤血球，顆粒球および血小板の減少）と脾腫 splenomegaly によって特徴付けられる病態で，摘脾により汎血球減少症は改善される．原因不明な特発性と基礎疾患に基づく続発性とがある．

　脾腫は原因の如何を問わず脾臓が腫大することをいう．脾腫をきたす病態は表17-3のごとくである．

④ 腫　瘍

　脾の良性腫瘍はリンパ管腫，血管腫が多く，悪性腫瘍は悪性リンパ腫が多い．

17-4 胸 腺

　胸腺 thymus は前縦隔に位置し，被膜を有する左右 2 葉性の臓器である．胎生期に速やかに大きくなり，生下時には 15〜20 g，思春期には 30〜40 g と最大になる．その後加齢とともに萎縮し，脂肪織で置換される（生理的退縮 physiologic involution）．

　胸腺は被膜から伸びた線維性隔壁によって小葉に分けられる．小葉は主として胸腺上皮細胞とリンパ球（胸腺細胞）から構成される．さらに小葉はリンパ球の密度が高く暗調な皮質 cortex とリンパ球の密度が低い明調な髄質 medulla とに分けられる（図 17-22）．髄質には Hassall 小体（胸腺上皮細胞が同心円状を呈し，中心部が角化を示す構造体）がみられる（図 17-22）．胸腺は T 細胞の分化成熟の場である．

1 過 形 成

　バセドウ Basedow 病，アジソン Addison 病，全身性エリトマトーデス（SLE），重症筋無力症 myasthenia gravis はリンパ濾胞の過形成を示すことがある．

2 腫 瘍

　胸腺に発生する腫瘍は胸腺上皮性腫瘍，悪性リンパ腫および神経内分泌腫瘍に大別される．

　胸腺上皮性腫瘍は胸腺上皮細胞由来の腫瘍で，悪性度によって**胸腺腫** thymoma と胸腺癌 thymic carcinoma に分けられる．胸腺腫はさらに腫瘍細胞の形態とリンパ球の多寡により亜型分類される．胸腺腫は重症筋無力症，赤芽球癆，低γグロブリン血症などを伴うことがある．胸腺癌は胸腺腫より悪性度の高いもので，もっとも頻度の高い組織型は扁平上皮癌である．

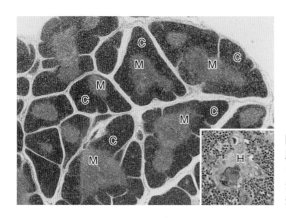

図 17-22　正常胸腺の構造
胸腺は被膜から伸びる線維性隔壁により，小葉に分けられる．小葉はリンパ球の密度が高く暗調にみえる皮質（C）とリンパ球密度が低く明調にみえる髄質（M）に分けられる．髄質（M）に Hassall 小体（H）がみられる．

18 泌尿器系

・腎臓の組織学的な構成単位，とくに糸球体を構成する 3 つの細胞を理解し，さらに内分泌
臓器としての腎臓の役割を学習する．
・糸球体腎炎が，感染症とは異なり免疫異常に帰因する疾患であることを理解する．
・急性腎障害と慢性腎不全とは，病態，治療，予後の異なる腎疾患であることを理解する．
・原発性および続発性糸球体腎疾患に含まれる糸球体腎炎を学習する．
・泌尿器系悪性腫瘍としての腎・尿管・膀胱腫瘍を学習する．

18-1 腎臓の構造と機能

1 腎臓の肉眼解剖

　腎臓は左右 1 対の充実性の実質臓器で，後腹膜腔上部の脊柱の両側に存在し，脂肪組織に囲まれ，さらに上部にある副腎とともに腎筋膜(ゲロタ Gerota 筋膜)で覆われている．正常成人での腎臓 1 個の重量は約 110〜140 g であり，糸球体が豊富な皮質部と，尿細管が主体となる髄質部に大別される．腎門部では，前方より腎静脈，腎動脈および尿管の順に出入りし，腎静脈，腎動脈は腎実質に入り込み，尿管は腎盂に移行している．

2 ネフロンの構造と機能

　糸球体 glomerulus とそれを袋状に覆う**ボウマン嚢** Bowman capsule，それに続く**尿細管** renal tubule (近位尿細管-ヘンレループ-遠位尿細管)からなる一連のユニットを**ネフロン** nephron と呼び，両側腎臓には合計約 200 万のネフロンが存在する(図 18-1)．

　糸球体は毛細血管の球状集合体で，腎動脈-弓状動脈-小葉間動脈-輸入細動脈を経由した動脈血液を受け入れ，それが輸出細動脈から流出されるまでの間に血液濾過を行うフィルターとして作用する．糸球体には，基底膜という板状構造を境に毛細血管の内側で血管腔そのものを構成する**内皮細胞** endothelial cell と，それら毛細血管を束ねる支持細胞としての**メサンギウム細胞** mesangial cell が存在し，これらはさまざまな血液状態の変化の影響，たとえば高血糖，高脂血症，さらには免疫複合体や異常タンパクなどの影響を直接こうむりやすい．そして基底膜を境に，毛細血管の外側に別名たこ足細胞と呼ばれる**上皮(足)細胞** epithelial cell(podocyte)があり，そのたこ足のような無数の突起で基底膜を覆っている(図 18-2)．糸球体は，水分，小タンパク，グルコース，電解質などをいったん濾過することでボウマン嚢へ送り出し，尿細管-集合管は，これらが通過する間に必要なものだけを選択的に再吸収し，さらに pH を 7.4 前後に維持するなどの恒常性維持を行う．なお骨髄にて赤血球造血を促進する**エリスロポエチン** erythropoietin(EPO)は腎臓で産生され，その産生細胞は神経細胞と類似の樹状突起を有し，近位尿細管細胞と血管内皮細胞の間に密着して存在する．

　糸球体への循環血液量は尿細管中の尿量により調節を受けており，遠位尿細管が糸球体に結合する

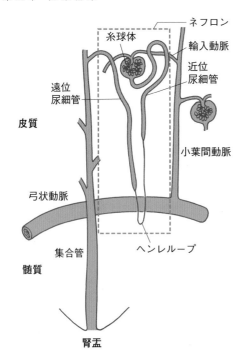

図18-1　腎臓

腎臓には皮質，髄質，腎盂があり，皮髄境界を通る弓状動脈から皮質に向けて小葉間動脈，さらに輸入動脈が分かれ，多数の糸球体を形成している．尿細管は一度髄質に向かい，再び皮質に戻り，その後集合管となり腎盂に開く．毛細血管の球状塊の糸球体とそれに続く尿細管のユニットをネフロンという．

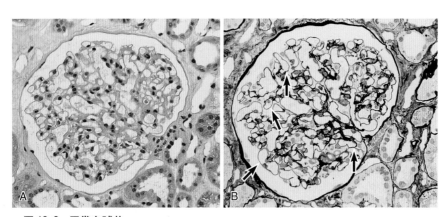

図18-2　正常糸球体

A(HE 染色)，B(PAM 染色)は連続切片．

A：糸球体は上皮細胞，メサンギウム細胞，内皮細胞により構成されているが，HE 染色標本では識別が困難である．

B：PAM 染色では基底膜(矢印)が線状にみられ，糸球体全体の構築が観察しやすい．

部位にある**傍糸球体装置**がその役割を担う．傍糸球体装置での遠位尿細管上皮は**緻密斑** macula densa と呼ばれる特別な上皮で，尿量(正確には尿中 Cl 量)減少を感受して，輸入細動脈の平滑筋細胞から変化した傍糸球体細胞から**レニン** renin を血中に分泌させる．そして肝臓で産生されたアンジオテンシノーゲンをレニンが**アンジオテンシンⅠ** angiotensin Ⅰ とし，次にアンジオテンシンⅠは変換酵素により**アンジオテンシンⅡ**となり，これが副腎皮質からの**アルドステロン** aldosterone 分泌を促し，アルドステロンは遠位尿細管での Na 再吸収に伴う水再吸収と K 排出を促進させる．さらにアンジオテンシンⅡは血管に直接作用し，血圧上昇を引き起こすことで，結果として糸球体循環血液量を増加させる．

18-2 腎臓の病気の特徴と考え方

1 腎臓における2つの炎症——腎盂腎炎と糸球体腎炎

　腎臓における炎症を理解するために，それを**腎盂腎炎** pyelonephritis（後述）と**糸球体腎炎** glomerulo-nephritis（GN）に大別してとらえることは有用である．

　腎盂腎炎は細菌感染を契機として発症する**感染症**で，起炎菌としては大腸菌が主体で，感染経路は尿道，膀胱を経由しての上行性感染が知られている．

　糸球体腎炎は，糖尿病のような全身性疾患の病変として認められることもあるが，**原発性糸球体腎炎**のように直接の原因が不明の場合が多い．しかし，多くの原発性糸球体腎炎においては，抗体と抗原が結合した**免疫複合体** immune complex の糸球体への沈着が知られている．免疫複合体は，細菌などの感染が起こりやすい部位，たとえば口腔および鼻腔，咽頭，喉頭，肺などの呼吸器などで生じ，マクロファージなどにより処理されるが，時としてこれらは**循環性免疫複合体** circulating immune complex として血中を移動し，糸球体に沈着してしまう．あるいは抗原分子が血流を介して糸球体に沈着後，これに反応し，現場で免疫複合体が形成される（***in situ* 免疫複合体**）．両者とも，補体が活性化されて免疫複合体-補体を形成する．これら免疫異常により糸球体に炎症反応を引き起こし（**Ⅲ型アレルギー反応**），結果として糸球体が傷害を受け，時として破壊される．

　腎盂腎炎の治療では感染症に対しての抗生物質投与を行うが，糸球体腎炎では一般にステロイドホルモンなどの免疫抑制的な薬剤を主体とする．糸球体腎炎の重要な点は，免疫複合体あるいは抗原分子が血流経由で腎臓に到達するため，血液が両側腎臓に均等に流れることから，両側の腎臓に存在する多数の糸球体がほぼ同時に同程度に傷害を受けることになる，ということである．つまり特殊な糸球体腎炎は別にして，通常は**びまん性** diffuse に糸球体が傷害を受け，散在性かつ部分的（**巣状かつ分節状** focal and segmental）に傷害を受けることは少ない．さらに，糸球体腎炎においては，病状の悪化はすなわち両側腎機能そのものの悪化であり，病態の進行によって最終的には**腎不全**の状態となり，患者は血液透析あるいは腎移植に頼らざるを得なくなる．

2 血尿とタンパク尿

　血尿 hematuria は腎臓疾患の主要症候であり，尿中に赤血球が混入したものをいう．尿の色調が赤色または褐色のものを**肉眼的血尿**と呼び，尿色調には一見変化がなく，顕微鏡観察によって赤血球を証明できるものを**顕微鏡的血尿**という．なお尿沈渣の顕微鏡検査では，1視野あたり1～2個の赤血球は正常範囲とする．さらに，血尿に浮腫，倦怠，頭痛，腹痛，排尿痛などを伴うものを**症候性血尿**，症状を欠くものを**無症候性血尿**と呼んで区別する．病的血尿の起こるメカニズムとしては，糸球体腎炎などによる糸球体基底膜の損傷または異常により糸球体から赤血球が漏出する場合と，尿路の移行上皮粘膜の損傷および異常により尿路粘膜から赤血球が尿中に遊出出血する場合とに大別される．

　健康人においても尿タンパクはみられ，数十 mg/日程度が排出される．血中のタンパク質は，糸球体毛細血管基底膜の透過性に従い，基本的には分子量約 65,000 以下のものが糸球体で濾過される．そして分子量 40,000 以下の低分子タンパクが尿細管での再吸収を受ける．さらに，正常糸球体の毛細血管は陰性に帯電しており，代表的な血中タンパクである**アルブミン**も陰性荷電を帯びているため，アルブミンは正常では糸球体から濾過されにくい．このように正常糸球体毛細血管では，分子量の制限

（**サイズバリア** size barrier）および帯電状態の制限（**チャージバリア** charge barrier）により，血中タンパクの濾過を調節している．病的な**タンパク尿** proteinuria とは 150 mg/日以上の状態で，糸球体障害に基づく糸球体性タンパク尿と尿細管障害による尿細管性タンパク尿がある．

　糸球体性タンパク尿がみられる代表的な病態として，**ネフローゼ症候群** nephrotic syndrome があげられる．ネフローゼ症候群では，糸球体毛細血管の電荷異常（微小変化群など），通過タンパクの分子量制限の異常により，アルブミンなどの血中タンパクが持続的に大量に尿タンパクとして排泄され，**高タンパク尿**かつ**低アルブミン血症**（低タンパク血症）となる．結果として血漿浸透圧が低下し，全身毛細血管の水透過性亢進により血管内の水分が血管外へ漏れ出て**全身の浮腫**が引き起こされる．また，肝臓でのリポタンパク産生亢進に伴う**高コレステロール血症**を伴うことが多い．

3　腎不全（急性腎障害と慢性腎不全）とはどのような状態か

　腎不全とは，排泄，代謝，分泌などの腎機能障害をきたし，体液の恒常性が失われるために生じた病態で，急性および慢性に分類される．

　急性腎障害 acute kidney injury（AKI）とは急激に起こった糸球体濾過の停止ないし減少に基づく腎機能廃絶状態で，とくに**急性尿細管壊死** acute tubular necrosis は急性腎障害を代表する病態であり，脱水，出血により腎血流量が減少したときや，外科手術，外傷，ショックあるいは妊娠，分娩時などに関係して腎血流量が減少したときに発生する．組織学的には尿細管壊死を広範に認めるが，糸球体の変化はほとんどみられない．臨床症状としては，乏尿，無尿，浮腫，高血圧，尿毒症症状，電解質異常（高・低ナトリウム血症，高・低カリウム血症，高・低カルシウム血症，とくに高カリウム血症），代謝性アシドーシスが認められる．急性腎障害は基本的には数週間程度持続するも，治療に反応する可逆的な病態である．回復しない場合は予後不良であるが，慢性腎不全に移行することは少ない．

　慢性腎不全 chronic renal failure（CRF）は糖尿病や慢性糸球体腎炎，さらには**慢性腎臓病** chronic kidney disease（CKD）を背景とし，数ヵ月から数年にかけて徐々に発症，進行する腎障害で，末期腎不全（尿毒症）に至る不可逆的な疾患である．そのため患者症状は継続もしくは進行性に悪化し，透析導入もしくは腎移植の対象となる．慢性腎不全では，腎臓は萎縮し，組織学的には糸球体は著明に減少し，残存する糸球体は瘢痕化・硬化が目立ち，いわゆる**終末腎** end-stage kidney の像を呈する．尿細管も萎縮および荒廃が著しく，間質組織は線維化および慢性炎症を伴うことが多い．臨床症状は，急性腎障害で認められる多くの症状に加え，エリスロポエチン産生低下による腎性貧血，レニン分泌異常による高血圧，肺浮腫，うっ血性心不全を伴う．

18-3　代表的な原発性糸球体疾患（糸球体腎炎および関連病変）

　原発性糸球体疾患は，臨床症候により大別すると，**急性糸球体腎炎**，**急速進行性糸球体腎炎**，**慢性腎炎症候群**（およびネフローゼ症候群）に分類される．

1　急性糸球体腎炎 acute GN

　多くの場合，先行感染に引き続いて，血尿，タンパク尿，浮腫，高血圧，乏尿などを急速に発症する腎炎である．予後良好で慢性糸球体腎炎に移行することはほとんどない．

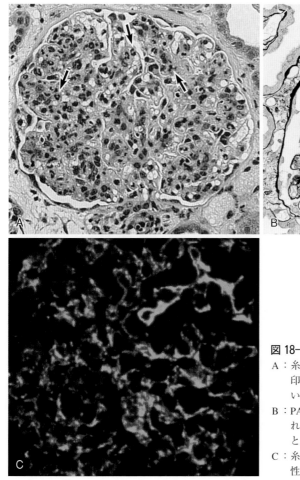
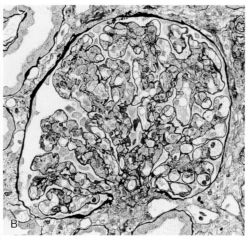

図 18-3　管内増殖性糸球体腎炎

A：糸球体は主として内皮細胞の増生と好中球(矢印)の浸潤により,ボウマン嚢内に拡張腫大している.(HE 染色)

B：PAM にて基底膜が黒線状に染まり,それに囲まれた血管内に細胞が増殖している(管内増殖)ことが観察される.(PAM 染色)

C：糸球体には蛍光抗体液にて C3 がびまん性に陽性となる.(蛍光抗体法)

a. 溶連菌感染後糸球体腎炎 post-streptococcal GN

　急性糸球体腎炎の代表で,一般に管内増殖性糸球体腎炎 endocapillary proliferative GN と呼ばれ,予後良好である.血中を循環している免疫複合体の糸球体への沈着と補体活性化により発症する,Ⅲ型アレルギー反応による原発性糸球体腎炎を呈する典型的な疾患である.臨床的特徴としては,小児に多く,**A 群 β 溶血性レンサ球菌**の咽頭炎や扁桃炎などの呼吸器系への先行感染後,10 日前後の潜伏期を経て無尿・乏尿が発症し,血尿,高血圧,浮腫を伴う.検査データでは C3 を主体とした**一過性の低補体血症**,ASO(抗ストレプトリジン O 抗体),ASK(抗ストレプトキナーゼ抗体)高値をみる.病理組織学的特徴は,糸球体における内皮細胞の腫大増生と糸球体毛細血管腔内への多核白血球浸潤よりなる糸球体毛細血管内増殖(管内増殖)で(図 18-3),これらの大部分は炎症消退とともに緩徐に正常像に向かう.電子顕微鏡下で上皮下にハンプという構造を認める.

2 急速進行性糸球体腎炎 rapidly progressive GN(RPGN)

　特発性に,あるいは血尿・タンパク尿などに引き続いて発症し,数週から数ヵ月で腎不全へと進行する予後不良の糸球体腎炎である.

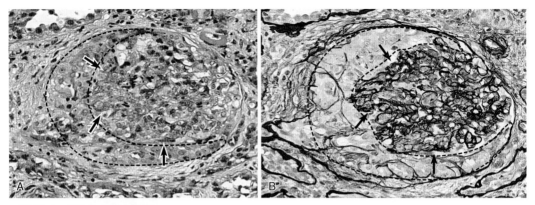

図 18-4　ANCA 関連血管炎
A(HE 染色), B(PAM 染色)は連続切片. A の図中央には本来の構造が破壊され変性萎縮に陥った糸球体(矢印)があり, その周囲を取り囲むように増生した半月体(破線)がある(半月体を伴う糸球体病変). B は同病変に PAM 染色を行ったもので, ボウマン嚢腔は半月体により完全に置換されている.

a．ANCA 関連血管炎　ANCA-associated vasculitis

　患者血中にて自己抗体としての**抗好中球細胞質抗体** anti-neutrophil cytoplasmic antibodies(**ANCA**)が証明される全身性血管炎で, 合併する腎炎ではびまん性の半月体形成を特徴とし, RPGN の代表疾患であり, 予後不良な糸球体腎炎である. **半月体**とは, 糸球体血管外かつボウマン嚢内に認められ, 半月状あるいは糸球体を覆い増殖する上皮細胞および線維組織よりなる増殖病変(管外増殖)のことを指す. つまり, 糸球体外かつボウマン嚢内での線維化と考えられる(図 18-4). とくに線維化の強い半月体形成は, その腎疾患が予後不良であることを示唆する. 原発性血管炎である**多発血管炎性肉芽腫症**や**顕微鏡的多発血管炎**, **好酸球性多発血管炎性肉芽腫症**が該当する.

b．抗糸球体基底膜病　anti-glomerular basement membrane(GBM) disease

　抗 GBM 抗体を伴う自己免疫疾患(Ⅱ型アレルギー)で, 血管炎によるびまん性の半月体形成を伴う. 肺出血をきたすものを**グッドパスチャー症候群**という.

③ 慢性腎炎症候群(およびネフローゼ症候群)chronic nephritis syndrome

　慢性糸球体腎炎は, 長期間にわたってタンパク尿, 血尿, 高血圧などを伴い, 腎機能障害が穏徐に進行する疾患群で, 大多数の糸球体腎炎が含まれる. ネフローゼ症候群は慢性糸球体腎炎の半数以上, およびその他糸球体腎炎でも認められる.

a．微小変化型ネフローゼ症候群　minimal change nephrotic syndrome(MCNS)

　小児に多く, 1〜5 歳でのネフローゼ症候群における約 70%であるが, 各年齢層で発症がみられ, ネフローゼ症候群全体の 25%を占める. ステロイド投与に反応するが再発しやすい. 糸球体毛細血管の電荷異常(charge barrier の障害)に基づくアルブミンを主体とした高選択性タンパク尿により, ネフローゼ症候群を呈する. 組織学的には糸球体はほぼ正常で, 免疫複合体-補体の沈着はない. 直接原因は不明だが, 電子顕微鏡で上皮足細胞の**足突起の融合**をみる(図 18-5).

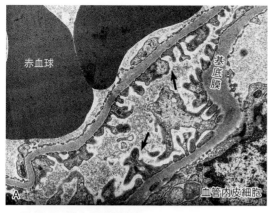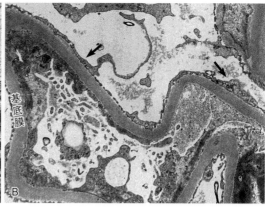

図 18-5　微小糸球体変化
電子顕微鏡所見において，正常上皮細胞の足突起（A，矢印）では著変はみられないが，微少糸球体変化（B）では
足突起の融合（矢印）を認める．

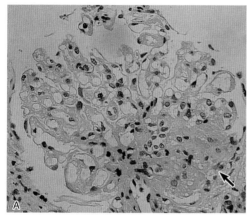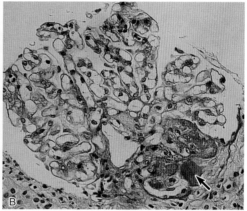

図 18-6　巣状分節性糸球体硬化症
A（HE 染色）では糸球体の 3～6 時方向に限局する基質増加とそのボウマン嚢との癒着（矢印）がみら
れ，B（PAS 染色）ではそれが PAS 染色陽性の硬化病変であることがわかる．
A（HE 染色）と B（PAS 染色）は連続切片．

b．巣状分節性糸球体硬化症 focal segmental glomerulosclerosis（FSGS）

　わが国では少ないが，20～40 歳代に多く，巣状かつ分節状の糸球体硬化病変を認め（図 18-6），病状
が進行すると全体に病変が波及する．直接原因は不明で，ネフローゼ症候群や血尿，高血圧を伴いや
すく，一般に予後不良で，治療抵抗性のものは 10 年以内に腎不全に移行する．

c．膜性腎症 membranous nephropathy（MN）

　小児にはまれで中高年発症が多く，比較的緩やかに病状が進行する．本症はネフローゼ症候群の中
で微小糸球体変化型とともにもっとも多い病型で，27％を占める．70％は原因不明だが，後述するルー
プス腎炎の一亜型として発症したり，あるいは HBe 抗原などが原因となる．10％に**悪性腫瘍**などの基
礎疾患があることが知られている．組織学的には，糸球体毛細血管壁のびまん性の肥厚が特徴的であ
る．PAM，PAS 染色で基底膜にスパイク病変がみられ，その部分に一致して，糸球体毛細血管への

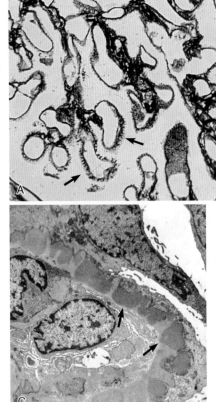
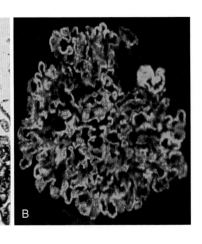

図 18-7　膜性腎症

A：糸球体係蹄壁は，矢印のごとくキャタピラ状構造（スパイ
　　ク病変）を呈する．この所見は PAM および PAS 染色で認
　　められるもので，HE 染色ではとらえることができない．
　　（PAM 染色）

B：蛍光抗体法にて IgG が係蹄壁に沿って顆粒状に陽性とな
　　る．

C：PAM 染色でとらえたスパイク病変を電子顕微鏡で観察
　　すると，スパイク病変の抜けてみえた部位には，矢印で
　　示す粗大な沈着物（免疫複合体）がはまり込んでいること
　　がわかる．

IgG などの沈着が免疫組織学的に証明される．電子顕微鏡では，これら免疫複合体の沈着が，糸球体
毛細血管壁の基底膜上皮側に粗大顆粒状に観察される（図 18-7）．

d．膜性増殖性糸球体腎炎 membranoproliferative GN（MPGN）

　わが国では少ないが，小児〜中年成人に多く，予後は一般に不良で，約 10 年で 50％が腎不全に移行
する．ネフローゼ症候群，血尿，高血圧および**持続性低補体血症**を認めることが多く，とくに小児や
若年の低 C3 血症を呈する一次性 MPGN は **C3 腎症**と総称される．糸球体はメサンギウム細胞増殖に
より分葉状に腫大し，PAS，PAM 染色では肥厚した糸球体基底膜の二膜化像をみ（図 18-8），免疫組織
学的には C3 沈着をみる．

e．IgA 腎症 IgA nephropathy

　慢性糸球体腎炎では最多で，原因不明の IgA の産生亢進傾向がみられる．小児の 80％は肉眼的血尿
で発症し，成人は顕微鏡的血尿（無症候性血尿），タンパク尿が多い．高血圧およびネフローゼ症候群
を呈する症例では，約 20 年経過後に多くが腎不全へ移行する（小児では寛解例あり）．糸球体病変はメ
サンギウム増殖性糸球体腎炎の組織像を呈することが多い．免疫組織学的にメサンギウム領域への
IgA の顆粒状沈着が特徴である（図 18-9）．なお，**IgA 血管炎 IgA vasculitis**（ヘノッホ・シェーンライ
ン Henoch-Schönlein **紫斑病性腎炎**）という，細〜小動脈の全身性血管炎に基づく紫斑を伴った小児の
糸球体腎炎においても，IgA 腎症と同様の IgA 沈着を糸球体に認める．

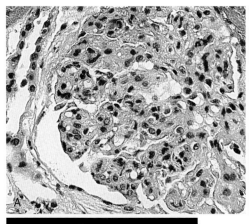
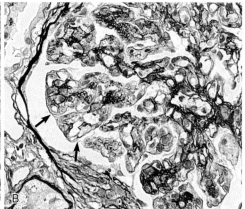
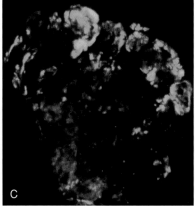

図 18-8　膜性増殖性糸球体腎炎
A(HE 染色)，B(PAM 染色)は連続切片.
A：糸球体はメサンギウム細胞の増生と基質の増加により分
　　葉状を呈し，腫大している.
B：糸球体係蹄は矢印のごとく2重線状にみえる(二膜化像).
　　この所見は PAM および PAS 染色にて認められるもので，
　　HE 染色ではとらえることができない. 増加したメサンギ
　　ウム基質は PAM 染色にて濃紫色に染色され，硬化病変で
　　あることが確認される.
C：蛍光抗体法にて C3 が糸球体を覆うように陽性となる.

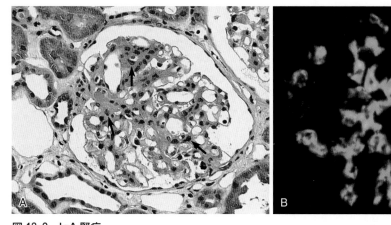

図 18-9　IgA 腎症
A：糸球体ではメサンギウム細胞(矢印)の軽度な増生を認める. (HE 染色)
B：蛍光抗体法にて IgA がメサンギウム領域に一致して陽性となる.

18-4 全身性疾患の一部としてみられる続発性糸球体腎炎，腎疾患

1 糖尿病性腎症 diabetic nephropathy

　糖尿病は，25歳以下に多く特発性もしくは自己抗体が関与する膵ランゲルハンス島B細胞（β細胞）の破壊によるインスリン絶対欠乏状態を基本とする**1型糖尿病**と，全体の95%以上を占め，40歳以上に多く発症の詳細が不明な**2型糖尿病**に分類される（第10章参照）．糖尿病性腎症は，1型糖尿病患者の35〜45%，2型患者の25%以上が発症すると考えられ，糸球体腎疾患のうちで慢性腎不全に進行し透析導入を受ける疾患の第1位とその頻度が高く，主に**糖尿病性糸球体硬化症**と，間質の細動脈壁の硝子様肥厚による**細動脈硬化症**からなる．糖尿病性糸球体硬化症の代表的な糸球体病変としては，**キンメルスチール・ウィルソン** Kimmelstiel-Wilson **病変**と呼ばれ糸球体毛細血管係蹄の中心部に形成される円形の結節状病変がある（図18-10）．糖尿病性腎症は慢性腎不全に移行し，透析導入後も**糖尿病性網膜症**および**糖尿病性神経症**などの合併症と同様に進行し，予後は不良である．

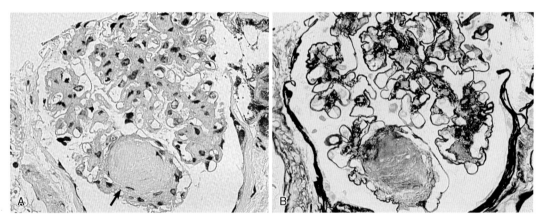

図18-10　糖尿病性腎症（糖尿病性糸球体硬化症）
A（HE染色），B（PAM染色）は連続切片．
A：糸球体では，一部において円形の硝子様病変（矢印）を認め，これが典型的な結節状病変である．
B：HE染色で認めた結節性病変は，PAM染色にて濃紫色に染色され，硬化病変であることが確認される．

2 腎糸球体線維沈着症（アミロイド腎症 amyloid nephropathy）

　電子顕微鏡にて糸球体細胞外基質に線維性構造物の沈着をみる疾患群の総称で，その代表が**アミロイド腎症**であり，多発性骨髄腫に合併する免疫グロブリン性の**ALアミロイドーシス**や関節リウマチ，慢性炎症に合併する反応性**AAアミロイドーシス**がある．アミロイド腎症は徐々に増加し，後にネフローゼ症候群となる．糸球体病変としてはアミロイドタンパクの沈着が認められ（図18-11），これらはコンゴレッド染色陽性かつ緑色偏光を呈する．アミロイド腎症は進行して慢性腎不全に移行し，透析導入後も予後は不良である．

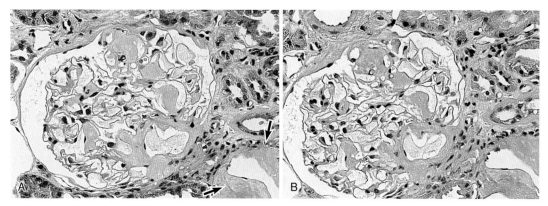

図18-11　アミロイド腎症
A（HE染色），B（コンゴレッド染色）は連続切片.
A：糸球体にて好酸性の無構造物を分節状に認め，糸球体に隣接する細動脈壁にも同様の沈着物をみる（矢印）.
B：HE染色にて認めた無構造物質は，コンゴレッド染色にて赤橙色となり，アミロイド沈着であることがわかる.

3　ループス腎炎 lupus nephritis

　ループス腎炎は膠原病の**全身性持続性エリテマトーデス**の40〜50%に合併する糸球体腎炎で，その予後を左右し，ネフローゼ症候群および**持続性低補体血症**（とくにC1q）をみる．ループス腎炎は免疫複合体腎炎で，糸球体に免疫グロブリンと補体（C1q）沈着をみ，その糸球体病変は多彩であり，微小糸球体変化や膜性腎症の像を呈することもあるが，糸球体内皮下への免疫複合体の沈着よりなる**ワイヤーループ病変**や（図18-12），組織球に食された**ヘマトキシリン体**と呼ばれる崩壊核物質など，全身性エリテマトーデス（SLE）の活動期にみられやすい構造が特異的である．免疫複合体の多臓器への沈着および補体活性化が多彩な臨床症状にかかわり，最終的には慢性腎不全に移行し，透析導入後も全身合併症同様に腎病変は進行し，予後は不良である．

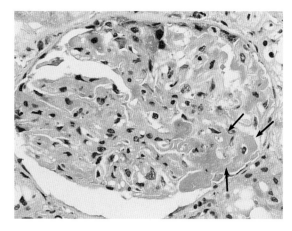

図18-12　ループス腎炎
HE染色．糸球体係蹄壁の一部において，壁全層にわたる不規則な赤ピンク色の肥厚を認める（ワイヤーループ病変，矢印）.

18-5　遺伝性腎疾患

1　アルポート症候群 Alport syndrome

　血尿主体の遺伝性糸球体腎炎で，家族性に発症し遺伝様式は多彩だが，伴性遺伝形式をとる例ではX染色体長腕の遺伝子異常が基底膜を構成するⅣ型コラーゲンに異常をもたらす(図18-13)．腎以外では，進行性感音性難聴，白内障，円錐角膜，球状水晶体(男子主体)，食道平滑筋腫症などを合併し得る．予後不良で，とくに男性では30〜40歳で腎不全に移行する．

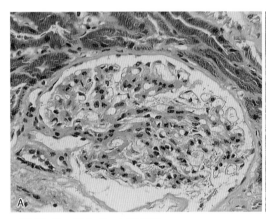
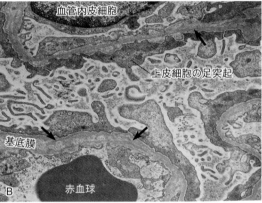

図18-13　アルポート症候群
A：HE染色では糸球体に著変はみられない．
B：電子顕微鏡では基底膜の不規則な肥厚，網状化，分岐などの異常(矢印)を認める(図18-5の正常基底膜と比較せよ)．

2　劣性遺伝型(幼児型)嚢胞腎 autosomal recessive infantile polycystic kidney disease

　新生児〜乳児にみられるまれな疾患で，両側腎の集合管拡張に基づくびまん性の多発性嚢胞形成よりなり，高率に肝線維症も併発する．重症出生が多く予後不良となる．

3　優性遺伝型(成人型)嚢胞腎 autosomal dominant adult polycystic kidney disease

　遺伝性腎疾患では最多で(約1/1,000人)，加齢とともに嚢胞が両腎に増加し，両側性にびまん性大型多発性嚢胞形成を呈し，両腎は著明に腫大する(図18-14，18-15)．これに伴い進行性に腎機能が低下し，50〜70歳までに約半数が腎不全に陥る．また高血圧，心臓弁膜異常，脳動脈瘤，肝・膵・脾嚢胞，多血症などさまざまな腎外症状をきたす全身性疾患でもある．16番染色体短腕のPKD1遺伝子異常や4番染色体長腕のPKD2遺伝子異常がみられる．

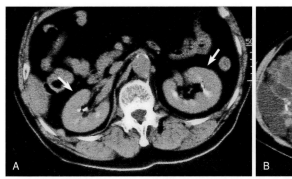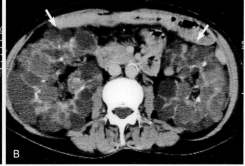

図 18-14　優性遺伝型（成人型）囊胞腎
健常者の腹部単純CT（A）での腎臓（矢印）と比較し，優性遺伝型囊胞腎患者の腹部単純CT（B）では，両腎は多数の大型囊胞に置換され，著明に腫大している（矢印）．

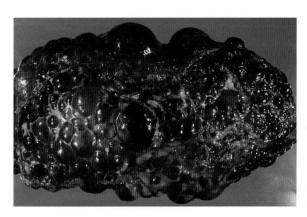

図 18-15　優性遺伝型囊胞腎の肉眼像
多数の大型囊胞形成と著明な腎腫大をみる．

18-6　腎腫瘍

1　腎細胞癌 renal cell carcinoma

　成人で認められる近位尿細管上皮由来の悪性腫瘍で，全悪性腫瘍中約2％（腎実質悪性腫瘍の90％以上）を占め，**フォン・ヒッペル・リンドウ病** von Hippel-Lindau（VHL）disease に合併することが多い．無症状症例が偶発腎細胞癌として発見されることが多い．5年生存率は80％以上であるが，血行性に肺および骨転移をきたしやすく，手術後10年経過時で転移する症例もある（図 18-16）．遺伝子異常として，3番染色体短腕の **VHL 遺伝子異常** が知られている．透析患者は一般人より5～10倍腎細胞癌に罹患しやすい．

2　血管筋脂肪腫 angiomyolipoma

　腎臓に発生する比較的まれな良性疾患で，組織学的に血管，平滑筋，脂肪組織が一塊で増生し，**結節性硬化症** tuberous sclerosis に合併することが多い．

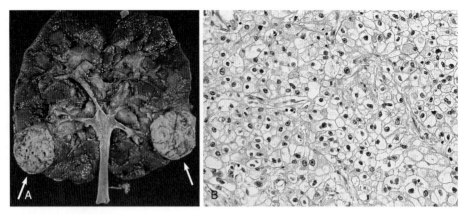

図18-16　腎細胞癌
A：肉眼像. 腎下方に境界明瞭な結節状の腫瘍病変(矢印)を認める.
B：組織像. 組織学的には明るい胞体を有する明細胞癌細胞が増殖している. (HE染色)

3 腎芽細胞腫 nephroblastoma(ウィルムス腫瘍 Wilms tumor)

　小児の悪性腎腫瘍中最多で, 両側発生も約10%でみられ, 好発年齢は0〜5歳で性差はなく, 初発症状として腹部腫瘤をみる. 無虹彩症, 先天性半側肥大症, 尿路性器奇形の合併もわずかにみられる. 11番染色体短腕の *WT-1* 遺伝子異常との関与が認められる.

18-7 尿路腫瘍(腎盂尿管癌 renal pelvic and ureter cancer と膀胱癌 bladder cancer)

　腎盂〜尿管および膀胱腫瘍全体の80%を尿路癌が占め, 頻度は膀胱癌＞＞腎盂癌≧尿管癌で, 組織型は**尿路上皮癌** urothelial carcinoma である. 病因としては, 化学薬品, トリプトファン代謝物, タバコ(プロモーター)などが考えられる. 自覚症状としての無症候性血尿が多いが, 腎盂癌や尿管癌では水腎症や尿管狭窄を認めやすい. **尿細胞診**により癌の有無および癌の異型度判定が可能である. 尿路癌は乳頭状に増殖する**表在癌**が70%以上を占め, これらは細胞異型度も低く5年生存率が80〜90%と良好であるが, 多発や再発することが多い. 一方で, 浸潤性に増殖する**浸潤癌**は細胞異型度が強く5年生存率20%以下と予後が悪く, 17番染色体短腕に存在する *TP53* 遺伝子の異常を示す症例が多い(図18-17).

18-8 尿路結石

　尿路結石 urinary stone のうち腎臓から尿管までの上部尿管結石が全体の95%を占め, 血尿を呈し, 尿管結石では尿路閉塞による疼痛を伴う. 膀胱・尿道における下部尿管結石では, 血尿に加え, 頻尿や残尿感といった膀胱刺激症状や排尿障害を伴う. 結石成分としてはシュウ酸カルシウムがもっとも多く, 再発しやすい. 痛風患者では尿酸結石ができやすい.

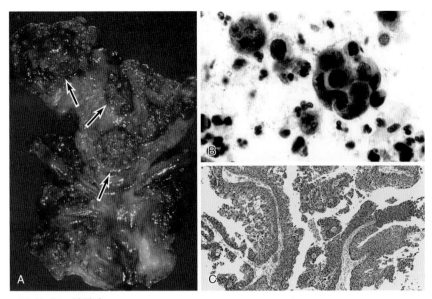

図 18-17　膀胱癌
A：肉眼的には膀胱粘膜において多発性に増殖する癌組織（矢印）を認める.
B：尿細胞診では円形の腫大した核を有する癌細胞を認める.（パパニコロウ染色）
C：組織学的には移行上皮癌で, 癌細胞は乳頭状増殖を示す.（HE 染色）

18-9 尿路の炎症性疾患

　尿路では細菌感染に基づく炎症性疾患を認め, これには腎盂腎炎, 膀胱炎などがある.

1 腎盂腎炎 pyelonephritis

　尿路を介しての上行性細菌感染を契機とし, 起炎菌としては大腸菌が80％以上を占める. 臨床的には, 急性腎盂腎炎と慢性腎盂腎炎に大別される.
　急性腎盂腎炎の症状は発熱, 腰痛, 頻尿, 排尿痛などで, 腎杯粘膜下の炎症細胞浸潤をみる.
　慢性腎盂腎炎では長時間の腰部鈍痛, 背部痛, 腹部不快感などを伴い, 尿細管の多数の好酸性円柱をいれた甲状腺様変化, 間質の細胞浸潤, 線維化により, 腎実質の萎縮をみる.

2 膀 胱 炎 cystitis

　急性膀胱炎の起炎菌は大腸菌が多く, 感染経路は上行性が主体で, 排尿痛, 頻尿, 尿混濁を示すが, 発熱は通常認めない. **間質性膀胱炎**はとくに更年期の女性にみられるまれな膀胱炎で, 症状は著明な頻尿, 下腹部痛, 排尿終末時痛で, 進行すると萎縮膀胱を呈する.

設　問

1. ネフロンとは何か，また糸球体構成細胞にはどのようなものがあるか述べよ．
2. 傍糸球体装置の解剖と生理的な役割について述べよ．
3. 原発性糸球体腎炎の典型的な発症機序について述べよ．
4. 急性腎障害と慢性腎不全を比較し，それぞれの特徴について述べよ．
5. 急性糸球体腎炎と急速進行性糸球体腎炎について，それぞれの代表疾患をあげ，その特徴について説明せよ．
6. 慢性糸球体腎炎について説明し，該当疾患を列挙せよ．
7. 糖尿病性腎症について説明し，その代表的な腎病変を 2 つあげよ．
8. 腎細胞癌と腎芽細胞腫について比較し，それぞれの特徴を説明せよ．
9. 尿路上皮癌を発育様式に基づき 2 型に分類し，それぞれの特徴について説明せよ．

19 生 殖 器

A. 女性生殖器，乳腺

学習目標

・女性の外陰部にはどのような感染症が起こりやすいかを理解する．
・子宮頸癌の原因，前癌病変の種類と，主な組織型が説明できるようにする．
・子宮体癌(子宮内膜癌)の原因，組織型などについて，子宮頸癌との違いを理解する．
・子宮筋腫とはどのような疾患か，その特徴を理解する．
・子宮内膜症とは何か説明できるようにする．
・胎盤絨毛に由来する主な腫瘍とその特徴を知る．
・卵巣腫瘍の分類について，概要を説明できるようにする．
・乳癌，乳腺症，線維腺腫のそれぞれの特徴と違いを説明できるようにする．

女性生殖器は，**外陰部**，**腟**，**子宮**(**頸部**および**体部**)，**付属器**(**卵巣**および**卵管**)によって構成される．

19-1 外陰部の病気

[正常構造]

女性生殖器のうち，体表面にある生殖器は外陰部(外性器)と総称されている．恥丘，大陰唇，小陰唇，陰核，前庭球，バルトリン Bartholin 腺，腟前庭，スキーン Skene 管などが含まれる．

1 外 陰 炎 vulvitis

外陰には**性感染症** sexually transmitted disease(STD)が好発する．罹患者との性的接触による直接感染の形をとる．淋病，梅毒(第2期梅毒としての扁平コンジローマなど)，ヘルペスウイルス感染症(単純ヘルペスウイルスによる)，ヒト免疫不全ウイルス human immunodeficiency virus(HIV)感染による病変，クラミジア感染症，真菌感染症(カンジダなど)等が起こる．

バルトリン腺炎は，外表からの病原体侵入によって起こる．劇症化すると**バルトリン腺膿瘍**になり，炎症後に導管が閉塞するとバルトリン腺嚢胞を生じることがある．

2 外陰部の類腫瘍病変

a．尖圭コンジローマ condyloma acuminatum

ヒト乳頭腫ウイルス human papilloma virus(HPV)の感染によって起こる．外観は乳頭状腫瘤の形を呈する．同様の病変は，尿道や肛門周囲，腟，子宮頸部などにも生じる．

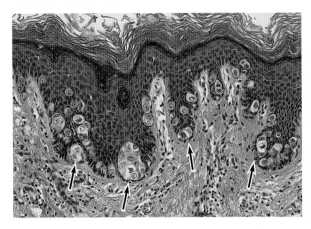

図 19-1 乳房外パジェット病の組織像
表皮内に淡明な胞体を有する腺癌細胞が小胞巣状に散見される（矢印）.

3 外陰部の悪性腫瘍

a．異形成 dysplasia **および上皮内癌** carcinoma *in situ*（CIS）

外陰部を覆う重層扁平上皮内に異型を有する細胞が出現するが，上皮内にとどまり浸潤性増殖を示さない．子宮頸部に準じ，最近ではこれらを一連の上皮内腫瘍性病変ととらえ，VIN（外陰上皮内腫瘍 vulvar intraepithelial neoplasia）と総称する．3段階に分類（VIN 1～3）され，VIN 3 は上皮内扁平上皮癌（ボーエン Bowen 病）を含む．

b．扁平上皮癌 squamous cell carcinoma

外陰部に起こる悪性腫瘍の中でもっとも頻度が高い．外陰白板 症や外陰萎縮症が母地となり得る.

c．乳房外パジェット病 extramammary Paget's disease

汗管が表皮内を貫く部分から発生した腺癌と考えられており，乳房パジェット病と同様に，癌細胞は表皮内を這うように広がる．肉眼的には湿疹のようにみえる．局所進展性が強く，切除後も再発しやすいが，浸潤癌を合併しない限り予後は良好である（図 19-1）.

19-2 腟の病気

［正常構造］

腟は腟前庭–子宮腟部までの管状器官で，粘膜は角化を伴わない重層扁平上皮で覆われ，グリコーゲンに富む．壁は筋層および外膜からなる.

1 腟 炎 vaginitis

外陰部から侵入した一般細菌による**非特異性腟炎**や，外陰部と同様に，性感染症としてのトリコモナス腟炎，カンジダ腟炎，単純ヘルペス感染症，クラミジア感染症などが発生する.

老人性腟炎 senile vaginitis は閉経後に起こる．エストロゲンなど女性ホルモンの活性が低下した結果，腟粘膜が萎縮し，常在菌の消失によって感染を起こしやすくなる.

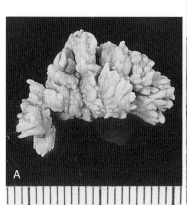
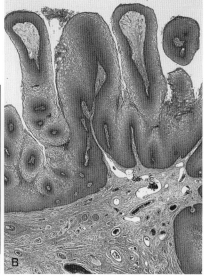

図 19-2　腟円蓋部に生じた尖圭コンジローマの肉眼像と組織像
A：肉眼像，B：組織像．重層扁平上皮の乳頭状増殖が目立つ．

2　腟の類腫瘍病変

a．尖圭コンジローマ

外陰部と同様，ヒト乳頭腫ウイルス感染によって多発性病巣を形成する（図 19-2）．

3　腟の悪性腫瘍

a．異形成および上皮内癌（CIS）

外陰部と同様に，腟粘膜を覆う重層扁平上皮内に発生する．これらは腟上皮内腫瘍 vaginal intraepithelial neoplasia（VAIN）と総称される．

b．扁平上皮癌 squamous cell carcinoma

腟に発生する癌のほとんどが扁平上皮癌である．VAIN を経て起こることもあるが，子宮頸癌からの浸潤による場合も多い．

19-3　子宮頸部の病気

[子宮の正常構造と機能]

子宮は解剖学的に**子宮頸部** uterine cervix と**子宮体部** uterine corpus に分かれ，後者が約 2/3 を占める．それぞれ機能的にも異なる特徴を有し，かつ発生する疾患の種類も異なる．子宮は通常，長さ 7 cm，重量 90 g 程度だが，妊娠時には臍部で触れるほどに大きくなる．また，エストロゲンの作用によっても肥大することがある．閉経後には萎縮する．

子宮頸部は，非角化型重層扁平上皮に覆われた**外頸部**（頸腟部）exocervix と，円柱上皮に覆われた**内**

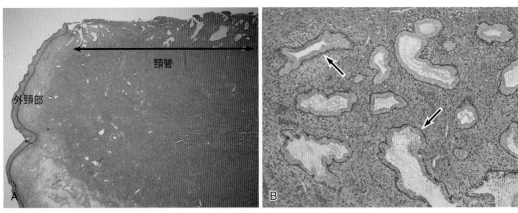

図 19-3　正常子宮頸部
A：腔側（外頸部）は重層扁平上皮で，外子宮口より内膜側（頸管）の内面は円柱上皮により覆われている．
B：頸管腺（矢印）の上皮は円柱状である．核は基底部に位置し，細胞質には粘液を含む．

頸部 endocervix とに分かれる．両者の境界部は**扁平円柱境界** squamocolumnar junction と呼ばれるが，性成熟期女性ではこの部はしばしば**扁平上皮化生を示す上皮**により覆われ，厳密な境界を示さないため，**移行帯** transitional zone と呼ばれている（図 19-3）．

1　子宮頸管炎 cervicitis

外陰部や腔と同様に，性感染症が起こる．また，分娩時には産道感染症として急性頸管炎 acute cervicitis が起こることがある．急性炎症によって粘膜上皮が剝脱すると，びらん（真性びらん）となる．

慢性頸管炎 chronic cervicitis は性成熟期に好発する疾患で，慢性の機械的刺激によって生じる．扁平円柱境界部には，慢性炎症細胞浸潤とともに頸管腺円柱上皮部分の予備細胞増生，さらには扁平上皮化生を生じ，移行帯を形成する．頸管腺が拡張した状態はナボット Naboth 嚢胞と呼ばれている．

2　子宮頸部の類腫瘍病変

a．尖圭コンジローマ
外陰部と同様，ヒト乳頭腫ウイルス感染による．

b．子宮頸管ポリープ endocervical polyp
頸管粘膜の腺上皮で覆われたポリープである．癌化の危険性はほとんどない．

3　子宮頸部の前癌性病変および悪性腫瘍

a．異形成，上皮内癌/子宮頸部上皮内腫瘍/扁平上皮内病変 dysplasia, carcinoma *in situ*（CIS）/cervical intraepithelial neoplasia（CIN）/squamous intraepithelial lesion（SIL）

異形成 dysplasia（図 19-4 A）とは，子宮頸部の重層扁平上皮または化生扁平上皮の一部に種々の程度の異型を示す細胞がみられる状態で，上皮内癌の基準を満たさないものをいう．細胞異型または構造異型の程度によって，軽度，中等度，高度の3段階に分類する．異型の判定は，極性（細胞配列）の乱れ，核異型（核腫大，核クロマチン増量や核形不整など），核分裂像（異常核分裂を含む）などにより行う．

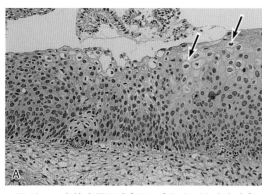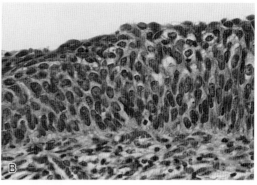

図 19-4　中等度異形成（CIN 2）および上皮内癌（CIN 3）の組織像
A：中等度異形成．表層にはコイロサイトーシス（矢印）（図 19-5 参照）を伴う．
B：上皮内癌．上皮全層にわたり極性の乱れと核異型が認められる．

表 19-1　子宮頸部に起こる扁平上皮性異型病変の各種分類と相互関係

異形成〜上皮内癌	子宮頸部上皮内腫瘍	扁平上皮内病変
軽度異形成*	CIN 1*	軽度 SIL*
中等度異形成	CIN 2	高度 SIL
高度異形成	CIN 3	
上皮内癌		

*HPV（ヒト乳頭腫ウイルス）感染を含む．

　上皮内癌 carcinoma *in situ*（CIS）（図 19-4 B）は，癌としての形態学的特徴を持つ異型上皮細胞が上皮全層を置換しながら増殖するが，間質への浸潤を欠いているものである．頸管腺内にも進展することがある（頸管内進展 glandular involvement）．CIS を放置すると高率に浸潤癌に進展すると考えられている．

　子宮頸部上皮内腫瘍 cervical intraepithelial neoplasia（CIN）は異形成および上皮内癌を含めたもので，上皮内に存在する一連の腫瘍性病変であるとの考え方に基づいている．その程度により，CIN 1，CIN 2，CIN 3 に分類する．**扁平上皮内病変** squamous intraepithelial lesion（SIL）ともいわれ，軽度 SIL と高度 SIL とに分類される．病変の程度が強いほど，浸潤癌（扁平上皮癌）に進行する危険性が高い（表 19-1）．

　異形成や上皮内癌は通常，扁平円柱境界または移行帯に発生する．異形成および扁平上皮癌の発生には，**ヒト乳頭腫ウイルス（HPV）**感染症の関与がある．HPV にはさまざまなタイプがある．癌化するリスクの高いものは 16，18，（31，33，35，52，58）型など，低いものは 6，11 型などである．

　尖圭コンジローマを除く平坦な感染病巣は，臨床的に軽度異形成（CIN 1 および軽度 SIL）と同等に取り扱われる．HPV 感染細胞は，核形の不整とともに，核周囲に明暈 halo を生じることが特徴で，**コイロサイトーシス** koilocytosis と呼ばれる（図 19-5）．

b．子宮頸癌 uterine cervical carcinoma

　わが国では，子宮頸癌の発生は減少する傾向にあるが，近年では若年女性における発生例が増加し問題となっている．この癌は性交に伴う HPV 感染によって起こるため，ワクチンや検診によって予防

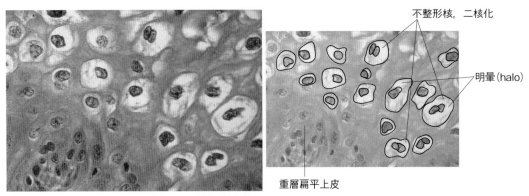

図19-5　HPV（ヒト乳頭腫ウイルス）感染によるコイロサイトーシスの所見
核の腫大，核形の不整と核周囲明暈がみられる．

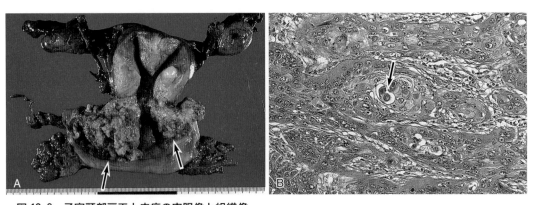

図19-6　子宮頸部扁平上皮癌の肉眼像と組織像
A：癌は頸部全体を置換し，腟にも浸潤している（矢印）．
B：組織学的には角化（矢印）を伴う扁平上皮癌である．

や発症前の対処が可能である．高頻度の性交や性パートナーが多数である場合はリスク因子となり得る．しかし，高リスクHPVに感染したとしても，ただちに癌化に至るわけではない．ほとんどの女性では自身の免疫力によりウイルスが排除され，前癌性病変も自然消滅する．ウイルスが持続感染を引き起こし，さらに遺伝子異常が加わった場合に癌が発生する．この過程は数年以上かかると推定されている．

　初期の癌は無症状のことが多いが，進行するにつれ性交時の接触出血で発見され，やがて持続性の出血となる．組織学的には約80％が**扁平上皮癌** squamous cell carcinoma（図19-6）で，他に腺癌，腺扁平上皮癌（扁平上皮癌と腺癌の混合型），小細胞癌，未分化癌などがある．

　扁平上皮癌は，異形成や上皮内癌などの前癌病変を経て浸潤癌に進行するが，この過程が証明できない症例もある．周囲への浸潤など，癌の広がりによって進行期分類がなされる．浸潤の度合いが少なく，顕微鏡検査によって診断されるものは，**微小浸潤癌**と呼ばれている．

　腺癌は最近増加傾向にある．扁平上皮性の病変と同様に**腺異形成** glandular dysplasia，**腺上皮内癌** adenocarcinoma *in situ*，微小浸潤癌の存在が知られている．

　細胞診検査は，子宮癌検診の際に実施される他，有症状症例でも簡便な癌のスクリーニング検査として行われる．細胞形態によって異形成〜上皮内癌〜浸潤癌を推定できる．わが国では，以前はパパ

ニコロウ Papanicolaou のクラス分類変法を採用していたが，現在では欧米で提唱された**ベセスダ分類**が導入されている．採取標本が適切か，適切な場合には正常か，良性細胞変化か，上皮細胞異常かを記載し，それぞれ具体的な記述的診断が行われる．異形成〜上皮内癌の領域には SIL を採用している．細胞診で異常が認められた症例に対しては，コルポスコピー(腟鏡診)および狙い組織診(生検)などの精密検査が施行され，確定診断をつける．また，異常細胞が認められた際，または細胞診と並行して採取細胞から感染ウイルスのタイプが高リスクか否かを確認することができる(HPV テスト)．

19-4　子宮体部の病気

[正常構造と機能]

　子宮体部は，内腔側から**子宮内膜** endometrium，**子宮筋層** myometrium，子宮外膜に分かれる．

　子宮内膜は内膜腺と間質から構成される．基底層と機能層があり，性成熟期になると，後者はホルモンの影響により周期的変化を示す．エストロゲンの作用による増殖期の後，受精が行われなければ排卵後に分泌期の像を示す．やがて機能層が剝脱し月経期となる．分泌期の長さはほぼ 14 日で一定しているので，月経周期の長短は増殖期の長さに影響される．子宮筋層は厚い平滑筋の束からなる．子宮外膜は腹腔に面する漿膜組織である(図 19-7)．

1　子宮内膜炎 endometritis

　急性子宮内膜炎は，流産後や産褥期に起こる上行性感染の形をとる．また，高齢者において，子宮が萎縮した結果，子宮頸部が閉塞して急性炎症時に膿が貯留した状態を子宮留膿症 pyometra という．他に，避妊用の子宮リング装着者に放線菌症が起こることがある．慢性内膜炎の状態はまれである．特異性炎症としてまれに結核性子宮内膜炎が起こる．卵管結核からの波及により，不妊の原因となり得る．

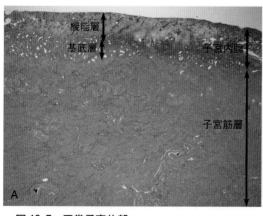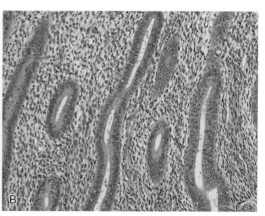

図 19-7　正常子宮体部

A：子宮体部(性成熟期)．内腔には子宮内膜があり，壁は厚い平滑筋層が存在する．内膜には基底層と，周期的変化を示す機能層がある．

B：子宮内膜(機能層，増殖期)．核の偽重積を伴う腺管と，細胞成分に富む間質が存在する．

2 機能性出血

　月経，妊娠と器質的病変(腫瘍，外傷，炎症)を認めない，子宮体内膜からの出血をいう．排卵障害で成熟卵胞が存続した結果起こる無排卵性子宮出血(更年期などに多い)，黄体ホルモンの不足や感受性低下，過長月経の形で起こる子宮内膜剥離不全，月経後の再生障害(子宮体内膜不正成熟)などがある．

3 子宮内膜の類腫瘍病変

a．子宮内膜ポリープ endometrial polyp

　子宮内膜および間質が増殖し，子宮内腔に突出したものである．子宮内膜増殖症や内膜癌もポリープ状隆起を示すことがあるが，この疾患自体は癌との関係は乏しい．

b．子宮腺筋症 adenomyosis

　子宮内膜組織(内膜腺および固有間質)が子宮筋層内に異所性に存在する状態である．子宮筋層は肥厚を示し，臨床的に子宮筋腫との鑑別が困難な場合があるが，本症では明瞭な腫瘤形成は示さない．

c．子宮内膜症 endometriosis

　子宮内膜が正常の部位以外に存在する状態をいう．子宮腺筋症に対して外子宮内膜症ともいう．卵巣，卵管，子宮外膜，子宮傍組織，腹膜，直腸，腟，臍，膀胱，まれには横隔膜や肺などに認められる．原因は明確にされていない．この内膜組織は周期的変化を示して月経時に出血を伴い，疼痛や嚢胞形成(卵巣のチョコレート嚢胞など)をきたす．

4 子宮内膜の前癌性病変と悪性腫瘍

a．子宮内膜増殖症 endometrial hyperplasia

　子宮内膜組織の過剰増殖(子宮内膜過形成)である(図 19-8)．エストロゲン(卵巣ホルモン)過剰によって起こり，卵巣機能異常，エストロゲン剤の投与，エストロゲン産生腫瘍(卵巣顆粒膜細胞腫など)の存在などが関与する．内膜は肥厚することが多く，時にポリープ状を呈す．臨床的には不正性器出血をきたす．組織学的には，子宮内膜腺の数的増加や腺管の不規則な形態，丈の高い上皮細胞や核分

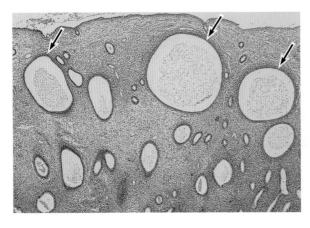

図 19-8　子宮内膜増殖症(単純型)の組織像

内膜腺は既存の配列を逸脱し増殖している．腺管内腔の拡張を伴い(矢印)，スイスチーズ様と表現される．

表 19-2　子宮内膜増殖症の分類

	単純型	複雑型
子宮内膜増殖症	単純型子宮内膜増殖症	複雑型子宮内膜増殖症
子宮内膜異型増殖症	単純型子宮内膜異型増殖症（まれ）	複雑型子宮内膜異型増殖症

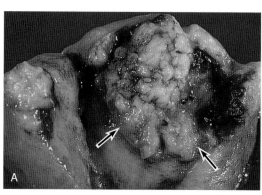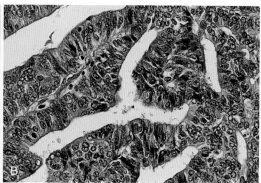

図 19-9　子宮内膜癌（類内膜癌 G1）の肉眼像と組織像
A：肉眼的には，子宮内腔に突出する腫瘍（矢印）を形成している．
B：組織学的には，明瞭な腺管を形成しており高分化型である．

裂像の増加などを示す．増殖する腺は増殖期の像を示す．卵巣には黄体形成が起こらない．

　組織学的分類を表 19-2 に示す．まず，細胞異型の有無によって子宮内膜増殖症と**子宮内膜異型増殖症** atypical endometrial hyperplasia に分類され，それぞれが内膜腺の形状や密集の度合いにより単純型と複雑型に分かれる．単純型子宮内膜異型増殖症はまれである．異型のない子宮内膜増殖症が癌化することはほとんどないが，複雑型子宮内膜異型増殖症は，放置すると高率に癌に進展する．

b．子宮体癌 uterine corpus carcinoma（子宮内膜癌 endometrial carcinoma）

　欧米に多く，わが国でも近年では増加傾向にある．閉経後（50 歳以降）に好発し，不正性器出血を主訴とすることが多い．多くはその発生にエストロゲンが関与すると考えられ，危険因子として未産婦，高血圧，肥満，糖尿病，晩期閉経，卵巣腫瘍の合併などが指摘されている．

　肉眼的にはポリープ状の隆起性腫瘍を形成することが多いが，びまん性肥厚を示すこともある．組織学的にはほとんどが腺癌で，80％前後は**類内膜癌** endometrioid carcinoma である（図 19-9）．分化度によって，高分化（G1），中分化（G2），低分化（G3）に亜分類される．扁平上皮への分化を伴うことがある．他の組織型として漿液性癌，明細胞癌，粘液性癌，扁平上皮癌などがある．

　漿液性癌や明細胞癌はホルモン非依存性である．

c．上皮・間質性混合腫瘍

　癌腫（上皮性悪性腫瘍）成分と肉腫（非上皮性悪性腫瘍）成分とが混在する腫瘍を癌肉腫 carcinosarcoma という．**ミュラー管混合腫瘍** Müllerian mixed tumor および中胚葉性混合腫瘍も同義である．この中には，肉腫成分が骨肉腫，横紋筋肉腫などの異所性成分を含むものと，それらを含まない同所性のものがある．いずれも予後不良である．また，上皮成分が良性で間質成分が悪性の場合は**腺肉腫** adenosarcoma と呼ばれ，やはり同所性と異所性腫瘍がある．子宮内腔にポリープ状の腫瘍を形成すること

が多い.

5　子宮筋層に起こる腫瘍

a．平滑筋腫 leiomyoma（子宮筋腫 myoma uteri）

　女性生殖器の腫瘍でもっとも高頻度にみられる.性成熟期の女性に多い.子宮平滑筋層に発生し,頸部発生例もある.単発または多発性の腫瘤を形成する.腫瘍は被膜を持たず,境界明瞭で周囲組織を圧排するように増殖する.組織学的には平滑筋束の増生からなる（図 19-10）.腫瘍が発生する部位によっても特徴があり,内膜下筋腫では内膜下ポリープの形をとり,不正出血や月経過多を起こす.漿膜下筋腫では子宮外に突出したり,捻転をきたすこともある.また,粘液変性,硝子化,囊胞変性,石灰化などの二次変性を伴う.平滑筋腫からの悪性化はきわめてまれである.

b．平滑筋肉腫 leiomyosarcoma

　子宮筋層に発生する平滑筋由来の肉腫である.平滑筋腫に比して細胞密度が高く,核異型が強く,核分裂像が豊富である.異常核分裂像や壊死を伴うこともある.また,周囲に浸潤性増殖を示す.

c．子宮内膜間質肉腫 endometrial stromal sarcoma

　子宮内膜の間質細胞に由来する肉腫である.低悪性度腫瘍（リンパ管内間質筋症 endolymphatic stromal myosis）,高悪性度腫瘍および未分化子宮肉腫がある.

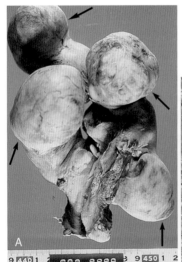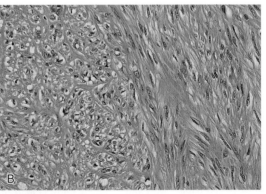

図 19-10　子宮平滑筋腫の肉眼像と組織像
A：境界明瞭な充実性結節（矢印）が多発性に認められる.
B：組織学的には異型に乏しい平滑筋束の増生からなっている.

19-5 妊娠に関連した病気と絨毛性腫瘍

［正常構造と機能］

胎盤の主成分は絨毛で，合胞体性と，細胞性（ラングハンス Langhans 細胞）の 2 種類の栄養膜細胞 trophoblast が介在する．内側には血管に富む間質があり，胎児赤芽球を含む．

1 妊娠の合併症

a．妊娠高血圧症候群

妊娠 20 週から分娩後 12 週に，高血圧，またはタンパク尿と高血圧がみられ，それらが妊娠時の偶発合併症によらないものをいう．妊娠に対して母体が十分に適応できずに血管系の機能が低下するためと考えられている．その結果，母体の循環血液量と子宮胎盤循環血液量はともに減少する．絨毛間腔に流入する血液量も減少し，胎盤の物質輸送も低下して，子宮内胎児発育不全や胎児死亡を引き起こす．胎盤は虚血に陥り，多発性または巨大な梗塞を生じる．

b．妊娠糖尿病

母体が妊娠中に糖尿病を発症したり，耐糖能異常をきたしたりするもので，妊娠前から異常がある例は除く．妊娠後期には母体のインスリン抵抗性が増すために起こりやすく，とくに肥満者では多い．高血糖によって，母体は妊娠高血圧症候群などを合併する．胎児には奇形が起こりやすく，コントロール不良例では巨大児，心肥大，低血糖，多血症，胎児死亡などを認める．

2 子宮外妊娠（外妊）ectopic pregnancy

子宮体部内腔以外の部位に卵子が着床し成長したものである．**卵管妊娠** tubal pregnancy が多い．他に，卵巣妊娠，腹膜妊娠，頸管妊娠などがある．

3 絨毛性腫瘍 trophoblastic tumor

胎盤絨毛に由来する腫瘍の総称である．合胞体性，細胞性および中間型の 3 種類の栄養膜細胞が腫瘍性に増殖する．血中ヒト絨毛性ゴナドトロピン human chorionic gonadotropin (hCG) が高値となる．この中には胞状奇胎，絨毛癌，存続絨毛症，胎盤着床部栄養膜細胞性腫瘍などがある．

a．胞状奇胎 hydatidiform mole

胞状奇胎は，絨毛が水腫・嚢胞化して肉眼的に認められる（直径 2 mm 以上）ようになったものである．組織学的に嚢胞状絨毛の内部には胎児血管を欠き，周辺部には栄養膜細胞の過剰増殖を伴う．すべての絨毛が嚢胞化するものは**全（胞状）奇胎** complete mole（図 19-11），一部が嚢胞化するものは**部分（胞状）奇胎** partial mole といわれる．部分奇胎では，時に胎児や臍帯を混じることがある．全奇胎は雄核発生による 2 倍体，部分奇胎は 3 倍体である．奇胎の数％は絨毛癌に進展すると考えられており，厳重な経過観察を要する．奇胎絨毛が子宮筋層内へ侵入したものを**侵入奇胎** invasive mole（または破壊型奇胎 destructive mole）と呼ぶ．

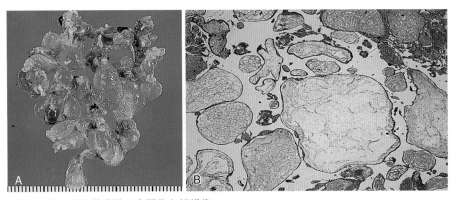

図 19-11　全胞状奇胎の肉眼像と組織像
A：肉眼像，B：組織像．絨毛の囊胞状拡張が目立っている．

b．絨毛癌 choriocarcinoma

　絨毛癌では，合胞体性と細胞性栄養膜細胞の2種類がともに著しい異型を伴い増殖する．絨毛構造は消失し，出血・壊死性の背景に固有間質を伴わずに腫瘍細胞が浮遊するように増殖する．血行性に，肺や脳に転移をきたす．妊娠に続発する妊娠性絨毛癌では，胞状奇胎に続くものが約半数で，他に流産や早産に続くこともある．妊娠と無関係の非妊娠性絨毛癌は胚細胞性腫瘍の一型として起こり，子宮よりも卵巣，精巣，脳，縦隔などに発生する．

19-6　卵巣・卵管の病気

［正常構造と機能］

　卵巣は卵管とともに左右1対をなし，あわせて付属器と呼ばれる．卵巣には多数の卵細胞があり，思春期になると卵子が形成される．性成熟期では，卵細胞の成熟とともに卵胞が発達し，これを取り囲む．成熟卵胞の内側は顆粒膜細胞，外側は莢膜細胞から構成される．顆粒膜細胞はエストロゲンを分泌し，卵細胞の発育を助ける．排卵後，顆粒膜細胞は黄体に変化しプロゲステロンを分泌する．卵管は内腔に線毛を有し，卵子や受精卵を子宮に運ぶ働きをする（図 19-12）．

1　卵巣・卵管の類腫瘍病変

a．子宮内膜症

　子宮内膜が正常の部位以外に存在する状態で，卵巣や卵管に好発する．病巣は月経時に出血を起こし，卵巣内に血液が充満した囊胞を形成する．チョコレート囊胞と呼ばれる．

2　卵巣腫瘍

　表 19-3 のように，由来となる母組織から a. 上皮性腫瘍，b. 性索間質性腫瘍，c. 胚細胞腫瘍，d. その他に，あるいは悪性度により ①良性，②境界悪性，③悪性の3段階に分類される．

　奇形腫，漿液性腫瘍，粘液性腫瘍の順に頻度が高い．悪性腫瘍の中では上皮性腫瘍が多い．卵巣癌は近年増加傾向にあるが，欧米に比べると頻度は低い．好発年齢は組織型により異なり，胚細胞腫瘍は小児や若年者に多い．

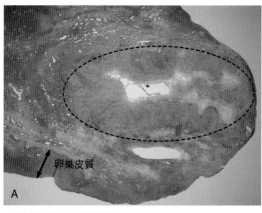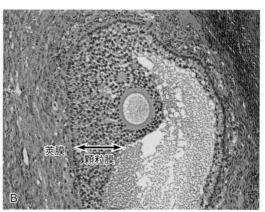

図 19-12 正常卵巣
A：皮質と黄体(丸囲み)を示す.
B：卵胞. 顆粒膜とその外側に莢膜を有する.

表 19-3 主な卵巣腫瘍の組織学的分類

	良性腫瘍	境界悪性腫瘍	悪性腫瘍
表層上皮性・間質性腫瘍	漿液性嚢胞腺腫 粘液性嚢胞腺腫 ブレンナー腫瘍	漿液性嚢胞腺腫, 境界悪性 粘液性嚢胞腺腫, 境界悪性 ブレンナー腫瘍, 境界悪性 漿液粘液性腫瘍, 境界悪性	漿液性腺癌 粘液性腺癌 類内膜腺癌 明細胞腺癌 悪性ブレンナー腫瘍
性索間質性腫瘍	莢膜細胞腫 線維腫 セルトリ・間質細胞腫瘍(高分化) ライディッヒ細胞腫	顆粒膜細胞腫 セルトリ・間質細胞腫瘍 (中分化)	線維肉腫 セルトリ・間質細胞腫瘍 (低分化)
胚細胞腫瘍	成熟奇形腫	未熟奇形腫(第1度)	未分化胚細胞腫 卵黄嚢腫瘍 胎児性癌 絨毛癌 未熟奇形腫(第2, 3度) 成熟奇形腫の悪性転化
その他			悪性リンパ腫 転移性腫瘍

　境界悪性腫瘍は，低悪性度腫瘍ともいわれ，臨床的に予後良好な癌，組織学的に良悪性の鑑別が困難な腫瘍，組織学的に良性から悪性への移行がみられる腫瘍などを指す．これらは遠隔転移を起こすことが少なく，たとえ腹腔播種があっても増殖が非常に緩慢で，まれに自然消失することもある.

a．上皮性腫瘍

　上皮性組織と間質性組織が混在する腫瘍群である.

　漿液性腫瘍 serous tumor は卵管上皮に類似した腫瘍細胞からなる．良性は嚢胞状のものが多い．境界悪性では乳頭状増殖が目立ち，悪性ではさらに充実性増殖を主体とするものまであり，これらは卵

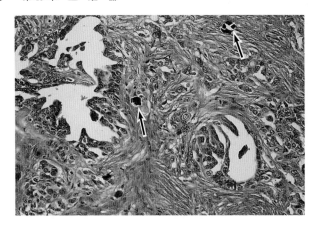

図 19-13　漿液性腺癌の組織像
乳頭腺管状の浸潤癌で，石灰化小体（矢印）が目立つ．

巣表面から外方に突出することもある．しばしば間質に石灰化小体を伴う（図 19-13）．

粘液性腫瘍 mucinous tumor は多房性囊胞をつくることが多い．上皮は腸上皮型で，粘液を含み，高円柱状である．悪性になると充実性部分を含むことがある．1 つの腫瘍内に良性-境界悪性-悪性成分が混在することもある．腹腔内に粘液が大量に貯留した状態を**腹膜偽粘液腫**（ねんえきしゅ）pseudomyxoma peritonei というが，多くは虫垂腫瘍の転移と考えられている．内頸部型上皮を含むものは漿液粘液性腫瘍に分類され，境界悪性が多い．

明細胞腫瘍や**類内膜腫瘍**は多くが悪性である．前者は子宮内膜症を，後者は子宮体癌を合併することがある．**ブレンナー Brenner 腫瘍**は尿路上皮に似た細胞からなり，良性が多い．

b．性索間質性腫瘍

この群にはホルモン活性を伴う腫瘍があり，**莢膜細胞腫**や**顆粒膜細胞腫**ではエストロゲン活性が，**セルトリ Sertoli・間質細胞腫瘍**ではアンドロゲン活性がみられる．また，線維腫では腹水や胸水貯留をきたし，**メイグス症候群 Meigs' syndrome** という．

c．胚細胞腫瘍

奇形腫 teratoma では，3 胚葉（内，外，中胚葉）への分化を伴う胎児成分が混在して認められる．ほとんどが良性の**成熟囊胞性奇形腫**である．とくに皮膚成分を主体とするものを**皮様囊腫 dermoid cyst** という（図 19-14）．未熟な成分を伴う未熟奇形腫や，癌を伴う症例では予後不良のことがある．他の胚細胞腫瘍は悪性が多く，**未分化胚細胞腫**（精巣の精上皮腫と相同），**卵黄囊腫瘍**（らんおうのう）（α-フェトプロテイン陽性），**胎児性癌，絨毛癌**（ヒト絨毛性ゴナドトロピン陽性），それらの混合型などがある．

d．その他の腫瘍

卵巣に転移性腫瘍が認められることがある．胃癌，大腸癌，子宮癌などからが多い．消化器悪性腫瘍の卵巣転移を**クルーケンベルク Krukenberg 腫瘍**という．両側性が多く，定型的には胃癌由来の腺癌で，印環細胞を含み，卵巣間質結合組織の増生を伴う．

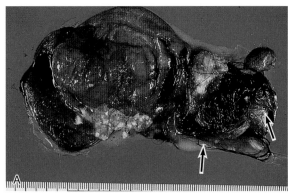
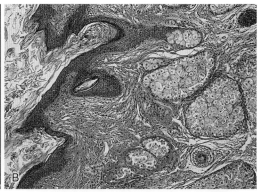
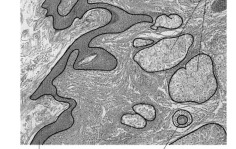

皮脂腺

図 19-14 成熟嚢胞性奇形腫の肉眼像と組織像
A：嚢胞性病変で，内腔には毛髪（矢印）が充満している．
B：組織学的に付属器を含む皮膚成分を主体とする．

表皮　　　　　　　　毛嚢

19-7 乳腺の病気

[正常構造と機能]

　乳房は左右 1 対である．女性乳腺は，多数の腺房（細乳管）よりなる小葉の集合からなる．形状は年齢によっても異なり，妊娠時や授乳期には著しく発達する．小葉からは終末乳管が出ており，最終的には乳頭部に 10 本あまりの主乳管が開存する．乳管や腺房（細乳管）は，いずれも腺上皮と筋上皮の 2 種類の上皮の被覆からなる（図 19-15）．男性乳腺には，乳管はあるが小葉は存在しない．

1 乳 腺 炎 mastitis

　急性乳腺炎のうち，**うっ滞性乳腺炎**は授乳期の乳汁排出障害により乳房が腫れる状態で，真の炎症ではない．初産婦に多い．**急性化膿性乳腺炎**は授乳期に乳頭の傷から細菌が侵入して起こる．黄色ブドウ球菌による例が多い．

　慢性乳腺炎 chronic mastitis は，**乳管拡張症** duct ectasia に続発する形質細胞性乳腺炎が多い．乳頭や乳輪直下の乳管が拡張し，乳管壁の線維化や乳管周囲の炎症をきたす．**脂肪壊死** fat necrosis は，外傷，循環障害，炎症の結果起こる．

　豊胸術に対して注入したシリコンなどの異物に対する肉芽腫，モンドール Mondor 病（乳房皮膚の線条の硬結を示す皮下の血栓性静脈炎）などがある．

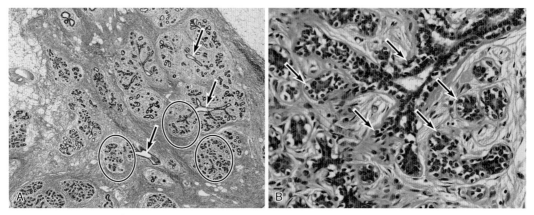

図 19-15　正常女性乳腺
A：膠原線維を背景に，末梢乳管(矢印)，小葉(丸囲み)がみられる.
B：小葉．乳管，小葉内の細乳管ともに，上皮は2層あり，外側が筋上皮（矢印）である.

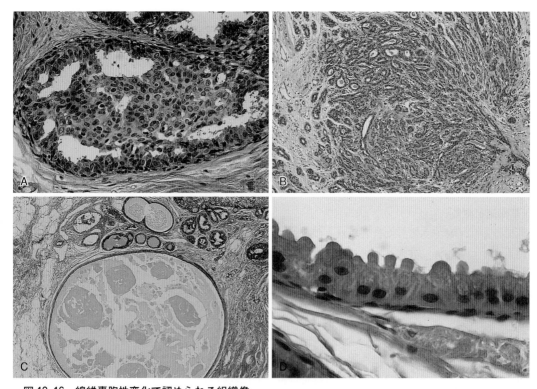

図 19-16　線維嚢胞性変化で認められる組織像
A：乳管過形成，B：硬化性腺症，C：嚢胞，D：アポクリン化生.

2　線維嚢胞性変化 fibrocystic change（いわゆる乳腺症 mastopathy）

　非腫瘍性・非炎症性で，増殖性変化と退行性変化が共存する良性病変である．エストロゲン過剰などにより起こるが，詳細は原因不明である．性成熟期に好発し，硬結腫瘤として触れ，乳癌との鑑別を要する.

　病理組織学的には多彩な病変群の集合体である(図 19-16)．①**乳管過形成** ductal hyperplasia（乳管乳

頭腫症 duct papillomatosis）；管腔内への多層性上皮増殖，②**腺症** adenosis；腺房の数的増加，硬化性腺症 sclerosing adenosis，閉塞性腺症 blunt duct adenosis もある．③**囊胞** cyst；単発または多発性，④**アポクリン化生** apocrine metaplasia，⑤**線維症** fibrosis，⑥線維腺腫症，小葉増生症，などが混在する．

3 乳　　　癌 breast cancer

乳癌は欧米女性に多く，わが国でも増加傾向にあり，女性の癌の中でももっとも多いものになった．閉経前後（40～50 歳代）に好発し，発生と増殖に関与する因子として，遺伝，ホルモン，栄養，大量飲酒，喫煙，ウイルス，放射線，初婚および初産年齢が高い女性などが知られている．線維囊胞性変化や線維腺腫との比較を表 19-4 に示す．

組織学的には，乳癌は，a. 非浸潤癌，b. 浸潤癌，c. パジェット病の 3 つに分類される．また，a と b は由来細胞から**乳管癌** ductal carcinoma と**小葉癌** lobular carcinoma に分けられる．

a．非浸潤癌

癌細胞が乳管ないし小葉内に限局し基底膜を破らないもので，上皮内癌と同義である．由来細胞によって**非浸潤性乳管癌** noninvasive ductal carcinoma または ductal carcinoma *in situ*（DCIS）と**非浸潤性小葉癌** lobular carcinoma *in situ*（LCIS）がある．DCIS はマンモグラフィ検診などの画像発見によって増加しており，わが国では乳癌全体の 10% 以上を占める．このうちコメド型 DCIS は，癌におかされた乳管の中心部に壊死を生じるもので（図 19-17），さらに壊死部に石灰化を伴う．

表 19-4　主要な乳腺疾患の特徴

	乳癌	線維囊胞性変化（乳腺症）	線維腺腫
好発年齢	40～60 歳	30～40 歳	20～40 歳
発生部位	乳房の外側上部	しばしば両側	乳房の外側上部
臨床症状	乳房の皮膚陥凹 乳頭陥凹	局所の鈍痛 月経前の疼痛増大	腫瘤
触診	凹凸不整 境界不明瞭 周囲との癒着	腫瘤を触れにくい 境界不明瞭 可動性	球形 境界明瞭 可動性

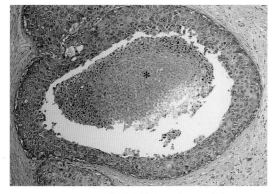

図 19-17　コメド型非浸潤性乳管癌の組織像
拡張した乳管内に増殖する癌の中心部に壊死（＊）がみられる．

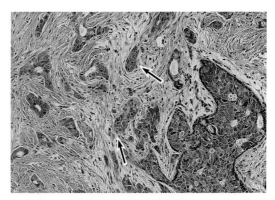

図 19-18　浸潤性乳管癌の組織像
小型の癌胞巣が間質内に強い浸潤を示す（矢印）．

b．浸潤癌

　浸潤性乳管癌 invasive ductal carcinoma がもっとも多く，乳癌全体の70%以上を占める（図19-18）．乳癌取扱い規約では，さらに腺管形成型，充実型，硬性型に亜分類される．他にも，腺管形成の度合い，核の多形性，核分裂像の頻度から3つの異型度に分類する方法がある（組織学的異型度分類）．特殊型として，粘液癌 mucinous carcinoma，髄様癌 medullary carcinoma，浸潤性小葉癌 invasive lobular carcinoma などがある．

　浸潤性乳癌が進行すると，皮膚や胸筋に浸潤する．リンパ行性に同側の腋窩リンパ節に転移することが多く，乳癌手術例の30～40%に及ぶ．次いで，鎖骨上窩・胸骨傍などのリンパ節へ転移する．皮膚のリンパ管内に広範囲に進展した癌は，肉眼的に皮膚炎に類似するために炎症性乳癌と呼ばれる．血行性転移は肺，骨，肝臓，脳の順に多い．

　乳癌の大半がエストロゲン，プロゲステロンなどホルモンの受容体を有し，エストロゲン作用が癌の増殖を促進している．癌がホルモン受容体を有していれば，エストロゲンの効果を阻害するために種々のホルモン療法が施行される．さらに，17番染色体上の *HER-2* 遺伝子過剰発現の有無を検索し，陽性例に対しては HER-2 タンパク質に対する特異的抗体療法を実施することがある．

c．パジェット病 Paget's disease（乳房パジェット病）

　乳頭や乳輪部の表皮内を癌細胞が浸潤する癌で，乳頭の湿疹やびらんを生じる．表皮内を進展する癌細胞はパジェット細胞という．本態は非浸潤性乳管癌の表皮内進展である．

4 乳癌以外の良性腫瘍

a．乳管内乳頭腫 intraductal papilloma

　乳管内に発生する良性乳頭状腫瘍で，血性乳頭分泌を起こす．拡張した乳管内に乳頭状・樹枝状の上皮増殖巣がみられる．上皮は二相性（二細胞性）が保たれている．

b．線維腺腫 fibroadenoma

　女性乳房に発生するもっとも頻度の高い腫瘍で，20～30歳代の若年女性に多い．周囲組織との境界明瞭な，硬い孤立性腫瘍で，通常は1～2cmである．組織学的には乳管上皮と間質結合組織（線維成分）の両者が腫瘍性に増殖する混合腫瘍である（図19-19）．

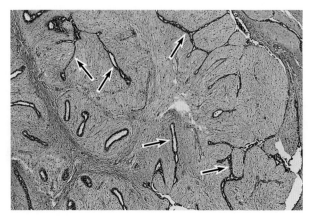

図19-19　線維腺腫の組織像
細長く引き伸ばされた乳管（矢印）と粘液腫様の間質がともに増殖し，全体として境界明瞭な腫瘍を形成している．

c．葉状腫瘍 phyllodes tumor（**葉状嚢胞肉腫** cystosarcoma phyllodes）

　線維腺腫同様の線維上皮性混合腫瘍だが，線維性間質成分がより細胞成分に富み，時に異型，核分裂像を示す．上皮成分には異型はない．間質成分が過剰増殖した結果，全体で葉状増殖形態をとる．一般に大きい腫瘍が多い．間質細胞の性状により，良性，境界病変，悪性腫瘍がある．

5 男性の乳腺疾患

a．女性化乳房症 gynecomastia

　男性乳房が正常範囲をこえて持続的に発育肥大し，女性の乳房と似る疾患である．エストロゲン過剰症や大量エストロゲン投与（前立腺癌など），精巣のホルモン産生腫瘍，慢性肝障害（肝硬変など）によるエストロゲンの不活化や排出障害，血圧降下薬などの薬剤投与などで出現し，クラインフェルターKlinefelter症候群にも付随する．乳管上皮の増生，乳管周囲の結合組織の浮腫と増生がある．なお，男性にもまれに乳癌が発生する．

設問

[女性生殖器・乳腺]

1．性感染症（STD）の種類をあげよ．
2．ヒト乳頭腫ウイルスに関連した病変をあげよ．
3．外陰部，腟，子宮頸部，子宮内膜にそれぞれ好発する癌の組織型をあげよ．
4．子宮頸部の異形成，上皮内癌について述べよ．
5．子宮内膜症，腺筋症について，両者の違いを説明せよ．
6．子宮内膜増殖症について特徴と分類を説明せよ．
7．子宮内膜癌を発生過程，臨床病理学的特徴から2つに分けて説明せよ．
8．子宮筋腫について特徴を述べよ．
9．胞状奇胎と絨毛癌の関連について述べよ．
10．卵巣腫瘍の組織学的分類の骨子を述べよ（悪性度，細胞由来の両者から）．
11．いわゆる乳腺症でみられる組織所見を列挙せよ．
12．乳癌の組織分類について説明せよ．
13．乳腺に起こる良性腫瘍の種類をあげよ．
14．外陰部および乳房に起こるパジェット病についてそれぞれ説明せよ．

B.　男性生殖器

学習
目標
・精巣と精巣上体の代表的な感染症を整理し，理解する．
・精巣胚細胞腫瘍の好発年齢，主な組織型，腫瘍マーカーを通常の癌と比較・検討し，理解する．
・前立腺肥大症と前立腺癌の臨床像の差を決定する前立腺内での好発領域を区別して理解する．
・早期発見のために重要となる，前立腺癌の代表的な腫瘍マーカーを把握する．

19-8　男性生殖器の構造と機能

　男性生殖器には，性腺である**精巣（睾丸）**の他に，**精巣上体（副睾丸），精管，精嚢，前立腺，陰茎，陰嚢**が含まれ，これらは生殖のための働きにかかわっている．生殖器固有の疾患と，他の臓器と共通した疾患とがある．

　精巣は胎生7ヵ月頃までに腹腔内から鼠径管を通って陰嚢内へ下降してくる．左右1対のそれぞれ扁平な楕円体で，成人の男性では長径約3 cm程度である．精子形成の場であるとともに，男性ホルモン（アンドロゲン）を産生分泌する内分泌臓器としての役割を担っている．精子形成は精細管と呼ばれる迂曲した管の中で行われ，精子のもとになる細胞が段階的に精子へと分化していく．精細管と精細管の間に散在するライディッヒ Leydig 細胞がアンドロゲンの産生分泌を行っている．精子は精巣上体内でさらに成熟して精管に入り，精嚢や前立腺からの分泌物とあわさって，尿道を経て体外に出る（図19-20，21）．

　前立腺は膀胱の下部で尿道を取り巻くように存在し，成人男性ではほぼクルミ大である．直腸診により辺縁を直腸内から触れることができる（図19-22）．肉眼的に明確に区別できるわけではないが，解剖学的位置関係から，図19-22に示すように，射精管周囲に分布する中心域 central zone（CZ），上部

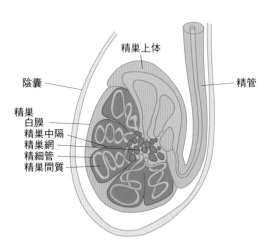

図 19-20　精巣と精巣上体，精管など

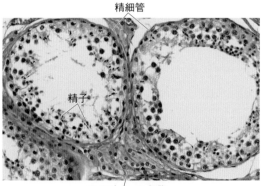

図 19-21　正常精巣
精細管の中に，精子のもとになる未熟な生殖細胞と精子がみられる．精細管の周囲にはライディッヒ細胞が小集団で分布している．

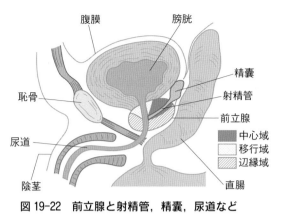

図 19-22　前立腺と射精管，精囊，尿道など

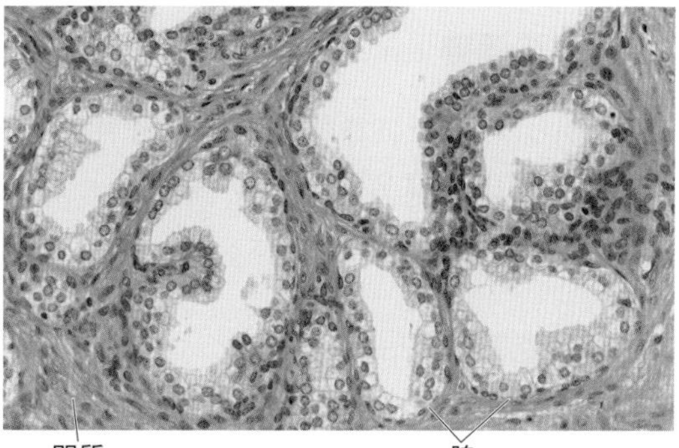

図 19-23　正常前立腺
腺と間質から構成される．

尿道の前側方に分布する移行域 transitional zone（TZ），尿道の遠位側後側方に分布する辺縁域 peripheral zone（PZ）の 3 領域に区別される．思春期以降，精巣からのアンドロゲン分泌が盛んになるにつれ，それに反応して増大するのは主として辺縁域であるが，中心域や移行域は女性ホルモンであるエストロゲンに対する感受性を持っている．このように部位によりホルモン感受性の異なることが，後述する前立腺肥大症および前立腺癌の好発部位にも深く関連している．前立腺は組織学的に腺と間質から構成される（図 19-23）．腺細胞は精子の保護や活性化にかかわる酸性ホスファターゼ prostatic acid phosphatase（PAP）や，前立腺特異抗原 prostate specific antigen（PSA）など種々のタンパク質を分泌している．間質には線維芽細胞，平滑筋細胞，膠原線維などが含まれる．

19-9　精巣（睾丸）と精巣上体（副睾丸）の病気

1 停留精巣 cryptorchidism

精巣が陰囊内へ完全に下降せず，途中でとどまっている状態をいう．放置すると精子形成能が障害され，不妊症の原因となる．また，胚細胞腫瘍の発生頻度が正常の精巣に比べて少なくとも 4 倍は高いと考えられている．

2 精巣炎 orchitis と精巣上体炎 epididymitis

炎症は上行感染によるものが多いため精巣よりも精巣上体に起こりやすいが，流行性耳下腺炎（おたふくかぜ）の際には，ウイルスが血行性に精巣に到達し精巣炎を引き起こすことがある．小児では少ないが，成人の流行性耳下腺炎患者の約 20％に**精巣炎**が併発する．炎症が高度の場合，広範な瘢痕形成とともに精細管の萎縮変性が進行し，両側性に生じた場合は男性不妊症の原因となる．
結核も精巣上体に起こりやすい（**結核性精巣上体炎**）．精巣上体では精子が管外に漏れ出して肉芽腫性炎症を起こすことがあり（**精子肉芽腫**），この場合は巨細胞を含む肉芽腫性反応がみられるので結核との鑑別を要する．性感染症としてクラミジアによる**精巣上体炎**も増えている．

３　精巣の腫瘍 testicular neoplasm

　精巣からは卵巣と同様に胚細胞腫瘍や性索間質性腫瘍などが発生する．中でも生殖細胞を発生母地とする胚細胞腫瘍は全精巣腫瘍の90％以上を占め，かつその約95％が悪性であるため，もっとも重要な位置を占めている．

ａ．胚細胞腫瘍 germ cell tumor

　胚細胞腫瘍は生殖細胞が腫瘍化することによって起こり，組織像はきわめて多彩であるが，大きく**セミノーマ，奇形腫，卵黄嚢腫瘍，絨毛性腫瘍，胎児性癌**の５つの基本組織型に分けられる（図19-24）．これは，分化の方向性を生殖細胞から個体発生に至る経路になぞらえて考えることにより，たとえば奇形腫は胎児を構成する諸組織への分化を示す腫瘍と理解され，また絨毛性腫瘍は胎盤方向への分化を示す腫瘍と理解される．５つの基本構造のいずれかが単独で発生する場合もあれば，いくつかが複合して発生する場合もある．

　５つの基本型の病理形態と生物学的特徴は次のとおりである．

（１）セミノーマ seminoma

　精子形成のもととなる未熟な生殖細胞に類似し，胚細胞腫瘍中もっとも多く，約50％を占める．黄白色調の充実性腫瘍（図19-25 A）で，組織学的には，核小体の明瞭な大型核と明るく豊富な細胞質を持つ腫瘍細胞が集団をつくり，しばしばリンパ球を伴う間質で区画されるのが特徴である（図21-25 B）．腫瘍細胞は *C-KIT* 遺伝子や耐熱性の生殖細胞型アルカリホスファターゼを発現している．放射線感受性が高いため，セミノーマ以外の組織型を伴っていない場合には放射線治療も期待できる．

（２）胎児性癌 embryonal carcinoma

　単独でみられることは少なく，ほとんどはその他の組織型と複合して存在する．胎児性癌の位置付けはいまだ確定していないが，一般的には，どの方向への分化も示していない未分化な腫瘍と考えられており，組織学的にも未熟な上皮様性格を示す腫瘍細胞の増殖からなる．

（３）卵黄嚢腫瘍 yolk sac tumor

　卵黄嚢（胎盤が完成する前に胎児に栄養を供給する臓器）への分化を示す腫瘍である．20～30歳代の青壮年期と乳幼児期の２つの発生ピークがある．乳幼児では，成人に比べて一般に予後良好である．いずれの場合も病理形態像はほぼ同様で，淡黄色充実性，一部小嚢胞状の腫瘍を形成し，組織学的に

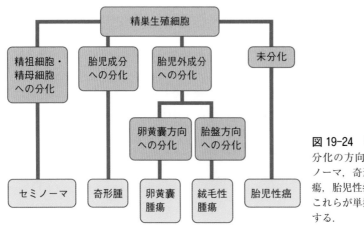

図19-24　精巣胚細胞腫瘍の発生
分化の方向性を考えることによりセミノーマ，奇形腫，卵黄嚢腫瘍，絨毛性腫瘍，胎児性癌の５基本型に分けられる．これらが単独で，もしくは複合して発生する．

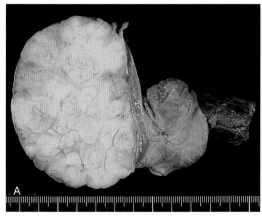
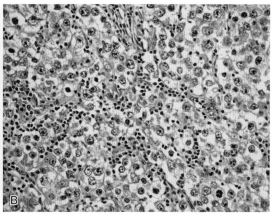
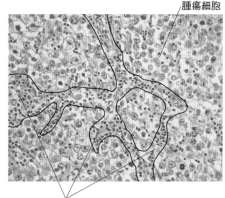

腫瘍細胞

リンパ球浸潤を伴う結合組織

図 19-25　セミノーマ
A：割面は充実性で，分葉傾向がみられる．
B：核小体の目立つ大型の腫瘍細胞が，リンパ球浸潤を伴う
　結合組織で区画されながら増殖している．

は未熟な内皮様腫瘍細胞が網状あるいは迷路状の構造をつくりながら増殖する．腎糸球体に類似した**シラー・デュバル小体** Schiller-Duval body がみられることもある（図 19-26）．腫瘍細胞は正常卵黄嚢と同様**α-フェトプロテイン** α-fetoprotein（AFP）を産生する．AFP は腫瘍マーカーとして重要である．

（4）絨毛性腫瘍 trophoblastic tumor

20〜30 歳代に好発し，多くは他の組織と複合して発生する．肉眼的に出血が顕著で，組織学的には単核および多核の栄養芽細胞様細胞が無秩序に増殖する（図 19-27）．肺，脳などに血行性転移をきたしやすい．正常の胎盤と同様，**ヒト絨毛性ゴナドトロピン** human chorionic gonadotropin（hCG）を産生するため，患者の管理に重要な腫瘍マーカーとなる．

（5）奇形腫 teratoma

卵巣に比べると発生頻度は著しく低いが，卵巣に発生するものと同様，外胚葉（皮膚，神経組織など），中胚葉（骨・軟骨組織など），内胚葉（呼吸上皮，胃腸管など）の各組織が無秩序に出現する腫瘍である．前述の卵黄嚢腫瘍と同様，乳幼児期にも発生し得る．

b．その他の腫瘍

60 歳をこえると，胚細胞腫瘍よりもむしろ精巣原発の悪性リンパ腫の頻度が高くなる．ほとんどが B 細胞性である．また，大腸，胃，肺などの腺癌が血行性に転移してくることがある．

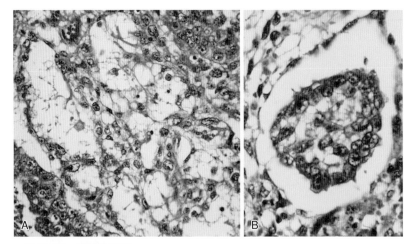

図 19-26　卵黄嚢腫瘍
　A：内皮様あるいは立方状の細胞が網状に増殖している.
　B：糸球体類似のシラー・デュバル小体がみられる.

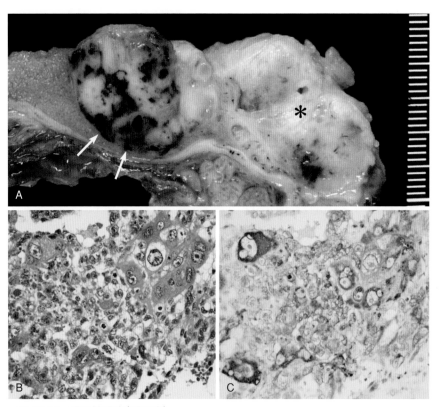

図 19-27　絨毛性腫瘍（絨毛癌）
　A：複合組織型の一部として絨毛癌（矢印）がみられる. セミノーマを主体とする部分（＊）
　　　に比べて出血が目立つ.
　B：異型の強い単核ないし多核の腫瘍細胞が増殖している.
　C：腫瘍細胞は hCG 陽性である.

19-10　前立腺の病気

1　前立腺炎 prostatitis

　尿道炎や膀胱炎などの尿路感染に続発することが多い. 高齢者では大腸菌をはじめとするグラム陰性菌が起炎菌として多いが, 青壮年では性感染症として淋菌やクラミジアによるものもみられる. 炎症により分泌液の流出障害が長期にわたり起こると, これが濃縮されて石灰沈着が加わり, 前立腺結石となる.

2　前立腺肥大症 prostatic hypertrophy

　前立腺を構成する腺と間質の量的増加(過形成)によって前立腺が結節性に大きくなる状態をいう. 多くは上部尿道周囲の移行域あるいは中心域に発生する. 50歳以上ではほとんど生理的老化現象といえるほど前立腺は結節性に増大してくるが, その頻度は加齢とともに増し, 70歳以上では治療を要しない例を含めると80%以上の男性にみられる.

[病　因]

　まだ十分には解明されていないが, 加齢とアンドロゲン分泌の変化が前立腺肥大の発生にかかわっていることは間違いない. すなわち, 加齢に伴って精巣からのアンドロゲン分泌が低下すると相対的にエストロゲン優位の状態となって両者のバランスが崩れ, これに未知の因子が加わって移行域あるいは中心域の増大をきたすと考えられている.

[病理形態]

　肉眼的に前立腺のサイズが大きくなり, 多くは多発性の結節を形成する. 腺の増生が主体の場合, 割面はスポンジ状ないし蜂窩状にみえるが, 間質の増生が主体の場合, 均質な白色調となり, その中間的な結節もみられる(図19-28). 組織学的にも結節ごとに腺と間質の割合はさまざまである.

[臨床的事項]

　上部尿道を取り囲む移行域あるいは中心域に発生することが多いため, 尿道を直接圧迫, 狭窄することにより排尿障害(排尿時間の延長, 残尿感, 頻尿など)が出現しやすい. 膀胱での尿貯留時間が長くなると細菌感染を合併しやすく, 膀胱炎や腎盂腎炎を引き起こす(図19-29).

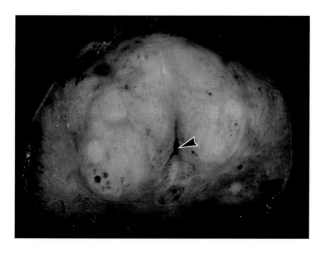

図19-28　前立腺肥大症
尿道(矢頭)周囲の移行域に白色調の多発性結節がみられる. 一部蜂窩状のところもある.

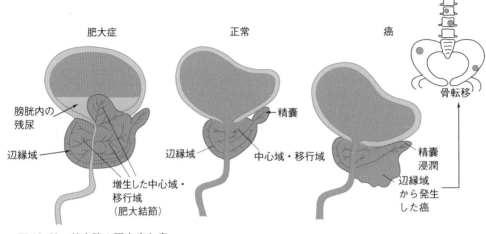

図 19-29　前立腺の肥大症と癌

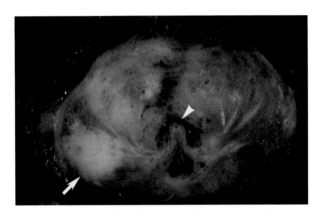

図 19-30　前立腺癌
尿道(矢頭)から離れた辺縁域に黄白色調
の癌(矢印)がみられる.

3　前立腺癌 prostatic cancer

　高齢者に多い癌で,50歳をこえるとその頻度は増し,平均発症年齢は70歳前後である.前立腺癌の発生頻度には著しい国別差・人種差がある.国別では米国,北欧諸国,オーストラリアなどで罹患率が高い.人種別では黒人に多く発生し,サハラ以南のアフリカや中南米の黒人で死亡率が高い.わが国では欧米に比べると罹患率は約1/2～1/3であるが,最近の30年間で確実に増加しており,男性では胃癌,肺癌,大腸癌に続き第4位を占める.超高齢社会の到来や食事を含めた生活様式の欧米化とともに,検診の普及による早期発見とあいまって,今後さらに増加することが予想されている.

[病理形態]

　前立腺癌は辺縁域に好発する.辺縁域から約75%,移行域から約20%,中心域から約5%が発生するとされている.肉眼的には黄白色調であるが,境界は不明瞭なことが多い(図19-30).前立腺をこえると精囊や膀胱へ浸潤していく(図19-29).組織学的に前立腺癌のほとんどは腺癌である(図19-31).現在広く用いられているグリソン Gleason 分類は,腺管構築・進展の程度をスコア化したもので,予後ともよく相関する.

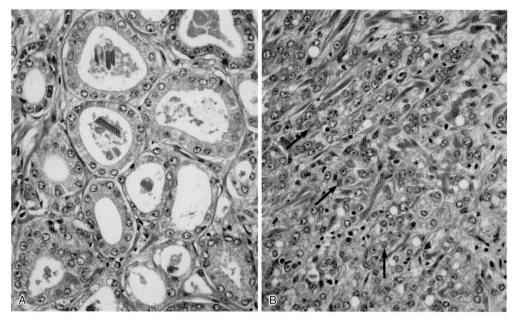

図 19-31　前立腺癌

明瞭な腺管を形成するもの(A)から，腺管形成に乏しく腫瘍細胞(矢印)がばらばらに増殖するもの(B)まである．後者ほど内分泌療法の効果は小さくなる．

[臨床的事項]

　前立腺癌は尿道から離れた辺縁域に発生することが多いため，前立腺肥大症とは異なり排尿障害などの臨床症状がなかなか現れにくい(図 19-29)．一方で，前立腺癌は，血行性に骨，とくに脊椎，骨盤骨に転移しやすく，骨転移に由来する症状(腰痛，足のしびれなど)をきっかけに発見されることも少なくない．このように，原発巣の発見に先立って転移巣の症状により発見される癌のことをオカルト癌 occult carcinoma と呼ぶ．

　前立腺癌の多くは前立腺特異抗原 prostatic specific antigen(PSA)を発現し，血清レベルも上昇するため，有用な腫瘍マーカーとなる．血清 PSA 値の測定は高齢男性の検診にも取り入れられ，前立腺癌の早期発見に寄与している．

[治　療]

　早期前立腺癌に対しては一般に前立腺全摘術が選択されるが，前立腺癌の多くがアンドロゲン依存性に増殖するという性質を利用して，アンドロゲンの作用を抑えるための内分泌療法もしばしば行われる．これには，抗アンドロゲン剤や黄体形成ホルモン放出ホルモン luteinizing hormone-releasing hormone(LH-RH)アゴニストの投与などがある．ただし，病期が進むほど，また低分化の腺癌(図 19-31 B)になるほど，内分泌療法は効きにくくなる．

設問

［**男性生殖器**］

1．精巣炎・精巣上体炎の原因のうち，上行性感染，血行性感染の代表的なものをそれぞれ1つずつあげよ．

2．精巣胚細胞腫瘍について，①好発年齢，②もっとも発生頻度が高い組織型，③血中 hCG 値が異常高値となる組織型をそれぞれあげよ．

3．前立腺肥大症および前立腺癌について，①前立腺におけるそれぞれの好発領域，②①により臨床像にどのような違いが生じるか，を述べよ．

4．前立腺癌について，①発生・進展に深く関係しているホルモン，②代表的な腫瘍マーカーをそれぞれあげよ．

20 感　覚　器

学習目標
・眼の基本的な構造についてよく理解する.
・白内障と緑内障の原因と性状について説明できるようにする.
・糖尿病網膜症の原因と性状についてよく理解する.
・耳と平衡器の基本的な構造についてよく理解する.
・中耳炎の病態と病理について説明できるようにする.
・内耳疾患に関してよく理解する.

20-1 眼

1 眼の構造

　図 20-1 に示すように, 眼の前にある角膜は透明で, その後ろには眼房水が存在し, さらにその後ろにレンズに相当する水晶体がみられる. 眼球壁は外膜(強膜), 中膜(脈絡膜, 毛様体, 虹彩), 内膜(網膜)の 3 つから構成されている. 水晶体の前部は虹彩が覆っており, この虹彩の収縮などにより瞳孔の大きさが調整される. 毛様体はその筋を収縮させたり弛緩させたりすることで水晶体の厚さを調整し, 焦点距離を変えて視力を制御している. 眼房水はこの毛様体でつくられて後眼房から前眼房に入り, 虹彩の基部のシュレム管で吸収される. 眼球の真ん中を占める硝子体はゼリー状の組織で, 眼球容積の 80% を占める. 最内層は網膜から構成されていて, 網膜は発生学的には脳の一部である. 最外層は色素上皮層で, その内側には光受容体細胞である視細胞が並んでいる. これらの細胞は, 光を感受するとその刺激を中枢神経系に伝える特殊な神経細胞と位置付けられる.

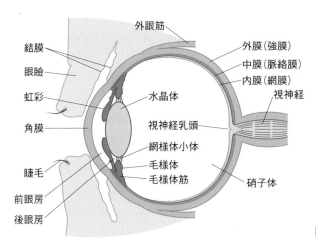

図 20-1　眼の構造

2 眼の疾患

主な眼の疾患を以下に記載する.

a．白内障 cataract

白内障はさまざまな原因で生じるが，基本的には上述の水晶体の混濁による．加齢によりその頻度は老人性白内障として増加し，わが国ではこの水晶体の変性疾患は視力障害のもっとも大きな原因の 1 つである．混濁した水晶体は手術的に摘出が可能で，眼内レンズの装着などにより対応可能である.

b．緑内障 glaucoma

緑内障は，眼房水の流出が障害されることで眼圧が上昇し，それにより視神経が圧迫されて視力が低下する疾患である．病理学的な観点からみると，緑内障は他の基礎疾患を伴わない原発性緑内障と，他の眼疾患に続発する続発性緑内障に大別される．原発性緑内障はさらに，虹彩と角膜の間の角度が狭くなって眼房水が吸収されにくくなることで眼圧が亢進する**狭隅角緑内障**と，隅角は狭窄されていないが機能的に眼房水の吸収が抑制される**広隅角緑内障**に分類される．治療法としては，レーザー治療，手術，薬物療法などがあげられる.

c．糖尿病性網膜症 diabetic retinopathy

糖尿病は全身の細小血管障害を引き起こすが，とくに高血糖により網膜の血管の透過性が亢進したり閉塞を生じたりして網膜機能が喪失する病態を糖尿病性網膜症という．糖尿病性網膜症は，糖尿病の増加により現在わが国における中途失明の原因の第 1 位となっている．病理学的には増殖性と非増殖性とに大別され，最初は非増殖性であるが，網膜と硝子体の出血を反復し増殖性糖尿病性網膜症に進展する．この状態では網膜剥離を生じ，失明に至る．**網膜剥離**は網膜の視細胞層が色素上皮層を脈絡膜側に残して剥離する病態で，失明の大きな原因になり得る.

d．網膜芽細胞腫 retinoblastoma

網膜芽細胞腫は幼児期の網膜にみられる悪性腫瘍であり，出生時に認められる場合もある．一部では遺伝性であり，13 番染色体長腕に位置する網膜芽細胞腫抑制遺伝子の変異が原因となる.

20-2 耳・平衡器

1 耳と平衡器の構造

耳は図 20-2 に示すように，外耳，中耳，内耳の 3 つに分けられる．外耳と中耳は聴覚のみに関係しており，内耳は聴覚に加えていわゆる平衡感覚機能にも深く関与する．外耳は耳介と外耳道から構成されており，中耳に効率よく音声を伝導させる構造をしている．外耳と内耳の間に鼓室と呼ばれる部位がある．鼓室には 3 個の耳小骨(ツチ骨，キヌタ骨，アブミ骨)があり，これらの骨は鼓膜と内耳の間をつないでいて外部からの音による鼓膜の振動を内耳に伝える．内耳は骨内にある聴覚器である蝸牛と，平衡器である三半規管から構成されている.

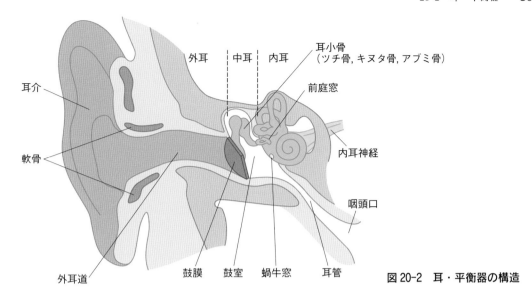

図 20-2 耳・平衡器の構造

外耳　中耳　内耳

耳小骨（ツチ骨, キヌタ骨, アブミ骨）

耳介

前庭窓

内耳神経

軟骨

咽頭口

外耳道　鼓膜　鼓室　蝸牛窓　耳管

② 主な耳の疾患

a. 中耳炎 otitis media

中耳炎は文字どおり中耳に発症する炎症疾患であり，病理学的には急性と慢性がある．急性中耳炎は溶血性レンサ球菌，ブドウ球菌などの細菌感染に起因するものが多く，鼓室が耳管を介して咽頭につながっているため呼吸器感染症などが逆行性に感染することが多い．慢性中耳炎では，中耳内に重層扁平上皮細胞の塊である"**真珠腫** cholesteatoma"と呼ばれる過角化物質が形成されて，時に骨破壊を生じ多彩な症状を引き起こす．

b. 内耳の疾患

突発性難聴は突然発症する難聴，メニエール病 Meniere disease は発作性突発性めまい，感音声難聴，耳鳴を三徴候として同様に突然発症する内耳の機能異常疾患である．しかしこの疾患の患者の内耳を検討しても，病理組織学的変化が認められることはむしろ少ない．

設問

1．ヒト眼の眼球壁の3つの構造を記載せよ．
2．病因からみた緑内障の2つの亜型をあげ，おのおのの原因に関して説明せよ．
3．糖尿病によりなぜ網膜機能が喪失するのかを説明せよ．
4．ヒト耳の3つの構造を記載し，おのおのの機能を説明せよ．
5．急性および慢性中耳炎の病態を説明せよ．
6．代表的な内耳疾患を2つ記載せよ．

21 運動器

学習目標
- 骨・軟骨・関節や筋を中心とする運動器の構造と機能を理解する.
- 無血管性(無腐性, 無菌性)骨壊死の発症機序, 成因について理解する.
- 骨髄炎の種類, 成因を理解する.
- 代謝性骨疾患における骨の組成の変化, 骨粗鬆症と骨軟化症・くる病の原因と違いについて理解する.
- 骨・軟部組織に生じる腫瘍や腫瘍類似病変について, 好発年齢, 好発部位, 病理所見とあわせて理解する.
- 関節リウマチやその他の関節の炎症性疾患を理解する.
- 加齢などによる関節の退行性変化に伴う疾患(変形性関節症, 椎間板ヘルニアなど)について, 発症機序や病理所見を理解する.
- 筋萎縮の種類, 原因と代表的な疾患の病理所見を理解する.
- 筋炎の病態について理解する.

　運動器とは身体を支え運動を行うための器官であり, 骨, 関節, 筋や靱帯などから構成されている. 骨は骨格として身体を支えるとともに, 脳, 心臓, 肺などの重要な臓器を囲み保護する役割も果たす. さらにカルシウムやリンの貯蔵庫として, ミネラル代謝にも重要な役割を果たしている. 関節は骨と骨が接合し曲がる部分に相当し, 関節の表面は軟骨が覆っている. 骨同士は筋や靱帯で結び付けられ, 筋の収縮や伸展により関節の曲げ伸ばしが行われる. 靱帯は硬いヒモ状のもので, 関節の過度な動きの防止や曲がる方向性を規定するなどの役割を担っている. 筋の動きは脊髄からの末梢神経の刺激により制御されている.

21-1 骨・軟骨の構造と機能

　骨 bone は形態から長管骨, 短骨, 扁平骨, 不規則骨に分類される. 長管骨は大腿骨や上腕骨などの四肢の骨に代表され, 端から骨端, 骨幹端, 骨幹に区分されている(図 21-1). 骨端と骨幹端の間には骨端線が存在し, 成長期には骨端軟骨板が存在して骨の長さの成長を行う場所である. 短骨は指趾の骨に代表されるもので, 扁平骨は頭蓋骨や胸骨, 肩甲骨などの扁平な骨, 不規則骨は椎骨や顔面骨などの形状が不規則な骨に相当する. いずれの骨も外側を皮質骨(緻密骨)という硬い殻で囲まれ, 中心部は海綿骨からなる網目状の骨梁とその間の髄腔より構成された部分よりなる. 髄腔には骨髄が存在し, 造血細胞により造血が行われている(図 21-2). 骨の外側は骨膜という線維性の膜で囲まれており, 関節面は表面を軟骨が覆っている. 骨の形成は, 軟骨性骨化, 膜性骨化という 2 つの様式で行われる. 前者は軟骨の原基がまず形成され, そこから骨が形成されるもので, 長管骨の骨端軟骨板での骨形成と長軸方向の成長に代表される. 後者は軟骨を介さず線維性組織内に骨が形成されるもので, 骨の太さの成長を司る**骨膜性骨化**や扁平骨の骨形成様式である. 骨は, 膠原線維, プロテオグリカンよりな

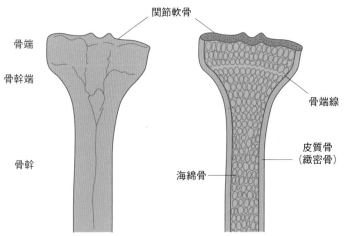

骨端

骨幹端

骨幹

関節軟骨

骨端線

皮質骨
（緻密骨）

海綿骨

図 21-1　長管骨の正常構造
骨幹と骨幹端の間にある骨端線は，成長
期の骨端軟骨板の名残である．

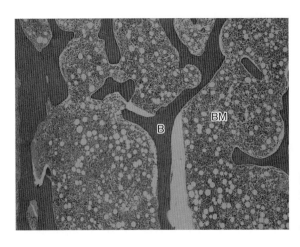

図 21-2　正常腰椎
太い格子状の骨梁（B）が観察され，その間の骨髄（BM）
には活発な造血が認められる．白く抜けている箇所は
脂肪組織を表す．

る有機質にリン酸カルシウムなどのカルシウム塩が沈着したもので，有機質のみからなり石灰沈着を
伴わないものを**類骨** osteoid，石灰沈着をきたしたものを**未熟骨** woven bone，さらに年輪のような特有
の層板状構造を形成したものを**層状骨** lamellar bone と呼ぶ．成人の骨はほとんど層状骨（成熟骨）より
構成されている．骨は**骨細胞** osteocyte，**骨芽細胞** osteoblast，多核の**破骨細胞** osteoclast より構成されて
おり，骨芽細胞は骨を形成し，破骨細胞は骨を吸収する役割を担う．骨細胞は骨芽細胞が骨基質の中
に埋もれたもので，骨への栄養供給を行っている．骨の吸収と再建の過程は**リモデリング** remodeling
と呼ばれ，生涯にわたり継続され，カルシウム，リンの均衡を司っている．これらは**活性型ビタミン
D，副甲状腺ホルモン，カルシトニン，女性ホルモン**などに影響されている．

　軟骨 cartilage はアグリカンなどのプロテオグリカンとⅡ型コラーゲン線維を主成分とする豊富な細
胞外基質を特徴とし，基質に埋もれるように軟骨細胞が小窩の中に存在している．基質の成分により
力学的特性の異なる種類に分けられ，関節軟骨に代表される硝子軟骨，耳介軟骨などの弾性軟骨，椎
間円板や関節円板などの線維軟骨がある．弾性軟骨は弾性線維が豊富で弾力があり，線維軟骨は膠原
線維を多く含み硬く，強い圧力に耐えられる．

21-2 骨・軟骨の病気

1 骨　折 fracture

　骨折は，外力により骨の連続性が部分的あるいは完全に断たれた状態を指す．原因からは外圧による**外傷性骨折**，骨腫瘍や骨粗鬆症などにより骨が脆弱になり弱い力で折れてしまう**病的骨折**，一定の部位に繰り返し弱い外力がかかり続けることで起こる**疲労骨折**などに分類される．骨折部が外創と交通している場合を複雑骨折（開放骨折），外界との交通のないものを単純骨折（閉鎖骨折）と呼ぶ．骨折の治癒過程は第3章3-4④の項を参照のこと．

2 骨 髄 炎 osteomyelitis

　骨に起こる炎症には，厳密には骨質の炎症である骨炎 osteitis，骨膜に起こる骨膜炎 periostitis があるが，これらが単独で生じることは少なく，両者を総称して骨髄炎と呼ぶ．骨髄炎は細菌，抗酸菌，真菌などの感染を原因とするが，自己免疫疾患としての無菌性骨髄炎も注目されている．

a. 化膿性骨髄炎 suppurative osteomyelitis

　細菌感染による骨髄炎で，血液由来の血行性骨髄炎と，開放骨折や外傷など隣接部位などから感染する場合があり，後者が4/5を占める．黄色ブドウ球菌によることが多い．血行性感染による急性化膿性骨髄炎は悪寒，高熱，局所の疼痛などで発症し，小児に多く，大腿骨や脛骨の血流が緩徐な骨幹端に起こりやすい．成人では高齢者や免疫不全状態などの場合が多い（図21-3）．慢性化膿性骨髄炎には，急性骨髄炎が慢性化したものと最初から慢性に経過するものとがある．化膿性炎症などで血行が断たれた骨が壊死に陥り周囲から離脱したものを**腐骨** sequestrum といい，腐骨を囲むように反応性に骨が形成されたものを**骨 枢（死枢）**involucrum という．腐骨を取り除かないと容易に炎症を繰り返し，骨髄炎の遷延化につながる．

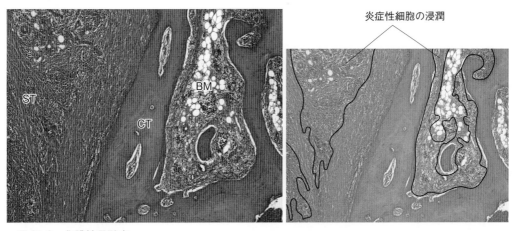

図 21-3　化膿性骨髄炎
炎症は骨髄（BM）から皮質骨（CT）と骨膜をこえ，周囲の軟部組織（ST）にも及んでいる．

b．その他の感染性骨髄炎

　結核菌感染による結核性骨髄炎 tuberculous osteomyelitis や梅毒 syphilis，真菌などが原因となることがある．結核性骨髄炎は脊椎に好発し（**脊椎カリエス**），炎症が腸腰筋に波及し腸腰筋膿瘍を形成することがある．

c．慢性再発性多発性骨髄炎

　小児期から青年期に好発し，痛みを伴う骨髄炎が多発し緩解と増悪を繰り返す．原因不明の骨・関節症状と皮膚症状を呈する SAPHO 症候群（サホー症候群，"SAPHO" は滑膜炎 synovitis，痤瘡 acne，膿疱症 pustulosis，骨化症 hyperostosis，骨炎 osteitis の頭文字をとったもの）も類似疾患と考えられている．

③　無血管性骨壊死（無腐性骨壊死）avascular bone necrosis

　無血管性骨壊死（無腐性骨壊死）は，骨壊死 osteonecrosis，虚血性骨壊死 ischemic bone necrosis，無菌性骨壊死 aseptic bone necrosis とも呼ばれ，骨への血流供給が阻害されることにより起こる．

　外傷性，非外傷性に大きく分けられ，外傷性は高齢者の大腿骨頸部骨折と骨折部の転位による阻血に付随することが多い．非外傷性壊死は大腿骨頭にもっとも多く，上腕骨頭などにも起こる．コルチコステロイドの長期投与や慢性的な飲酒などが原因となる場合が多い．明らかな危険因子のない大腿骨頭の虚血性壊死を狭義の特発性大腿骨頭壊死 idiopathic necrosis of femoral head という．壊死に陥った部分では骨梁の骨細胞が消失し，空になった骨小窩のみが残る empty lacunae の様相を呈し，骨梁間の髄腔は脂肪壊死や肉芽組織形成，線維化などを伴う（図21-4）．

　成長期の小児や青年に好発する離断性骨軟骨炎 osteochondritis dissecans は，肘関節，股関節，膝関節などの骨端に発症し，野球やテニスなどのスポーツ外傷として起こることが多い．軟骨下骨に無腐性壊死をきたし骨軟骨片が剥離するもので，関節内に遊離し関節遊離体となると関節炎や関節面への嵌頓を引き起こし，疼痛や関節運動障害の要因となる．

④　代謝性骨疾患

　骨の形成と吸収などの代謝の異常が病態の主体をなす病変．

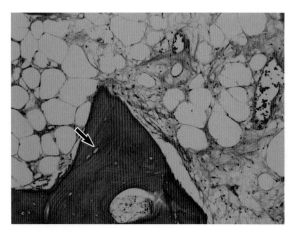

図21-4　無血管性骨壊死（無腐性骨壊死）
大腿骨頸部骨折に伴った虚血性骨壊死．骨梁内の骨細胞は消失し empty lacunae を形成しており（矢印），骨梁間の脂肪髄は脂肪壊死に陥っている．

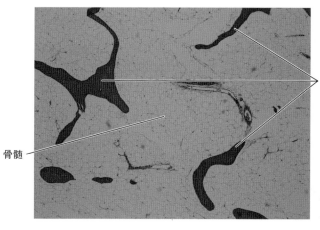

骨梁

骨髄

図21-5　骨粗鬆症
骨梁は全体に細く減少しているが，骨の性状（石灰化の状態）には変化がない．

a．骨粗鬆症 osteoporosis

　骨粗鬆症とは，骨吸収速度より骨形成速度が低いために骨量が減少する状態を指す．骨の組成やカルシウム濃度は変わらない（骨軟化症との違い）．加齢に伴うビタミンD産生低下が要因となる．とくに更年期以降の女性に多く，骨芽細胞の活動を高める女性ホルモンであるエストロゲンの減少が誘因となる．カルシウムやビタミンD摂取不足による栄養因子なども原因となる．副腎皮質ステロイドなども骨粗鬆症の要因となり（ステロイド性骨粗鬆症），グルココルチコイド剤投与による薬剤性や**クッシング症候群** Cushing's syndrome などに伴い起こる．骨粗鬆症では骨が全体としてもろく骨折しやすくなるが，健常者に比べて骨梁が細く減少し，まばらになっている（図21-5）．

b．くる病と骨軟化症

（1）くる病 rickets

　くる病は，成長期の子供において骨の石灰化障害が起こり，骨が軟らかくなる病態を指す．ビタミンD，カルシウム，リンの摂取不足による欠乏，日光照射と紫外線不足による皮膚のビタミンD合成不足，腎臓病などによるビタミンDの活性化障害などが要因となり，ビタミンDの受容体異常などによる遺伝的疾患もある．骨は軟らかく変形しやすいため，下肢はO脚やX脚となり，脊椎の弯曲をきたす．組織的には石灰沈着のない類骨 osteoid が過剰となり，骨端軟骨が軟骨基質と類骨が過剰となるため腫大し，関節の膨隆や肋骨の一部が瘤のように膨らむ**肋骨念珠**などを示す．

（2）骨軟化症 osteomalacia

　成人に発生する骨の石灰化障害で，くる病と同様に石灰沈着のない類骨が増加した状態である．組織的には，骨梁の周辺部に石灰化していない類骨の層が厚くみられるようになる．カルシウムやリンの欠乏が要因の場合は少なく，ビタミンDの欠乏によるものが多い．胃切除術後や胆汁の分泌不全などによるビタミンDの吸収障害，慢性腎不全などによるビタミンD活性化障害などが要因となる．また，phosphaturic mesenchymal tumor という間葉系腫瘍により骨軟化症を生じることがあり（腫瘍性骨軟化症 oncogenic osteomalacia），これは腫瘍により産生される FGF23（fibroblast growth factor 23）が低リン血症をきたすことが要因とされる．

c．骨パジェット病 Paget's bone disease

　骨パジェット病は骨の代謝回転が異常に亢進している病態である．いずれの骨も罹患し得るが，骨

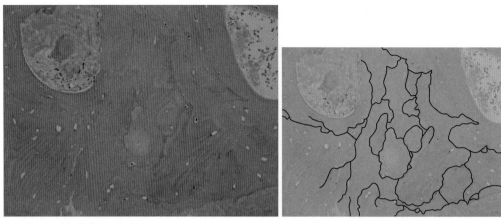

図 21-6　骨パジェット病
骨代謝回転の異常な増加により異常な骨が形成される．骨梁では石灰化線が不規則な層板を形成し，モザイク状を呈する．

盤，大腿骨，頭蓋骨，脛骨，脊椎，鎖骨，上腕骨などに多い．骨は肥大しカルシウム沈着が増加しているが，異常な骨構造は骨の脆弱化につながっている．組織的には過度に活性化した大型の破骨細胞を伴い，骨は不規則な層板状構造を呈しモザイク状の石灰化線を伴う（図 21-6）．破骨細胞の活性化を抑える薬物療法が行われる．

5　骨系統疾患　skeletal dysplasia

骨や軟骨の発生・発達の過程に問題を生じ，全身の骨格の形態や構造に系統的な異常をきたす疾患群のことである．さまざまな疾患が含まれるが，代表的な疾患を下記に述べる．

a．軟骨無形成症　achondroplasia

軟骨性骨化の異常により長管骨の成長障害をきたす疾患で，約 1～2 万出生に 1 人の頻度で発症するとされている．長管骨の長径成長が障害されるため四肢短縮型低身長を呈する．原因遺伝子はFGFR3（線維芽細胞成長因子受容体 3）とされている．

b．骨形成不全症　osteogenesis imperfecta

骨の主要成分のコラーゲンの先天的異常により骨脆弱性をきたす疾患で，10 万人あたり 2 人程度の頻度で発症する．骨の主要なコラーゲンである I 型コラーゲンを規定する遺伝子，あるいは I 型コラーゲンの成熟に関与する遺伝子の異常に起因する遺伝子病である．

c．大理石骨病　osteopetrosis

大理石骨病は，破骨細胞の機能低下により骨吸収が障害され，びまん性に骨硬化をきたす疾患の総称である．骨吸収を担う破骨細胞の形成や機能に関与する遺伝子の異常が原因とされる．骨のびまん性硬化により，骨髄腔が狭小化して造血障害や脳神経圧迫症状などをきたす．組織的には，骨は石灰化した軟骨基質と網状骨基質とが密に混在して紋様を示し，大理石のような様相を呈する．

6 骨腫瘍および腫瘍類似病変

骨に発生する腫瘍や腫瘍類似病変であるが，細胞がどのような基質を産生するか，細胞の形状などから分類され，良性と悪性がある．

a．軟骨性腫瘍

腫瘍細胞が軟骨を形成する腫瘍．

(1) 良性軟骨性腫瘍

成熟した硝子軟骨様の軟骨組織の増生よりなる良性腫瘍が軟骨腫 chondroma であるが，腫瘍が骨内に存在する**内軟骨腫** enchondroma の他，骨膜より発生した骨膜性軟骨腫 periosteal chondroma，骨近傍に発生した傍骨性軟骨腫 parosteal chondroma などが存在する．内軟骨腫は多くは指趾などの短管骨に発生し，単発性のものが多い．多発性軟骨腫症には半側に多発し四肢の発育障害を伴うオリエール病 Ollier's disease と血管腫と合併するマフーチー症候群 Maffucci's syndrome があり，悪性転化しやすいとされる．

骨表面から外側に隆起性病変を形成する**骨軟骨腫** osteochondroma はもっとも多い良性軟骨腫瘍で，骨と連続性に海綿骨が膨隆し，表面を硝子軟骨が覆う（軟骨帽）．外骨腫 exostosis とほぼ同義である．多発性外骨腫症は遺伝的な疾患で，圧迫による疼痛の他，重症のものは骨変形をきたす．

その他，軟骨芽細胞腫や軟骨粘液線維腫などがある．

(2) **軟骨肉腫** chondrosarcoma

腫瘍細胞が軟骨を形成する悪性の腫瘍で，骨肉腫に次いで多い骨悪性腫瘍である．30〜60歳代の中高年に好発し，骨盤，大腿骨，肩甲骨などの体幹に発生し，軟骨腫の好発部位である指趾の頻度は非常に少ない．異型を有する軟骨細胞が軟骨を形成して骨破壊性に増殖し，破壊された骨片が腫瘍内に取り込まれる entrapment や既存の骨梁間にしみこむように増生する permeation などが悪性の示標となる（図21-7）．骨皮質を破壊して軟部組織に波及することもある．類骨形成を示さないことが骨肉腫との大きな鑑別点となる．後述の骨肉腫に比し発育は緩やかで予後はよい．

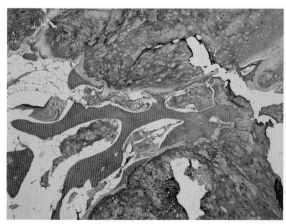
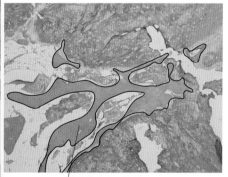

腫瘍に取り込まれ，細くなった骨梁

図21-7　軟骨肉腫
腫瘍性軟骨組織が骨破壊性に増殖し，腫瘍内に骨が取り込まれる像（entrapment）や，骨梁間に浸潤するような増殖（permeation）を示す．

b．骨性腫瘍

腫瘍細胞が腫瘍性の類骨や骨を形成する腫瘍．

（1）良性骨腫瘍

骨腫 osteoma，**類骨骨腫** osteoid osteoma，**骨芽細胞腫** osteoblastoma などがある．骨腫は緻密骨が肥厚し膨隆したもので，頭蓋骨のとくに前頭部に好発する．類骨骨腫と骨芽細胞腫はともに骨芽細胞の増生と類骨形成を示す良性病変で，両者は大きさの相違である．前者は皮質骨内に発生し，疼痛を伴うことが多い．

（2）骨肉腫 osteosarcoma

原発性悪性骨腫瘍ではもっとも多く，代表的な骨悪性腫瘍である．腫瘍細胞が類骨を形成するのが最大の特徴である．15〜25歳の若年者に好発するが，高齢者に発生することもある．大腿骨遠位や脛骨近位などの膝関節近傍の骨幹端に多く，次いで肩関節（上腕骨近位）が続く．骨パジェット病や線維性骨異形成症，長期間の放射線被曝などに続発する場合もあるが，多くは原因不明とされる．悪性度の高い病変がほとんどで，周囲軟部組織に浸潤し，早期に血行性に肺転移を起こす．血清アルカリホスファターゼ活性の上昇をみる症例が多い．

単純X線写真では，腫瘍の骨外進展に伴い，骨膜の反応性骨新生が特徴的な画像として描出されるようになる（骨膜反応）．三角形の陰影（コッドマン三角 Codman's triangle）や，**タマネギの皮様の層状陰影** onion-peel appearance，**陽光様陰影** sun-burst appearance などが相当する．

肉眼的に腫瘍は白色〜黄白色で，出血や壊死を伴う．骨皮質を破壊し軟部組織に波及している．組織学的には種々の形態を示すことが多いが，レース状と称される細かい腫瘍性類骨形成を示すことが，骨肉腫の最大の特徴である．多稜形の骨芽細胞類似の細胞が増生した**骨芽細胞型** osteoblastic type（図21-8），異型の強い軟骨の増生を主体とした**軟骨芽細胞型** chondroblastic type（図21-9），線維芽細胞様細胞の増生を主体とした**線維芽細胞型** fibroblastic type が通常型と称される3型で，その他小細胞型や血管拡張型などの特殊型が存在する．とくに軟骨芽細胞型と軟骨肉腫との鑑別には，腫瘍性類骨形成の有無が重要である（図21-9）．

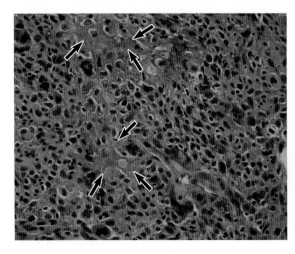

図21-8　骨肉腫（骨芽細胞型）
異型の強い骨芽細胞類似の多稜形細胞が増殖し，細胞間に細かく形成されたレース状の類骨（矢印）が最大の特徴である．

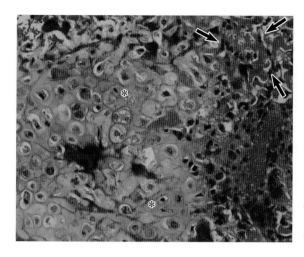

図 21-9　骨肉腫（軟骨芽細胞型）
骨肉腫では軟骨（＊）を形成する場合があるが，骨肉腫の軟骨は軟骨肉腫より異型が強く，レース状の類骨を形成する（矢印）ことが鑑別として重要.

c．その他の骨腫瘍

（1）骨巨細胞腫 giant cell tumor of bone

　破骨細胞に類似した多核巨細胞を伴う腫瘍であるが，腫瘍細胞の由来は不明とされる．20～40 歳代の長管骨骨端部に好発する．良性の経過をたどることが多いが再発しやすく，肺転移をきたす症例もある．悪性骨巨細胞腫の概念は確立されていない．肉眼的には暗赤色出血性～黄白色調の部分が不規則に混在し，膨張性，骨破壊性に進展する．組織学的には単核の組織球様細胞と破骨細胞に類似した破骨型多核細胞の増殖よりなり，両者の核所見が類似しているのが特徴である（図 21-10）．これは破骨型多核巨細胞を伴う骨肉腫など，他の腫瘍との鑑別に有用な所見である.

（2）ユーイング肉腫 Ewing's sarcoma

　神経外胚葉細胞由来とされ，神経への分化を示す未熟な細胞の増殖よりなる小円形細胞腫瘍．5～15 歳に好発し，男児にやや多い．四肢の長管骨骨幹の他，骨盤や脊椎，頭蓋骨などに発生することもある．骨外性（軟部）に発生することもある．骨髄炎様の症状（局所熱感，疼痛，発赤，赤沈亢進，白血球増多）を示し，鑑別が難しいことがある．浸潤性に進展し，画像上骨破壊が目立たないことがある．骨幹部に発生した場合，タマネギの皮様の多層性の骨膜反応を伴うことがある．早期に血行性転移を起こし予後不良であるが，近年は化学療法の進歩により予後の改善が認められている．肉眼的には灰白色で出血を伴う．組織学的には，リンパ球の 2～3 倍大で核/細胞質比の著しく大きな細胞の密な増生よりなり（図 21-11），胞体内には豊富なグリコーゲンを有する．神経系への分化を示す所見として，ニューロピル neuropil を中心とした Homer-Wright 型ロゼット形成を示す．遺伝学的に 22 番染色体上の EWS 遺伝子の転座をきたすことが特徴とされ，診断に必須である．小児胸壁に発生するアスキン Askin 腫瘍は基本的に同様のものとされる．またユーイング肉腫と形態や性格が類似しているが，遺伝学的特徴が異なるものは Ewing-like sarcoma と称される.

（3）脊索腫 chordoma

　胎生期脊索の遺残に由来するとされる腫瘍．細胞学的に良性とされるが，局所浸潤破壊性増殖が強く，生物学的には悪性の態度をとる．頭蓋底の斜台と脊椎下端の仙・尾骨に好発する．組織学的には，粘液軟骨様の豊富な基質を伴い，多空胞状ないし泡沫状の胞体を有する **担空胞細胞** physaliferous cell と称される腫瘍細胞が，索状や胞巣状に配列する.

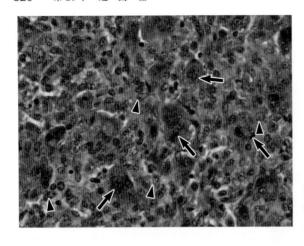

図21-10 骨巨細胞腫
組織球様の単核細胞(矢頭)と破骨細胞類似の多核巨細胞(矢印)より構成され,両者の核所見が類似している.

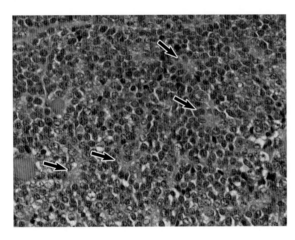

図21-11 ユーイング肉腫
核/細胞質比の高い未熟な細胞の密な増殖より構成される.時に Homer-Wright 型ロゼットを形成し(矢印),神経への分化がうかがわれる.

(4) その他の腫瘍

　上記以外の骨原発悪性腫瘍としては,線維肉腫,脂肪肉腫,血管肉腫,悪性線維性組織球腫などの軟部腫瘍や,骨髄腫,悪性リンパ腫などの造血系腫瘍がある.

d. 腫瘍類似病変

　真の腫瘍とはいえないが,腫瘍に限りなく近い良性病変や境界病変などが含まれる.

(1) 線維性異形成症 fibrous dysplasia

　原因不明の非腫瘍性病変で,膜性骨化の異常による一種の形成異常とみなされている.10〜20歳代に多く,大腿骨,脛骨,肋骨,頭蓋骨,顎骨に好発する.単骨性と多骨性がある.肉眼的には白色調でざらざらした砂利のような性状を呈する.組織学的には線維芽細胞と膠原線維の増生した線維性組織と幼若な骨組織よりなるが,骨がアルファベットのC,J,Oなどに類似した幾何学的な形状を示し(“alphabet soup”,“Chinese letters”と称される),骨梁周囲に骨芽細胞の縁取りを欠如することが特徴とされる(図21-12).多骨性線維性異形成症と,皮膚にミルクコーヒー色の色素斑(カフェオレ斑 café au lait spot)や性的早熟をきたす病態を,アルブライト症候群 Albright syndrome と称する.まれに骨肉腫などの悪性病変を発生することがある.

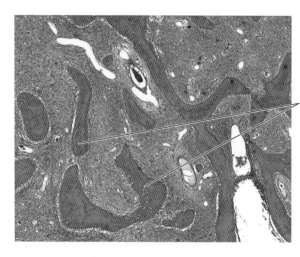

骨梁

図 21-12　線維性異形成症
膜性骨化の異常による病変．J や U などのアルファ
ベットのような幾何学的な骨梁と，その間の線維性組
織より構成される．

（2）骨囊腫 bone cyst

　若年者の骨内に生じる囊胞性病変で，上腕骨や大腿骨の上端や踵骨などに多い．単房性で<ruby>漿<rt>しょうえきせい</rt></ruby> 液性の液体を入れた単発性骨囊腫 simple bone cyst と，多房性で血液を入れた動脈瘤様骨囊腫 aneurysmal bone cyst がある．動脈瘤様骨囊腫はより破壊・拡大傾向が強く，原発性の他，骨巨細胞腫，軟骨芽細胞腫や線維性異形成症などが二次的にこのような変化をきたすことも多い．いずれも原因は不明で，しばしば病的骨折を起こす．

（3）ランゲルハンス細胞組織球症 Langerhans cell histiocytosis（LCH）

　以前 histiocytosis X と呼ばれていたものに相当し，樹状細胞であるランゲルハンス細胞が異常に増殖した病態である．小児から若年成人の骨や肺などに発生する好酸球性肉芽腫 eosinophilic granuloma（LCH の 60～80%），小児期に発症し頭蓋骨欠損，眼球突出，尿崩症を三徴とする**ハンド・シュラー・クリスチャン病** Hand-Schüller-Christian disease（LCH の 15～40%），乳児期に発症し全身的におかされ予後不良な**レッテラー・シーベ病** Letterer-Siwe disease（LCH の 10%）の 3 型がある．ランゲルハンス Langerhans 細胞は，くびれや切れ込みを有するいびつな核を有する組織球様細胞で，好酸球性肉芽腫では好酸球や形質細胞などの炎症細胞浸潤を伴うことが組織学的な特徴である．

e．転移性骨腫瘍 metastatic bone tumor

　癌などの骨原発腫瘍以外の悪性腫瘍が骨に転移したもので，原発性骨腫瘍よりはるかに頻度が高く，骨悪性腫瘍の 90% 以上を占める．骨転移をきたしやすい腫瘍としては，前立腺癌，乳癌，腎癌，肺癌，甲状腺癌などがあげられる．脊椎がもっとも多く，骨盤や大腿骨，上腕骨，肋骨などの頻度も高い．主として血行性に転移をきたす．前立腺癌のように反応性骨形成の強い**造骨性転移** osteoplastic metastasis と，腎癌や甲状腺癌などのように骨形成に乏しい**溶骨性転移** osteolytic metastasis とがあり，両者が混在することも多い．進行期であるため有効な治療法はなく，疼痛管理が主体となる場合も多い．近年では破骨細胞の機能を抑制するビスホスホネート製剤が骨転移の抑制に働くとして注目されている．

21-3　関節の構造と機能

　骨同士の連結方式には，間に隙間がなく結合織や軟骨により固く結合され，可動性がないかきわめて少ない不動結合と，一定の隙間を介し可動性のある可動結合とがある．後者が関節 joint に相当し，骨間の連結面の隙間を関節腔 articular cavity と呼ぶ（図21-13）．関節面の骨表面は硝子軟骨よりなる関節軟骨 articular cartilage で覆われており，関節全体は関節包 joint capsule（articular capsule）という袋状の構造で囲まれている．関節軟骨と滑膜により囲まれた空隙を関節腔という．関節包は密な線維性組織から構成され，関節包から連続した滑膜 synovial membrane（synovium）は関節腔に面する関節軟骨以外の箇所を覆っている．滑膜は 絨毛状の様相を呈し，ヒアルロン酸や糖タンパクを豊富に含む粘 稠な滑液 synovial fluid を産生し，関節腔内を充満している．滑液は関節の潤滑油の役割を担う．膝，手などには，相対する関節軟骨面の間隙を補う形で**半月板** meniscus や**関節円板** articular disc がある．

　関節を隔てた骨同士は筋や靱帯で結び付けられ，筋の伸縮により曲げ伸ばしできる．**靱帯** ligament は，骨と骨とを連結する膠原線維を主体とした強靱なヒモ状の構造物である．骨の結合を強める他，強い抗張力で関節の運動を制限する重要な働きを担っており，靱帯の損傷は関節の不安定性につながる．

　椎間板は椎体と椎体の間に存在する円形の構造物で，上下の椎体を連結するとともに，椎骨にかかる衝撃の吸収緩衝を担っている．椎間板の中心部には**髄核** nucleus pulposus というゼリー状の軟らかい組織が存在し，その周囲は**線維輪** annulus fibrosus という豊富な膠原線維を含む線維軟骨の層状構造物に囲まれている．椎間板と上下の椎体骨との接着面には軟骨終板 cartilaginous end-plate という硝子軟骨組織が存在している．椎体と棘突起の間の前方を椎体，後方を椎弓に囲まれた部分を椎孔 vertebral foramen といい，脊椎全体の椎孔をあわせた筒状の空間が脊柱管 spinal canal で，その中に硬膜に包まれた脊髄が通っている．脊柱管前方の椎体後面には後縦靱帯 posterior longitudinal ligament が，後方の棘突起前面には黄色靱帯 yellow ligament が存在している．

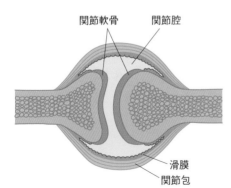

関節軟骨　　関節腔

滑膜
関節包

図21-13　関節包の構造
関節は関節包に包まれており，関節軟骨以外の部分では内面を滑膜が覆い，潤滑油の役割を担う関節液を産生している．

21-4 関節の病気

1 炎症性疾患

a．関節リウマチ rheumatoid arthritis（RA）

　自己免疫疾患の１つで，全身の関節に慢性的な炎症が起こる慢性非化膿性多関節炎である．30〜50歳代に多く，女性が男性の３倍の頻度である．初期には**朝のこわばり** morning stiffness と呼ばれる症状が生じるが，さらに進行すると関節の腫脹と関節痛が起こるようになる．手指の関節から始まり，次第に手首，肘，膝などの中枢の大関節に波及する．患者の80〜90％において，自己抗体の**リウマトイド因子** rheumatoid factor（RF）や抗環状シトルリン化ペプチド抗体（抗CCP抗体）が陽性となる．

　関節リウマチは滑膜の炎症と増殖が本態であり，進行すると増殖した滑膜により関節軟骨の破壊や骨破壊が起こり，増殖して関節軟骨面を覆った肉芽組織を**パンヌス** pannus と称する．滑膜は高度に絨毛状に増殖し，形質細胞主体の慢性炎症細胞浸潤やリンパ濾胞形成などを示す（図21-14）．滑膜表面の被覆細胞は増殖し重層化するが，びらんを形成しフィブリン様の滲出物が付着する箇所もみられる．滑膜間質には fibroblast-like cell という間葉系細胞の増殖を示す．また関節以外に皮膚や皮下などにリウマチ結節 rheumatoid nodule を伴う場合があるが，これはフィブリノイド変性に陥った膠原線維を中心として，それを取り囲むように類上皮様の組織球が柵状に配列した柵状肉芽腫 palisading granuloma である．

b．結晶誘発性関節炎 cristal-induced arthritis

　代謝の異常により結晶が析出し，それに対する生体反応に基づく関節炎の総称である．

（1）痛　風 gout

　プリン体の過剰摂取や排泄減少などによる**プリン代謝**の異常により，高尿酸血症を要因として，尿酸塩が関節軟骨や滑膜，関節周囲組織に沈着する疾患．遺伝的・体質的要因が大きいとされる．成人

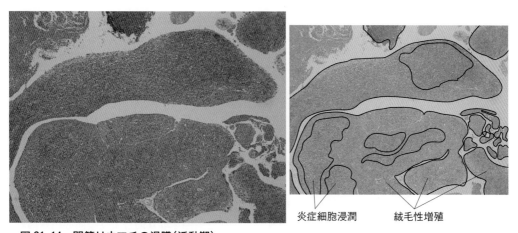

炎症細胞浸潤　　　絨毛性増殖

図 21-14　関節リウマチの滑膜（活動期）
滑膜は絨毛状に増殖し，滑膜被覆細胞の腫大・増生・重層化と，間質における形質細胞優位の強い炎症細胞浸潤を伴う．

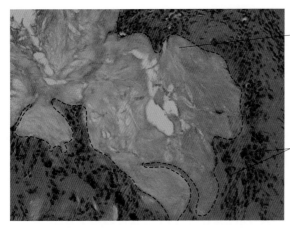

尿酸結晶

組織球

図 21-15 痛風の痛風結節
針状の尿酸結晶（破線）が沈着し，その周囲を組織球が
取り囲み異物肉芽腫を形成している．軟骨化生の変化
はみられない（偽痛風との相違点）．

男性に多く，第一足趾に好発する．尿酸結晶は細い針状結晶で，沈着した結晶塊を囲み異物肉芽腫が
形成される（図 21-15）．沈着物が塊状になった場合，**痛風結節** gouty tophus と呼ぶ．

**(2) 偽痛風 pseudogout［ピロリン酸カルシウム二水和物結晶沈着症 calcium pyrophosphate dehydrate
（CPPD）deposition disease］**

CPPD の沈着により痛風に似た症状をきたす結晶沈着症である．別名軟骨石灰化症と称されるよう
に，多稜形の CPPD 結晶の沈着部位には軟骨化生の変化が顕著に観察されるのが組織学的な特徴であ
る．

(3) その他の結晶沈着症

ハイドロキシアパタイトやシュウ酸カルシウム結晶の沈着により関節炎をきたすこともある．

c . 感染性関節疾患

細菌性関節炎 bacterial arthritis（化膿性関節炎 suppurative arthritis）は細菌感染によるもので，起炎菌
としては黄色ブドウ球菌が多い．血行性の他，外傷後などの直接感染の場合もある．高齢者や人工関
節置換術を受けた患者などに多く，化膿性骨髄炎が関節に波及することもある．その他，結核菌が原
因の結核性関節炎 tuberculous arthritis などもある．単発性は細菌感染型が多いが，多発性関節炎には淋
菌性関節炎やライム病（マダニ刺咬によるスピロヘータ感染）などがある．

2 非炎症性関節疾患

a . 変形性関節症

加齢や筋力低下，肥満などの要因で関節軟骨が退行変性をきたした病態で，高齢者ではきわめて罹
患率の高い疾患である．若年者では外傷によって発生することもある．膝関節や股関節など荷重のか
かる関節にみられ，運動時痛と運動障害を起こす．関節軟骨は変性し破壊され，毛羽立ったような細
い縦の亀裂（フィブリレーション fibrillation）が形成される（図 21-16）．軟骨下床の骨組織は，骨梁の不
規則な破壊と再生，髄腔の脂肪変性や線維化などの像を呈する．関節面の辺縁部では骨・軟骨が棘状
に突出した骨棘 osteophyte が形成される．滑膜炎の合併が高頻度にみられ，病期の進展とともに滑膜
被覆細胞の増殖，慢性炎症細胞浸潤や線維化をきたし，血管周囲を取り囲むような同心円状の線維化
を伴う．また軟骨・骨破壊が激しい場合は，軟骨片や骨片が滑膜内に取り込まれ異物反応を伴うこと
もある．

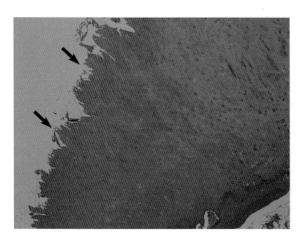

図 21-16　変形性関節症の関節軟骨
軟骨は基質が好酸性に変性し軟骨細胞が萎縮・減少・消失しているとともに，表面が毛羽立ったような亀裂を有している（フィブリレーション，矢印）．

b．神経原性関節症 neurogenic arthropathy（シャルコー関節 Charcot's joint）

関節の防御を司っている神経が異常をきたすことで起こる急速破壊性の関節障害．梅毒による脊髄癆や糖尿病，脊髄空洞症などに由来する．

③ 脊椎関節症

a．椎間板ヘルニア

脊椎への荷重，肥満や加齢などに伴って椎間板が変性をきたし，線維輪が断裂して中心部の変性髄核が脱出した疾患．L4/5 や L5/S1 などの下位腰椎にもっとも多く，頸椎が続く．脱出した髄核が脊髄神経根や脊髄を圧迫し，腰痛，下肢の疼痛やしびれを引き起こす．

b．変形性脊椎症 spondylosis deformans

脊椎椎間板が加齢とともに変性に陥り，弾力性を失って菲薄化し，椎間の狭小化により椎体に異常な荷重負荷がかかることで変形を生じた病態．椎体の潰れや硬化，骨棘の形成などにより脊椎が変形し，慢性の疼痛や可動域制限，神経根症状などをきたす．

c．後縦靱帯骨化症 ossification of posterior longitudinal ligament（OPLL）

日本人に比較的多い原因不明の疾患で，国の特定疾患（難病）に指定されている．後縦靱帯が骨化することにより靱帯の肥厚と脊柱管狭窄をきたし，脊髄や神経根の圧迫により，痛みやしびれ，知覚鈍麻や脱力などの神経障害を呈する．頸椎にもっとも多いが，腰椎や胸椎にも生じる．

d．強直性脊椎炎 ankylosing spondylitis（AS）

自己免疫疾患の 1 つで，主として脊椎，仙腸関節がおかされ，股関節や肩関節に起こることも多い．腱や靱帯の骨への付着部に炎症が起こり，異常な骨が増殖するため骨の強直をきたす．20〜40 歳代に好発し，圧倒的に男性に多い．ヒト白血球抗原 HLA の特定の遺伝子型 HLA-B27 との関連性がいわれている．

4 関節の腫瘍および腫瘍類似病変

a．腱鞘滑膜性巨細胞腫 tenosynovial giant cell tumor（tenosynovial GCT）

　腱鞘滑膜に生じる腫瘍類似病変であり，炎症性変化と腫瘍性変化の中間的な病態といえる．骨巨細胞腫に類似した単核組織球様細胞と破骨細胞型多核巨細胞に加え，泡沫細胞，ヘモジデリン沈着，慢性炎症細胞浸潤や線維化などが種々の程度に混在し，多彩な様相を示す．滑膜がびまん性に絨毛状ないし多結節状に増殖した**びまん型** diffuse type と，限局性の結節状腫瘤を形成した**限局型** localized type が存在し，前者が色素性絨毛結節性滑膜炎 pigmented villonodular synovitis（PVNS），後者が腱鞘巨細胞腫 giant cell tumor of tenodon sheath（GCT-TS）に相当する．PVNS のほうがより組織破壊性で再発をきたしやすく，膝関節に好発する．GCT-TS は指趾の腱鞘に関連し発生することが多い．

b．滑膜軟骨腫症 synovial chondromatosis，滑膜骨軟骨腫症 synovial osteochondromatosis

　滑膜間質に軟骨または骨軟骨が形成されて結節性となり，これらが滑膜から脱落し，滑膜表層細胞で被覆された多数の球状構造物が関節内に充満する病態である．これらが関節間に挟まると，激痛や運動障害をきたす．

21-5　筋・末梢神経の構造と機能

　筋組織は，約 2.5 μm 間隔の横紋を伴う**横紋筋** striated muscle，横紋のない**平滑筋** smooth muscle，心筋 cardiac muscle から構成されている．骨・軟骨よりなる骨格を動かす筋は骨格筋 skeletal muscle と称され，神経の支配を受けて随意運動にかかわる横紋筋よりなる．平滑筋は主として内臓の筋を構成し，心筋は内臓筋でありながら横紋を有する特殊な筋である．骨格筋では，筋細胞（筋線維）と呼ばれる多核で細長い細胞が集簇して束をなし，さらにその筋線維束が集まって1つの筋を形成している．横紋は筋の収縮を司る筋細線維であるミオシンとアクチンが規則的に配列することで形成される．

　骨格筋線維はⅠ型（赤筋）とⅡ型（白筋）の2種類に分類され，ヒトでは1つの筋線維束の中に両者が混在している．Ⅰ型はミトコンドリアに酸素を利用した持続的収縮を行い（遅筋線維），Ⅱ型はピルビン酸による瞬発的な収縮を行う（速筋線維）．短距離走に強い人は白筋の割合が高く，長距離走に強い人は赤筋が多いといわれている．

　骨格筋は多くの場合，両端で腱 tendon という豊富な膠原線維よりなる白色の硬く頑丈な組織に移行し，骨や靱帯に付着する．肩関節においては，肩甲下筋，棘上筋，棘下筋，小円筋の4つの筋の腱が上腕骨頭を包み込んで肩関節を安定させており，回旋腱板 rotator cuff と称されている．

　筋の運動は神経により支配されており，その信号は脳・脊髄などの中枢神経から末梢神経を介して筋に到達する．末梢神経は中枢神経や神経節の神経細胞の長い突起である神経線維からなり，身体中に張り巡らされている．運動や感覚を制御する体性神経（運動神経，感覚神経）と内臓や血管などの自動的制御を司る自律神経より構成されている．運動神経（運動ニューロン）は脊髄前角に存在するα運動ニューロンの突起よりなり，運動神経と骨格筋との接合部を神経筋接合部 neuromuscular junction，または運動終板 endo-plate と呼ぶ．運動神経線維の末端は枝分かれして筋線維の細胞膜と相対し，一種のシナプスを形成し，神経から筋へ情報を伝達している（図 21-17）．神経筋接合部における神経伝達物質はアセチルコリンで，筋にはアセチルコリン受容体が存在している．受容体にアセチルコリン

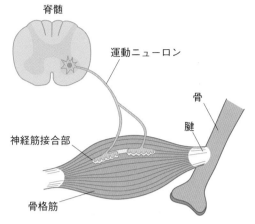

脊髄

運動ニューロン

骨

腱

神経筋接合部

骨格筋

図 21-17　神経筋接合部
脊髄前角の運動ニューロンの突起は分岐し，筋線維との間にシナプスを形成して筋の収縮の刺激を伝達する．骨格筋の端は強靭な線維性組織の腱に移行し，骨に付着している．

が結合すると興奮のシグナルが伝わり，筋が収縮する．

21-6　筋，腱，末梢神経の病気

1 神経筋疾患

運動ニューロン，神経筋接合部，筋線維のいずれかの障害に伴う疾患群．

a．筋萎縮 muscular atrophy

筋全体の体積が減少した状態であり，筋線維の数の減少や細小化などに由来する．筋の萎縮は中枢神経や末梢神経の障害に伴う**神経原性萎縮** neurogenic atrophy と，筋自体の障害で起こる**筋原性萎縮** myogenic atrophy とに大別される．神経原性萎縮では１つの神経の支配領域の筋線維全体が障害されるため，群集萎縮 grouped atrophy の形態を示し，筋原性萎縮は個々の筋線維に要因があるため筋線維の大小不同が著しいのが特徴である．またギプス装着などにより長期間筋を運動させないと，**廃用性萎縮** disuse atrophy といった状態になる．

神経原性筋萎縮は，主に脊髄前角の神経細胞がウイルスによって傷害されるポリオ（急性灰白髄炎）や外傷性神経障害などで観察される．筋電図には異常放電が観察される．傷害を受けた神経の支配領域にある筋線維束はまとまって萎縮している．

b．筋原性疾患（ミオパチー） myopathies

神経以外の筋線維自体，神経筋接合部の障害により起こった疾患群．

（1）筋ジストロフィー muscular dystrophy

筋線維の変性・壊死を主病変とし，破壊と再生を繰り返しながら次第に筋萎縮・筋力低下が進行する遺伝性の疾患群である．原因遺伝子座や遺伝形式の違いにより，いくつかの病型に分けられる．性染色体劣性遺伝のデュシェンヌ型は，もっとも頻度が高くもっとも重症型とされ，小児期に発症し，筋力低下，歩行困難，進行すると呼吸障害や心不全をきたす．Ｘ染色体上のジストロフィン遺伝子の異常による骨格筋タンパクのジストロフィンの機能異常が原因とされる．組織学的には筋原性萎縮の

像を示し，不規則に変性・萎縮した筋線維が観察され，筋線維の大小不同や円形化，中心核の増加，結合織の増生や脂肪化などの像を示す．

(2) ミトコンドリア病

　細胞の酸素呼吸とエネルギー産生を司るミトコンドリアの機能異常に伴う遺伝的疾患．ミトコンドリアDNAまたはミトコンドリアの機能を担う核DNAの遺伝子異常が原因とされる．大量のエネルギーを必要とする骨格筋や脳，心臓などにまず異常を生じる．組織像では筋の大小不同がみられるとともに，筋線維内のミトコンドリアの巨大化と増加，筋鞘膜直下の集積を伴い，これら異常なミトコンドリアはGomoriトリクローム変法にて赤染し赤色ぼろ線維（ragged-red fiber：RRF）と称される特徴的な像を示す．

(3) 重症筋無力症 myasthenia gravis

　神経筋接合部のアセチルコリン受容体に対する自己抗体が要因の自己免疫疾患．国の特定疾患（難病）に指定されている．自己抗体が神経筋接合部の情報伝達を阻害するため，正常の筋収縮ができなくなり，筋力低下，眼瞼下垂，嚥下障害を主徴とする．筋力低下は変動することが特徴で，夕方や運動により増悪する．自己抗体産生には胸腺が大きくかかわっているとされ，胸腺過形成（70％程度）や胸腺腫（10％程度）などの胸腺異常を伴うことが多い．筋組織自体にはほとんど変化を認めない．

c. 神経原性筋疾患 neuropathic muscular atrophy

　運動ニューロンや末梢神経の異常が原因の筋疾患．**筋萎縮性側索硬化症** amyotrophic lateral sclerosis（ALS）などの運動ニューロン疾患が含まれる．ALSは脊髄前角や脳の運動ニューロンが変性し脱落することが要因とされる原因不明の疾患で，中高年の男性に多く，特定疾患（難病）に指定されている．手足の筋力低下や麻痺，筋萎縮，嚥下障害，構音障害などで始まり，数年の経過で急速に進行し，呼吸筋の萎縮による呼吸不全をきたす．組織学的には群集萎縮 grouped atrophy の像を示す．

② 筋　　　炎

　筋の炎症性の疾患であるが，自己免疫的な機序のものが多い．

a. 多発筋炎，皮膚筋炎 polymyositis, dermatomyositis

　自己免疫性の筋の炎症性疾患．骨格筋症状を示す疾患は**多発性筋炎**，それに典型的な皮疹を伴うものを**皮膚筋炎**と呼ぶ．体幹や四肢近位筋，頸筋，咽頭筋など，中心に近い筋に発生しやすい．眼瞼の紫紅色の浮腫状発疹はヘリオトロープ疹，手指関節背面の紫紅色角化性紅斑をゴットロン丘疹といい，いずれも皮膚筋炎に特徴的な皮疹である．急性発症例では筋力低下，筋痛，発熱をきたし，慢性発症例では筋力低下を認める．クレアチンキナーゼなど血清中の筋酵素が高値を示す．しばしば悪性腫瘍が随伴する．組織学的には筋組織内にリンパ球や形質細胞，組織球などの単核球浸潤を伴い，筋線維の変性・萎縮・壊死像と再生像を伴う．

b. 骨化性筋炎 myositis ossificans

　筋炎とされているが，通常の炎症とは異なり，外傷などに由来した筋内の異所性骨化を示す病態を指す．外傷性のものは筋内に血腫を形成することなどが要因とされる．腫瘤を形成し骨外性骨肉腫などと鑑別を要する場合があるが，腫大した間葉系細胞と類骨形成を示す箇所，石灰沈着をきたし未熟骨よりなる箇所，成熟した層状骨よりなる箇所が層状に配列した zoning phenomenon を示すことが鑑

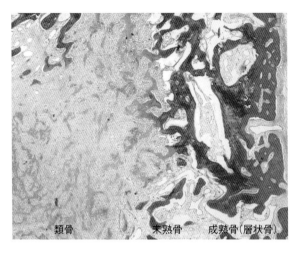

類骨　　　　　未熟骨　　　成熟骨（層状骨）

図 21-18　骨化性筋炎
筋内に異所性骨化が起こるが, 骨形成の過程である類骨, 未熟骨, 層状骨が層状に整然と配列した zoning phenomenon が特徴である.

別である（図 21-18）.

3 軟部腫瘍および腫瘍類似病変

　軟部組織とは骨格以外の非上皮性組織のことで, 中枢神経, 骨髄やリンパ節などの造血系組織や実質臓器の上皮系組織を除いた組織を指す. 軟部組織から発生する腫瘍を軟部腫瘍という. 軟部腫瘍は腫瘍細胞の分化の方向性に従って分類され, 線維系, 脂肪系, 筋系, 血管系, 神経系などに分類され, 良性腫瘍と悪性腫瘍とがある. さらに由来が不明な腫瘍も存在し, 多岐にわたる腫瘍より構成されている. 軟部腫瘍は基本的に多分化能を有する間葉系細胞に由来するため, さまざまな細胞形態をとり, 分化方向がわかりにくい場合も多い. 細胞の形態（紡錘形, 多稜形, 類円形など）や特徴的な配列（花むしろ状配列, 杉綾状配列, 上皮様配列など）, 分化方向がうかがわれる特徴的な像（脂肪の存在, 横紋の存在など）から分化の方向性を把握することが重要である. さらに, 免疫組織化学的染色や電子顕微鏡などの特殊技術の活用や, 近年では腫瘍に特徴的な遺伝子異常を検出することが診断上重要になっている.

a. 良性腫瘍

　良性腫瘍には, 線維腫 fibroma, **神経鞘腫（シュワン細胞腫）** shwannoma, **神経線維腫** neurofibroma, 血管腫 hemangioma などがある. 線維腫症 fibromatosis は線維芽細胞と膠原線維の増生よりなる疾患群であるが, 良性と悪性の中間的な生物学的態度を示す. これには, 手の屈曲拘縮 Dupuytren's contracture をきたす**手掌線維腫症** palmar fibromatosis や, 腹腔内や腹壁に好発し, 局所浸潤性増殖の強い**デスモイド型線維腫症** desmoid-type fibromatosis（**類腱腫** desmoid tumor）などがある. 神経鞘腫（シュワン細胞腫）は末梢神経軸索を形成するシュワン細胞の増殖よりなり, 紡錘形の腫瘍細胞が束状に密に増殖する **Antoni A 型**と, 粘液腫状基質を伴い粗に配列する **Antoni B 型**があり, これらが種々の割合で混在することが多い（図 21-19）. Antoni A の領域では, 細胞の核が横一列に並ぶ柵状配列 palisading が観察される. 神経線維腫はシュワン細胞と線維芽細胞が混在して増殖したもので, 腫瘍細胞はさざ波状に配列する（図 21-20）. 常染色体優性遺伝を示す神経線維腫症 neurofibromatosis は大きく I 型, II 型に分けられ, 前者の**フォン・レックリングハウゼン病** von Recklinghausen disease がもっとも多い. いずれも特定疾患（難病）に指定されており, I 型は皮膚の多発性の神経線維腫やミルクコーヒー色の色

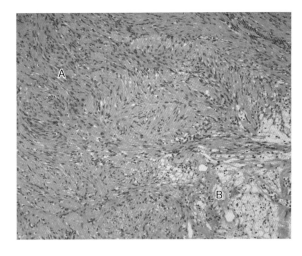

図21-19 神経鞘腫(シュワン細胞腫)
細長い紡錘形細胞が束をなして増殖し,核が横一列に並ぶ柵状配列が特徴的である.紡錘形細胞よりなるAntoni A型(A:写真左側)と粘液腫状のAntoni B型(B:写真右下方)がある.

図21-20 神経線維腫
末梢神経由来の良性腫瘍で,神経鞘腫(シュワン細胞腫)より短い紡錘形細胞よりなり,さざ波状の配列を示す.

素斑(カフェオレ斑)など皮膚症状が強く,Ⅱ型は両側聴神経の神経鞘腫(シュワン細胞腫)が特徴とされる.

b. 悪性腫瘍

悪性軟部腫瘍(軟部肉腫)は10万人に2人ほどの発生頻度でまれな腫瘍であるが,非常に多種類の腫瘍が存在する.わが国での発生頻度は**未分化多形肉腫** undifferentiated pleomorphic sarcoma(以前の悪性線維性組織球腫 malignant fibrous histiocytoma に相当),**脂肪肉腫** liposarcoma,**滑膜肉腫** synovial sarcoma,**横紋筋肉腫** rhabdomyosarcoma,**悪性末梢神経鞘腫瘍** malignant peripheral nerve sheath tumor,**平滑筋肉腫** leiomyosarcoma,線維肉腫 fibrosarcoma の順となっており,未分化多形肉腫と脂肪肉腫でほぼ半数の49%を占めている.腫瘍により発症年齢が異なり,未分化多形肉腫と平滑筋肉腫は比較的高齢者に多く,脂肪肉腫と線維肉腫はやや中年,滑膜肉腫と悪性末梢神経鞘腫瘍は若年者に好発する.小児では横紋筋肉腫がもっとも多く,小児悪性軟部腫瘍の約半数を占める.

未分化多形肉腫は線維芽細胞様細胞と組織球様細胞の混在した悪性度が高く多形性の強い腫瘍で,典型的なものでは花むしろ状配列 storiform pattern を呈することが特徴である(図21-21).脂肪肉腫は

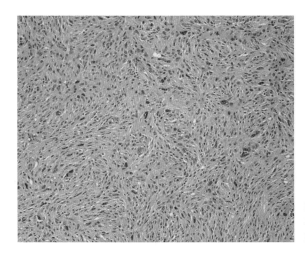

図 21-21　未分化多形肉腫
車輪のような細かい渦巻状構造が集まった花むしろ状
配列が特徴.

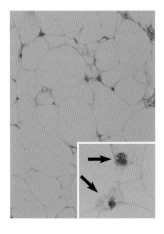

図 21-22　脂肪肉腫(脂肪腫様脂肪肉腫)
脂肪を含有した細胞よりなる肉腫で, 泡沫状の胞体
を有する脂肪芽細胞(矢印)の出現が悪性の指標と
なる. また, 高分化型脂肪肉腫の場合, 正常の脂肪
組織, 良性の脂肪腫との鑑別が時に困難である.

脂肪細胞への分化を示す腫瘍で, 正常脂肪に類似した高分化のものから円形細胞が密集するような未
分化なものまで多彩な像を呈するが, 小脂肪滴を有し泡沫状の様相を呈する脂肪芽細胞 lipoblast(図
21-22)を伴うことが特徴である. 滑膜肉腫は滑膜に発生する腫瘍ではなく大関節近傍に好発し, 腺管
をつくるような上皮様細胞と紡錘形細胞が混在するのが特徴である. 紡錘形細胞は魚骨様に配列し,
ニシンの骨様 Herring bone pattern, 杉綾状と称される. 同様の配列は線維肉腫や悪性末梢神経鞘腫瘍
でも認められる(図 21-23). 横紋筋肉腫は強好酸性胞体と核偏在を示し, 横紋筋への分化を示す未熟
な細胞である横紋筋芽細胞 rhabdomyoblast(図 21-24)が観察される. 悪性末梢神経鞘腫瘍は神経線維
腫や神経鞘腫(シュワン細胞腫)の悪性型に相当し, 神経線維腫症を発生母地とする場合も多い. Her-
ring bone pattern に加え, 鹿の角のような圧排され屈曲した血管(staghorn appearance)を伴う血管周皮腫
様パターン hemangiopericytomatous pattern も特徴的とされる. 平滑筋肉腫は子宮や消化管などに発生
する頻度が高いが, 軟部では血管壁発生のものが多く, 後腹膜などにみられる. 線維肉腫には成人型
と乳児型があり, 乳児型線維肉腫は悪性度が低く予後良好な腫瘍とされている.

c. 腫瘍類似病変

　非腫瘍性の病変でも腫瘤を形成し, 腫瘍性病変と間違われることがある. 結節性筋膜炎 nodular

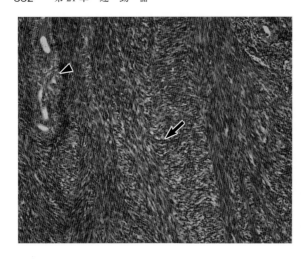

図 21-23　滑膜肉腫
紡錘形細胞が魚の骨のような配列を示し, ニシンの骨
様, 杉綾状と称される(矢印). 滑膜肉腫では紡錘形細
胞に加えて腺管を形成するような上皮様細胞も出現す
るのが特徴である(矢頭).

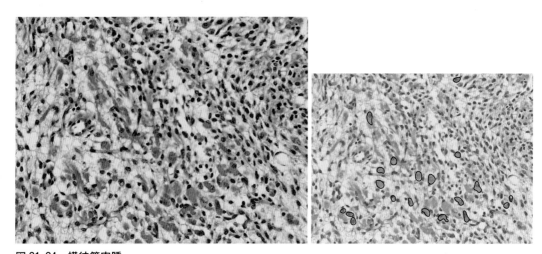

図 21-24　横紋筋肉腫
強い好酸性胞体を有し, 核偏在性の横紋筋芽細胞の出現が特徴.

fasciitis は典型的には筋膜に底辺を持つ円錐状の境界不明瞭な病巣を形成するが, 培養細胞様 tissue culture-like の間葉系細胞が花むしろ状に配列し, 未分化多形肉腫などと鑑別を要することがある. 増殖性筋炎/筋膜炎 proliferative myositis/fasciitis は, 神経節細胞に類似した大型多稜形細胞が出現してくることから横紋筋肉腫などの悪性病変と間違われることがある.

設　問

　各項目を説明する文章を，（　）内の用語に教科書から重要と考えられる語句を加えて完成させなさい．

1．関節リウマチ(朝のこわばり，パンヌス，リウマトイド因子，柵状，肉芽腫)

2．骨腫瘍(原発性腫瘍，転移性腫瘍，疼痛，肺，乳腺，前立腺)

3．重症筋無力症(神経筋接合部，筋力低下，抗アセチルコリン受容体タンパク抗体，胸腺腫)

4．筋萎縮(筋原性萎縮，筋ジストロフィー，神経原性萎縮，群集萎縮)

5．骨肉腫(類骨，骨幹端，骨芽細胞，軟骨，コッドマン三角)

6．ユーイング肉腫(神経外胚葉，小円形細胞腫瘍，骨髄炎，ロゼット)

7．軟部腫瘍(脂肪芽細胞，横紋筋芽細胞，storiform pattern，Herring bone pattern)

8．骨軟化症(石灰化障害，類骨，ビタミン D，腫瘍性骨軟化症)

9．変形性関節症(加齢，荷重，運動時痛，骨棘，フィブリレーション)

10．無腐性骨壊死(外傷性，阻血，大腿骨頭，empty lacunae)

11．骨粗鬆症(骨の組成，更年期，ホルモン，病的骨折，ステロイド)

12．骨折(外傷性，病的，粉砕，疲労，複雑，亀裂)

13．化膿性骨髄炎(黄色ブドウ球菌，骨幹端部，腐骨，死柩，血行性，血流)

14．痛風(プリン代謝，尿酸塩，第一足趾，痛風結節)

15．椎間板ヘルニア(線維輪，髄核，腰椎，腰痛，脊髄神経根)

16．多発筋炎・皮膚筋炎(自己免疫，近位筋，ヘリオトロープ疹，悪性腫瘍)

22 皮　　膚

・皮膚の構造，皮膚病変で用いられる用語を整理し，理解する．
・主な反応性皮膚疾患，膠原病，水疱症，光線・温熱皮膚障害，薬疹，色素異常症，代謝異常症，肉芽腫性疾患を理解する．
・細菌，真菌，ウイルスによる代表的な疾患を把握する．
・上皮性，メラノサイト系，間葉系それぞれの良性腫瘍・悪性腫瘍を整理し，理解する．

　皮膚は人体の表面を覆う最大の臓器で，疾患数も多く，その内容も多岐にわたる．しかしながら，皮膚の病気を大きく分けると，炎症，感染症，腫瘍の3つが中心である．本章では，炎症性皮膚疾患を含め，疾患名としては重要なもののみに限定した．

22-1　皮膚疾患を知るための予備知識

1　皮膚の構造

　皮膚は表皮，真皮，皮下組織の3層よりなり，それを垂直に貫く付属器が存在する．表皮はケラチノサイト keratinocyte（角化細胞），メラノサイト melanocyte，ランゲルハンス Langerhans 細胞，メルケル Merkel 細胞の4種類の細胞で構成される．その80%以上は**ケラチノサイト**である．ケラチノサイトは，深層から順に，基底細胞層，有棘細胞層，顆粒細胞層，角質層の4層を構成し（図22-1），手掌や足底では顆粒細胞層の直上に透明層が存在する．**メラノサイト**は黒色の色素であるメラニン mela-

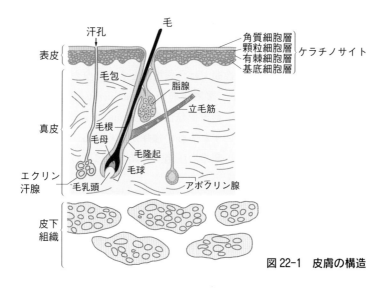

図 22-1　皮膚の構造

nin を産生し，ランゲルハンス細胞は抗原提示細胞として働く．付属器とは，毛包，脂腺，汗腺（アポクリン汗腺，エクリン汗腺），爪を指す．

2 皮膚病変で用いられる用語

a．臨床的用語

①斑：平坦な限局性の色調変化（**紅斑**は毛細血管の拡張，**紫斑**は毛細血管からの出血）．

②丘疹：1 cm 未満の限局性皮膚隆起．③結節：1 cm 以上の限局性皮膚隆起．

④水疱：0.5 cm 以上の透明水様液の限局性貯留．⑤膿疱：水疱の内容が膿性のもの．

⑥膨疹：一過性の真皮上層の限局性浮腫．

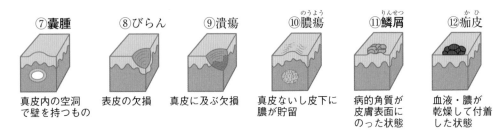

⑦嚢腫	⑧びらん	⑨潰瘍	⑩膿瘍	⑪鱗屑	⑫痂皮
真皮内の空洞で壁を持つもの	表皮の欠損	真皮に及ぶ欠損	真皮ないし皮下に膿が貯留	病的角質が皮膚表面にのった状態	血液・膿が乾燥して付着した状態

⑬枇糠疹：細かい鱗屑．⑭苔癬：小丘疹の集合した状態．

b．病理組織学的用語

①角質増生（過角化）：角質層の肥厚．②表皮肥厚：有棘細胞層の増殖による肥厚．

③不全角化（錯角化）：角質層に核が残存する状態．④異常角化：有棘細胞内で角化した状態．

⑤乳頭腫症：真皮乳頭の上方への延長が目立つ状態．⑥海綿状態：ケラチノサイト間の浮腫．

⑦棘融解：ケラチノサイト間の接着が消失し，細胞がバラバラに解離している状態．

⑧液状変性：基底膜直上ないしは直下にみられる小さな空胞の形成．

⑨球状変性：ケラチノサイトの胞体内に浮腫が生じた状態．

⑩網状変性：球状変性が進行し，残存細胞膜が網目状を呈した状態．

22-2　反応性皮膚疾患

　湿疹，**皮膚炎**の急性期では海綿状態，慢性期では角質増生と表皮肥厚がみられる．代表的な疾患としては，**アトピー性皮膚炎** atopic dermatitis，**接触皮膚炎** contact dermatitis，**脂漏性皮膚炎** seborrheic dermatitis，**貨幣状皮膚炎** nummular dermatitis，**自家感作性皮膚炎** autosensitization dermatitis などがある．

　蕁麻疹 urticaria，**痒疹**，**皮膚瘙痒症**ではいずれも強い瘙痒がみられる．**蕁麻疹**は，膨疹の出現を特徴とし，アレルギー性以外に，物理的刺激，寒冷，圧迫，日光などによっても発生し，血管反応が機序として重要である．

　紅斑，**紅皮症**，**紫斑**に関して，代表的な紅斑には，**多形紅斑** erythema multiforme，**結節性紅斑** erythema nodosum，**スイート病** Sweet's disease がある．多形紅斑は多形滲出性紅斑とも呼ばれる．**結節性紅斑**は，下腿伸側に好発する圧痛を伴う紅色の皮下結節で，若い女性に多い．皮下脂肪隔壁を主体にリンパ球や好中球の浸潤がみられる（図 22-2）．**スイート病**では，発熱，白血球増多，顔面・頸部の

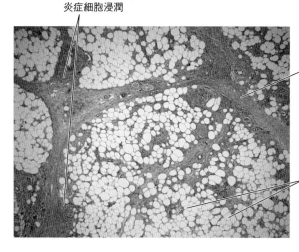

炎症細胞浸潤

皮下脂肪隔壁

脂肪細胞の大小不同
がみられる

図22-2　結節性紅斑
皮下脂肪隔壁を主体にリンパ球
や組織球を主体とする炎症細胞
浸潤がみられる. 脂肪小葉では
脂肪組織の大小不同がみられる
が, 脂肪細胞の変性・壊死による
ものである.

滲出性紅斑を認め, 組織では真皮に好中球浸潤がみられる. 特発性の場合と, 白血病や骨髄異形成症
候群などに合併する場合がある. **紅皮症**の原因となる疾患には種々のものが存在し, 一種の症候名と
してとらえるべきである. 代表的な紫斑としては, 下肢に好発する **IgA血管炎** IgA vasculitis があり,
関節痛, 腹痛, 血尿などを伴い, 真皮上層の毛細血管に白血球核崩壊性血管炎 leukocytoclastic vascu-
litis の像を認める. アナフィラクトイド紫斑とも呼ばれる. **結節性多発動脈炎** polyarteritis nodosa は中
小動脈のフィブリノイド血管炎で, 中年男性に好発し, 発熱, 関節痛, 腎症などをみる. **ベーチェッ
ト病** Behçet's disease は成年男子に好発し, 口腔内アフタ, ぶどう膜炎, 外陰部潰瘍を認め, 下腿では結
節性紅斑, 血栓性静脈炎がみられる.

22-3 膠原病

　膠原病（こうげんびょう）は結合組織と血管を病変の主座とし, 特異的な自己抗体を伴う多臓器性の慢性難治性疾患
で, 代表的な疾患としては, **全身性エリテマトーデス** systemic lupus erythematosus（SLE）, **慢性円板状
エリテマトーデス** discoid lupus erythematosus（DLE）, **皮膚筋炎** dermatomyositis（DM）, **強皮症** sclero-
derma などがある. **皮膚筋炎**では, ヘリオトロープ疹（眼瞼中心の紫紅色腫脹）, ゴットロン Gottron 徴
候（指関節背面の隆起性角化性局面）などの皮膚病変とともに, 筋力低下や筋肉痛が認められる. **強皮
症**は膠原線維の増加により皮膚の硬化をきたす原因不明の疾患で, 皮膚のみに限局する限局性強皮症
と皮膚病変の他に, 全身多臓器の線維化をきたす全身性強皮症がある.

22-4 角化症

　角化症は遺伝性と後天性に大別されるが, 遺伝性角化症の代表的な疾患としては, **魚鱗癬** ichthyo-
sis と**ダリエー病** Darier's disease があげられる. 後天性角化症としては, **尋常性乾癬** psoriasis vulgaris,
扁平苔癬 lichen planus などの炎症性角化症と, **鶏眼** clavus（いわゆる "うおのめ"）や**胼胝**（べんち） callus, tylosis
（俗にいう "たこ"）などの非炎症性角化症に分けられる. **尋常性乾癬**では, 銀白色の鱗屑を伴った紅斑

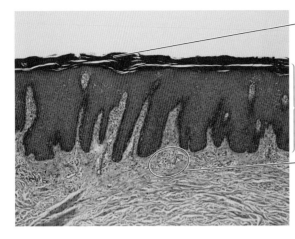

図22-3　尋常性乾癬
顆粒層は消失し，表皮突起は下方に規則的に延長
している．真皮上層ではリンパ球浸潤がみられる．

（図中ラベル：不全角化／表皮突起は均一に延長／リンパ球浸潤）

局面が四肢伸側に好発し，表皮細胞の増殖回転の亢進による不全角化を伴う角化異常を認める．顆粒層の減少，角質層での好中球浸潤（**マンロー Munro 微小膿瘍**）がみられ，表皮突起が下方に延長する表皮の肥厚が認められる（図22-3）．

22-5　水疱症，膿疱症

細菌やウイルス感染，熱傷など原因の明らかなものを除いた狭義の水疱症は，先天性と後天性に大別される．先天性のものでは**先天性表皮水疱症** epidermolysis bullosa hereditaria，ヘイリー・ヘイリー病 Hailey-Hailey disease が，後天性水疱症では自己免疫性水疱症である**尋常性天疱瘡** pemphigus vulgaris，**水疱性類天疱瘡** bullous pemphigoid，**後天性表皮水疱症** epidermolysis bullosa acquisita が主たる疾患である．**尋常性天疱瘡**は中高年に好発し，全身の皮膚，粘膜に弛緩性水疱と難治性びらんを形成し，**ニコルスキー Nikolsky 現象**（健常皮膚をこすると水疱ができる）が陽性である．**水疱性類天疱瘡**は高齢者に多く，瘙痒を伴う浮腫性紅斑がみられ，大型の緊満性水疱が全身に多発する．ニコルスキー試験は陰性である．組織学的には好酸球浸潤を伴う表皮下水疱が認められる（図22-4）．

膿疱症の代表疾患には**掌蹠膿疱症** pustulosis palmaris et plantaris がある．中年の手掌・足底に膿疱を

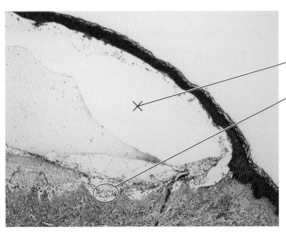

図22-4　水疱性類天疱瘡
表皮下水疱がみられ，内部に好酸球が認められる．
水疱の底部においても好酸球浸潤がみられる．

（図中ラベル：表皮下水疱／好酸球）

形成し，慢性に経過する．病理組織学的には角層下に多数の好中球が浸潤し，膿疱を形成する．

22-6 光線・温熱皮膚障害，薬疹，色素異常症

光線過敏性皮膚症の内因性ものとして，代謝性疾患である**ポルフィリン症** porphyria と，遺伝性疾患の**色素性乾皮症** xeroderma pigmentosum が代表的な疾患である．**色素性乾皮症**では，紫外線により傷害された DNA の修復機構の欠陥がみられ，小児期から小腫瘤，小潰瘍を認める．その後，扁平上皮癌，悪性黒色腫などが発生する．その他，**熱傷** burn は，高温による皮膚組織の損傷で，その深度からⅠ度（表皮内），Ⅱ度（真皮内），Ⅲ度（皮膚全層）に分類される．Ⅱ度熱傷では水疱を形成し，真皮深層熱傷は瘢痕を残すことが多い．Ⅲ度熱傷では植皮術が必要となることが多い．**褥瘡** decubitus, bed sore（いわゆる"とこずれ"）は，持続的な局所圧迫による血流障害に起因する皮膚潰瘍で，自発的体位変換ができない寝たきり高齢者，脊髄損傷患者などに多い．体圧の集中する仙骨部などに好発する．全身要因としては低栄養，やせ，糖尿病などがあげられる．

薬疹 drug eruption の症状はきわめて多彩で，あらゆる皮膚病変の形態を示し，組織学的にも種々の組織パターンをとり得る．詳細な薬剤歴を聴取することが大切である．

色素異常症の代表疾患としては，眼皮膚白皮症 oculocutaneous albinism，**尋常性白斑** vitiligo vulgaris，**リール** Riehl **黒皮症**，アジソン病 Addison's disease，銀皮症 argyria などがある．**尋常性白斑**は境界明瞭な色素脱失白斑で，俗に"白なまず"と呼ばれる．

22-7 皮膚付属器疾患，代謝異常症

代表的な汗腺の疾患としては汗疹，**臭汗症** bromhidrosis（いわゆる"わきが"），フォックス・フォアダイス Fox-Fordyce 病があり，代表的な脂腺の疾患としては**尋常性痤瘡** acne vulgaris（いわゆる"にきび"）がある．また，代表的な毛髪疾患としては**円形脱毛症** alopecia areata があげられる．**円形脱毛症**では，先行性病変なく，突然頭皮に円形の脱毛巣が出現する．

代謝異常症としては，**アミロイドーシス** amyloidosis，**黄色腫** xanthoma，**痛風結節** tophus，**エーラス・ダンロス症候群** Ehlers-Danlos syndrome，**弾力線維性仮性黄色腫** pseudoxanthoma elasticum などがある．

22-8 肉芽腫性疾患

肉芽腫（組織球，類上皮細胞，多核巨細胞からなる限局的な集合巣）を主体とする病変である．代表的な疾患としては，**環状肉芽腫** granuloma annulare，**サルコイドーシス** sarcoidosis，**リウマチ結節** rheumatoid nodule がある．**環状肉芽腫**は手背に好発し，中心治癒性で，周辺が堤防隆起状の環状病変を呈する．真皮の膠原線維の変性とムチン沈着を認める．**サルコイドーシス**は，20歳代の若い女性に多い全身性肉芽腫で，両側性肺門リンパ節腫脹，ぶどう膜炎，皮膚病変（皮膚サルコイド，瘢痕浸潤，結節性紅斑）が主な病変である．**リウマチ結節**は，関節リウマチ患者でみられる肘関節の皮下結節である．

22-9　感 染 症

1　細菌感染症

　<ruby>癤<rt>せつ</rt></ruby> furuncle は，毛包炎が悪化して真皮，皮下組織に浸潤し，膿瘍を形成したものである．<ruby>癰<rt>よう</rt></ruby> car-
buncle は，癤が拡大し，複数の毛包に化膿性炎症が及んだものをいう．**伝染性膿痂疹** impetigo conta-
giosa は，大部分の症例が黄色ブドウ球菌の局所感染で，夏期に多い．小児に好発し，"とびひ"と俗称
される．**皮膚結核** tuberculosis cutis は結核菌が証明される真性皮膚結核(尋常性狼瘡，皮膚疣状結核，
皮膚腺病)と結核疹 tuberculid(非結核菌によるもの)とに分けられ，いずれも類結核肉芽腫を特徴とす
る．結核疹の代表は**バザン** Bazin **硬結性紅斑**で，血管炎を伴う結核性肉芽腫性の脂肪織炎である．非
定型性抗酸菌症 atypical mycobacterial infection は，熱帯魚などの魚槽水から外傷性に感染を起こす．**ハ
ンセン病** Hansen's disease は，**らい** lepra ともいい，らい菌の感染によって起こる．らい腫型ではらい菌
が多数認められ，全身症状も強く，進行性である．類結核型では，らい菌はほとんどみつからない．
<ruby>梅毒<rt>ばいどく</rt></ruby> syphilis は，スピロヘータの一種であるトレポネーマ・パリダム *Treponema pallidum* による慢性
全身性感染症である．感染 3 ヵ月頃より全身にばら疹(2 期疹)を認める．

2　真菌感染症

　表在性真菌感染がもっとも多く，皮膚の角質層に菌糸や胞子の形で存在し，表皮や真皮上層では軽
度の炎症細胞浸潤を認める．<ruby>白癬<rt>はくせん</rt></ruby> tinea は，**皮膚糸状菌症** dermatophytosis とも呼ばれ，部位により頭部
白癬(しらくも)，体部白癬(ぜにたむし)，股部白癬(いんきんたむし)，足白癬(みずむし)，爪白癬な
どがある．ケルスス Celsus 禿瘡は頭部の深在性白癬で，膿疱がみられ，脱毛を認める．幼小児に好発
し，頭部白癬に続発することが多い．**スポロトリコーシス**は，外傷部位から皮膚に侵入し，肉芽腫性
病変を形成する深在性真菌症である．

3　ウイルス感染症

　ヘルペス感染症は，皮膚粘膜移行部に好発する**単純疱疹** herpes simplex と三叉神経・肋間神経に沿
う神経領域に認められる<ruby>帯状疱疹<rt>たいじょうほうしん</rt></ruby> herpes zoster がある．単純疱疹には，単純ヘルペス 1 型(幼児の口

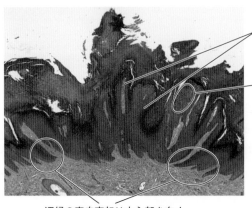

乳頭状増殖

好酸性のウイルス封入体

図 22-5　尋常性疣贅
表皮の著明な乳頭状増殖がみられ，表皮突起
は病巣中央部の下方を向くように延長してい
る．有棘細胞層上層から顆粒細胞層にかけて
好酸性のウイルス封入体が認められる．

辺縁の表皮突起は中心部を向く

唇に水疱を形成)と単純ヘルペス 2 型(成人の外陰部に水疱を形成)があり，表皮のケラチノサイトの核内にウイルス封入体を認める．帯状疱疹は，水痘(1〜5 歳に好発)感染後，神経節中に残存していたウイルスが免疫力低下などにより再活性化することにより起こる．神経に沿って増殖し，皮下をおかすもので，神経痛様の疼痛がみられる．ヒト乳頭腫ウイルス感染症は，**ウイルス性疣贅**ともいわれ，臨床的に**尋常性疣贅** verruca vulgaris(手足に好発)(図 22-5)，扁平疣贅 verruca plana(顔面に好発)，**尖圭コンジローマ** condyloma acuminatum(外陰部や肛囲にみられ，主に性行為で感染)などに分類される．**伝染性軟属腫** molluscum contagiosum は，ポックスウイルス群による病変で，俗に"みずいぼ"と呼ばれ，中心に陥凹を伴う半球状丘疹を認め，好酸性の細胞質内封入体(軟属腫小体)を認める．

22-10 皮膚腫瘍

皮膚原発の腫瘍は，上皮性腫瘍(ケラチノサイト系腫瘍と皮膚付属器腫瘍)，メラノサイト系腫瘍，間葉系腫瘍の 3 つに大きく分けられる．

1 上皮性腫瘍

a．ケラチノサイト系腫瘍

脂漏性角化症 seborrheic keratosis は老人性疣贅ともいわれ，中年以降の顔面，頭部，体幹などの脂漏部位にみられる良性腫瘍で，組織学的に角質増殖型，表皮肥厚型，腺腫様型などに分けられる．**粉瘤**(アテローム)は表皮ないしは毛包漏斗部の上皮細胞が真皮に陥入した良性の角質嚢腫で，顔面，胸背部に好発する．ケラトアカントーマ keratoacanthoma は毛包に発生した良性腫瘍で，中年以降の男性の顔面に好発する．扁平上皮癌との鑑別を要し，急速に増大するが，通常，6 ヵ月以内に自然消退する．

日光角化症 actinic keratosis は，高齢者の顔面，頭部，手背などの日光露出部に好発する．異型細胞が表皮の基底層を中心に増殖し，放置すれば扁平上皮癌に進展するが，転移はまれである．**ボーエン病** Bowen's disease は，体幹，四肢などに好発する表皮内扁平上皮癌で，表皮全層にわたり，多形性と核分裂像を伴う異型細胞が認められる．多発性の場合には砒素との関連が指摘されている．**扁平上皮癌** squamous cell carcinoma は，中高年の顔面や頭部に好発する表皮の有棘細胞への分化を示す癌で，**有棘細胞癌**ともいわれる．組織学的には，腫瘍細胞は核の大小不同を示し，核分裂像，個細胞角化，癌真珠などを認め，転移することもある(図 22-6)．**基底細胞癌** basal cell carcinoma は，皮膚癌ではもっと

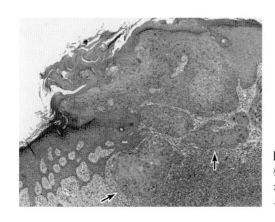

図 22-6　扁平上皮癌
核の大小不同や個細胞角化を示す異型細胞が表皮全層を置換し，真皮内へ浸潤している(矢印)．

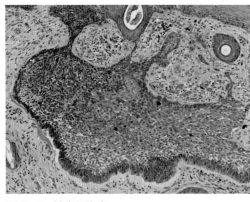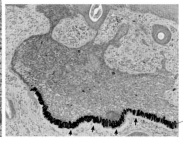

核の柵状配列

図 22-7　基底細胞癌
表皮から連続して毛芽の構造に類似した細胞の増殖がみられ，腫瘍胞巣近縁では核が柵状に配列(矢印)している．

も頻度が高く，中高年の頭部，顔面に好発する．腫瘍巣は基底細胞様細胞が腫瘍巣辺縁部で柵状に配列し，腫瘍胞巣周囲の間質との間に裂隙を形成する(図 22-7)．

b．皮膚付属器腫瘍

毛母腫 pilomatricoma は，**石灰化上皮腫**ともいわれ，主として，小児の顔面，首，肩に好発する．**汗管腫** syringoma は，中年女性の眼瞼などにみられ，小結節が多発する．エクリン汗孔腫 eccrine poroma は，成人の足底に好発する単発性の隆起性腫瘍である．

パジェット病 Paget's disease は，胞体の明るい大型のパジェット細胞が特徴の表皮内癌で，乳房パジェット病と**乳房外パジェット病**に分けられる．乳房パジェット病では，中高年女性の片側乳房に浸潤性の紅斑，びらんを認める．乳癌の特殊型とされ，乳管癌が表皮内に浸潤したものと考えられる(第19 章参照)．乳房外パジェット病は外陰部にみられることが多いが，肛門や腋窩に生じることもある．斑状病変の段階であれば全摘により完治が期待できるが，硬結や結節を生じると，リンパ節転移や肺転移の危険性が高くなる．

2　メラノサイト系腫瘍(母斑を含む)

母斑細胞母斑 melanocytic nevus(色素性母斑)は，いわゆる"ほくろ"で，メラノサイトの存在部位により境界母斑(表皮・真皮境界部)，真皮内母斑(真皮内)，複合母斑(境界部と真皮内)に分けられる．**青色母斑** blue nevus は四肢や殿部に好発する青色調の小結節ないし斑で，真皮に細長い突起を有する紡錘形のメラノサイトの増殖がみられる．**スピッツ** Spitz **母斑**は小児の顔面に好発する単発性の赤色丘疹で，多くは直径 6 mm をこえない．組織学的に多形性を示し，悪性黒色腫との鑑別を要する．

悪性黒色腫 malignant melanoma は，リンパ行性または血行性に肺や骨に転移しやすいメラノサイト由来の悪性腫瘍である．通常 6 mm 以上の左右非対称性の病変で，黒色で，周囲に褐色のしみ出し現象がみられる．組織学的には異型メラノサイトの増殖がみられる．異型メラノサイトは明瞭な大型核小体を有し，メラニンも認められる(図 22-8)．

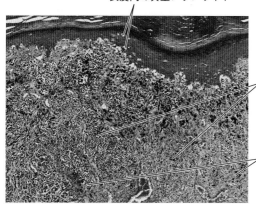

表皮内の異型メラノサイト

真皮内では異型メラノサイト
がびまん性に増殖

メラニンは真皮深層
においてもみられる

図 22-8　悪性黒色腫
表皮内および真皮内に異型メラノ
サイトがびまん性に増殖してい
る．メラニンは真皮深層において
も認められる．

3　間葉系腫瘍

a．線維性

　皮膚線維腫 dermatofibroma は，成人の四肢にみられるドーム状に隆起した良性腫瘍で，膠原線維の増生がみられる．肥厚性瘢痕 hypertrophic scar および**ケロイド** keloid は，いずれも結合組織の増殖による扁平隆起である．肥厚性瘢痕は創部をこえて周囲に拡大せず，この点でケロイドと区別される．**隆起性皮膚線維肉腫** dermatofibrosarcoma protuberans は体幹，四肢に好発する隆起性皮膚悪性病変で，発育は遅いが，時に他臓器への転移がみられる．病理組織学的には花むしろ状の配列を示す腫瘍細胞の増殖が特徴である．

b．血管性

　毛細血管拡張性肉芽腫は，反応性の血管増殖性病変である．化膿性肉芽腫ともいわれるが，これは誤称 misnomer である．半球状から有茎性の紅色腫瘤で，易出血性である．**グロムス腫瘍** glomus tumor は，四肢末端，とくに指趾の爪甲下に好発し，暗紫色で有痛性である．**カポジ肉腫** Kaposi's sarcoma は，免疫不全状態，AIDS 患者などにみられ，四肢に好発する．大小の脈管腔が増生し，紡錘形細胞が増殖する悪性腫瘍である．

c．その他

　肥満細胞腫 mastocytoma は，肥満細胞症，色素性蕁麻疹とも呼ばれ，皮膚あるいは全身臓器で肥満細胞が増殖する．色素斑を強くこすると膨疹が生じ，ダリエー徴候と呼ばれる．肥満細胞はトルイジンブルー染色やギムザ染色で異染性を示す．**ランゲルハンス細胞組織球症** Langerhans cell histiocytosis（LCH）は，従来組織球症 X histiocytosis X と呼ばれていたランゲルハンス細胞の増殖性疾患で，レッテラー・シーベ Letterer-Siwe 病（乳児に発症，広範囲な皮疹，予後不良），ハンド・シュラー・クリスチャン Hand-Schüller-Christian 病（2～6 歳に好発，眼球突出・尿崩症・頭蓋骨欠損が三主徴，慢性に進行），好酸球性肉芽腫（成人期に好発，骨に肉芽腫性病変，予後良好）の 3 病型に分類される．いずれも，腫瘍細胞は淡好酸性の比較的豊富な細胞質と腎臓形のくびれた核を有し，電子顕微鏡的にはバーベック顆粒 Birbeck granule を認める．**神経線維腫症** neurofibromatosis（**フォン・レックリングハウゼン病** von Recklinghausen disease）は，皮膚に多数の神経線維腫がみられ，カフェオレ斑 café au lait spot を認める

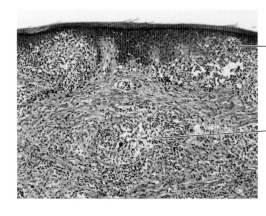

異型リンパ球の
表皮内への浸入(ポートリエ微小膿瘍)

異型リンパ球のびまん性浸潤

図 22-9　菌状息肉症
異型リンパ球の表皮内への侵入とともに, ポートリエ微小膿瘍が
認められる. 真皮内にも異型リンパ球がびまん性に浸潤している.

常染色体優性遺伝性疾患である. 眼病変, 骨病変, 神経系腫瘍などを伴う.
　菌状息肉症 mycosis fungoides は, 長い経過を示す皮膚原発の T 細胞リンパ腫で, 紅斑期, 扁平浸
潤期, 腫瘍期と進行する. 表皮内に異型リンパ球の集合巣である**ポートリエ Pautrier 微小膿瘍**がみら
れる(図 22-9). セザリー症候群 Sézary syndrome は菌状息肉症の白血化で, 末梢血中に異型リンパ球
であるセザリー細胞の出現をみる.

1．皮膚の付属器とは何を指すか.
2．皮膚病変で用いられる以下の用語を簡単に説明せよ.
　　①水疱, ②膨疹, ③苔癬, ④不全角化, ⑤海綿状態, ⑥棘融解, ⑦液状変性
3．以下の皮膚疾患について簡単に説明せよ.
　　①結節性紅斑, ②スイート病, ③ベーチェット病, ④皮膚筋炎, ⑤強皮症, ⑥乾癬, ⑦尋常
　　性天疱瘡, ⑧熱傷, ⑨環状肉芽腫, ⑩サルコイドーシス
4．皮膚の細菌感染症, 真菌感染症, ウイルス感染症を 2 つずつあげよ.
5．皮膚腫瘍を大きく 3 つに分類し, その代表的な良性および悪性疾患をそれぞれ 1 つずつあ
　　げよ.
6．以下の皮膚疾患について簡単に説明せよ.
　　①バザン硬結性紅斑, ②ハンセン病, ③ウイルス性疣贅, ④伝染性軟属腫, ⑤日光角化症,
　　⑥ボーエン病, ⑦扁平上皮癌, ⑧基底細胞癌, ⑨母斑細胞母斑, ⑩悪性黒色腫
7．代表的な皮膚付属器腫瘍を 2 つあげよ.
8．代表的な皮膚の間葉系腫瘍を 4 つあげよ.

23 小児病理

学習
目標
・成人にはない小児独特の疾患には，どんなものがあるか理解する．
・臓器の発達とその異常によってどんな疾患が発生するか理解する．

　小児とは一般に 15 歳未満の年齢層を呼んでおり，この時期での疾患の病理を取り扱う領域を小児病理という．小児の疾患を考えるにあたり，成人とのもっとも大きな違いは，小児の臓器はまだ発達段階にあり，臓器の未熟性を常に考慮する必要があるということである．小児にしかみられない疾患も数多く存在し，とくに臓器の発達の異常に伴った疾患が多い．身体の各臓器にはそれぞれに特有の成長パターンがあるため，疾患の発生頻度や予後なども年齢によってかなり異なってくる．本章では小児期に特徴的にみられる種々の疾患に重点を置いて，その病理について概説する．

23-1 肺

1 肺の発達

　肺胞の分化は在胎 7 ヵ月頃に始まる．はじめ肺胞上皮は円柱状であるが，次第に扁平化し，成人にみられるように I 型細胞と II 型細胞に分化してくる．それを囲む結合組織中には毛細血管網が発達し，この毛細血管が気腔に接するようになってくると，ガス交換が可能となる．この時期になると胎児の生存が可能となってはくるが，肺胞壁が厚いためにガス交換が難しいうえ，**サーファクタント**が不足するため肺胞が虚脱に陥りやすく，自力で生存することはきわめて難しい．サーファクタントとは，肺胞表面を覆う脂質の薄膜で，II 型肺胞上皮より分泌される．これがあることによって肺胞は膨らんだ状態を保つことができる．正常の満期産児の肺でも，成人の肺と比べるとまだかなり肺胞が小さく壁が厚い状態である．この肺の発達が成人と同等レベルまで達するのは 8 歳頃といわれている．

2 新生児呼吸窮迫症候群 infantile respiratory distress syndrome (IRDS) (肺硝子膜症)

　生後間もなく起こる呼吸困難であり，未熟児の代表的疾患である．II 型肺胞上皮の発達が不完全なため**肺サーファクタントが欠乏し，肺胞が膨らまない**というのが本症の病態である．病理組織学的には，末梢肺胞の拡張がみられず，肺胞道および呼吸細気管支が拡張する．そしてそこに硝子膜 hyaline membrane と呼ばれる好酸性物質が沈着しているのが特徴である．硝子膜の主成分は炎症性滲出物と細胞壊死物である．現在ではこの IRDS を呈する患児に対して**サーファクタント補充療法**が広く行われるようになり，予後は大きく改善された．

23-2　肝　臓

　新生児の多くは黄疸（おうだん）を呈するが，ほとんどは生後2週間ほどで消退する（生理的黄疸）．しかし，まれに黄疸が遷延する場合があり，その代表的疾患として以下の2つがあげられる．これらを鑑別することは臨床的に非常に重要である．

1　胆道閉鎖症 biliary atresia

　肝外胆管の閉塞により胆汁の腸管への流入が遮断される結果，閉塞性黄疸を呈する疾患である．病理組織学的には門脈域における**偽胆管の増生および線維増生が特徴的**であり，肝生検による診断で重要な所見である．進行すると胆汁性肝硬変となるため，**早期に発見し，肝臓の線維化が進行しないうちに手術を行い，胆汁うっ滞を改善させること**が重要である．

2　新生児肝炎 neonatal hepatitis

　原因不明の肝内胆汁うっ滞である．病理組織学的には，肝細胞の腫大や多核化，胆汁うっ滞，門脈域の炎症細胞浸潤などが特徴的とされるが，胆道閉鎖症のように**偽胆管増生や線維増生はみられない**．ほとんどの症例は生後6ヵ月〜1年以内に黄疸の消失，肝機能の正常化が得られる．**胆道閉鎖症との鑑別が臨床的にもっとも重要**である．

23-3　消 化 器

　以下にあげるように，発生異常に関係する疾患が多い．

1　食道閉鎖 esophageal atresia

　食道から気管が分岐する胎生3〜6週にかけての発生異常によると考えられている．母体に羊水過多症がある場合，まず本症を疑う．カテーテルが胃に挿入できないことから診断される．いくつかの型があるが，上部食道が盲端となり，下部食道が気管食道瘻（ろう）を形成する型が8〜9割を占める（図23-1）．児の未熟程度，奇形および肺合併症の有無が予後を左右する．

2　横隔膜ヘルニア hernia diaphragmatica

　横隔膜の形成不全が原因で，横隔膜の種々の欠損部位から腹腔内臓器が胸腔あるいは縦隔（じゅうかく）内に脱出した内ヘルニアである（図23-2）．約90％が左側に起こる．

3　メッケル憩室 Meckel diverticulum

　胎生初期に卵黄嚢（らんおうのう）と腸管とをつないでいた卵黄腸管が腸管側に遺残したもので，回盲部から40〜60cm口側に存在する．**異所性胃粘膜の合併**が多く，その場合，胃酸が分泌されて消化性潰瘍を形成し，大量の消化管出血をきたすことがある．

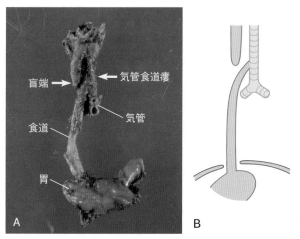

図 23-1　食道閉鎖の 1 剖検例(A)とその模式図(B)
上部食道は盲端である．下部食道は気管とつながり，気管食道瘻を形成している．

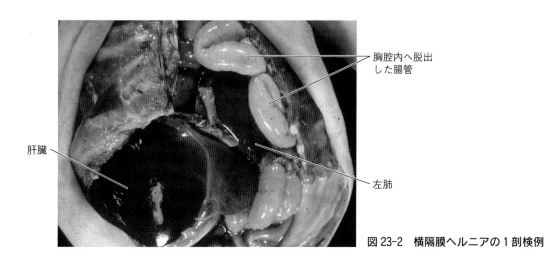

図 23-2　横隔膜ヘルニアの 1 剖検例

4　ヒルシュスプルング病 Hirschsprung disease

　消化管内の神経節細胞は，神経堤 neural crest に由来し，妊娠 5〜12 週の間に頭側の消化管より尾側方向に遊走し，直腸に達するとされている．ヒルシュスプルング病は，この遊走障害によって**腸管壁内の神経節細胞(アウエルバッハ Auerbach，マイスナー Meissner 神経節細胞)が欠損し，正常な蠕動運動ができない疾患**である(図 23-3)．病変部の無神経節腸管では蠕動は起こらず，常に収縮した状態になる．一方，それより口側の腸管は蠕動が亢進して肥大，拡張し，巨大結腸となる．組織学的には，神経節細胞が欠如する他，骨盤神経叢由来の外来神経線維が増生してくるのが特徴である．この神経線維はアセチルコリンエステラーゼ染色で明瞭となり，診断にも有用である．

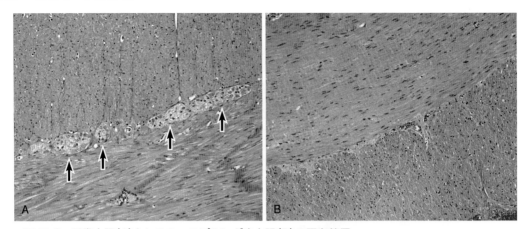

図23-3　正常大腸(A)とヒルシュスプルング病大腸(B)の固有筋層
正常では筋層間にアウエルバッハ神経叢(矢印)が散見されるが,ヒルシュスプルング病ではまったくみられない.

23-4　小児腫瘍

　小児期によくみられる腫瘍性疾患は,成人の場合とは大きく異なり,癌腫が少なく,造血器腫瘍や肉腫,胎児性腫瘍,脳腫瘍などが多いのが特徴である.

1　神経芽腫群腫瘍 neuroblastic tumors

　本腫瘍は**小児の固形腫瘍としてはもっとも頻度が高い疾患**である.神経堤から発生する腫瘍で,神経堤が交感神経節細胞や副腎髄質細胞に分化していく途上で腫瘍化したものである.腫瘍細胞がカテコールアミンを産生しているのが特徴で,その最終代謝産物である VMA(vanillyl mandelic acid:バニリルマンデル酸)や HVA(homovanillic acid:ホモバニリン酸)の尿中排泄量の測定が診断や治療効果判定などに利用されている.

　組織学的には,大きく**神経芽腫** neuroblastoma,**神経節芽腫** ganglioneuroblastoma,**神経節腫** ganglioneuroma の3つに分けられており,これらは後者ほど分化度は高く,予後はよくなる.神経芽腫は主に未分化な小型の円形細胞と神経細線維からなり,しばしばロゼット形成を伴う(図23-4 A).このような未熟な細胞に神経節様の大型の細胞が種々の割合で混合したのが神経節芽腫,そして成熟した神経節細胞および神経線維,シュワン Schwann 細胞よりなるものが神経節腫(図23-4 B)である.一般に,乳幼児に発症した神経芽腫は予後がよく自然消退や分化を期待できるが,一方で年長児に発症した神経芽腫の予後は悪い.

2　腎芽細胞腫 nephroblastoma

　腎臓の原基である後腎組織由来の腫瘍で,後腎芽細胞が尿管芽に誘導されて糸球体や尿細管に分化する途上で腫瘍化したものである.したがって,腫瘍は胎児腎を模倣した組織像を示すが,後腎芽細胞は多分化能を有しているため,糸球体や尿細管上皮細胞様に分化すると同時に横紋筋,平滑筋,軟骨,脂肪などの間葉細胞にも分化し,腫瘍構成成分となる(図23-5).これらの後腎芽細胞成分,間葉細胞成分,未熟な糸球体や尿細管構造がさまざまな割合で混在し,その多寡によって組織分類されて

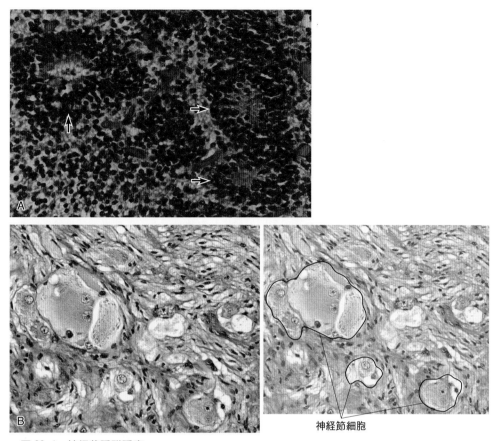

図 23-4 神経芽腫群腫瘍

A：神経芽腫. 未分化な小型の細胞が神経線維を交え増生し, ロゼット形成(矢印)がみられる.
B：神経節腫. 分化した大型の神経節細胞と背景に小型紡錘形のシュワン細胞が増生している.

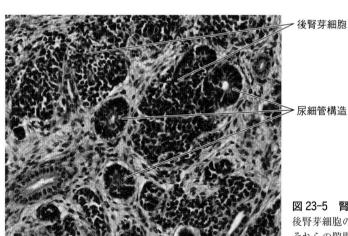

図 23-5 腎芽細胞腫
後腎芽細胞の集合と尿細管様の管腔構造, および
それらの隙間に間葉系細胞を認める.

いる．原因遺伝子として癌抑制遺伝子 *WT-1* の異常が明らかにされている．

③ 肝 腫 瘍

　小児期の肝悪性腫瘍の多くは**肝芽腫** hepatoblastoma であるが，成人型の肝細胞癌 hepatocellular carcinoma も少ないが発生する．肝芽腫では，主に胎児肝細胞に類似した腫瘍細胞が増殖し，これに髄外造血巣や種々の間葉系組織が混在する．腫瘍マーカーとして，α-フェトプロテイン α-fetoprotein（AFP）が著明高値を呈する．肝細胞癌では，成人のものとほぼ同様の組織像をとるが，成人の場合と異なり慢性肝炎や肝硬変の合併が少ない．

④ 胚細胞腫瘍 germ cell tumor

　原始生殖細胞が成熟した配偶子になるまでの間に発生した腫瘍である．卵巣・精巣発生例と後腹膜や縦隔，仙尾部などの性腺外発生例が知られる．後者においては，もともと胎生期に卵黄囊に存在した原始生殖細胞が性腺に達するまでの間に遊走異常を生じ，それらの場所に迷入，遺残したものから生じるか，あるいは発生段階特有の組織（原始線条や咽頭囊など）の遺残から生じると考えられている．**奇形腫** teratoma が大半であるが，その他に**胚細胞腫** germinoma，**胎児性癌** embryonal carcinoma，**卵黄囊腫瘍** yolk sac tumor，**絨毛癌** choriocarcinoma などがある．

⑤ 骨 肉 腫 osteosarcoma

　骨原発の悪性腫瘍の中では最多で，**10歳代の男女の長管骨骨幹端部に好発**する．

⑥ 横紋筋肉腫 rhabdomyosarcoma

　小児期に発生する軟部腫瘍の中でもっとも多い．腫瘍細胞は種々の分化段階の横紋筋芽細胞であり，好酸性の強い胞体を有し，デスミンやミオグロビンが免疫組織学的に証明される．

⑦ 網膜芽細胞腫 retinoblastoma

　乳幼児に発生する網膜の悪性腫瘍である．腫瘍はある程度の大きさにならないと発見されず，2歳頃に白色瞳孔 cat's eye で発見される．組織学的には，細胞質に乏しい小型の腫瘍細胞がロゼットを形成しつつ増殖し，多数の核分裂像や壊死を伴っていることが多い．**視神経への腫瘍細胞浸潤の有無が患者の予後を決めるもっとも重要な因子**である．13番染色体長腕に存在する癌抑制遺伝子 *Rb* の欠失が原因であることが明らかとなっている．

⑧ 脳 腫 瘍

　小児に多いものとして，**髄芽腫** medulloblastoma，**星細胞腫** astrocytoma，**頭蓋咽頭腫** craniopharyngioma などがある．髄芽腫は**小脳虫部に好発するきわめて悪性度の高い腫瘍**で，小児脳腫瘍の 20〜30% を占める．星細胞腫は，小児では**毛様細胞性星細胞腫** pilocytic astrocytoma がとくに多く，小脳や脳幹，視神経などに好発する．通常は境界明瞭で，一般に予後良好な腫瘍である．頭蓋咽頭腫は，下垂体前葉の発生段階で生じる頭蓋咽頭管の遺残であるラトケ Rathke 囊より発生する腫瘍で，小児脳腫瘍の10%前後を占める．トルコ鞍上部に進展するため視神経や視床下部を圧迫し，成長遅延（成長ホルモン分泌不全性低身長症）や視力・視野障害をきたす．

9 白 血 病 leukemia

　小児の白血病はほとんどが急性白血病であり，そのうち約80%が急性リンパ性白血病 acute lymphoblastic leukemia（ALL）である．21トリソミーで白血病発症頻度が10〜20倍高いことが知られており，遺伝的因子が強く関連していることを示唆している．予後については，化学療法の進歩により，とくにALLでは多くの症例で長期生存，治癒が可能となった．

10 悪性リンパ腫 malignant lymphoma

　小児の悪性リンパ腫で多いのは，**バーキットリンパ腫** Burkitt lymphoma，**リンパ芽球性リンパ腫**，**未分化大細胞型リンパ腫**である．バーキットリンパ腫は腹腔内に好発し，B細胞系の性質を有する．組織学的には多数の核破砕物を貪食したマクロファージが腫瘍細胞間に介在し，いわゆる星空像 starry sky pattern を呈する．リンパ芽球性リンパ腫は，組織学的には急性リンパ性白血病と区別がつかない．未分化大細胞型では，CD30（＋）の大型の異型細胞が増生する．小児の場合，染色体転座 t（2；5）によって生じるキメラタンパク（ALKタンパク）を産生しているものが多く，このタイプは予後がよいとされている．

設 問

1．未熟児の呼吸困難の原因について説明せよ．
2．新生児で黄疸をきたす疾患をあげよ．またこの際，早期診断が必須な疾患は何か．
3．ヒルシュスプルング病とはどのような疾患か，病因ともあわせ説明せよ．
4．神経芽腫群腫瘍は，腫瘍細胞の分化という観点からどのように分類されているか．
5．小児期に比較的特徴的と考えられる腫瘍を，①肝臓，②腎臓，③軟部組織，④脳，⑤血液，それぞれについてあげよ．

24 脳・神経系

- 中枢神経系の発生とその異常について理解する.
- 脳浮腫・脳ヘルニアの病態と,それらが生体におよぼす危険性を理解する.
- 低酸素性虚血性脳症,脳梗塞,脳出血,くも膜下出血などの病態を理解する.
- 頭部外傷によって生じる種々の病態を理解する.
- 種々の感染症について学習する.
- 脱髄の概念を理解し,脱髄疾患について学習する.
- 代謝障害,栄養障害・中毒による神経系疾患の病態を理解する.
- 神経系における変性疾患の概念と,アルツハイマー型認知症,パーキンソン病,筋萎縮性側索硬化症の臨床と病理像を理解する.
- 各脳腫瘍および末梢神経腫瘍の代表的疾患について,病理像を理解する.
- 末梢神経の構造と末梢神経障害(ニューロパチー)について学習する.

24-1 中枢神経系

中枢神経系には,発生異常,脳血管障害,外傷,感染,脱髄,代謝障害,中毒・栄養障害,変性疾患,腫瘍などさまざまな疾患がみられる.また,神経系の構造はきわめて複雑で,各部位はそれぞれ特有の機能を持ち,複雑なネットワークを形成している.したがって,臨床症候と病理所見を対比させるためには,臨床神経学や脳の解剖学,各部位の機能などを十分に理解しておくことが必要である.また,多数の部位から標本を作製し,神経細胞,軸索,髄鞘などの各構成成分,異常物質の沈着などを調べるために免疫染色を含めた特殊染色を応用することも多い.

1 発生異常

中枢神経系の発生過程は一定のプログラムに沿って進行していく.したがって,ある特定の発生異常と発生時期には密接な関連が認められる.発生異常の原因には,遺伝子異常,染色体異常などの内因と感染症,放射線,薬物などの外因がある.

a.先天性水頭症

頭蓋内に脳脊髄液が多量に貯留する異常が**水頭症** hydrocephalus であり,脳室拡大と頭蓋内圧亢進をきたす.水頭症は,脳室系の脳脊髄液の流通が障害される非交通性と,流通障害のない交通性に分類される.非交通性水頭症が多く,先天的な中脳水道閉塞症などが原因となるが,原因不明のことも多い.

b．神経管閉鎖異常

　発生過程において，神経溝が閉鎖して神経管となり，中枢神経系へと分化するので，神経管の閉鎖障害が起こると，その程度により**無脳症**，**二分脊椎**などの奇形が発生する．無脳症では脳組織はほとんど欠如し，頭蓋骨穹窿部は欠損または発達が不完全である．潜在性二分脊椎は椎弓の融合不全のみであり，脊柱管内容の脱出はない．囊胞性二分脊椎には，脊椎骨と硬膜の欠損部から髄膜のみが脱出する髄膜瘤と，髄膜と脊髄が脱出する髄膜脊髄瘤がある．

c．その他の中枢神経系奇形

　その他にも，器官形成，組織形成の異常によってさまざまな中枢神経系奇形が生じる．たとえば，前脳胞が大脳半球へ分化する過程で障害が起こると全前脳胞症となる．また，神経細胞の移動障害では，神経細胞ヘテロトピー，無脳回症，多小脳回などが起こる．

2　脳浮腫と脳ヘルニア

a．脳浮腫　brain edema

　血液脳関門の存在により，脳実質への物質・水分の出入りは厳重にコントロールされている．しかし，病的な状態では，脳組織の細胞内や細胞外，または両者に水分が過剰に貯留して脳の容積が増大することがあり，これは**脳浮腫**と呼ばれる．発生機序により，血管原性浮腫と細胞毒性浮腫に大別されるが，実際には両型の浮腫が合併していることが多い．血管原性浮腫は，血管障害，炎症，腫瘍により血液脳関門の障害が起こり，毛細血管の透過性が亢進して生じるものであり，細胞毒性浮腫は，低酸素症などにより星細胞(アストロサイト)が腫大し，内皮細胞，神経細胞の腫大も加わる．

b．脳ヘルニア　cerebral herniation

　脳は脳脊髄液中に浮かんだ状態で頭蓋骨に囲まれた一定の空間に閉じこめられているので，脳浮腫，血腫，腫瘍，膿瘍などで脳の容積が代償機能をこえて増加すると，髄液圧は上昇し(**頭蓋内圧亢進**)，早朝頭痛，嘔吐，うっ血乳頭の三主徴や外転神経麻痺などの症状をきたす．さらに脳容積が増加すると脳の一部は裂孔から脱出してより圧の低い方へ移動する．これが**脳ヘルニア**であり，生じた部により帯状回ヘルニア，鉤ヘルニア，小脳扁桃ヘルニアなどに分類される(図24-1)．脳ヘルニアは周囲の脳組織を圧迫し，重篤な症状を生じる．たとえば，鉤ヘルニアでは鉤回の一部がテント切痕を通って

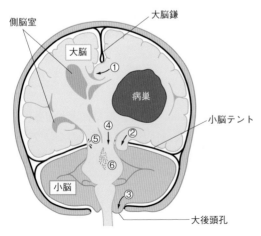

図24-1　頭蓋内占拠性病変と脳ヘルニア
脳内を占拠する病巣によって二次的に起こる主な病変．
　①帯状回ヘルニア．②鉤ヘルニア．③小脳扁桃ヘルニア：延髄が圧迫されて呼吸・循環麻痺を起こす．④中心性ヘルニア(間脳と脳幹部の下方偏位)．⑤カーノハン切痕：大脳脚が反対側のテントに押しつけられて圧痕を生じる．⑥続発性脳幹出血：脳幹部が下方に移動することで，二次性の脳幹出血を起こす．

後頭蓋窩に入り込み，動眼神経，外転神経，後大脳動脈を圧迫し，眼球運動麻痺，瞳孔散大，後頭葉内側の梗塞を引き起こす．対側の大脳脚はテント縁に押しつけられて線状の圧痕（カーノハン Kernohan 切痕）がつき，大脳病巣と同側の錐体路症状が生じる．さらに脳幹は下方に移動し二次性の脳幹出血が起こる．とくに，扁桃ヘルニアでは延髄が圧迫されるため，呼吸・循環中枢の障害が生じ，危険である．

3 低酸素性虚血性脳症

脳のエネルギー源はグルコースであり，また脳循環血液量は，正常成人で心拍出量の15%，全酸素消費量の20%を占めている．とくに神経細胞の多い大脳皮質や深部灰白質では血流が豊富である．この血流を維持するために，脳血管には自己調節能があり，血管の収縮と弛緩によって脳血流量を一定に保っている．脳の虚血が心肺停止，著明な低血圧時などのように中枢神経系全体に及ぶと，酸素の消費量が多く代謝の変化に鋭敏な大脳皮質や深部灰白質，小脳プルキンエ細胞などにさまざまな程度の壊死および神経細胞の脱落が生じる（**低酸素性虚血性脳症**）（図24-2）．一酸化炭素中毒症は自動車排気ガス，練炭，火災などによる一酸化炭素が，酸素より血中のヘモグロビンとの結合性が高く低酸素状態になることや，血圧の低下，一酸化炭素の神経毒性も発症に関与していると考えられる．

4 脳血管障害

臨床的に脳卒中 cerebral apoplexy と呼ばれる，急激に出現し精神・神経症状を呈する**脳血管障害**の主原因が，**脳梗塞，脳出血，くも膜下出血**である．脳血管障害を理解するためには，**脳の主要血管の支配領域**を知っておくことが重要である．脳組織への血流は，2つの動脈系によって維持されている．大脳半球の大部分は内頸動脈系から，後頭蓋窩にある組織，視床，後頭葉，側頭葉の一部は椎骨・脳底動脈系から，血液を受ける．しかし，左右の前大脳動脈，内頸動脈，後大脳動脈の起始部を結ぶ脳底部の吻合（**ウィリス Willis 動脈輪**）にはかなり個人差がみられ，後交通動脈が太く，後大脳動脈の血流が内頸動脈に由来することもある．また，前，中，後大脳動脈末梢の皮質枝を結ぶ吻合や，内頸・外頸動脈の吻合もある．このために，吻合の状態によっては同じ部位の血管閉塞でも脳虚血の程度や

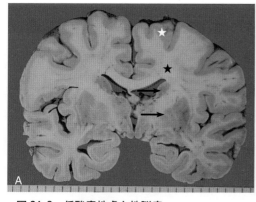
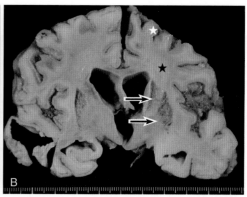

図24-2 低酸素性虚血性脳症
A：正常大脳割面．
B：心肺停止後の陳旧性低酸素性虚血性脳症．大脳皮質は神経細胞の脱落によりびまん性に薄くなり，白質は反応性に星細胞やグリア線維が増生（グリオーシス）して硬度を増し，脳室は拡張．基底核にも軟化や神経細胞脱落がみられる．
☆：大脳皮質，★：白質，矢印：基底核．

広がりが異なることがある.

a．脳梗塞 cerebral infarction

　脳梗塞の主原因は**血栓症** thrombosis と**塞栓症** embolism である. 脳動脈が完全に閉塞しなくても,脳血管の狭窄やその他の原因で脳血流がすでに低下している部位に,全身血圧の低下などによりさらに灌流圧が低下すると,その領域に血行力学的梗塞が起こる. したがって,梗塞の部位と広がりは,ウィリス動脈輪や動脈吻合による側副血行の状態,動脈硬化,血圧など,血流に関するさまざまな因子によって左右される. 脳梗塞は,肉眼的には,**貧血性梗塞**(図 24-3 A)と**出血性梗塞**(図 24-3 B)に分けられる. 血栓症の多くは**粥状動脈硬化症**を基盤として生じ,高齢者に多い. 粥状動脈硬化の好発部は内頸動脈,椎骨動脈,脳底動脈,中大脳動脈起始部であり,片麻痺,失語,半盲など閉塞血管に応じた局所症状がみられる. 症状は段階的に進行することが多い. また,脳局所の虚血により片麻痺などの局所症候が突然に出現するが,短時間のうちに後遺症を残さず回復する発作は**一過性脳虚血発作**と呼ばれる. その多くは,粥状動脈硬化により頭蓋外動脈に形成された壁在血栓の一部が剥離し,微小塞栓として脳内の動脈を一時的に閉塞することによる. 後に大きな脳梗塞を生じる警告症候として重要である. **ラクナ梗塞**は,基底核,視床,深部白質,橋にみられる小梗塞であり,粥状動脈硬化や細動脈硬化症,高血圧性血管壊死による血管結節瘤(図 24-4 B)などが原因と考えられる. 塞栓症は,動脈に**栓子** embolus が流入して閉塞し,その末梢領域が虚血性壊死に陥ったもので,発症は急激である. 栓子としては血栓がもっとも多く,心房細動によって心房内に生じた血栓,心内膜炎性血栓,粥状動脈硬化症に基づく壁在血栓の剥離などに由来する. また,外傷に伴って血管内に入った脂肪や空気なども栓子となる. 塞栓症ではしばしば出血性梗塞となるが,これは主に栓子の融解や移動により,血液が梗塞部に再び流れ込むことによる. 血行力学的梗塞の一型に,**分水嶺脳梗塞(境界領域脳梗塞)**がある. これは脳の主要動脈の灌流領域の境界域にみられる梗塞であり,たとえば内頸動脈に狭窄や閉塞があり,通常は側副血行により血流は保たれているが,全身血圧の低下により同側の前・中大脳動脈の境界領域や中・後大脳動脈の境界領域などに生じる梗塞である.

　脳梗塞の清掃過程は次のようである. 2～3 日後までに梗塞周囲に好中球を伴う単球の浸潤が始まる. 4～5 日目頃から単球はマクロファージの形態をとり,その後は融解と液化(脳軟化)が進行する.

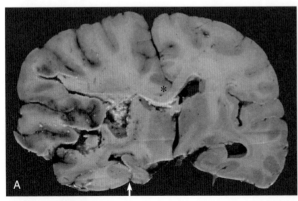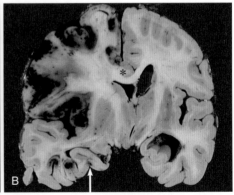

図 24-3　脳梗塞
A：中大脳動脈領域の発作 1 週間後の貧血性梗塞. 梗塞部は軟らかくもろい.
B：中大脳動脈領域の出血性梗塞. 出血はとくに皮質帯に沿って生じている.
病変側に脳浮腫,帯状回ヘルニア(＊),鉤ヘルニア(矢印)がみられる.

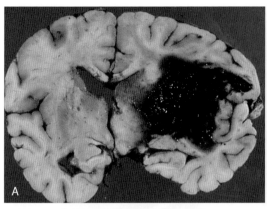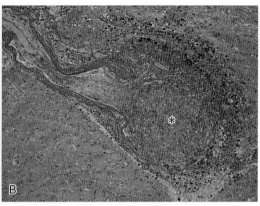

図 24-4　高血圧性脳出血と微小動脈瘤
A：被核を中心とする大きな新しい出血(外側型出血).
B：微小動脈瘤. 血管壁の壊死により微小動脈瘤が形成され, その内腔の一部には器質化した血栓(＊)がみられ
　る. 微小動脈瘤の周囲には古い出血の跡であるヘモジデリンが沈着している. 内腔が完全に閉塞すると血管
　結節瘤となる.

マクロファージの浸潤による壊死組織の清掃と星細胞の増生により, 数ヵ月後にはグリア瘢痕で囲まれた囊胞が完成される.

b．脳出血 cerebral hemorrhage

　脳実質内の出血の総称である. 発作は急激で, 頭痛, 悪心, 嘔吐を伴い, 意識障害の程度も強い. 出血傾向や動静脈奇形の破綻などによる例もあるが, 頻度が高く重要なものは高血圧に基づく出血(**高血圧性脳出血**)である. その中でもレンズ核線条体動脈の破綻による**被殻出血**がもっとも多いが, 視床膝状体動脈や視床穿通動脈からの出血による**視床出血**も比較的多く, また, 大脳皮質下, 橋, 小脳半球の出血もみられる(図 24-4 A). 高血圧性脳出血の発生機序は異論もあるが次のように考えられてきた. 高血圧が持続すると, 脳内の外径 100〜300 μm 程度の小動脈の中膜に, 壊死および血清成分のしみ込みによる**血漿性動脈壊死**(類線維素に富むので**類線維素壊死**とも呼ばれる)が生じ, 多発性に微小動脈瘤が形成される(図 24-4 B). 微小動脈瘤の内腔が器質化した血栓で閉塞すると, 血管結節瘤となる. さらに高血圧が持続すると壊死血管や微小動脈瘤が破裂し, 脳出血となる. 脳出血のまれな原因に, くも膜下腔の血管や皮質の小血管に β アミロイドが沈着した**アミロイドアンギオパチー**, **潜在性血管腫**などもある. 血腫の清掃は次のように行われる. 2〜3 日後に血管周囲性に単球が出現し, 血腫の貪食が始まり, ヘモジデリン顆粒細胞が出現する. 6 週間程度でマクロファージにより血腫は処理され, 褐色囊胞となる.

c．くも膜下出血 subarachnoid hemorrhage

　くも膜下腔に血液が流入したもので(図 24-5 A), **囊状動脈瘤 saccular aneurysm**(**苺状動脈瘤 berry aneurysm**)の破裂によることがもっとも多いが, 動静脈奇形, 出血傾向などが原因となる例もある. 突然の激しい頭痛, 嘔吐, 項部硬直, 意識障害がみられる. 囊状動脈瘤はウィリス動脈輪前半の血管分岐部に多く, とくに前交通動脈, 中大脳動脈の第一分岐, 内頸動脈−後交通動脈分岐部が好発部位である(図 24-5 B). 囊状動脈瘤の壁は内弾性板および中膜がなく, 内膜と外膜の薄い 2 層で形成される(図 24-5 C). 内腔に血栓が形成されることもある. 一般的には動脈瘤の先端部で破裂する. 分岐部中膜の

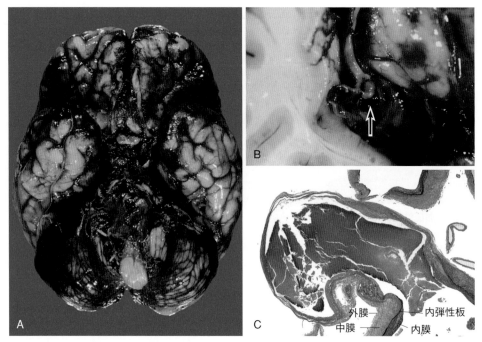

図 24-5　くも膜下出血と囊状動脈瘤
A：脳動脈瘤破裂によるくも膜下出血.
B：中大脳動脈第一分岐部の囊状動脈瘤（矢印）（破裂例）.
C：動脈瘤. 分岐部中膜の先天性発達不良をもとに, 動脈硬化, 血行動態などの二次的変化が加わ
　　り, 動脈瘤が形成される.

発達が不良であることや, 脳動脈は外弾性板を欠いていることから, 動脈硬化, 血行動態, 高血圧な
どの要因が加わり, 動脈瘤に発達すると考えられる. 出血後 1〜2 週間後に, 再出血やくも膜下出血の
範囲内に動脈の攣縮を起こし, 二次的な循環障害を生じる場合も多い. また, 数週間から数ヵ月後に
くも膜下腔に線維化をきたし, 水頭症を起こすこともある. 若年者のくも膜下出血や脳出血の原因と
なる**脳動静脈奇形**は, くも膜下腔や脳実質の動脈と静脈が毛細血管を介さないで直接に吻合して異常
な短絡網を形成したものである.

d．脳静脈洞血栓症 cerebral venous sinus thrombosis

　脳静脈洞血栓症は, 上矢状洞や横洞に多い. 原因としては, 重篤な脱水, 消耗性疾患, 心不全, 血
液凝固能の亢進する血液疾患, 経口避妊薬, 周囲からの炎症の波及などがあげられる. 血栓の生じた
静脈の灌流領域にはうっ血, 腫大, くも膜下出血, 出血性脳梗塞がみられるが, 動脈性循環障害とは
異なり, 出血巣内の神経細胞が保たれ, また, 出血は皮質だけでなく皮質下白質まで及ぶ.

e．脳血管性認知症 cerebrovascular dementia

　脳実質の虚血性や出血性病変による認知症で, わが国ではアルツハイマー病とともに認知症の主原
因である. 広範な梗塞や出血, 多発性梗塞（**多発梗塞性認知症**）の他に, 記憶などのメカニズムに関与
する視床や海馬などの限局性病変でも起こる. **ビンスワンガー病** Binswanger's disease では, 小動脈硬
化による循環障害のために大脳白質がびまん性に障害され, 症状が進行性に悪化し, 認知障害, 仮性
球麻痺などがみられる.

5　頭部外傷

　脳は頭皮，頭蓋骨，硬膜などによって囲まれ，さらに脳脊髄液の中に浮かぶことで，外力から保護されている．しかし，近年の交通事故，暴力事件，さらに乳幼児揺さぶられ症候群などの増加により，頭部外傷は重要な問題となっている（図24-6 A）．

a．頭蓋骨骨折　skull fracture
　皮膚の開放性損傷を伴うものを**開放性骨折**，伴わないものを**閉鎖性骨折**という．開放性骨折は二次的な感染症を起こしやすい．線状に骨折線が入るものを線状骨折，ある範囲にわたって骨折が生じて脳内に陥没するものを陥没骨折と呼ぶ．

b．頭蓋内血腫　intracranial hematoma
　急性硬膜外血腫 epidural hematoma は，頭蓋骨と硬膜の間を押し広げて増大する凸レンズ状の血腫である．側頭・頭頂部の骨折により中硬膜動脈が損傷された場合が多い．**硬膜下血腫** subdural hematoma は硬膜とくも膜との間にできた血腫である．大脳表面から上矢状洞に入る架橋静脈や脳表の小動・静

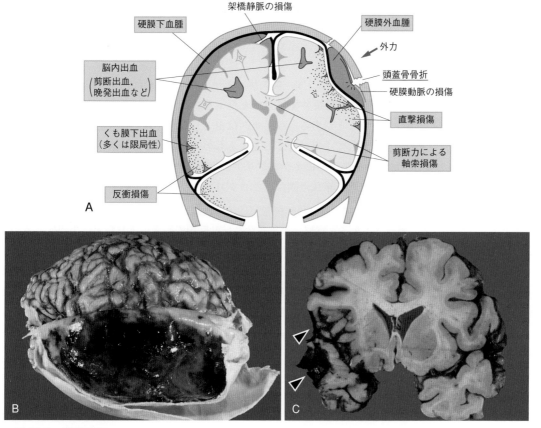

図24-6　頭部外傷
　A：頭部外傷による種々の病変．
　B：慢性硬膜下血腫．硬膜下に形成された被膜を有する血腫である（硬膜を反転）．
　C：転倒による脳挫傷．右側頭葉および前頭葉のとくに脳回頂部に出血，壊死巣がみられる（矢頭）．

脈の破損による例が多く，急性と慢性のものがある．架橋静脈は脳萎縮により引き伸ばされると損傷を生じやすくなるために，**慢性硬膜下血腫**（図24-6 B）は高齢者や慢性アルコール中毒患者に多く，ごく軽い頭部外傷後数週～数ヵ月して頭蓋内圧亢進症状を発症する．硬膜下腔に貯留した血液は吸収されにくく，その反応として，血腫を包む毛細血管に富む被膜が形成される．被膜からの持続的な出血や滲 出により血腫が増大すると考えられる．

c．脳挫傷 cerebral contusion

　脳挫傷は脳実質の限局性挫滅損傷であり，外力が加わった部位には**直撃損傷** coup injury と呼ばれる損傷が生じる．これは前頭葉，頭頂葉，側頭葉などの頭蓋骨に接する脳回表面に起こりやすい（図24-6 C）．外力が加わった部位と反対側に発生する損傷を**反衝損傷** contre-coup injury と呼び，前頭葉眼窩面，後頭葉極，側頭葉極などに生じやすい．

d．びまん性軸索損傷 diffuse axonal injury

　挫傷，血腫などの限局性病変がない例で，受傷直後から遷延する意識障害が生じる例がある．脳白質に加わった剪断力によるびまん性軸索損傷が原因と考えられる．

　乳幼児揺さぶられ症候群にも架橋静脈の破綻による硬膜下出血，軸索損傷による脳実質障害，網膜出血などがみられる．

⑥ 感 染 症

a．ウイルス感染症

　向神経性のRNAウイルスとしては，ポリオ，コクサッキー，エコー，流行性耳下腺炎，麻疹，風疹，アルボ（日本脳炎），リンパ球性脈絡膜髄膜炎など，DNAウイルスとしてはサイトメガロ，水痘，帯 状疱疹，単純ヘルペス，ポリオーマなどがある．ウイルスは主として消化管，呼吸器，皮膚などから血行性に感染するが，末梢神経を介して中枢神経まで達するものもある．**ウイルス性脳炎**の一般的病理所見は，神経細胞の変性・壊死やその周囲にミクログリアが集簇した神経食現象，くも膜下腔や脳実質内血管周囲性のリンパ球，形質細胞，単球浸潤，ミクログリアのびまん性増殖やミクログリア結節，脳実質の限局性壊死などである（図24-7 A）．神経細胞やグリア細胞に核内封入体がみられることもある．サイトメガロウイルス，風疹ウイルス，水痘ウイルスなどは妊娠中の感染により胎児に小頭症，多小脳回，髄膜炎などの脳障害を起こすことがある．

　日本脳炎 Japanese B encephalitis は，コガタアカイエカによって伝播される日本脳炎ウイルスによって生じる急性脳炎で，最近は減少した．**単純ヘルペス脳炎** herpes simplex encephalitis は，とくに海馬，海馬傍回，帯状回，眼窩回などの辺縁系に出血性壊死性病変を生じる．成人に発症し，しばしば致死性である．**ポリオ**（急性灰白脊髄前角炎）poliomyelitis では，ウイルスが大型運動神経細胞に親和性が高く，脊髄前角を好んでおかすために，上肢，下肢などの麻痺をきたす．ワクチンによりほぼ完全に予防できるようになった．

　遅発性ウイルス感染症 slow virus infection は，長い潜伏期を経て徐々に進行する予後不良のウイルス感染症であり，ヒトでは**亜急性硬化性全脳炎** subacute sclerosing panencephalitis（SSPE）と**進行性多巣性白質脳症** progressive multifocal leukoencephalopathy（PML）が代表である．SSPEは麻疹感染数年後に亜急性に症状が出現し，けいれん，知能低下，認知障害，無動無言状態となる．患者脳からは通常とはやや異なる麻疹ウイルスが分離される．PMLはポリオーマウイルスに属するJCウイルスによる疾

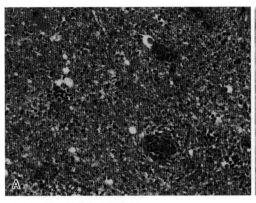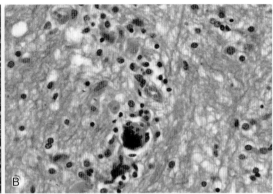

図 24-7　ウイルス感染症
A：ポリオ．脊髄前角に広範な壊死と充血，血管周囲性やびまん性の細胞浸潤がみられる．
B：HIV 脳炎．大脳白質の血管周囲性に浸潤するマクロファージや多核巨細胞（マクロファージ由来）がみられる．

患で，大脳白質を中心に大小の脱髄巣が多発・融合し，脱髄巣には脂肪顆粒細胞とともに，奇怪な形をした星細胞（アストロサイト），核内封入体を持つ大型の乏突起膠細胞（オリゴデンドログリア）がみられる．リンパ腫など免疫機能が低下したときに発症する非常にまれな疾患であったが，最近では**後天性免疫不全症候群** acquired immune deficiency syndrome（**AIDS**）に多くみられる．

　患者が増加している human immunodeficiency virus-1（**HIV-1**）による AIDS では，クリプトコッカス髄膜炎，進行性多巣性白質脳症，サイトメガロウイルス脳炎，トキソプラズマ症などの日和見感染に加えて，特異な認知障害と運動障害を中核症状とする脳症がみられる．組織学的には，白質や深部灰白質に星細胞の増生，マクロファージや多核巨細胞，ミクログリアの浸潤があり，白質は淡明化している（図 24-7 B）．認知症発症の機序は完全には解明されていないが，HIV-1 に感染したマクロファージや多核巨細胞，ミクログリアから放出されるサイトカインやウイルス構成成分の持つ神経毒性が大きな役割を果たしていると考えられている．

b．細菌感染症

　急性化膿性髄膜炎 purulent meningitis の多くは細菌がくも膜下腔に侵入して炎症を起こす**軟膜炎** leptomeningitis であるが，まれには硬膜外や硬膜下に膿瘍が形成される**硬膜炎**もある．小児と老人に多く，年齢により主要な起炎菌が異なり，乳幼児に多いインフルエンザ菌 b 型や肺炎球菌による髄膜炎の予防にワクチン接種が行われる．細菌の進入経路としては，外傷や手術，中耳炎，副鼻腔炎などからの直接性波及，上気道感染や心内膜炎などの血行性波及があげられる．発病は急性で，発熱，頭痛，嘔吐，項部硬直やケルニッヒ Kernig 徴候などの髄膜刺激症状，意識障害などがみられる．また，発症例は少ないが，髄膜炎菌性髄膜炎は敗血症を伴うことが多く，急激にショック状態，紫斑，副腎出血を呈し，**ウォーターハウス・フリーデリクセン症候群** Waterhouse-Friedrichsen syndrome と呼ばれる．肉眼的には，黄緑色の膿性滲出物が脳表を覆い，とくに脳溝に沿って目立つ（図 24-8 A）．髄液を介して脳室にも炎症が広がり，化膿性脳室上衣炎や閉塞性水頭症を起こすこともある．組織学的には，くも膜下腔に好中球，組織球，フィブリンを交えた化膿性炎症がみられ，脳表やウィルヒョー・ロバン Virchow-Robin 腔周囲の脳実質にも炎症が及ぶ．血管に炎症が波及すると脳実質の軟化，壊死を起こす．時間がたつとリンパ球，形質細胞の浸潤，線維芽細胞の増生から軟膜の線維化が生じ，脳脊髄液

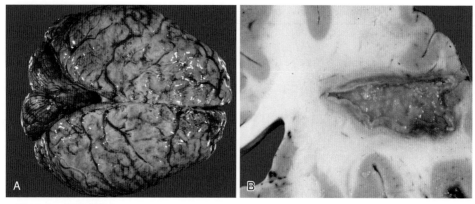

図24-8　細菌感染症
A：化膿性髄膜炎．くも膜下腔に膿性滲出物が貯留し，混濁．
B：脳膿瘍．脳実質内の被包性膿瘍．

の循環が障害され，水頭症の原因となる．**脳膿瘍** brain abscess はブドウ球菌，レンサ球菌，大腸菌などによる脳実質内に限局する化膿性病変であり，時間がたつと線維性被膜に囲まれる（図24-8 B）．**結核性髄膜炎** tuberculous meningitis は肺，リンパ節など他臓器の結核病巣から血行性に感染が広がったものであり，脳底部に病変が強い傾向がみられる．閉塞性血管炎から脳梗塞を起こすこともある．結核腫 tuberculoma は脳実質内の乾酪性肉芽腫である．神経梅毒は梅毒トレポネーマにより，脳脊髄の実質，髄膜，血管系に多彩な病変が形成されるが，現在はほとんどみられない．

c．真菌感染症

免疫抑制薬，ステロイド薬，抗癌剤，白血病などにより，免疫能の低下したときや白血球が減少したときに発生する．**カンジダ症，アスペルギルス症，クリプトコッカス症**の頻度が高い．アスペルギルスは，主に肺病巣から血行性に散布し，血管壁を破壊して脳実質内に侵入することから出血性病巣を形成する．カンジダ症も，消化管，尿路あるいは肺などから血行性に散布し，脳実質内に出血性病巣や膿瘍が多発する．クリプトコッカス髄膜炎は脳底部に好発する．クリプトコッカスは球形で，厚い被膜を持っている．脳脊髄液の墨汁染色はクリプトコッカス症の診断に有用である．

d．原虫感染症

原虫による脳炎はまれである．**トキソプラズマ症**は，成人では，ステロイドや免疫抑制薬の投与時や悪性リンパ腫などの免疫不全患者に散発性にみられるにすぎなかったが，AIDS 患者では重要な中枢神経系感染症となっている（図24-9）．トキソプラズマはネコを限定宿主とし，多くは無症状のまま，嚢子の形で筋，心筋，脳などに潜在性の感染を起こす．免疫能が低下すると再増殖をきたし，発症する．また，妊娠中の母親が初感染を受けた場合に，原虫が経胎盤性に胎児に感染し，小頭や脳内石灰化，多小脳回などの形成異常，脈絡網膜炎を起こすことがある．

e．プリオン病　prion disease

ウシ海綿状脳症の脳・脊髄で汚染された牛肉により，ヒトに変異型**クロイツフェルト・ヤコブ病** Creutzfeldt-Jakob disease（CJD）が発症する可能性が指摘され，大きな社会問題となった．ウシ海綿状脳症，孤発性および変異型 CJD などは**プリオン病**と呼ばれる．プリオンは脳内に正常に存在するタンパ

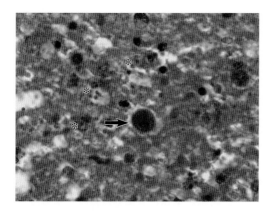

図 24-9 トキソプラズマ症
トキソプラズマは細胞内で増殖(矢印),そ
して細胞を破壊し,栄養体(*)となって周
囲に広がる.

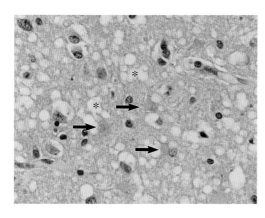

**図 24-10 特発性クロイツフェルト・
ヤコブ病**
尾状核の海綿状変性(*)と星細胞の腫大・
増生(矢印).

ク質であり,これが病原性プリオンを鋳型として立体構造の変化した難溶性の異常プリオンタンパク
質となって中枢神経系に沈着し,神経組織を破壊すると考えられている.ヒトのプリオン病は,原因
不明の特発性,他のプリオン病からの獲得性,プリオンタンパク質遺伝子変異による遺伝性の3型に
分類される.家族性 CJD,**ゲルストマン・ストロイスラー・シャインカー病** Gerstmann-Sträussler-
Scheinker disease などはプリオンタンパク質遺伝子に変異のみられる遺伝性プリオン病であり,屍体
乾燥硬膜の使用による医原性 CJD や変異型 CJD は獲得性プリオン病である.これらのプリオン病で
は亜急性の臨床経過と海綿状変性が共通している.CJD では,大脳皮質,尾状核,被殻,視床,小脳
皮質などがとくに強く傷害され,**海綿状変性**と呼ばれる多数の空胞,神経細胞の萎縮脱落,細胞質の
腫大した星細胞の増生がみられる(図 24-10).プリオンは核酸を欠いているので,ウイルスを不活化
するような多くの物質に著しく抵抗性がある.

7 脱髄疾患

髄鞘は,軸索を取り巻く脂質に富む膜性の構造物である.中枢神経系の髄鞘は乏突起膠細胞(オリゴ
デンドログリア)で形成され,その髄鞘が崩壊する現象が**脱髄**である.髄鞘が特異的に破壊され,軸索
が保たれる一次性(原発性)脱髄と,それ以外の二次性脱髄に分けられる.髄鞘形成過程に異常がある
場合には髄鞘形成不全と呼ぶ.脱髄疾患には髄鞘形成不全による例も含まれていたが,最近では炎症
性の一次性脱髄をきたす狭義の意味で用いられる.その代表が**多発性硬化症** multiple sclerosis であり,
発生機序に自己免疫の関与が考えられている.髄鞘形成不全は**白質ジストロフィー** leukodystrophy と

呼ばれ，髄鞘を形成する物質の代謝異常である.

　多発性硬化症は若年成人に好発し，多彩な症状が寛解と再燃を繰り返して進行する. 組織学的には，大脳，小脳，脳幹，視神経，脊髄の白質に不規則な脱髄斑が散在し，とくに脳室周囲に好発する. 脱髄斑の境界は明瞭で，新旧のものが混在する. 新しい脱髄斑には，髄鞘の崩壊，乏突起膠細胞の消失，リンパ球，形質細胞，マクロファージの浸潤がみられるが，軸索は比較的よく保存される. 脱髄斑が陳旧化すると，グリア組織の増生（**グリオーシス**）によりその硬度は増大する. 横断性脊髄障害と視神経炎を特徴とする**視神経脊髄炎（デビック病 Devic's disease）**はわが国に多く，多発性硬化症の亜型と考えられてきたが，古典的多発性硬化症と異なり，血管を囲む星細胞足突起に存在するアクアポリン 4 に対する自己抗体による疾患である. **急性播種性脳脊髄炎**は急激に発症する脱髄性脳脊髄炎であり，炎症細胞浸潤を伴う血管周囲性脱髄を特徴とする. 種痘や狂犬病ワクチン接種後，インフルエンザや麻疹などの感染後などに発症し，いろいろな抗原に対する中枢神経系のアレルギー性，自己免疫性反応が関与するといわれる.

8　代謝性疾患

　脂質，アミノ酸，粘液多糖類，糖質，金属などが，特定の酵素欠損によって代謝されないと，中枢神経系も障害されることがある. **蓄積症**は全身をおかす系統的疾患の一部としてその前駆物質が分解されずに蓄積する病気で，とくに神経系と関連が深いのは脂質代謝異常である. **テイ・サックス病** Tay-Sachs disease では GM2 ガングリオシド，**ゴーシェ病** Gaucher's disease ではグルコセレブロシド，**ニーマン・ピック病** Niemann-Pick disease ではスフィンゴミエリンが蓄積する. **ウィルソン病** Wilson's disease は銅代謝異常による疾患で，肝硬変とレンズ核変性をきたす.

　白質ジストロフィーは，髄鞘を形成する脂質や糖タンパクの分解経路であるライソゾーム酵素やペルオキシソーム酵素の先天的な欠損のために，髄鞘の形成と維持が障害される疾患群である. ほとんどが遺伝性であり，小児期に知能および運動の発達障害をきたす. 副腎白質ジストロフィー，異染性白質ジストロフィー，グロボイド細胞白質ジストロフィー，ズダン好性白質ジストロフィーなどがある.

9　栄養障害・中毒症

　とくにビタミン B 群の不足が神経障害を起こす. **ウェルニッケ** Wernicke **脳症**はビタミン B_1 欠乏によるもので，慢性アルコール中毒者に多い. 臨床的には，失調，眼筋麻痺，意識障害などがみられ，病理学的には，乳頭体，視床下部，中脳水道周囲灰白質，第四脳室底などに点状出血を伴う壊死性病変があり，時間がたつと乳頭体は萎縮する.

　水俣病はメチル水銀中毒による疾患であり，過去に熊本県水俣湾沿岸と新潟県阿賀野川流域に集団発生した. いずれも有機水銀を含む工場廃液によって汚染された魚介類の摂取が原因である. 求心性視野狭窄，難聴，運動失調，知覚障害などの症状を呈し，大脳後頭葉視覚野，小脳に病変がみられる. **スモン** SMON（亜急性脊髄視神経ニューロパチー subacute myelo-optico-neuropathy）は整腸剤であるキノホルムが原因で，わが国では 1 万人前後の患者が発生したといわれる.

10　変性疾患

　変性疾患は，神経細胞および神経線維などが一次性に徐々に変性，萎縮，消失し，同部位にグリオーシスを伴う原因不明の慢性進行性疾患群であり，一定の機能を統合する神経核とその線維路に病変の選択性を示す傾向がみられる. 最近では，家族例の遺伝子異常が次々に明らかになり，また神経細胞

やグリア細胞に蓄積している異常タンパク質の同定と発症機序の解明が進んでいる．多くの変性疾患があるが，その中の代表的なものを以下に述べる．

a．アルツハイマー Alzheimer 型認知症

　アルツハイマー型認知症は初老期以降に徐々に進行する認知障害を主症状とする．まれに遺伝性例もあるが，一般的な最大の危険因子は加齢であり，高齢化社会における重要な疾患である．脳はびまん性に萎縮し，とくに，側頭葉内側，前頭葉の萎縮がみられる（図 24-11 A）．組織学的には，大脳皮質に多数の**老人斑**，**アルツハイマー神経原線維変化** neurofibrillary tangle，**ニューロピルスレッド**がみられ，神経細胞は減少する（図 24-11 B）．老人斑はアルツハイマー病を特徴付ける病変であり，βアミロイド，腫大変性突起，グリア細胞から構成される．典型的な老人斑では，中心にβアミロイドの核があり，周囲を花冠状に腫大変性突起が取り囲んでいる（図 24-11 C）．βアミロイドはアミロイド前駆体タンパク質の切断によって生じるもので，老人斑以外に血管壁にも沈着する（**アミロイドアンギオパチー**）（図 24-11 D）．家族性アルツハイマー病にはアミロイド前駆体タンパク質の遺伝子変異以外にも種々の遺伝子変異が知られている．アルツハイマー神経原線維変化は，異常にリン酸化されたタウタンパク質が主成分をなす対らせん線維 paired helical filament が神経細胞体に蓄積したものである．ニューロピルスレッドでは神経突起に蓄積している．このようなリン酸化を受けて不溶性となった**タウタンパク質**の沈着が重要な発症機序と考えられる疾患は**タウオパチー**と総称され，ピック病，進行性核上性麻痺，皮質基底核変性症などがある．このタウタンパク質には複数のアイソフォームがあり，疾患により蓄積するアイソフォームに特徴がある．老人斑やアルツハイマー神経原線維変化は健常高齢者にも認められるが，アルツハイマー病ではその分布は広範で量も多い．たとえば，健常高齢者ではアルツハイマー神経原線維変化は海馬や海馬傍回などの系統発生学的に古い皮質に限局するが，ア

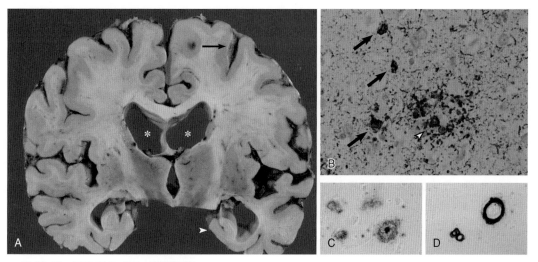

図 24-11　アルツハイマー型認知症
　A：アルツハイマー型認知症の剖検脳．脳はびまん性に萎縮し，脳溝（矢印）の拡大や脳室（＊）の拡張があり，とくに側頭葉内側（矢印）の萎縮が目立つ．図 24-2 A と比較．
　B：アルツハイマー病の神経原線維変化（矢印），ニューロピルスレッド（背景の多数の糸屑状構造物），老人斑（矢頭）を囲む腫大した変性突起には，異常にリン酸化されたタウが沈着する．リン酸化タウ免疫染色．
　C：老人斑にはβアミロイドの沈着がみられる．βアミロイド免疫染色．
　D：βアミロイドの沈着した血管壁（アミロイドアンギオパチー）．非高血圧者の脳出血の原因となることがある．βアミロイド免疫染色．

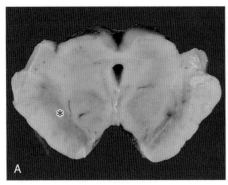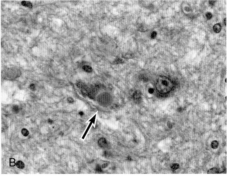

図 24-12　特発性パーキンソン病
A：特発性パーキンソン病の中脳．黒質の色調が脱色している(＊)．
B：中脳黒質の神経細胞脱落，グリオーシスと残存神経細胞にみられるエオジン好性の細胞質内封入
　　体(レビー小体)(矢印)．

ルツハイマー病では新しい皮質にも多数出現する．

b．パーキンソン病 Parkinson's disease

　特発性パーキンソン病はアルツハイマー病に次いで頻度の高い変性疾患である．まれに家族性例もある．振戦，無動，筋固縮，姿勢反射障害の四大症候は**パーキンソニズム**(パーキンソン症候群)と総称される．肉眼的には中脳黒質や橋青斑核の退色がみられる(図 24-12 A)．組織学的には，中脳黒質，橋青斑核，迷走神経背側核などで神経細胞が脱落し，神経細胞の細胞質内にヘマトキシリン・エオジン染色でピンク色に染まる**レビー Lewy 小体**が出現する(図 24-12 B)．パーキンソン症状と認知障害を呈し，大脳皮質にも多数のレビー小体が出現する症例があり，レビー小体型認知症と呼ばれる．変性型認知症の中では，アルツハイマー病に次ぐ頻度とされる．レビー小体の主な構成成分は α-シヌクレインというタンパク質である．

c．前頭側頭変性症

　前頭側頭変性症は中年以後に発症し，前頭葉や側頭葉前方を中心に変性が生じ，進行性認知障害，反社会的行為などの特異な人格変化，考え無精，滞続言語などの症状を示すまれな疾患群である．タウタンパク質や TAR DNA-binding protein-43(TDP-43)などの神経細胞に蓄積しているタンパク質の種類や遺伝性により分類される．**ピック病**も前頭側頭変性症の１つであり，神経細胞内にはリン酸化タウタンパク質の沈着からなる好銀性を示すピック小体が認められる．

d．運動ニューロン病

　運動ニューロンは上位と下位に分けられ，病変が上位運動ニューロン系と下位運動ニューロン系の両方にみられる疾患と，いずれかに限局する疾患がある．前者に**筋萎縮性側索硬化症** amyotrophic lateral sclerosis(ALS)が，後者に**脊髄性筋萎縮症**がある．筋萎縮性側索硬化症の多くは 40〜60 歳頃に発症し，2〜3 年で死亡する．臨床的には痙性麻痺と筋萎縮がみられ，組織学的には，錐体路の変性，脊髄前角細胞，舌下神経核，顔面神経核などの運動ニューロンの萎縮・脱落と反応性星細胞やグリア線維の増生(グリオーシス)，脊髄前根の萎縮がみられる．中心前回の運動ニューロンであるベッツ Betz 細胞の萎縮・脱落も認められる．さらに脊髄のみならず大脳の神経細胞にもリン酸化 TDP-43 が沈着

しており，ALS と前頭側頭変性症の関連性が指摘されている．脊髄性筋萎縮症は通常は常染色体劣性遺伝性であり，下位運動ニューロンの変性による筋萎縮を生じる．乳児期，小児期，成人期発症のものがある．

e．多系統萎縮症

線条体黒質変性症，オリーブ橋小脳萎縮症，シャイ・ドレーガー症候群と呼ばれてきた疾患は，乏突起膠細胞の細胞質内封入体をはじめとして共通する所見が認められ，単一の疾患であることが明らかとなり，一括した概念として**多系統萎縮症**と呼ばれる．中年に発症する孤発性の進行性疾患で，パーキンソニズム，小脳失調，自律神経症候が種々の組み合わせでみられる．乏突起膠細胞の細胞質内封入体の主成分は *α*-シヌクレインであり，特発性パーキンソン病および多系統萎縮症の発症に重要な機序と考えられることから，***α*-シヌクレイノパチー**という概念が提唱されている．

f．トリプレットリピート病

ハンチントン病 Huntington's disease，歯状核赤核淡蒼球ルイ体萎縮症，球脊髄性筋萎縮症，脊髄小脳失調症，フリードライッヒ Friedreich 運動失調症などの遺伝性神経疾患では，病因遺伝子内に正常でもみられる CAG，CGG，CTG，GAA，GCG などの 3 塩基反復配列が異常に伸長しているため，**トリプレットリピート病** triplet repeat disease と総称される．ポリグルタミンをコードする CAG リピートの異常伸長は優性遺伝の疾患に多い．

11　脳腫瘍

2016 年に刊行された世界保健機関(WHO)の脳腫瘍新分類は細胞形態に基づいた組織発生学的分類から，形態と分子情報をあわせた分類へと大きく変化した．たとえば，**イソクエン酸脱水素酵素** isocitrate dehydrogenase(IDH)**遺伝子**変異が高頻度に見出されるびまん性星細胞腫と乏突起膠腫は，遺伝子異常の観点から近縁の腫瘍と考えられ，「びまん性星細胞系および乏突起膠細胞系腫瘍」の範疇に属し，IDH 遺伝子異常がなく限局性発育を示す毛様細胞性星細胞腫は「その他の星細胞系腫瘍」に分類される．また，びまん性神経膠腫群と胎児性腫瘍群を中心に組織診断名と分子情報をあわせた統合診断名が導入された．しかし，分子情報が得られない検査室も多く，その場合には組織診断名に未確定(NOS)と追記する．臨床的悪性度としては WHO grade(Ⅰ～Ⅳ)を付記する．新分類では転移性腫瘍を含めて多数の腫瘍群が記載されているが，本書ではその中でも主な腫瘍について解説する．

a．びまん性星細胞系および乏突起膠細胞系腫瘍

びまん性星細胞系腫瘍は成人大脳半球に発生する例が多く，原発性脳腫瘍の約 18％を占める．星細胞に類似した腫瘍細胞の増殖からなり，核異型，核分裂像，血管壁細胞増生，壊死などを指標にして，**びまん性星細胞腫** diffuse astrocytoma(WHO grade Ⅱ)(図 24-13)，退形成の明らかな**退形成性星細胞腫** anaplastic astrocytoma(WHO grade Ⅲ)，もっとも退形成が強く悪性度の高い**膠芽腫** glioblastoma(WHO grade Ⅳ)に分類される．びまん性星細胞腫，退形成性星細胞腫は IDH 変異例が多く，それぞれ原発性脳腫瘍の 3％および 4％程度，膠芽腫は IDH 野生型が多く，11％程度を占める．膠芽腫は異型性，多形性に富む腫瘍細胞の密な増殖，大小の壊死，腎臓の糸球体を思わせる**微小血管増殖**があり，とくに壊死巣を囲んで腫瘍細胞の核が柵状に配列する所見は**柵状壊死**と呼ばれる(図 24-14)．きわめて予後不良な腫瘍であり，5 年生存率は 10％程度といわれる．IDH 変異例のびまん性星細胞系腫瘍は非変異例

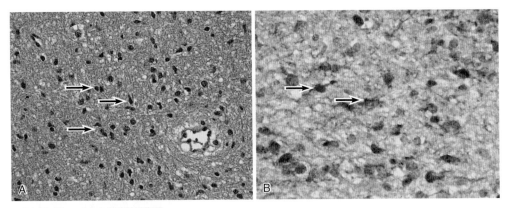

図 24-13　びまん性星細胞腫

A：線維性基質を背景にクロマチンの増加，大小不同，核形不整など，軽度の異型を示す腫瘍細胞（矢印）
　　がびまん性に増殖し，細胞密度がやや高い．

B：腫瘍細胞の細胞質と核は IDH1 変異タンパク質に対する免役染色で陽性を示す（矢印）．乏突起膠腫
　　でも陽性となる．

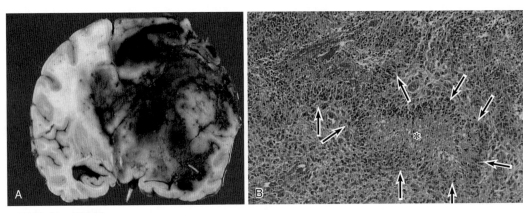

図 24-14　膠芽腫

A：出血，壊死を伴う多彩な肉眼像を示す腫瘍で，脳梁を通って対側半球へも浸潤している．

B：細胞は多形性を示し，壊死巣（＊）を取り囲む柵状配列（矢印）がみられる（柵状壊死）．

に比べて予後がよく，分子情報の検討が重要となっている．

　乏突起膠腫 oligodendroglioma は IDH 遺伝子変異および 1p/19q 共欠失［1 番染色体短腕（1p）と 19 番
染色体長腕（19q）がセントロメア内で切断されて相互転座を起こし，その後に転座によって生じた 1p
と 19q からなる派生染色体が失われることで 1p と 19q の片方の全域が同時に欠失する］によって特徴
付けられる腫瘍で，乏突起膠細胞に類似した腫瘍細胞からなる（WHO grade Ⅱ）．原発性脳腫瘍の 1％
程度を占め，成人の神経膠腫の中では星細胞系腫瘍に次いで頻度が高い．前頭葉に多く，しばしば石
灰沈着がみられる．組織学的には，よくそろった円形核と空胞状細胞質を持つ腫瘍細胞が敷石状に配
列して増殖し，**蜂の巣構造**あるいは**目玉焼き像**と呼ばれる（図 24-15）．核分裂像が多く，血管壁細胞増
生があるものは退形成性乏突起膠腫（WHO grade Ⅲ）である．

b．その他の星細胞系腫瘍

　限局性発育を特徴とする**毛様細胞性星細胞腫** pilocytic astrocytoma や多形黄色星細胞腫 pleomorphic

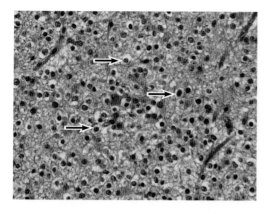

図 24-15　乏突起膠腫
ほぼ均一な類円形核と明るい細胞質を持つ目玉焼き様の像を示す腫瘍細胞(矢印)が増殖. この核周囲が明るく抜ける像はホルマリン固定・パラフィン包埋による人工的変化と考えられている.

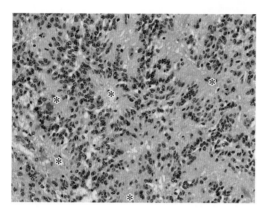

図 24-16　上衣腫
腫瘍細胞が細長い突起を血管周囲に伸ばして花輪状に並ぶ血管周囲性偽ロゼット(＊).

xanthoastrocytoma などが含まれる. 毛様細胞性星細胞腫は原発性脳腫瘍の 1.5％ 程度を占め, 小児から若年成人に多い. 小脳, 視神経, 視交叉・視床下部に好発し, 嚢胞を随伴することが多い. 限局性で増殖の遅い予後良好な腫瘍(WHO grade Ⅰ)である. 細長い毛様突起を持つ紡錘状細胞からなり, しばしば**ローゼンタール線維** Rosenthal fiber と呼ばれる構造が出現する.

c．上衣系腫瘍

　上衣腫 ependymoma や粘液乳頭状上衣腫 myxopapillary ependymoma などがある. 上衣腫は原発性脳腫瘍の 0.6％ 程度を占め, 小児期に多い(WHO grade Ⅱ). テント上にも発生するが, 多くは第四脳室壁から発生する. 成人では脊髄にも好発する. また, いくつかの分子遺伝学的亜型が知られている. 組織学的には, 小管腔を囲む**上衣ロゼット**や血管壁に細長い突起を伸ばす**血管周囲性偽ロゼット**(図 24-16)などの特徴的な配列を示す. 退形成を示す例もある(WHO grade Ⅲ).

d．神経細胞および混合神経細胞・膠細胞系腫瘍

　多数の腫瘍型が含まれるが, いずれもまれな腫瘍である. 大型の神経細胞と神経膠腫からなる混合性腫瘍は神経節膠腫 ganglioglioma と呼ばれ, 若年者の側頭葉に好発する(WHO grade Ⅰ).

e．胎児性腫瘍

　髄芽腫 medulloblastoma や非定型奇形腫様ラブドイド腫瘍 atypical teratoid/rhabdoid tumor などを含む

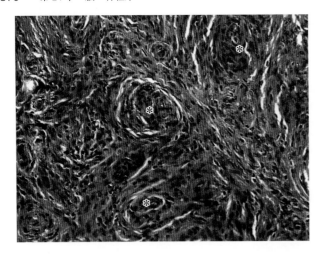

図24-17　髄膜腫
WHO grade Ⅰの髄膜腫には多数の組織亜型があるが，髄膜皮性，線維性，その中間型の移行性髄膜腫がもっとも多い．移行性髄膜腫では渦巻き形成（＊）が多数みられる．

重要な小児脳腫瘍である．**髄芽腫**は原発性脳腫瘍の1.1％程度を占め，小脳虫部に好発する悪性度の高い腫瘍（WHO grade Ⅳ）であり，しばしば髄膜播種がみられる．小型の腫瘍細胞からなり，細胞密度は高く，**ホーマーライト Homer Wright 型ロゼット**がみられる例もある．いくつかの組織亜型があるが，WHO分類では分子遺伝学的亜型分類が組織学的分類よりも病態や予後を反映することが知られている．

f．髄膜腫瘍

　髄膜を構成する髄膜皮細胞（くも膜細胞）に由来する**髄膜腫** meningioma とその他の間葉系細胞から発生する腫瘍に大別される．大多数は良性の経過を示す髄膜腫（WHO grade Ⅰ）であるが，中間的な異型度（WHO grade Ⅱ）や高異型度（WHO grade Ⅲ）の髄膜腫もみられる．髄膜腫は原発性脳腫瘍の26％程度を占め，中年の女性に多く発生する．多数の亜型があるが，もっとも一般的な髄膜腫は髄膜皮性，線維性および両者の中間の移行性である（図24-17）．ほとんどの腫瘍で，一部には腫瘍細胞の渦巻き状配列や砂粒体がみられる．大脳円蓋部，蝶形骨縁，傍矢状洞，大脳鎌に多い．

g．胚細胞腫瘍

　ジャーミノーマ，胎児性癌，卵黄嚢腫瘍，絨毛癌，奇形腫，それらの成分が混合した腫瘍など，精巣や卵巣に発生する腫瘍と同様な胚細胞腫瘍が頭蓋内にもみられる．とくに若年の松果体部や鞍上部に好発する．

h．脳神経および脊髄神経腫瘍

　多くはシュワン細胞からなる良性の**神経鞘腫（シュワン細胞腫）**schwannoma である．脳神経では第8脳神経（内耳神経）の前庭枝が好発部であり，原発性脳腫瘍の10％程度を占め，耳鳴りや難聴の原因となる（図24-18 A）．組織学的には，細長い腫瘍細胞が核の柵状配列を示し密に増殖する部分や，浮腫状で腫瘍細胞が疎に増殖する部分からなる．細胞が密な部分は Antoni A 型（図24-18 B），疎な部は Antoni B 型（図24-18 C）と呼ばれる．

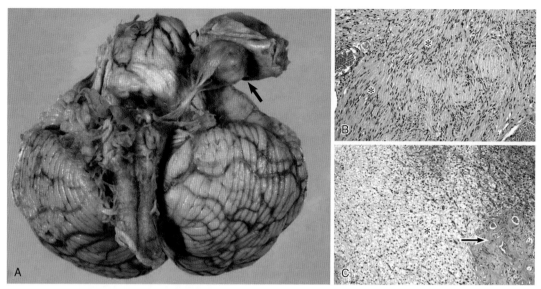

図 24-18　神経鞘腫（シュワン細胞腫）

A：内耳孔近くの第 8 脳神経（内耳神経）から発生した神経鞘腫（シュワン細胞腫）（矢印）．

B：紡錘形核を持つ細長い細胞が核の柵状配列（＊）を示す Antoni A 型．

C：細胞が疎（＊）で，血管の硝子化（矢印）がみられる Antoni B 型．

i．その他の腫瘍

　頭蓋咽頭腫 craniopharyngioma はトルコ鞍部に発生する外胚葉性囊胞性腫瘍で，**ラトケ** Rathke 囊の遺残上皮から発生すると考えられる．

　リンパ装置のない脳にも**リンパ腫**が発生し，多くはびまん性大細胞型 B 細胞リンパ腫である．

　転移性脳腫瘍は，一般的には境界の明瞭な結節性病変であるが，癌細胞がくも膜下腔に広がることもある．これは**髄膜癌腫症**と呼ばれ，脳脊髄液の細胞診で癌細胞がみつかる．脳への転移頻度の高い癌は，肺癌，乳癌，消化器癌，腎癌，黒色腫などである．

24-2　脊　髄

　脊髄は脊柱管の上約 2/3 の中にあり，成人で長さ約 40〜45 cm の，おおむね円柱状をなす中枢神経系の一部分である．上は延髄に移行し，下は第 1，2 腰椎の高さで円錐状に終わる．太さは約 1 cm 前後であるが，上肢と下肢を支配する神経線維の出る部分は太くなっており，それぞれ**頸膨大**と**腰膨大**と呼ばれる．脊髄からは全長にわたって前根と後根と呼ばれる脊髄神経が出ており，椎間孔の部分で両者が合流して 31 対の脊髄神経となる．前根には遠心性，後根には求心性の神経線維が含まれる．後根の途中には脊髄神経節がある．脊髄を横断面でみた中心部に細い中心管があり，これは脊髄の上方で第四脳室に移行する．脊髄では，大脳とは異なり中心管を囲んで H 字形に脊髄灰白質があり，その周囲を白質が囲んでいる．白質は上行性線維と下行性線維からなり，同じ部位に至る神経線維はまとまって神経路を形成している．

　すでに述べたように，脊髄には神経管閉鎖異常などの先天異常，髄膜腫や神経鞘腫（シュワン細胞腫）などの腫瘍，転移性腫瘍などによる圧迫性脊髄症，運動ニューロン病などの変性疾患など，多数の疾

患がみられるが，ここでは脊髄に特徴的なその他の重要な疾患のいくつかを説明する．

1 脊髄空洞症

脊髄空洞症は，脊髄実質内に空洞を形成する病態であり，それにより，筋力低下，筋萎縮，感覚障害などの多彩な神経症候が緩徐に進行する．脊髄中心管の異常拡大による空洞や，中心管と交通のみられる空洞，あるいは交通のない空洞がある．原因疾患として，大孔部および後頭蓋窩のキアリ奇形などの先天性奇形や，髄膜炎などの後天性異常，脊髄腫瘍，外傷などがあり，原因不明の特発性脊髄空洞症もみられる．

2 脊髄血管障害

脊髄はいくつかの動脈系に由来する根動脈から血液を受けている．頸髄・上部胸髄は椎骨動脈と鎖骨下動脈の分枝によって，中部胸髄は肋間動脈によって，下部胸髄・腰仙髄は下行大動脈や腰動脈，内腸骨動脈などの分枝によって，栄養されている．これらの動脈は前根および後根に沿って脊髄表面に達し，前脊髄動脈および後脊髄動脈を形成する．前脊髄動脈は脊髄の前約2/3を灌流しており，この動脈の循環障害によって，**前脊髄動脈症候群**が発症する．前索，側索がおかされるが後索はおかされないので，障害部以下の対麻痺，温痛覚の知覚麻痺，膀胱直腸障害が起こるが，深部感覚，触覚は保たれる．大動脈の粥状硬化や大動脈瘤に随伴する肋間動脈の閉塞，塞栓症，潜水病，椎間板ヘルニアなどが原因となる．下行大動脈の枝である肋間動脈，腰動脈よりさらに分かれて下部胸髄から腰髄に分布する**大前根動脈（アダムキーヴィッツ動脈）**はとくに太く，この動脈の閉塞によって重篤な梗塞が発生する．脊髄出血は，外傷や脊髄血管奇形が原因となることが多い．

3 脊髄外傷

交通事故や転落，スポーツなどで脊髄が急激な過伸展や過屈曲を受けることにより，また，脊椎の骨折，脱臼，椎間板ヘルニアなどにより，脊髄が損傷されることがある．一過性の機能障害である脊髄振盪症から，出血，挫傷などの不可逆的な損傷までみられる．頸髄の損傷では，そのレベルや程度により，死亡や日常生活で介助が必要となる場合があるが，胸髄，腰髄の損傷では介助なしでの日常生活も可能である．

4 脊髄腫瘍

脊柱管内の腫瘍は，髄内腫瘍，硬膜内髄外腫瘍，硬膜外腫瘍に分類される．髄内腫瘍には上衣腫と星細胞腫が多く，乏突起膠腫や膠芽腫はまれである．上衣系腫瘍として，若年成人の終糸領域にほぼ限局して生じる特徴的な腫瘍である粘液乳頭状上衣腫があげられる．発育の緩徐な腫瘍（WHO grade Ⅰ）で，粘液様間質を伴う腫瘍細胞の乳頭状増殖がみられる．硬膜内髄外腫瘍の大部分は髄膜腫と神経鞘腫（シュワン細胞腫）であり，女性に多い．硬膜外腫瘍は転移性癌がもっとも多い．

24-3 末梢神経系

脳と脊髄へ出入りする神経を末梢神経という．神経線維は**軸索**とそれを包むシュワン Schwann 細胞からなり，髄鞘の有無により**有髄線維**と**無髄線維**に分けられる．前者はシュワン細胞の細胞膜からな

る髄鞘で囲まれている.

1　末梢神経の病的変化

　末梢神経の障害は, 神経線維の異常による実質性障害と間質の病変による間質性障害に大きく分けて考えることができる. 実質性障害には, 神経細胞ないし軸索の障害による**軸索変性**と, シュワン細胞や髄鞘の障害による**節性脱髄**がある. 軸索は神経細胞の軸索突起からなり, 栄養を神経細胞体からの軸索流から得ているので, もし神経細胞体の代謝に障害があると, 軸索のもっとも末梢から変性が生じる. また, 外傷や虚血などで軸索が切断されると, それより末梢では**ウォラー Waller 変性**と呼ばれる軸索と髄鞘の崩壊, 消失が起こる. 節性脱髄は, シュワン細胞ないし髄鞘が一次性に傷害されて節単位で髄鞘が消失しているが, 軸索は保持された状態である. 結節性多発動脈炎, 糖尿病性微小血管症などの間質性病変でも神経線維は傷害される.

2　末梢神経の再生

　有髄線維が崩壊した後に, シュワン細胞がもとの基底膜に囲まれながら縦方向に連続性に増殖する. 中枢側の軸索は切断端からこれに沿って再生分芽を伸ばし, 適当な大きさになると有髄化する. このような末梢神経の再生には, 神経成長因子と神経成長因子受容体が重要な役割を果たしている.

3　末梢神経障害（ニューロパチー neuropathy）

　ニューロパチーには末梢神経が障害されたものすべてが含まれており, その分類は障害の主たる部位や分布, 発症様式などによって行われる他, 病因, 病態に基づいて分類することもできる.

　ギラン・バレー症候群 Guillain-Barré syndrome は, 急性に発症する炎症性ニューロパチーである. 約半数に先行する急性感染症があり, それが誘因となって末梢髄鞘に対する自己免疫反応が惹起され, 脱髄・炎症をきたすと考えられている. シャルコー・マリー・トゥース Charcot-Marie-Tooth 病, デジェリーヌ・ソッタス Déjérine-Sottas 病などの**遺伝性ニューロパチー**は, 原因遺伝子がコードする髄鞘タンパク質が明らかとなり, 臨床像と遺伝子異常から病型分類が行われる. **糖尿病性ニューロパチー**（図 24-19）の発症には, シュワン細胞・軸索の代謝障害や微小血管症による虚血性障害が関与してい

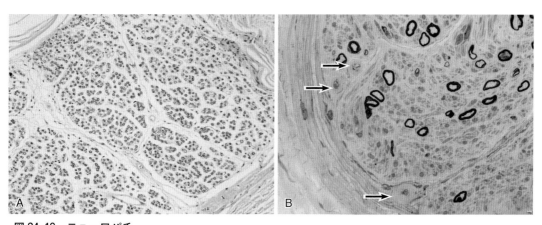

図 24-19　ニューロパチー
　A：正常の末梢神経. 小径から大径まで多数の有髄線維がみられる.
　B：糖尿病性ニューロパチー. 神経線維は広範に脱落している. 細小血管には壁の硝子化, 肥厚がみられる（矢印）.

る．また，現在では少なくなったが，ビタミン B_1 欠乏によるニューロパチーは**脚気**として知られる．血管炎により神経を栄養する血管が閉塞すると，**虚血性ニューロパチー**が起こる．ビンクリスチン，エタンブトールなどの薬物，鉛，砒素などの金属，n-ヘキサンなどの有機物は**中毒性ニューロパチー**を生じる．

4　末梢神経腫瘍

末梢神経から発生する腫瘍の多くは良性の**神経鞘腫（シュワン細胞腫）**と**神経線維腫**である．

a．神経鞘腫（シュワン細胞腫）schwannoma

シュワン細胞からなる良性腫瘍であり（24-1 11の項参照），多くは軟部組織に生じる．

b．神経線維腫 neurofibroma とフォン・レックリングハウゼン病 von Recklinghausen disease

神経線維腫は腫瘍性のシュワン細胞，非腫瘍性の線維芽細胞，神経周皮細胞などが混在する良性腫瘍である．孤発性のものと，**フォン・レックリングハウゼン病**として知られる**神経線維腫症 neurofibromatosis 1 型（NF1）**に伴うものがある．神経線維腫の多くは孤発性で，皮膚や神経内などに生じる．NF1 の約半数は常染色体優性遺伝の遺伝形式をとるが，残り半数は家族歴のない孤発例であり，胚細胞が減数分裂するときに生じた突然変異による．原因遺伝子は 17 番染色体にあり，多発性神経線維腫，カフェオレ斑，視神経膠腫，骨形成異常など多彩な徴候を呈する．蔓状神経線維腫は，おかされた神経が蛇行し肉眼的に蔓状になったもので，NF1 に特徴的な腫瘍であり，悪性化することがある（**悪性末梢神経鞘腫瘍**）．

c．悪性末梢神経鞘腫瘍 malignant peripheral nerve sheath tumor

末梢神経を構成する細胞からなるまれな悪性腫瘍である．NF1 に関連して生じる例が多い．組織学的には，神経線維腫に類似するものから線維肉腫や悪性線維性組織球腫様のものまで多彩な像を呈し，壊死や核分裂像も頻繁にみられる．

設問

1．脳ヘルニアについて説明せよ．また脳ヘルニアが生命を脅かす理由を述べよ．
2．頭部外傷・脊髄外傷ではどのような損傷が生じるか述べよ．
3．脳に分布する主な動脈について説明せよ．
4．低酸素性虚血性脳症，脳出血，くも膜下出血，脳梗塞の成因について説明せよ．
5．変性疾患とはどのような疾患か．また，アルツハイマー型認知症，パーキンソン病，筋萎縮性側索硬化症にはどのような組織学的特徴がみられるか述べよ．
6．高齢化社会ではどのような神経系疾患が一番の問題となるか述べよ．
7．中枢神経系のウイルス感染症について述べよ．
8．プリオン病について説明せよ．また"狂牛病"が社会的に大きな問題となった理由を述べよ．
9．AIDS ではどのような神経疾患が問題となるか説明せよ．
10．中枢神経系の脱髄疾患について説明せよ．
11．主な脳腫瘍，末梢神経腫瘍をあげて説明せよ．
12．ニューロパチーにはどのような疾患があるか述べよ．

25 病理組織細胞診断

学習目標
・現在の医療環境における病理組織細胞診断の意義に関して，具体例をあげて説明できるようにする．
・現在の医療環境における病理解剖の意義に関して説明できるようにする．

現在の医療環境において，**病理組織細胞診断**は，悪性腫瘍などの種々の疾患の確定診断ばかりではなく，疾患の早期発見・早期治療を目的とするスクリーニングにも欠かせない検査技法である．とくに病理組織診断は，他の臨床検査とは異なり臨床診断を補完するものではなく，**最終診断**として位置付けられているもっとも重要な診断/検査であり，その役割はきわめて大きい．一方で，種々の疾患で死亡した患者の**病理解剖**，すなわち剖検は，その患者の病態・死因の解明ばかりではなく，画像診断などの臨床技術が発達した現在でも，臨床診断との対応や治療効果の確認など，患者に実際行った**医療のクオリティーコントロール**として欠かせない．

25-1 病理組織細胞診断と現在医療における意義

1 病理組織診断とその意義

病理組織診断（病理組織検査とも呼ばれる）は，内視鏡などにより病変部の一部を採取して診断をつける**生検**と，外科手術によって摘出された標本を形態学的に検討するものに大別される．対象は，すべての臓器・疾患に及ぶ．病理組織診断は，生検・手術を問わず摘出された患者の標本を対象として病理診断科を標榜する**病理診断医**が行う医療行為であり，わが国では**病理専門医**が行うことが望まれる．病理組織診断は多くの場合，最終診断である点と医療行為であることが，他の臨床検査とは大きくその意義が異なる．たとえば患者が癌かどうかということは，最終的には生検によって決定される．すなわち，生検の結果が癌でなければ，画像診断などの結果がどうであれ，癌の治療は行われない．また，この患者が生検で癌と診断された後で外科手術となった場合，手術で摘出された標本の病理組織診断が必ず行われる．この検査では，リンパ節転移の有無や病変の深達度など癌の進展の程度，さらには手術断端に癌があるかどうか，すなわち癌が手術で取りきれているかどうかということの決定を含む診断がなされ，患者の手術後の予後を推定するもっとも重要な因子となっている．このように，病理組織診断/検査はもっとも重要，かつ過ちの絶対に許されない臨床検査である．

病理組織診断は，正常の細胞や**組織構築**と病変がどのように異なるかなどの情報を，その患者の臨床情報とあわせて総合的に判断し，診断をつけていく形態学的診断である．実際のところ，患者から採取した標本より作製した1枚のガラスの標本には，実はきわめて多くの情報が含まれている．しかしこのような特徴から，病理組織診断においては，診断そのものばかりではなく標本の作製にある程

度の熟練・経験が要求されることも事実である．均てん化も含めた**クオリティーコントロール**が，他の臨床検査と比較すると容易ではないという側面も同時にある．病理組織診断には，手術中に転移の有無や切除標本の断端の癌細胞浸潤の有無など，患者の手術方針の決定などに大きな影響を与える所見に関して迅速に診断をつける**術中迅速組織診断**も含まれる．

2　細胞診診断とその意義

　病理組織診断が細胞の集合体である組織の構築，形態の異常を検討するのに対して，細胞診診断は個々の細胞の変化をもとに疾患の診断をつけていく形態学的診断の1つである．この**細胞診**は，ギリシャ出身の**パパニコロウ** Papanicolaou **博士**により20世紀初頭にその原理が確立され，子宮頸癌，肺癌などの早期診断，早期発見にあたりきわめて大きな役割を果たした．また，従来の腔，喀痰，尿，胸水，腹水，髄液などの検体を対象とする剝離ないし**擦過細胞診**に加えて，わが国でも，穿刺針を用いて深部臓器から細胞を採取して診断をつけていく**穿刺吸引細胞診**が日常の医療現場で広く行われるようになってきている．このように，細胞診検体は，病理組織検体と比較すると生体の一部を切除することなく比較的非侵襲的に採取が可能であることから，生検などに先立ち行われることが多い．細胞診はこのように優れた点の多い検査方法ではあるが，病理組織診断，とくに生検と比較して，得られる情報量，中でも病変の構造などに関する情報量は限られており，多くの場合，最終診断として組織診断が必要である．したがって細胞診の長所とともに，限界もよく理解しておく必要がある．

3　病理解剖とその意義

　死体解剖は教育，医療の実際の場できわめて大きな役割を果たしているが，現在のわが国における死体解剖は大きく以下の4つに分類される．

a．系統解剖
　医学の教育に欠かすことができない人体の正常構造を学ぶ解剖である．現在では献体事業に賛同なされた東北大学医学部における白菊会のような篤志家の方々の献体が主流となっている．

b．司法解剖
　司法当局の依頼により，主に外的死因により死亡した場合が対象となる解剖であり，死亡原因になんらかの法的な問題が絡んでいる場合が多い．米国などでは基本的に病理学のトレーニングを積んだ病理医により実施されるが，わが国では**法医学**を専攻とする法医により主に行われる．

c．行政解剖
　事故死や伝染病を含む原因不明の死亡症例の鑑定などで行われることが多い解剖である．わが国においては，東京23区や横浜市などでは**監察医務院**で行われることが多いが，その他の地域では法医解剖または病理解剖の一環として行われており，死後の問題にまで及ぶ地域格差がわが国では問題になっている．

d．病理解剖
　病理解剖は多くの場合**剖検**とも呼ばれており，原則的には病院内で死亡した患者，すなわち病死者を対象とする．生前確定されなかった死因の解明，病態などの臨床的問題点の解明を主な目的とする．

臨床診断との対応，生前の治療の効果，薬物などによる副作用等の影響の解明という，医師の卒前・卒後教育の一環として欠かせない．すなわち，個々の症例の病理解剖の結果の積み重ねが今後の臨床医学の進歩にとってきわめて重要である，ということが再認識されてきている．とくに，実際患者の臓器に触れることのない内科医の養成には欠かせない．あわせて，医療行為による死亡症例の解析における病理解剖の意義も，再び注目されだしてきている．このため，わが国ばかりではなく世界的に，画像診断が飛躍的に進歩したにもかかわらず，病理解剖の価値が現在見直されようとしている．また，近年 CT を含む画像診断を用いて死因を究明しようとするオートプシーイメージングが注目されているが，多くの場合は病理解剖の補完的な情報を供与することしかできず，病因の検索の基本はあくまでも病理解剖である．

25-2　病理組織細胞診断/検査および病理解剖の実際

　病理組織細胞診断/検査，病理解剖が実際どのように行われるのかを，患者の身体から検体が採取されてから，あるいは死亡してから，担当医に報告書が返却されるまでを簡潔にみてみる．

1　病理組織診断の実際

a．標本の切り出し（外科手術標本などの場合）

　外科手術などで摘出された標本には，まず肉眼観察を行い，病理組織標本を作製する部位を確定する．図 25-1 に食道癌で摘出された食道の標本を示すが，写真中の破線で囲まれたところが**潰瘍**を形成している癌の部位である．この標本を固定した後で，図 25-2 のように病変の中心部を切り出していく．この肉眼観察で間違った部分を標本にしてしまうと正しい病理診断はできなくなるため，肉眼所見の理解がきわめて重要である．なお，骨標本など通常の標本作製が困難な標本に対しては，カルシウムを組織から取り去り標本を軟らかくする**脱灰**と呼ばれる操作を加えるかどうかも判断する．

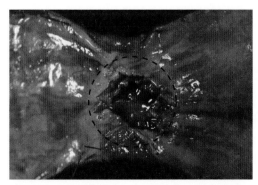

図 25-1　外科手術により摘出された食道癌の標本
肉眼観察によりこの腫瘍は辺縁が不規則な潰瘍を形成している．

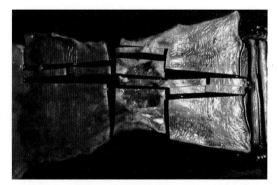

図 25-2　図 25-1 の標本をホルマリン固定し肉眼観察後に組織標本を切り出した写真
潰瘍を形成していた腫瘍の部位と，腫瘍の進展を検討する目的で腫瘍周囲の粘膜を切り出して，組織標本を作製する．あわせて，摘出した食道標本の断端に癌が認められるかどうかを検討するために，標本の断端を切り出す．

b．標本の固定

　手術および生検などにより患者から検体が採取されると，まず標本を**固定**することが必要になる．前述のように，病理組織診断は形態診断であり，標本の組織形態所見をいかに正確に検討するかということが重要となる．細胞・組織の形態を観察できるように標本をミクロの単位で薄く切る必要があるが，新鮮な肉を切ることを考えると，軟らかいままでは切ることができないので硬くしなければならない，ということは理解されると思われる．そこで，きわめて薄く切るために，凍らせる，あるいは化学的に硬くしてパラフィンなどの中に入れる，ということが検査室では行われている．病理組織検査では，この硬くすることを**固定**，加えてパラフィンなどの中に入れてさらに切りやすくすることを**包埋**という．通常，固定には **10%ホルマリン**が用いられ，**電子顕微鏡**（**電顕**）などの場合には **2%グルタール**や **1%オスミウム**などが用いられる．また 10%ホルマリンの場合，原則的に 1 時間に 1 mm 程度，最大で 20 mm しか浸透しないため，固定する標本の厚さも重要になる．通常，10%ホルマリンの場合，1 日から 3, 4 日程度固定することが望ましい．標本は，切り出した後で図 25-4 に示すようにプラスチックのカセットに入れる場合が多く，この中に切り出した標本を入れていく（図 25-3, 25-4）.

c．脱水，包埋

　切り出した標本をパラフィンになじみやすくするため，アルコールで脱水し，キシロールに入れる．多くの施設では，この段階は自動脱水包埋装置を用いて行われている．その後，パラフィンを十分に浸透させて，溶けたパラフィンに包埋し（図 25-5），標本を薄く切り出しやすくする．このパラフィンブロックは最終的には図 25-6 に示すような形になる場合が多い．このブロックの中には患者の組織が入っており，DNA，RNA などの**遺伝子情報**も，変性されていることが多いもののこの標本から入手できる場合があるので，DNA 鑑定が頻繁に行われる現在では管理に十分注意する必要がある．

d．薄切，ガラススライドにのせる

　ミクロトームという，いわば肉のスライサーのような器機でパラフィンで固めた標本を薄く切っていく（図 25-7）.細胞が十分に検討できるように，標本を 3～4 μm の厚さで切る．ガラススライドの上にこの薄切した標本をのせ，50℃ 前後の伸展板の上でパラフィンを溶かしてガラススライドから標本が剝がれないようにする（図 25-8）.

e．脱パラフィン，染色，脱水，封入

　パラフィンに入ったままの標本は水をはじいてしまい染色はできないため，キシロールなどによりパラフィンを溶かし染色する．病理組織診断では**ヘマトキシリン・エオジン染色** hematoxylin-eosin stain と呼ばれる染色が基本であり，巻末の付 1 で紹介する特殊染色を必要に応じて加える．このヘマトキシリン・エオジン染色は **HE 染色**とも呼ばれており，細胞内の pH により染色液との反応性が異なるという特性を利用している．そしてさらに脱水をして，カバーガラスをかけて封入し，顕微鏡で検討する．

f．病理組織診断と報告

　病理医は作製された標本と病理組織診断/検査依頼書に記載されている患者の臨床情報を総合的に判断して，病変の診断をつける．前述のように，必要によっては**免疫組織化学**（免疫染色），**電子顕微鏡診断**などを加えてより確実な診断をつけるようにしている．そして病理組織診断書を作成し，臨床

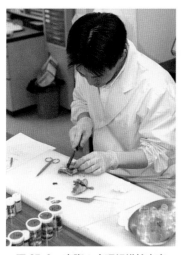

図 25-3 実際の病理組織検査室での標本の切り出し

標本を切り出した後で, 図 25-4 にもみられる白いカセットの中に標本を入れていく. この標本の切り出しが病理組織診断の第 1 歩となる.

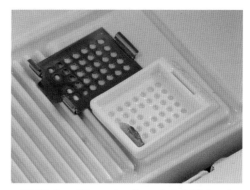

図 25-4 パラフィンブロックの作製その 1

標本を切り出した後, 白いプラスチックのカセットに入れて, 金属のフタを閉めて標本処理を行う.

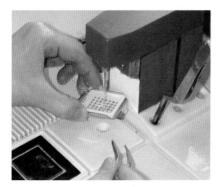

図 25-5 パラフィンブロックの作製その 2

標本を入れたブロックに溶けたパラフィンを流し込んでいく.

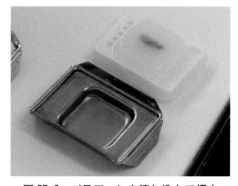

図 25-6 パラフィンを流し込んで標本ができあがった状態

この状態をパラフィンブロックと総称している.

医もしくは担当医に送付する. 現在, いくつかの施設ではこの病理組織診断書を電子的, すなわちオンラインで病棟や外来のほうに送付してみられるようにしている場合もあるが, セキュリティーには十分に配慮する必要があることはいうまでもない. これらの報告書およびパラフィンブロックを含めた病理組織標本は整理保管し, 乳癌のように 10 年以上たって再発する場合もあるため, できるだけ長い期間保存しておくことが望まれる. またバーチャル顕微鏡の発達により, 容量はきわめて大きくなるが顕微鏡画像全体を電子的に保管することで, 遠隔からも含めてコンピューター画面で実際の顕微鏡をのぞくように顕微鏡所見を観察することが可能となっている. この技術は今後, 教育や研究などの面ばかりでなく診断面でも取り入れられてくることが予想される.

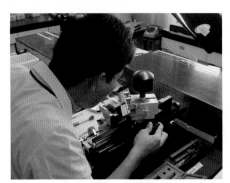

**図 25-7　ミクロトームを用いてパラ
フィンブロックを薄切**
パラフィンブロックを水平に固定して，ミ
クロトームの刃を平行に移動させ 3～4 μm
の薄切標本を作製する．

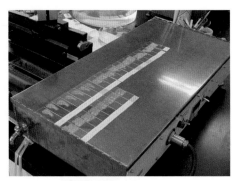

図 25-8　薄切標本の伸展
薄切したパラフィン標本をガラススライドの
上にのせ，50℃ 前後の伸展板の上に置く．こう
することでパラフィンがある程度融解されて，
ガラス標本から剝がれにくくなる．

2　術中迅速組織診断の実際

a．標本の採取
　手術中に術者を通じ患者の組織から一部標本を採取し，ただちに病理診断料(病理検査室)に転送する．

b．標本の作製
　上記の標本を受領したならば，それをただちに凍結して**クリオスタット**と呼ばれる装置で 5～10
μm くらいの厚さに薄切し，前述同様にヘマトキシリン・エオジン染色を行い封入する．施設によっ
ては標本を凍結させる前に標本の割面から細胞を採取し，ガラススライドに塗布して細胞標本を作製
することにより手術室への報告時間を短くする試みも行われているが，あくまでも補完的な役割にす
ぎない．

c．病理診断科の病理専門医による診断
　病理診断科の病理専門医はこの標本を検鏡して，ただちに診断の結果を手術室に電話などで報告す
る．**術中迅速組織診断**により手術方式が変更になる場合もあるので，標本の提出から報告まで 20 分以
内で行うことが望まれる．
　このように，術中迅速組織診断は癌の手術などでは絶対に欠かせない診断法であり，患者の手術成
績も大きく左右される．しかしわが国では病理専門医の数が諸外国と比べてきわめて少ないため，ど
この施設でも術中迅速組織診断が行えるわけではない．このため，遠隔医療の一環として後述するテ
レパソロジーなどが用いられている場合も少なくない．いずれにせよ，この術中迅速病理組織診断が
可能であるかどうかが，癌の外科手術が適切に行われているかどうかの大きな指標になることは間違
いない．

d．遠隔病理診断(テレパソロジー)
　近年，病理医が勤務していない施設で作成した病理組織標本を，光ファイバーなどの高速通信回線

を介して離れた場所にいる病理診断医が診断を行う機会が増加しており，**遠隔病理診断**（テレパソロジー telepathology）ともいわれている．現在，わが国では多くの施設にて，テレパソロジーを用いた術中迅速診断が保険医療として実施されている．一方で最近，病理組織画像情報全体を取り込み，デジタルデータ化させることが可能な**バーチャルスライド**撮影装置の性能が飛躍的に向上し，取り込んだ画像情報を病理診断医がサーバー上で確認し，診断を行う事例も多くなってきている．しかし，このバーチャルスライド撮影装置は高価であり，診断の法的担保，保険適用の問題など課題も現時点では少なくない．

③　細胞診診断の実際

ａ．細胞検体の採取

　細胞検体は，剝離，穿刺の有無にかかわらずガラススライドに直接塗布される場合が多い．尿や胸水や腹水といった液状検体の場合には，遠沈後にガラススライドに塗布する．また最近では，諸外国同様に子宮頸部の細胞診でもヒト乳頭腫ウイルス（HPV）検査との関係で液状検体として採取される症例が増加してきている．

ｂ．標本の処理と染色

　細胞診標本には通常，**ギムザ染色**と**パパニコロウ染色**が行われる．前者ではただちに標本を乾燥させるが，後者ではアルコールに入れて固定させる．後者の場合，ガラススライドを乾燥させてしまうと正しい診断ができない場合があるので注意が必要である．近年では，この過程で自動染色機器が導入される場合もある．

ｃ．封入と検鏡

　わが国の場合，細胞診診断においては**細胞診指導医**あるいは専門医が検鏡して診断をつける前に，日本臨床細胞学会が認定する**細胞検査士** cytotechnologist（CT）が標本のスクリーニングを行い，標本診断処理の能率を高めている．

　病理組織診断とは異なり，従来細胞診診断はクラス1から5までの**パパニコロウ分類**が行われてきたが，陰性，擬陽性，陽性というような範疇に分類するか，病理組織診断のように病名そのものを診断書あるいは報告書に記載する傾向にある．また子宮頸部細胞診などでは，ベセスダ分類がわが国でも広く用いられようとしている．

④　病理解剖（剖検）の実際

ａ．患者の遺族からの病理解剖の承諾

ｂ．剖検室への遺体の搬入

　剖検を開始する前に，病理医は患者の担当医から臨床経過を十分に把握することが重要である．また近年では，警察による**検屍**の必要性がある症例も病理解剖になる場合が少なくないため，場合によっては検屍の有無を確認することも必要となる．あわせて，結核，肝炎などの感染症の有無が判明している場合にも，臨床の担当医から確認しておくことが望まれる．

c．剖検の実施

　剖検に際して，臓器を取り出す前に，皮膚などの外表の観察を十分行う．

　剖検の臓器の取り出しには，大きく分けて，①個々の臓器を取り出して調べる方法，②臓器をまとめて取り出して検索する方法の 2 種類がある．

　この両者とも長所・短所があり，病理解剖を行う施設の事情，症例によって最適な方法を選択することが望まれる．どちらの場合でも，摘出した臓器の重量をできるだけ正確に測定して，肉眼所見をしっかりと記載もしくは写真などで記録に残すことが必要である．また腹水，胸水などがあった場合には，同様にできるだけ正確に測定して記載しておく必要がある．

d．組織標本の作製

　摘出した臓器の切り出しから標本作製までは，基本的には前述の病理組織診断の場合に準じる．通常の場合，剖検を行い摘出された臓器の肉眼所見のみで最初の診断書を臨床医に報告し，その後，これらの臓器の病理組織所見を加えて最終診断書とする場合が多い．

　わが国の場合，病理解剖が行われたほとんどの症例は**日本病理学会**が編集する “**日本病理学会剖検輯報**” と呼ばれる報告書に記載されており，きわめて貴重なデータベースとなっている．

設　問

1．現代の医療環境における病理組織診断の意義を述べよ．
2．病理組織診断と他の臨床検査とのもっとも大きな違いは何か．
3．細胞診診断の長所と限界は何か．
4．現在わが国においては解剖は 4 種類に分類されるが，その名称を記載して，互いの差異を簡潔に説明せよ．
5．これだけ医療技術が発達している現在でもなぜ病理解剖は必要なのか述べよ．
6．病理組織診断でもっともよく用いられる固定液ならびに染色方法を記載せよ．
7．病理組織診断を行うためには，なぜ標本を固定してパラフィンに包埋することが必要なのか述べよ．
8．術中迅速病理診断はなぜ癌の外科手術で欠かせないのか述べよ．

付1. 病理組織診断，細胞診診断に用いられる主な染色法の解説

A. 病理検査室で日常的に行われる染色

a. ヘマトキシリン・エオジン染色 hematoxylin-eosin stain（HE 染色）

　世界中の病理検査室でもっとも頻繁に用いられている病理組織標本の染色方法である．生検・剖検を問わず，組織および細胞の形態観察の一番の基本となっており，どこの病理検査室でも施行されている．これは通常 HE 染色と呼ばれており，考案されてから 100 年以上が経過しているにもかかわらず，この染色の形態観察における優位性はまったく変化しておらず，病理組織学の基本であるともいえる．この染色は，細胞内の pH などによりヘマトキシリンで染色される青色と，エオジンで染色される赤色がいろいろな程度混在することを特徴としている．染色時間は，すべての病理組織診断に用いられる染色方法にあてはまることではあるが，標本の固定の時間，方法，組織標本の厚さ，さらにヘマトキシリン液の種類などに大きく左右される．**ヘマトキシリン液**には**マイヤー**と**カラッチ**が主に用いられている．いずれにせよ HE 染色は一番の基本染色であり，この染色をみることによってその病理組織検査室の技術の程度あるいはレベルを知ることができる．

b. パパニコロウ染色 Papanicolaou stain

　この染色はパパニコロウ博士の名前にちなんでおり，**PAP 染色**とも呼ばれている．PAP は米国では細胞診の別名になっているほど，細胞診標本の一番の基本的な染色である．原則的にアルコール固定をした塗抹標本に行い，標本が乾燥してしまうとよく染色されないので注意が必要である．

　ヘマトキシリンで染色される核と，ライトグリーン，エオジンとオレンジ G という酸性色素と，ビスマルクブラウンという塩基性色素を含む複合染色で染色される細胞質の染色程度で，その細胞所見の診断を行っていく．この PAP 染色による細胞所見が細胞診診断の基本となっている．

c. ギムザ染色（メイ・グリュンワルト・ギムザ染色） Giemsa stain（May-Grünwald-Giemsa stain）

　血液や骨髄の塗抹標本に用いられることが多いが，その他の臓器の細胞診検体でも用いられる場合がある．パパニコロウ染色とは異なり，風乾した塗抹標本に行うことを原則としている．ギムザ染色はエオジンとアズールⅡ，メイ・グリュンワルト液はエオジンとメチレンブルーを混合して作製する．またアメーバ原虫やマラリア原虫などの同定に用いられるが，近年では胃のヘリコバクター・ピロリの同定にも用いられ，胃の生検標本では病理組織標本でも日常的に染色されることが多い．

　以上の 3 つが，病理組織，細胞診断検査室ではほぼ毎日行われる染色である．以下に，これらの染色以外によく検査室で行われる染色方法を記載する．

B. 検査室で特殊な症例に行われる染色 ——特殊染色 special stain（特染）

　これらの染色は，病理医の指示により，通常の HE 染色やパパニコロウ染色では明らかにされ得ない構造や物質を同定するときに行われる．これらは特染という言葉で略されることが多く，近年では病理組織細胞診断を補完することもある**免疫染色**や，*in situ* hybridization などの分子生物学的検索も含まれることが多いが，これらの染色については次項で別に触れる．特染は，対象とする臓器がどのようなものかということ，すなわち病理組織検査室に臨床のほうからどのような検体が多く提出されるかということにより，その種類，頻度も異なってくる．

　これらの特殊染色は通常の HE 染色では判定がしにくい場合に行われ，以下のような目的で施行される．
1. ある特定の組織の構造を明らかにする．
2. ある特定の組織内の物質を同定する．
3. 標本から患者が感染している病原体を同定する．

❶ ある特定の組織の構造を明らかにする目的で行う染色

a. 鍍銀染色 silver impregnation

　結合組織中の細網線維と膠原線維を鑑別する染色法である．細網線維は黒色に，膠原線維は褐色に染まる．種々の方法があるが，パラフィン切片を用いる Gomori の鍍銀法がもっとも代表的であり，硝酸銀，水酸化カリウム，および銀が沈殿しないように

注意深く調製されたアンモニア水を染色液として用いる．しかし，この染色法は，染色液をそのたびに調製しなくてはならないことや薄切の厚さを変えなくてはならないなどの煩雑さを伴い，現在では通常の病理組織検査室で行われることは少なくなってきている．

b．過ヨウ素酸メテナミン銀染色 periodic acid methenamine silver stain（PAM 染色）

前述の鍍銀法では染色されない細線維を示すことができる染色方法である．腎糸球体の基底膜の微細な構造の変化などがよく観察できる．また真菌の同定にも用いられることがある．PAM 染色は病理検査室の基本染色である．

c．膠原線維染色 collagen fiber stain

アザン・マロリー染色 azan Mallory stain は膠原線維の代表的染色として世界中で広く用いられている．水銀系を用いた固定液できれいに染色されるが，ホルマリン固定では色素ののりがあまりよくないこともある．マッソン・トリクローム染色 Masson trichrome stain は，膠原線維を選択的に染色する点ではアザン染色と同様であるが，核が黒褐色に，細胞質が赤く，そして膠原線維が青く染色される．アザン染色よりも比較的短時間で施行が可能である．エラスチカ・マッソン染色 Elastica-Masson's stain は，細胞と膠原線維が赤色と緑色に染まり，補色の関係で示される染色でコントラストが鮮明である．ワンギーソン染色 van Gieson stain はわが国ではあまり行われていないが，膠原線維の染色としては世界中で一番よく用いられている染色方法である．膠原線維は赤色，細胞質，筋線維などは黄色に染色され，腫瘍において血管侵襲を検討するための血管の同定などに広く用いられている．

d．神経線維などの染色

髄鞘をルクソールファストブルー（LFB）で青色に染色するクリューヴァ・バレラ染色 Klüver-Barrera luxol fast blue stain（KB 染色），軸索 axon および神経原線維を染色するボディアン染色 Bodian stain が代表的である．

❷　組織内の特定の物質を同定する目的で行う染色

以下に述べる物質は，組織あるいは細胞の中に沈着されていても通常の HE 染色では同定することがかなり困難であり，特殊染色を行って確認する必要がある．

a．鉄 iron の沈着をみる染色

多くの病理検査室では，この目的にはベルリンブルー染色 Berlin blue stain が用いられている．この染色では 3 価鉄が青藍色に染まり，ヘモクロマトーシスなどで鉄が細胞内外に沈着している症例を検討する場合，細胞内に異常沈着している鉄を同定する目的でよく使用される．

b．カルシウム calcium の沈着をみる染色

組織切片中でカルシウムを同定するのによく用いられるのはコッサ染色 von Kossa stain で，非脱灰標本中のカルシウムは褐色または黒色に染色される．もちろん脱灰標本でこの染色を行ってもカルシウムを同定することはできない．

c．糖タンパク，糖脂質を同定する染色
○過ヨウ素酸シッフ染色 periodic acid-Schiff stain（PAS 染色）

PAS 反応は糖タンパクや糖脂質の組織標本上での同定にもっともよく用いられている染色方法である．過ヨウ素酸酸化により 1,2-グリコール基を有する糖質にアルデヒドを生じさせ，シッフ亜硝酸ロイコフクシン試薬で赤紫色になることにより検出する．グリコーゲン，中性ムコ多糖類，糖タンパク，糖脂質などが赤紫色に染まる．ジアスターゼ処理を行った後に PAS 染色をする，d-PAS 染色で染色性が消えてしまうと，グリコーゲンの同定方法として用いることができる．PAS 染色はこのような目的以外にも，基底膜の同定，真菌の同定などにかなり広く用いられている染色方法である．

○粘液染色 mucin stain

腺癌の同定などにおいては粘液の存在を証明することはきわめて重要となるため，種々の染色方法が開発されてきている．酸性ムコ多糖を染色するトルイジンブルー染色 toluidine blue stain，酸性粘液多糖類を染色するアルシアンブルー染色 alcian blue stain，前述の PAS 染色と組み合わせて行うアルシアンブルー・PAS 染色 alcian blue-PAS stain などが，病理検査室では比較的多く用いられる染色方法である．

d．標本で脂肪 fat を同定する染色

組織標本中における脂肪の同定も，まれではあるが脂肪肉腫の診断などでは重要になる．注意が必要なのは，脂肪は通常の病理組織標本の作製時に用いられるアルコール，キシロールなどの有機溶媒に溶解してしまう点で，ホルマリン固定標本から凍結切片などで有機溶媒などを通さない形で染色することが必要となる．ズダンⅢ，Ⅳ染色 Sudan Ⅲ，Ⅳ stain やオイルレッド O 染色 oil red O stain が代表的である．ズダン染色は主に中性脂肪を染色し，ズダンⅣ染色

はIIIよりも鮮明に脂肪を染色する．オイルレッド O
染色ではその名前のとおり脂肪滴が赤く鮮明に染色
され，比較的小さな脂肪滴も染色される．

e．組織標本などでアミロイド amyloid を同定する染色

アミロイド沈着を正確に証明する染色方法として
は，コンゴレッド染色 Congo red stain とダイロン染
色 dyron stain が代表的であり，偏光，蛍光観察を組
み合わせることが多い．また電子顕微鏡などによる
観察を加えるとさらに確実に証明が可能となる．

f．細胞の神経内分泌顆粒 neuroendocrine granules を同定する染色

神経内分泌顆粒の同定にはグリメリウス好銀性反
応 Grimelius argyrophil reaction がよく用いられてい
る．弱酸性溶液中の銀イオンを細胞内に取り込ませ
て反応させ，還元能力を持たない細胞に還元剤を加
えることにより銀顆粒を同定していく染色である．
これは非常に有名な染色法であり，カルチノイドな
どの染色に用いられるが，実際は特異性はあまりな
く，クロモグラニンなどの免疫組織化学を用いるこ
とが必要となる．

g．銀親和性細胞 argentaffin cells を同定する染色

細胞にアンモニア銀中の銀イオンを取り込ませ，
細胞自身の還元性によって反応させるフォンタナ・
マッソン銀親和性（嗜銀性）反応 Fontana-Masson ar-
gentaffin reaction がこの目的のためによく用いられ
る．メラニン細胞や褐色細胞腫（クロム親和細胞腫）
などの同定に用いられることもある．

❸ 組織内で病原体を同定する目的で行われる染色

近年さまざまな感染症が増加しており，病理組織
標本あるいは細胞診標本上でさまざまな病原体を同
定することが行われる．このために，種々の特殊染
色が開発されてきている．

a．抗酸菌 acid-fast bacilli（AFB）の同定

チール・ネールゼン染色 Ziehl-Neelsen stain およ
びウェイド・ファイト法 Wade-Fite method がもっと
もよく用いられる染色方法である．この方法は抗酸
菌の同定では基本ではあるが，油浸レンズで捜すな
ど手間もかかり，あわせて感度が決して高くはない
ので注意が必要である．

b．真菌 fungi の同定

PAS 染色，PAM 染色およびグロコット Grocott の
メテナミン銀染色 methenamin silver stain が用いられ

る．いずれも真菌の同定にはきわめて有効な染色で
ある．

c．原虫 protozoa の同定

AIDS（後天性免疫不全症候群）などの免疫不全で
増加してきているニューモシスチス・カリニは，前
述のグロコット染色で黒色に染まる．マラリア原虫
やトキソプラズマ原虫にはギムザ染色，赤痢アメー
バの場合には PAS 染色が用いられる．

d．スピロヘータ spirochete の同定

ワルチン・スターリー染色 Warthin-Starry stain が
用いられる．

e．ヘリコバクター・ピロリ Helicobacter pylori の同定

ギムザ染色がもっとも一般的に用いられている．

Ⓒ 免疫組織化学 immunohistochemistry（IHC）

免疫組織化学（免疫染色）は，組織あるいは細胞の
中のタンパク質などを，特異的な抗体を用いること
によって抗原抗体反応により同定する方法である．
近年の免疫組織細胞化学の技術的進歩にはめざまし
いものがあり，染色の増幅，染色の自動化，ホルマ
リン固定パラフィン包埋標本に用いることができる
単クローン抗体の開発などがあげられる．

免疫染色では一般染色よりも固定が非常に重要と
なり，固定が短くとも長くとも不適であり，一般的
に 10％ホルマリンの場合，4〜5 mm の厚さの標本
で 24〜48 時間くらいが最適な場合が多い．さらに
摘出後すぐの固定がより重要になることはいうまで
もない．また，実際にどのような染色システムを用
いるかによってもその結果が左右されることが多い
ので，注意が必要である．現在，多くの病理検査室
では，streptavidin biotin 法を基本とした間接法を基
本とする市販のキットを用いて染色する場合が多い
が，その病理検査室にもっとも適したシステムを選
択していくことが重要である．さらに，免疫染色の
結果を解釈する場合には，必ず陽性になる陽性コン
トロールと必ず陰性になる陰性コントロールを同時
に染色しなくてはならない．たとえば，免疫染色の
結果が陰性であった場合，陽性コントロールも染色
されていなければ，染色操作そのものに問題があっ
たということになる．逆に，すべての細胞が染色さ
れてしまっている場合や陰性コントロールの標本ま
でもがよく染色されている場合などは，その陽性所
見は擬陽性と考えられるわけである．

免疫染色は，HE 染色などで行われる病理組織診
断を補助する目的で行われることが多い．たとえば，

上皮性の癌と悪性リンパ腫の鑑別はきわめて重要であるが，サイトケラチンと LCA などのマーカーを用いることによって HE 染色の標本より正確に病理組織診断を行うことができるようになってきている．また各臓器に特異的なマーカーを検討することにより，その腫瘍の起源を知ることも可能であり，この目的でもよく用いられている．たとえば悪性黒色腫における HMB45，S-100，前立腺癌における PSA（prostate specific antigen），絨毛癌における hCG，カルチノイド，小細胞癌などの神経内分泌細胞由来の腫瘍細胞におけるシナプトフィジン，クロモグラニン，NSE（neuron specific enolase）などが代表的である．さらに近年では，とくに悪性腫瘍の場合などに患者の予後を検討する予後マーカーとして，免疫染色が用いられることもある．たとえば細胞増殖関連抗原 Ki67 に対する抗体（MIB-1）によって，腫瘍組織全体の細胞増殖の程度を知ることができる．加えて，いわゆる治療標的が腫瘍細胞で発現しているかどうかを検討する目的でも免疫染色が行われることがある．この例としては，乳癌の内分泌療法薬として使われている抗エストロゲン受容体薬のタモキシフェンやアロマターゼ阻害薬の適応を決める場合に，乳癌細胞にエストロゲン，プロゲステロン受容体が発現しているかどうかの免疫染色による検討などが Her2 とともに乳癌症例のほぼ全例で行われている．

D. *in situ* hybridization（ISH）

免疫染色が標本上でタンパク質の発現動態を検討する染色方法であるのに対して，*in situ* hybridization は，標本上で DNA，mRNA などの特定の遺伝子発現を検索する染色方法である．この方法は必ずしも多くの病理検査室で行われているわけではなく，従来はかなり煩雑な染色方法であった．しかし近年，自動あるいは半自動染色機器の導入によって短時間で平易に施行することが可能になってきたものであり，その原理，適応などをよく理解しておくことは重要である．

in situ hybridization は対象により 2 種類に分けられる．すなわち，対象が mRNA の mRNA *in situ* hybridization と，対象が DNA の DNA *in situ* hybridization である．microRNA も対象にはなるが，いまだ研究段階である．

a. mRNA *in situ* hybridization

mRNA *in situ* hybridization は標本上で特異的な mRNA に対する cDNA，cRNA，オリゴヌクレオチドなどの特異的なプローブを用いて，遺伝子発現の局在性を検討する染色方法である．mRNA はタンパク質よりも不安定で壊れやすいために，標本の固定が何よりも重要となる．現在でも，多くの場合 mRNA *in situ* hybridization は診断よりも研究あるいは解析目的で行われる．免疫染色ではタンパク質があるということがわかってもそのタンパク質がどの程度その細胞でつくられているのかといったことはわからないので，このような場合に mRNA *in situ* hybridization が有効な所見を提供し得る．また，免疫染色に用いる適当な抗体がない場合にも，mRNA *in situ* hybridization を用いると有効なデータが得られる場合が，感染症などを中心にある．

b. DNA *in situ* hybridization

DNA *in situ* hybridization は，標本上で DNA に対しての特異的なプローブを用いて遺伝子異常の局在を検討することができる染色方法である．プローブに特異的な蛍光色素を付けてやり，標的となる遺伝子とプローブが反応（hybridize）したことを蛍光顕微鏡を用いて観察する，いわゆる FISH（fluorescence *in situ* hybridization）が代表である．この FISH を用いることにより，通常の病理組織あるいは細胞標本上で，遺伝子あるいは染色体の増幅，転座，欠失などさまざまな情報を得ることが可能である．また HER-2/*neu* や ALK の FISH 法を用いた検索は保険収載されている．加えて，従来長い時間がかかる検査として知られていた染色体検査も，FISH を用いることにより，より平易に短時間に施行することが可能になってきている．

設問

1. 病理組織診断でもっともよく用いられる染色方法を述べよ．
2. 細胞診診断でもっともよく用いられる染色方法を 2 つ述べ，おのおのの染色を行うときの標本の処理方法の差異についても述べよ．
3. 鍍銀染色はどのような場合に行われるか説明せよ．
4. 膠原線維染色を 3 種類あげて，おのおのの特徴を述べよ．
5. 神経系組織の染色によく用いられる染色方法を 2 種類あげ，おのおのの染色で何が染まるのかを述べよ．
6. 組織において，鉄，カルシウムの沈着を検討するときに用いられる染色方法を述べよ．
7. 過ヨウ素酸シッフ染色が染色する対象，およびどのような原理によって染色されるのかを述べよ．
8. アミロイドを染色する 2 種類の染色方法を述べよ．

9. カルチノイド腫瘍が認められた場合，神経内分泌顆粒を同定する目的で行う染色を述べよ．

10. 組織内で病原体を同定することができる染色方法を 5 つ記載し，おのおのの対象とする病原体を述べよ．

11. 通常の HE 染色に加えて免疫染色を行う場合はどのような場合であるのかを説明せよ．

12. *in situ* hybridization は対象により 2 つに分類されるが，そのおのおのの特徴を述べよ．

A	ACTH	adrenocorticotropic hormone	副腎皮質刺激ホルモン
	ADA	adenosine deaminase	アデノシンデアミナーゼ
	ADH	antidiuretic hormone	抗利尿ホルモン
	ADL	activities of daily living	日常生活活動度
	AFP	α-fetoprotein	α-フェトプロテイン
	AIDS	acquired immune deficiency syndrome	後天性免疫不全症候群
	AIHA	autoimmune hemolytic anemia	自己免疫性溶血性貧血
	AIP	acute interstitial pneumonia	急性間質性肺炎
	AIS	adenocarcinoma in situ	上皮内癌
	ALS	amyotrophic lateral sclerosis	筋萎縮性側索硬化症
	AML	acute myeloid leukemia	急性骨髄性白血病
	ANCA	anti-neutrophil cytoplasmic antibodies	抗好中球細胞質抗体
	ANP	atrial natriuretic peptide	心房性ナトリウム利尿ペプチド
	ARDS	acute (adult) respiratory distress syndrome	急性(成人)呼吸窮迫症候群
	AS	ankylosing spondylitis	強直性脊椎炎
	ASO	atherosclerosis obliterans	閉塞性動脈硬化症
	ATL	adult T cell leukemia	成人 T 細胞白血病

B	BAC	bronchiolo-alveolar cell carcinoma	細気管支肺胞上皮癌
	BMI	body mass index	ボディマス指数
	BUN	blood urea nitrogen	血中尿素窒素

C	CEA	carcinoembryonic antigen	癌胎児性抗原
	CGH	comparative genomic hybridization	比較ゲノムハイブリダイゼーション
	CHF	congestive heart failure	うっ血性心不全
	CIN	cervical intraepithelial neoplasia	子宮頸部上皮内腫瘍
	CIP	chronic interstitial pneumonia	慢性間質性肺炎
	CIS	carcinoma in situ	上皮内癌
	CJD	Creutzfeldt-Jakob disease	クロイツフェルト・ヤコブ病
	CKD	chronic kidney disease	慢性腎臓病
	CML	chronic myeloid leukemia	慢性骨髄性白血病
	COPD	chronic obstructive pulmonary disease	慢性閉塞性肺疾患
	CPPD	calcium pyrophosphate dehydrate	ピロリン酸カルシウム二水和物結晶
	CRF	corticotropin releasing factor	副腎皮質刺激ホルモン放出因子
	CRF	chronic renal failure	慢性腎不全
	CRP	C-reactive protein	C 反応性タンパク
	CT	computed tomography	コンピューター断層撮影法
	CT	cytotechnologist	細胞検査士
	CTL	cytotoxic T lymphocyte	細胞傷害性 T 細胞

D	DAD	diffuse alveolar damage	びまん性肺胞傷害
	DCIS	ductal carcinoma in situ	非浸潤性乳管癌
	DIC	disseminated intravascular coagulation	播種性血管内凝固症候群
	DIP	desquamative interstitial pneumonia	剝離性間質性肺炎
	DM	diabetes mellitus	糖尿病
	DNA	deoxyribonucleic acid	デオキシリボ核酸

E	EBV	Epstein-Barr virus	エプスタイン・バーウイルス
	EGF	epidermal growth factor	上皮成長因子
	EMT	epithelial-mesenchymal transition	上皮間葉転換

F	FAB 分類	French-American-British cooperative group classification	急性白血病の分類
	FDP	fibrinogen and fibrin degradation product	フィブリン体分解物
	FGF	fibroblast growth factor	線維芽細胞成長因子
	FGFR	fibroblast growth factor receptor	線維芽細胞成長因子受容体
	FISH	fluorescence *in situ* hybridization	蛍光 *in situ* ハイブリダイゼーション

G	GCT	giant cell tumor	巨細胞腫
	GCT-TS	giant cell tumor of tenodon sheath	腱鞘巨細胞腫
	GFAP	glial fibrillary acidic protein	グリア線維性酸性タンパク質
	GIP	giant cell interstitial pneumonia	巨細胞性間質性肺炎
	GIST	gastrointestinal stromal tumor	消化管間質腫瘍（胃腸管間質腫瘍）
	GN	glomerulonephritis	糸球体腎炎

H	HBV	hepatitis B virus	B 型肝炎ウイルス
	hCG	human chorionic gonadotropin	ヒト絨毛性ゴナドトロピン
	HCV	hepatitis C virus	C 型肝炎ウイルス
	HHV8	human herpesvirus 8	ヒトヘルペスウイルス 8 型
	HIV	human immunodeficiency virus	ヒト免疫不全ウイルス
	HPV	human papilloma virus	ヒト乳頭腫ウイルス
	HSV-1	herpes simplex virus-1	単純疱疹ウイルス 1 型
	HTLV-1	human T-cell leukemia virus type Ⅰ	ヒト T 細胞白血病ウイルス Ⅰ 型
	HV	hepatitis virus	肝炎ウイルス

I	IBS	irritable bowel syndrome	過敏性腸症候群
	IFN	interferon	インターフェロン
	IHC	immunohistochemistry	免疫組織化学
	IL	interleukin	インターロイキン
	ILCs	innate lymphoid cells	自然リンパ球
	IRDS	infantile respiratory distress syndrome	新生児呼吸窮迫症候群
	ISH	*in situ* hybridization	*in situ* ハイブリダイゼーション
	ITP	idiopathic thrombocytopenic purpura	特発性血小板減少性紫斑病

K	KIP	kinase inhibitor protein	キナーゼ阻害因子

L	LATS	long-acting thyroid stimulator	甲状腺刺激ホルモン（TSH）受容体に対する抗体
	LCH	Langerhans cell histiocytosis	ランゲルハンス細胞組織球症
	LCIS	lobular carcinoma *in situ*	非浸潤性小葉癌
	LFB	luxol fast blue	ルクソールファストブルー
	LH-RH	luteinizing hormone-releasing hormone	黄体形成ホルモン放出ホルモン
	LIP	lymphoid interstitial pneumonia	リンパ球性間質性肺炎
	LPD	lymphoproliferative disorder	リンパ増殖性疾患

M	MALT	mucosa-associated lymphoid tissue	粘膜関連リンパ組織
	MDS	myelodysplastic syndrome	骨髄異形成症候群
	MEN	multiple endocrine neoplasia	多発性内分泌腫瘍
	MET	mesenchymal-epithelial transition	間葉上皮転換
	MHC	major histocompatibility complex	主要組織適合複合体
	MRSA	methicillin-resistant *Staphylococcus aureus*	メチシリン耐性黄色ブドウ球菌
	MSSA	methicillin-sensitive *Staphylococcus aureus*	メチシリン感受性黄色ブドウ球菌

N	NASH	non-alcoholic steatohepatitis	非アルコール性脂肪肝炎
	NEN	neuroendocrine neoplasm	神経内分泌腫瘍
	NET	neuroendocrine tumor	神経内分泌腫瘍
	NF	neurofibromatosis	神経線維腫症
	NIPT	non-invasive prenatal test	無侵襲出生前診断
	NSAID	non-steroidal anti-inflammatory drug	非ステロイド系消炎鎮痛薬
	NSIP	nonspecific interstitial pneumonia	非特異的間質性肺炎
	NTM	nontuberculous mycobacteria disease	非結核性抗酸菌症

O	OPLL	ossification of posterior longitudinal ligament	後縦靱帯骨化症

P	PAP	prostatic acid phosphatase	酸性ホスファターゼ
	PAP	Papanicolaou stain	パパニコロウ染色
	PAS	periodic acid-Schiff stain	過ヨウ素酸シッフ染色
	PCP	pneumocystis pneumonia	ニューモシスチス肺炎
	PCR	polymerase chain reaction	ポリメラーゼ連鎖増幅反応
	PDGF	platelet-derived growth factor	血小板由来成長因子
	PML	progressive multifocal leukoencephalopathy	進行性多巣性白質脳症
	PPH	primary pulmonary hypertension	原発性肺高血圧症
	PSA	prostate specific antigen	前立腺特異抗原
	PSS	progressive systemic sclerosis	進行性全身性硬化症
	PTH	parathyroid hormone	副甲状腺ホルモン
	PTHrP	parathyroid hormone-related protein	副甲状腺ホルモン関連タンパク質
	PVN	paraventricular nucleus	室傍核
	PVNS	pigmented villonodular synovitis	色素性絨毛結節性滑膜炎

Q	QOL	quality of life	生活の質

R	RA	rheumatoid arthritis	関節リウマチ
	RF	rheumatoid factor	リウマトイド因子
	RNA	ribonucleic acid	リボ核酸
	RPGN	rapidly progressive glomerulonephritis	急速進行性糸球体腎炎

S	SARS	severe acute respiratory syndrome	重症急性呼吸器症候群
	SCID	severe combined immunodeficiency	重症複合型免疫不全症
	SFTS	severe fever with thrombocytopenia syndrome	重症熱性血小板減少症候群
	SIL	squamous intraepithelial lesion	扁平上皮内病変
	SIRS	systemic inflammatory response syndrome	全身性炎症反応症候群
	SLE	systemic lupus erythematosus	全身性紅斑性狼瘡(全身性エリテマトーデス)
	SMON	subacute myelo-optico-neuropathy	亜急性脊髄視神経ニューロパチー(スモン)
	SON	supraoptic nucleus	視索上核
	SSPE	subacute sclerosing panencephalitis	亜急性硬化性全脳炎
	STD	sexually transmitted disease	性感染症

T	T$_3$	triiodothyronine	トリヨードサイロニン
	T$_4$	thyroxine	サイロキシン
	TGF	transforming growth factor	形質転換成長因子
	TLR	Toll-like receptor	トル様受容体
	TNF	tumor necrosis factor	腫瘍壊死因子
	TNFR	tumor necrosis factor receptor	腫瘍壊死因子受容体
	TRAIL-R	TNF-related apoptosis-inducing ligand-receptor	TNF 関連アポトーシス誘導リガンド受容体

U	UIP	usual interstitial pneumonia	通常型間質性肺炎

V	VAIN	vaginal intraepithelial neoplasia	腟上皮内腫瘍
	VEGF	vascular endothelial growth factor	血管内皮成長因子
	VIN	vulvar intraepithelial neoplasia	外陰上皮内腫瘍
	VMA	vanillyl mandelic acid	バニリルマンデル酸
	VSD	ventricular septal defect	心室中隔欠損
	VZV	varicella-zoster virus	水痘・帯状疱疹ウイルス

W	WHO	World Health Organization	世界保健機関

索 引 ●━━━━━━━━━━━━━━━━━━━━

和文索引

シンプル病理学（改訂第 8 版）

1990年11月10日	第 1 版第 1 刷発行	
2010年12月 5 日	第 6 版第 1 刷発行	
2015年 8 月15日	第 7 版第 1 刷発行	
2019年10月 5 日	第 7 版第 5 刷発行	
2020年 7 月15日	第 8 版第 1 刷発行	
2024年 2 月10日	第 8 版第 3 刷発行	

編集者　笹野公伸，岡田保典，安井　弥
発行者　小立健太
発行所　株式会社　南 江 堂
〒113-8410　東京都文京区本郷三丁目42番6号
☎(出版)03-3811-7236　(営業)03-3811-7239
ホームページ https://www.nankodo.co.jp/
印刷 三報社印刷／製本 ブックアート

Concise Text of Pathology
ⒸNankodo Co., Ltd., 2020